Dr. med. Gerhard Fleischner

Podologische
Dermatologie

Band III

Dr. med. Gerhard Fleischner

Podologische Dermatologie

Band III

Verlag Neuer Merkur GmbH
80939 München

© 1998 – Verlag Neuer Merkur GmbH, 80939 München

1. Auflage, 1. bis 3. Tausend — ISBN 3-929-360-21-7

Layout: Knud Jansen

Bilder: Dr. Fleischner

Satz und Druck: Gebr. Giehrl GmbH, 80939 München

Geleitwort

Dieses Buch ist eine Monographie dermatologischer Erkrankungen der Füße, speziell gerichtet an medizinische Hilfsberufe sowie podologisch interessierte Ärzte. Es ist derzeit die einzige Darstellung dieser Art im deutschen Sprachraum.

Das Buch beschreibt die Anatomie, Physiologie, sowie die wichtigsten Funktionen der Haut und ihrer Anhangsgebilde. Es folgt die Efflorenszenzenlehre und eine Systematik der wichtigsten Hautkrankheiten.

Die Wortwahl ist bewußt einfach, um auch dem Laien eine medizinisch korrekte und dennoch verständliche Grundlage an die Hand zu geben.

Speziell abgehandelt werden Erkrankungen der Nägel, Warzen, Schwielen, Hühneraugen, Pilzinfektionen, Allergien sowie die „kleinen Fußübel der Orthopädie".

Auch am Fuß relativ seltene aber wichtige Krankheitsbilder werden beschrieben: Melanome, Karzinome, Genodermatosen sowie Erkrankungen durch Parasiten und Bakterien.

Schließlich enthält das Buch auch Grundlagen der Arzneisachkunde und eine systematische Auflistung von Stoffen und Medikamenten, die häufig in der Podologie angewendet werden.

Das Bildmaterial ist umfangreich und gut ausgesucht.

Insgesamt ein umfassendes Buch für den medizinischen Fußpfleger und podologisch interessierte Ärzte.

Priv.-Doz. Dr. med. Hans Wolff
Arzt für Dermatologie
München

Vorwort

Die Anforderungen an die medizinischen Berufe werden gerade in der heutigen Zeit immer anspruchsvoller. Von dieser Entwicklung ist auch das Berufsbild des Fußtherapeuten oder des Podologen nicht ausgeschlossen. Auch innerhalb der Ärzteschaft ist eine Tendenz in Richtung Fußspezialist erkennbar. In Deutschland war in den letzten Jahren der Anstieg von Qualität, Systematik und Umfang der Ausbildung nicht zu übersehen. Dieser Trend wird sich in den nächsten Jahren fortsetzen, insbesondere deswegen, weil auch die Politik erkannt hat, daß die staatliche Anerkennung und Definition des Berufsbildes eines Fußtherapeuten zum Vorteil des gesamten Gesundheitswesens ist. Die Herausforderungen des gemeinsamen europäischen Marktes bieten zudem genügend Anreiz, die Ausbildung des medizinischen Fußpflegers weiter zu verbessern und die Kenntnisse zu vertiefen. Insofern ist es notwendig, auf den Fuß bezogene Themen darzustellen und zu selektieren.

So stellt der Herausgeber und Autor dieses Scriptums als dem dritten Teil seines Kompendiums der medizinischen Fußpflege ein weiteres Werk der fachlich interessierten Öffentlichkeit vor. Es beinhaltet wesentliche Grundlagen der Podologie. Es befaßt sich mit der Anatomie und den Krankheiten der Haut, wie sie für den täglichen Gebrauch in der Praxis eines Fußtherapeuten notwendig sind. Auch sind wesentliche Teile der Arzneisachkunde berücksichtigt und eine repräsentative Auswahl podologischer Medikamente aufgeführt. Die Bedürfnisse des Lehrplans staatlich anerkannter Berufsfachschulen in Bayern für medizinische Fußpflege sind berücksichtigt. Zudem ist die Ausbildungverordnung berücksichtigt, die auf die neue bundesweite gesetzliche Regelung ausgerichtet ist.

Bei der umfassenden Thematik, mit der sich jeder podologisch Tätige beschäftigen sollte, war eine Eingrenzung des Lehrinhaltes vorzunehmen und auf das Gesamtwerk zu verweisen. Gelegentlich mußte die Systematik zugunsten der Textstraffung vernachlässigt werden.

Inhalt

Inhaltsverzeichnis

I. Die normale Haut

Allgemeine Dermatologie

Begriffsbestimmungen

Die Dermatologie befaßt sich mit den Erkrankungen der Haut und ihrer Anhangsgebilde. Zur äußeren Haut (Integument) gehören die Oberhaut (Epidermis), die Lederhaut (Cutis) und die Unterhaut (Subcutis).

Der Begriff Haut umfaßt jedoch nicht nur die äußere Haut, sondern auch die Schleimhaut, insbesondere die des Mundes, des Genitale und der Augen.

Zu den Anhangsgebilden der Haut zählt man die Nägel, die Haare und auch die Drüsen.

Neben den allgemeinen Fachgebietsinhalten umfaßt die Dermatologie als Spezialgebiet die Lehre von den Geschlechtskrankheiten, die Venerologie. Des weiteren fällt in das Fachgebiet der Dermatologie die Andrologie, welche sich mit den Fertilitätsstörungen des Mannes beschäftigt. Weitere Zusatzgebiete der Dermatologie sind die Allergologie, die Phlebologie, letztere als Zusatzbezeichnung für die Behandlung von Venenerkrankungen.

Ein Teil des dermatologischen Fachgebietes beschäftigt sich heute schon mit der Kosmetik, soweit sie die optische Verbesserung eines Krankheitsbildes betrifft. Der Fachbegriff „Medizinische Kosmetologie" hat sich bereits etabliert.

Im Gegensatz dazu gibt es für die Behandlung vorwiegend dermatologischer Krankheitsbilder am Fuß in Deutschland den Begriff der **Medizinischen Fußpflege**, wobei sich dieses Gebiet weltweit bereits als nichtärztlicher Heilberuf herausgebildet hat. So spricht man im angelsächsischen Einflußbereich von **Chiropody**, in Amerika sogar von **Podiatric Medicine**, während in

verschiedenen europäischen Ländern vom Stammbegriff **Podologie** ausgegangen wird. Dabei ist jedoch bemerkenswert, daß diese medizinischen Hilfsberufe sich nicht nur ausschließlich mit dermatologischen Problemen des Fußes an der Haut und den Nägeln befassen, sondern auch orthopädisch, chirurgische Krankheitsbilder berücksichtigen. Im deutschen Sprachgebrauch wird von befaßten Kreisen für die **ärztliche Fußheilkunde** das Wort Podiatrie gebraucht. Für **die nichtärztliche** Fußtherapie hat der Gesetzgeber den Begriff **Podologie** vorgesehen.

Für die Arbeit in der Podologie ist die Kenntnis über die Anatomie der Haut sowie ihrer Anhangsgebilde, speziell auch die Nägel, die Drüsen, einschließlich ihrer Krankheiten, von elementarer Bedeutung.

Allgemeines

Die äußere Haut (Integumentum commune) ist der allgemeine Schutzmantel unseres ganzen Körpers, der nur an den echten Körperöffnungen unterbrochen wird.

Die Haut besteht aus drei Hauptschichten:

Die Oberhaut (Epidermis), die mittlere Schicht, die Lederhaut (Korium) und die tiefste Schicht, die Unterhaut, mit ihrem Binde- und Fettgewebe (Subcutis, auch Tela subcutanea genannt).

Die mittlere Schicht, die Lederhaut, wird auch als Dermis bezeichnet. In sie eingebettet liegen die meisten Anhangsgebilde der Haut, die Haare, die Nägel, die Talg- und Schweißdrüsen.

Die Haut ist je nach Körperstelle verschieden dick; am dicksten im Bereich der Hand und im

Bereich der Fußsohle, sehr dünn an den Augenlidern und im Bereich der männlichen Geschlechtsorgane.

Obwohl die Oberfläche der Haut in der Regel glatt erscheint, entstehen durch Furchen in der Lederhaut Hautlinien (Dermatoglyphen), die an Händen und Füßen am stärksten ausgeprägt sind.

Die Dicke der Haut schwankt zwischen 0,1 mm und 4 mm, wobei von ihren einzelnen Schichten die Hornschicht nur 0,1 mm stark ist (ausgenommen Handfläche und Fußsohle). Die Hautfläche eines durchschnittlichen Erwachsenen umfaßt etwa 2 qm. Die gesamte Haut hat ein Gewicht von ca. 3 kg. Bei übergewichtigen Personen mit starker Vermehrung des Fettgewebes kann das Gesamtgewicht der Haut 15 kg bis 20 kg erreichen. In solchen Fällen besteht die Unterhaut praktisch nur aus Fettgewebe (Panniculus adiposus).

Der Aufbau der Haut unterliegt nicht nur individuellen Schwankungen, sondern weist auch, je nach Hautfarbe, Rasse, Abstammung und Siedlungsgebiet, starke Unterschiede auf. Die Schwankungsbreiten im Aufbau der Haut sind letztendlich begründet in ihrer Funktion als Kontakt-, Schutz- und Regulierungsorgan.

Der Aufbau der Haut

Die Haut besteht aus drei Hauptschichten:

- der Oberhaut (Epidermis)
- der Lederhaut (Korium)
- der Unterhaut (Subcutis)
(Abb. 1).

Oberhaut (Epidermis)

Sie ist das Lizenzgebiet des medizinischen Fußpflegers, bzw. des Podologen.
Nachdem der Fußtherapeut überwiegend im Bereich der Oberhaut arbeitet, ist dazu die Kenntnis der verschiedenen Schichten und ihrer Physiologie wichtig.

Die Oberhaut (Epidermis) ist in mehrere Schichten gegliedert.
Zum Körperinneren hin ist die Basalmembran (Basal-Lamina) die Abgrenzung. Darüber liegt die Keimschicht (andere Namen sind Basalzellenschicht, Stratum basale oder Matrixschicht, Stratum germinativum) als Produktionsschicht der Oberhautzellen. Diese werden in Richtung Körperoberfläche geschoben und erfahren auf dem Weg dahin in den darüberliegenden Schichten mehrere Veränderungen im Sinne einer Differenzierung mit Umbau der Form und Änderung des Inhalts.
Die äußerste Schicht ist die Hornschicht, die ein dünner, fettiger Schutzfilm aus Absonderungen bedeckt.

Abb. 1: Die Haut
HS = Hornschicht, GS = Glanzschicht, KS = Körnerschicht, StS = Stachelzellschicht, BS = Basalschicht, PS = Papillenschicht, NS = Netzschicht, L = Lymphozyt, LHZ = Langerhanszelle, MTZ = Merkel-Tast-Zelle, MZ = Melanozyt, Pa = Papille, MK = Meißner Körperchen, BL = Basal-Lamina, FN = Freie Nervenenden, AL = Arteriole, VL = Venole, A = Arterie, V = Vene, EL = Elastische Faser, KF = Kollagene Faser, FL = Fettläppchen, KK = Krause-Endkolben, N = Nerv, VP = Vater-Pacini-Lamellenkörperchen, Se = Septum

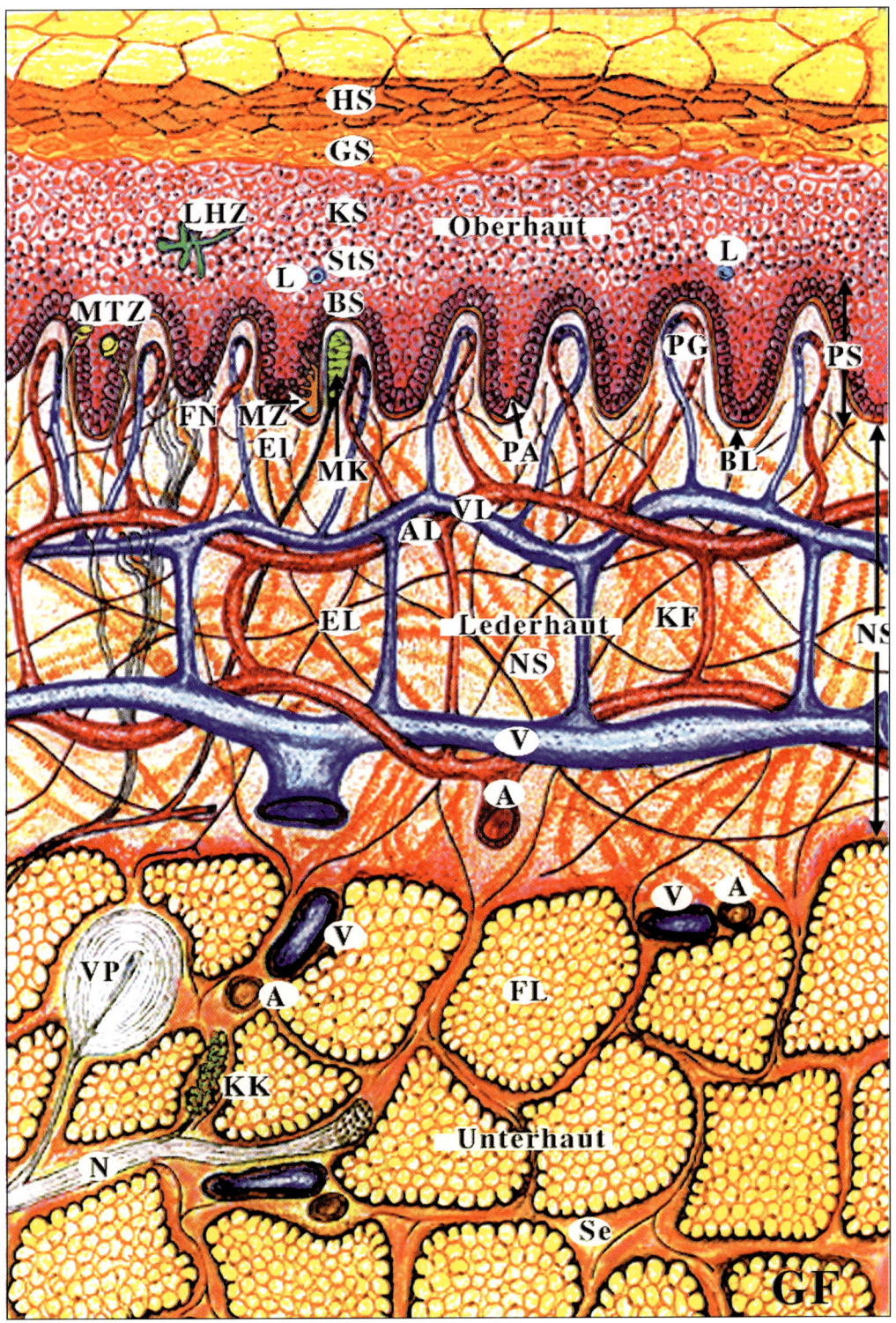

Die Schichten der Epidermis sind wie folgt übereinandergelagert **(Abb. 2):**

von außen
- **Hornschicht (Stratum corneum)**
- **Glanzschicht (Stratum lucidum)**
- **Körnerschicht (Stratum granulosum)**
- **Stachelzellschicht (Stratum spinosum)**
- **Keimschicht (Stratum germinativum und basale)**
- **Haftzone (Basal-Lamina)**

Zum Verständnis dessen, was in der Oberhaut geschieht und welche Funktion ihre einzelnen Schichten haben, sei in wesentlichen Grundzügen folgendes dargestellt:

Die Oberhaut ist mit einer Haftzone an der Lederhaut befestigt.

Basal-Lamina

Die Haftzone besteht aus einer Basal-Lamina, auf der die Keimzellen (Basalzellen), getrennt durch einen Zwischenraum aufsitzen **(Abb. 3).** Die Keimzellen sind an der Basal-Lamina, auch Basalmembran genannt, mit einer Art Haftknöpfen befestigt, die man Halb-Desmosomen nennt. Der Raum zwischen der Keimzelle und der Basal-Lamina enthält verschiedene Stoffe, wie z. B. reichlich das Eiweiß (Protein) Laminin. Weitere Körpereiweißstoffe, die in dieser Grenzschicht zwischen der Oberhaut und der Lederhaut nachgewiesen werden, spielen bei verschiedenen Erkrankungen, insbesondere bei blasenbildenden Dermatosen, so dem bullösen Pemphigoid, eine Rolle. Diese Haftzone ist ein Schwachpunkt, an dem spezielle Erkrankungen entstehen, weswegen man sie auch den „Wetterwinkel" der Haut nennt. Die Basal-Lamina selbst ist mit verschiedenen Fasersystemen (Ankerfibrillen) mit der Lederhaut verbunden.

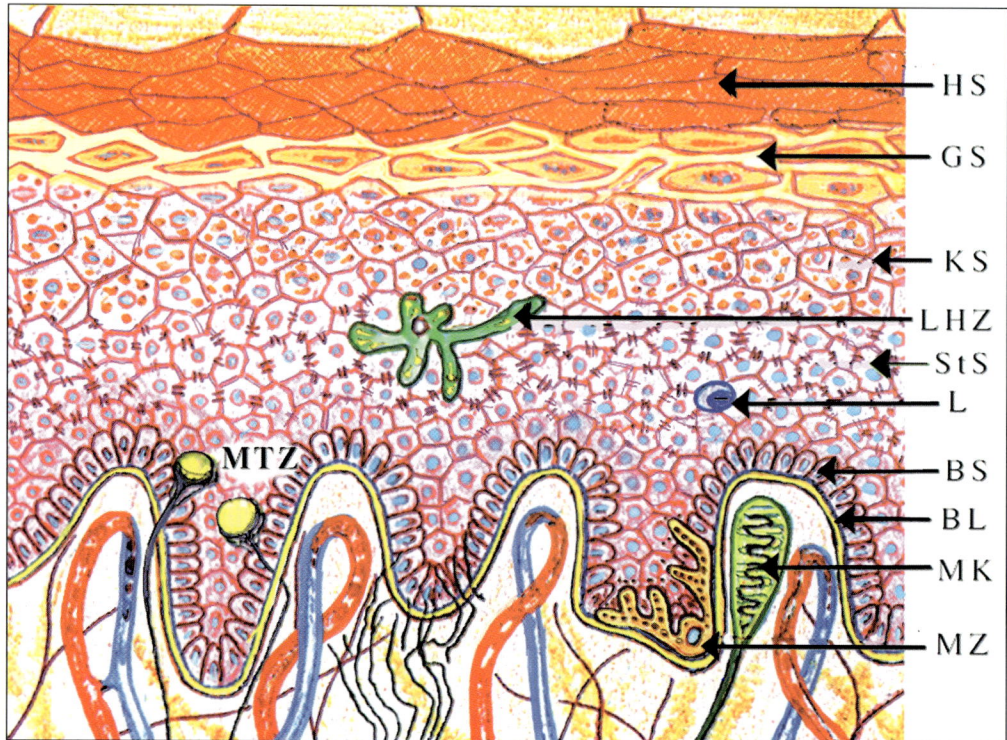

Abb. 2: Schichten und Zellen der Oberhaut, HS = Hornschicht, GS = Glanzschicht, KS = Körnerschicht, StS = Stachelzellschicht, BS = Basalschicht, MZ = Melanozyt, L = Lymphozyt, LHZ = Langerhanszelle, M = Merkel-Tast-Zelle, MK = Meißner-Körperchen

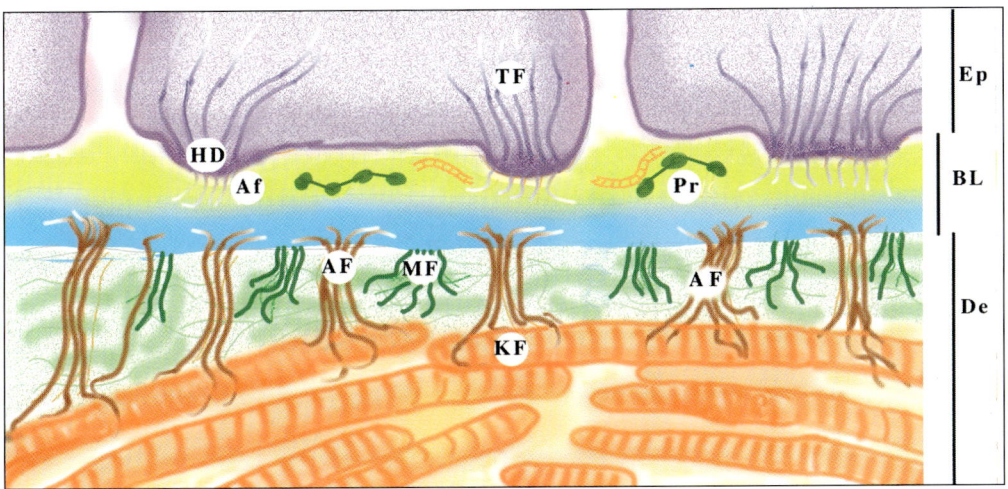

Abb. 3: Basal-Lamina (Modell), BL = Basal-Lamina, Ep = Epidermis, De = Dermis, AF = Ankerfibrillen, Af= Ankerfilamente, MF = Mikrofibrillen, TF = Tonofibrillen, KF = Kollagene Fibrillen, HD = Halbdesmosomen

Keimschicht

Die Keimschicht (Stratum germinativum, auch Rete MALPIGHII genannt) besteht aus dem **Stratum basale** mit seinen hochgestellten, zylindrischen Zellen, die der Basal-Lamina oder Basalschicht aufsitzen. Darüber liegt das **Stratum spinosum** der Keimschicht. In der oberen Keimschicht werden durch Zellteilung (Mitose) immer neue Oberhautzellen (Keratinozyten) produziert. An dieser Neuproduktion (Mitose) sind ca. 60 % der Basalzellen beteiligt. Die neu produzierten Zellen, die durch eine echte Zellteilung entstehen, wandern an die Hautoberfläche und verändern sich auf dem Wege dorthin durch Differenzierung solange, bis sie letztendlich als tote Hornzellen abgeschilfert werden. Eine Oberhautzelle (Keratinozyt) benötigt von der Basalschicht bis an die Oberfläche der Hornschicht 2 bis 4 Wochen.

Bei der Veränderung der Zellen muß man streng unterscheiden in eine echte Zellteilung (Mitose) mit Vermehrung der Zellen und in eine sogenannte Differenzierung, das heißt Umbau der Zellen in den einzelnen Epidermisschichten. Dadurch ändert sich die Form und Struktur der differenzierten Zellen. So erhalten dann die Schichten ihren Namen, z.B. Körnerschicht, weil in den Zellen Körnerstrukturen sichtbar sind, oder Stachelzellschicht, weil ihre Zellen im Lichtmikroskop stachelig erscheinen.

Kommt es durch äußere Reize, Druck, Reibung, Verletzung, chemische Einflüsse, Hitzeeinwirkung oder auch durch Infektionen zu einer Vermehrung der Zellteilung (Mitose), so kann dies einmal durch eine vermehrte Rekrutierung von Keimzellen geschehen (wie bei der Wundheilung) oder auch durch eine Verkürzung des Zellzyklus von der Keimschicht bis zur Hornschicht. Daneben gibt es Erkrankungen, bei denen es zu einer chronisch gesteigerten Zellteilung und Proliferation kommt. (Schuppenflechte = Psoriasis).

Man kennt den Mechanismus nicht genau, mit dem der Körper auf die Reize reagiert und die Zellproduktionsrate in der Oberhaut regelt. Man weiß jedoch, daß dabei bestimmte Gewebshormone eine große Rolle spielen.

Daneben gibt es in der Keimschicht auch noch eine spezielle Form von dentritischen Zellen, die ein dunkles Pigment (Melanin) produzieren. Es sind die Melanozyten, die der Basalmembran aufsitzen.

Man darf sich die Basalmembran nicht als eine glatte, oder gar ebene Schicht vorstellen, auf der die Keimzellen aufsitzen. Das Oberflächenrelief der Basal-Lamina und auch der Keimschicht ist zapfenförmig, so daß im Querschnitt eine wellenförmige Kontur entsteht. Die Papillen (Zapfen)

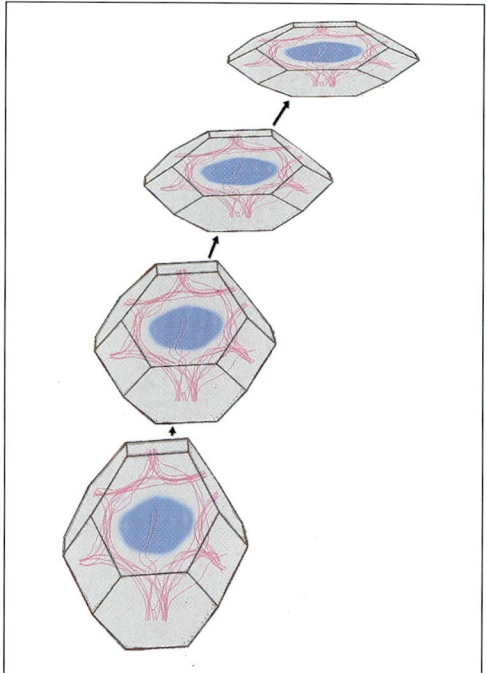

Abb. 4: Zunehmende Abflachung des Keratinozyten auf seinem Weg an die Oberfläche

haben dieser Grenzregion zwischen Oberhaut und Lederhaut den Namen Papillarschicht gegeben.

Stachelzellschicht (Stratum spinosum)

Die Stachelzellschicht besteht aus bis zu fünf übereinander angeordneten Lagen von Stachelzellen, die durch ihre Differenzierung aus den zunächst zylindrischen Basalzellen eine annähernd hexagonale Zellform erhalten. Deren Zellkern richtet sich mit zunehmender Abplattung der Keratinozyten horizontal aus (**Abb. 4**). Die Stachelzellen haben ihren Namen von ihrem typischen stacheligen Aussehen nach Fixationsschrumpfung. Dieses entsteht durch charakteristische Stützfasern, wie sie allen Keratinozyten (Oberhautzellen) eigen sind, nämlich Tonofilamentenbündel.
Das sind fadenförmige Bündel aus Keratin, die eine Art Vorstufe der Hornsubstanz darstellen. Die Tonofilamentenbündel funktionieren als Stütz- und Tragenetzwerk, wobei die einzelnen Faserbündel an gegenüberliegenden Zellwänden

enden, wo sie in sogenannten Desmosomen ansetzen. (**Abb. 5**).

Desmosomen

Die Desmosomen sind Verdickungen der Zellmembran, die sich ständig verändern und als Haftorgane die Stachelzellen wie Druckknöpfe aneinander fixieren. Die Desmosomen von jeweils zwei Stachelzellen liegen sich gegenüber, nur getrennt durch den Interzellularraum, einen kleinen Spalt, der die Hautzellen voneinander trennt.

Odland-Körperchen

Sie sind eine weitere Struktur der Stachelzellen. Man sieht sie zunächst im oberen Stratum spinosum und weiter auch in den Zellen des Stratum granulosum. Die Odland-Körperchen (auch Odland-bodies genannt) enthalten Fette und Enzyme und werden im Laufe der weiteren Zelldifferenzierung in den Spalt (Interzellularraum) zwischen den Zellen ausgestoßen. Im Interzellularraum formen sich die plättchenartigen Fettkörper der Odland-Körperchen zu einer wasserdichten Schicht um (**Abb. 5**).

Keratohyalinkörper

Diese körnig, klumpigen Ansammlungen von Eiweißkörpern in den Stachelzellen stellen eine Vorstufe des Eiweißstoffes Filaggrin dar, welches zur Hornbildung gebraucht wird (**Abb. 5**).

Involukrin

Involukrin ist ein Eiweißstoff, der ebenfalls in den Stachelzellen nachweisbar ist, bevor diese in die Körnerschicht (Stratum granulosum) eintreten. Dieser Eiweißstoff wird unter Mithilfe eines Enzyms an der Innenseite der Stachelzellmembran angelagert, so daß die Stachelzelle eine elastisch stabile Konsistenz erhält (**Abb. 5**).

Abb. 5: Kerazytogenese
HS = Hornschicht, GS = Glanzschicht, KS = Körnerschicht, StS = Stachelzellschicht, BS = Basalschicht, BL = Basal-Lamina, OB = Odlandbodies, KHK = Keratohyalinkörner, InV = Involukrin, ZM = Zellmembran, ZK = Zellkern, MI = Mitochondrium, IZR = Interzellularraum, TF = Tonofibrillen, D = Desmosomen, HD = Halbdesmosomen

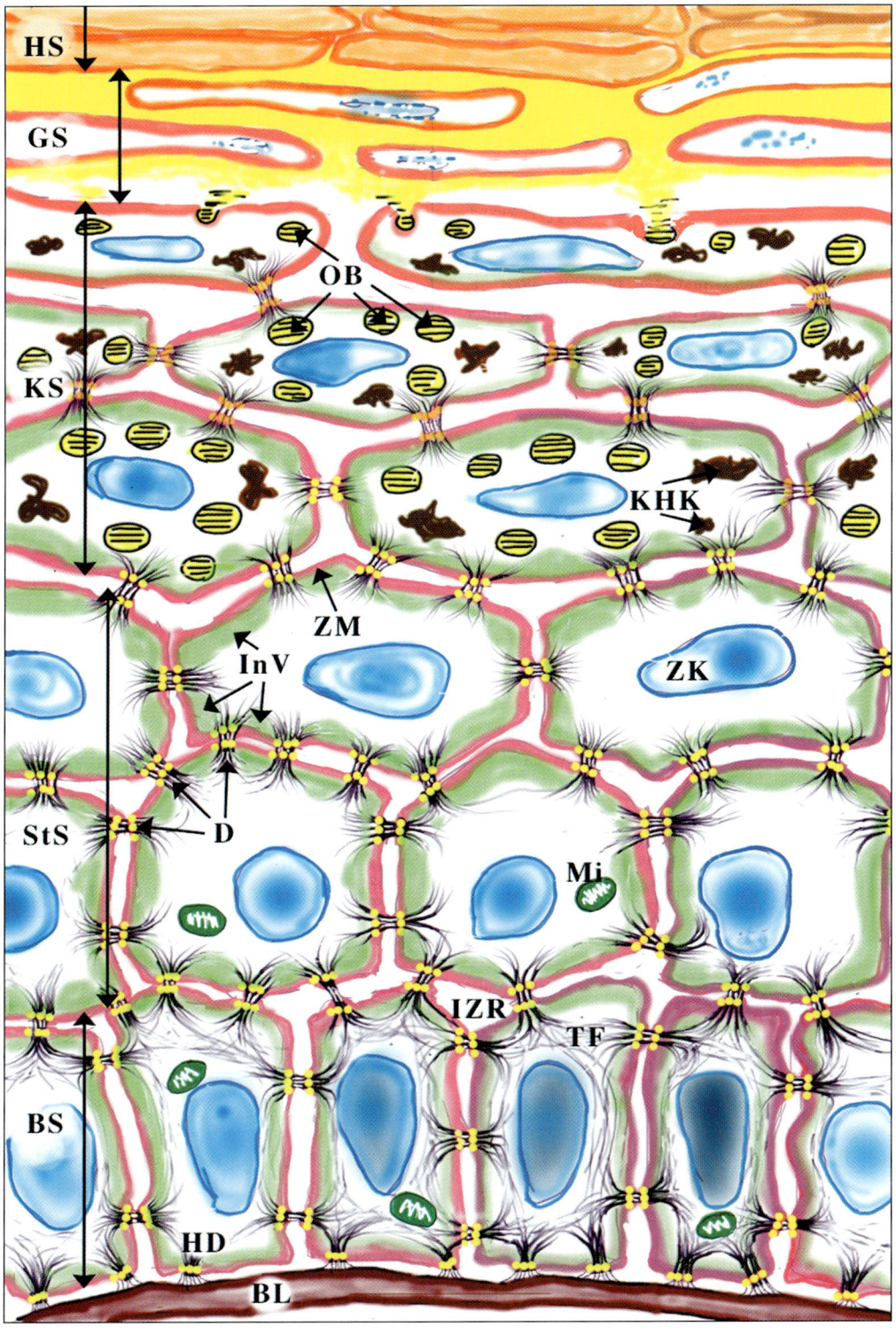

Die vorgenannten, typischen Bestandteile der Stachelzellen sind zum weiteren Umbau der Zelle in der Körnerschicht notwendig. In dem wenige Stunden dauernden Prozeß der Umwandlung lebender Epidermiszellen in tote Hornzellen spielen sie eine wichtige Rolle.

Körnerschicht (Stratum granulosum)

Die weitere Umwandlung (Differenzierung) der Oberhautzellen macht aus Stachelzellen die Körnerzellen. Die Körnerzellschicht umfaßt ca. ein bis drei Zell-Lagen, wobei die Zellen ihren Namen von den Keratohyalinkörnern haben. Diese Körner enthalten das Keratohyalin, eine Vorstufe, bzw. Bausubstanz zur Hornbildung. In der Körnerschicht kommt es zu einem schnellablaufenden Umwandlungsvorgang der Zellen mit Auflösung der Zellkerne und Hornbildung. Dies geschieht unter Veränderung des Fettstoffwechsels, unter Beteiligung der Tonofilamentbündel, Desmosomen, Odland-Körperchen, des Eiweißstoffes Involukrin und weiterer Enzyme sowie zum Teil heute noch unbekannter biologischer Reagenzien.

Im Stratum granulosum ändert sich auch die Anordnung der Oberhautzellen. Sie sind zunächst unregelmäßig angeordnet und haben eine hexagonale, eher rundliche, verformbare Gestalt. Vereinfacht gesehen, haben sie wie ein aus mehreren Teilen genähter Fußball sechs quadratische und auch sechseckige Seitenflächen. Bei der Umwandlung der Körnerzellen in Hornzellen werden diese geometrischen Zellformen abgeplattet, so daß hexagonale, also sechseckige Hornzellenplättchen entstehen (**Abb. 4**).

Glanzschicht (Stratum lucidum)

Diese Schicht der Haut liegt knapp unter der oberflächlichen Hornschicht. Von verschiedenen Autoren wird sie nicht als eigene Epidermis-Schicht anerkannt. In der histologischen Betrachtung unter dem Mikroskop erscheint das Stratum lucidum jedoch als eine glänzende Schicht, in der die Keratohyalinkörper zerfließen. Das freiwerdende feste Fett, auch Elaidin genannt, durchtränkt die ganze Schicht und läßt sie mit ihren Zellen eigenartig homogenfarbig erscheinen. Die Glanzschicht ist an der Fußsohle und den Handflächen besonders deutlich angelegt.

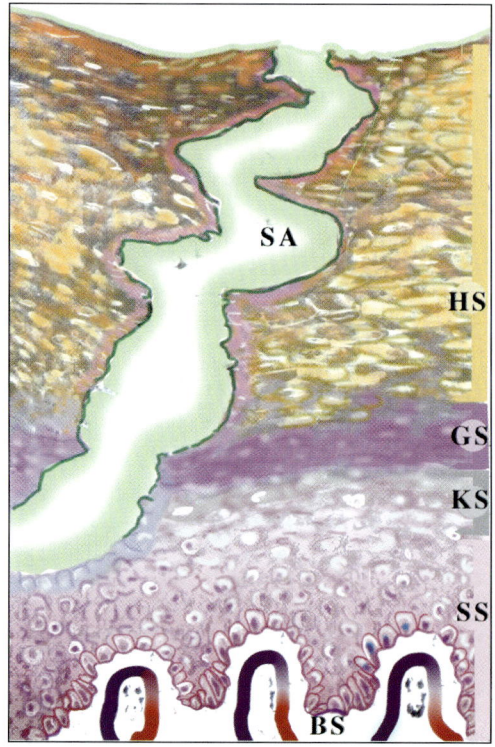

Abb. 6: Epidermis der Fußsohle, Mikrodarstellung.
HS = Hornschicht, GS = Glanzschicht, BS = Basalschicht, KS = Körnerschicht, StS = Stachelzellschicht, SA = Schweißdrüsenausführungsgang

Hornschicht (Stratum corneum)

Wenn die Zellen der Oberhaut aus der Glanzschicht (Stratum lucidum) weiter an die Oberfläche geschoben werden, kommt es zur Ausbildung der eigentlichen Hornschicht (Stratum corneum). Sie ist, wie vorerwähnt, verschieden dick, am massivsten ausgeprägt in der Hohlhand und an der Fußsohle (**Abb. 6**).

Die platten, sechseckigen, kernlosen Hornzellen sind von fester Konsistenz und Zusammensetzung aus Keratin, der Hornsubstanz. Das Keratin ist ein faserartiger Horneiweißstoff. Die Hornzellen liegen in der Regel in 10 bis 12 Zell-Lagen, oft jedoch noch häufiger übereinander, sind ineinander verzahnt und überlappend. In den Hornzellen sind die Kerne verschwunden, die Zellkörper praktisch ausgetrocknet. Durch den Zerfall der abdichtenden Proteine und umgebauten Fett-

substanzen zerbröckelt die Hornschicht an ihrer Oberfläche und es kommt zu Abschilferungen, die von uns allgemein unbemerkt bleiben.
Daher nennt man diese Schicht auch das Stratum disjunktum, die noch kompakte Schicht darunter das Stratum conjunctum.

Die Hornschicht ist äußert widerstandsfähig gegen physikalische Einwirkungen und chemische Schäden. Sie ist sehr elastisch, reißfest und praktisch undurchlässig, was durch einen dünnen Lipidfilm an ihrer Oberfläche (aus den Talgdrüsen) noch verstärkt wird. Doch ist sie empfindlich gegen organische Lösungsmittel und scharfe Chemikalien. Da Hornzellen aus Eiweißstoffen entstanden sind, kommt es bei längerer Einwirkung von Feuchtigkeit und Wasser zur Schwellung der Hornschicht. Durch die Schwellung ändert sich auch die Stabilität der Haut und ihre Funktion als Barriere. Sie ist somit leichter verletzbar, ihre Widerstandskraft gegen Pilze wird herabgesetzt und chemische Stoffe können leichter penetrieren. Diesen Vorgang nützt man in der Fußpflege aus, indem man wasserdichte Okklusivverbände anlegt und Wirkstoffe auf die Haut aufträgt, die dann leichter eindringen.

Hautoberflächenfilm

Die Oberfläche der Haut besteht nicht nur aus den Hornzellen. Über den Hornzellen liegt ein dünner Film wasserlöslicher und fettlöslicher Stoffe, die vorwiegend aus der Epidermis stammen. Es sind dies vor allen Dingen Mischungen von Talg und Schweiß, auch dessen anorganische Bestandteile wie Na^{++}, K^+, Cl^- (5 %), Ca^{++}, Mg^{++}, $Po4^{--}$, $SO4^{--}$, J^-, CU^{++}, Mn^{++}, Fe^{+++}. Die wasserlöslichen Stoffe auf der Haut enthalten ca. 3 % Harnstoff, 53 % Aminosäuren, 10 % Pyroglutamat, ca. 8 % Milchsäure, 3 % Zucker und etwa 3 % Urocabinsäure. Durch die Zusammensetzung dieses Hautfilms entsteht ein sogenanntes Wasser-Lipid-System, dessen niedriger pH-Wert von 5–6 die Besiedlung und das Wachstum von Mikroben hemmt.

Der Keratinozyt

Der Keratinozyt ist die wichtigste und die Standardzelle der Epidermis.
Diese Hornzelle hat Besonderheiten, die in diesem Kapitel beschrieben sind. Daneben besitzt der Keratinozyt auch all jene Bestandteile, wie

wir sie bei jeder anderen Zelle unseres Körpers finden: Zellmembran, Zotten (Mikrovilli) an der Oberfläche, Zytoplasma mit Vakuolen und Pinozytose-Bläschen, Kern (Nukleus), Nukleolus, Mitochondrien, Golgi-Apparat, glattes und rauhes endoplasmatisches Retikulum, Lysosomen und Zentriolen.

Die Hornbildung

Sie verläuft innerhalb weniger Stunden, und zwar im oberen Bereich der Körnerschicht. Der eigentliche Vorgang erfolgt unter Mitwirkung verschiedener Bausubstanzen, die aus 4 verschiedenen Vorbereitungskomplexen stammen:

- Zytokeratine, Polypeptidketten (Eiweißketten), deren Existenz schon in den Basalzellen nachzuweisen ist,
- Keratohyalingranula, die Filaggrine, basische Eiweißgruppen enthalten,
- Involukrin, ein Eiweißstoff, der an der Innenseite der Zellmembran angelagert ist und als Innenversteifung der Keratinozyten imponiert.
- Odlandkörperchen, (Odland Bodies) die parallel liegende Fettplättchen und reichlich Enzyme enthalten. Die Fettplättchen (Lipide) werden im oberen Bereich der Körnerschicht aus den Körnerzellen in den Interzellurarraum befördert und verkleben bei der Hornbildung.

Funktionszellen der Oberhaut, Symbionten

Die typische Zelle der Oberhaut ist der Keratinozyt. 90 % des Trockengewichtes der Epidermis sind Keratinozyten. Der Rest besteht aus Zellen, die für die Funktion der Haut, speziell auch der Oberhaut von Bedeutung sind. Man nennt sie wegen der Nützlichkeit für die Oberhaut auch Symbionten oder vegetative Endformen der Haut.

Die wichtigsten dieser Symbionten sind Melanozyten, Langerhans-Zellen, Merkel-Zellen und Lymphozyten. Unter dem Begriff „vegetative Endformen" rechnet man auch noch Strukturen wie freie Nervenenden dazu.

Melanozyt

Diese Zellen produzieren einen Farbstoff (Pigment), den man Melanin nennt. Das gebildete Melanin wird in kleinen Portionen in sogenannte

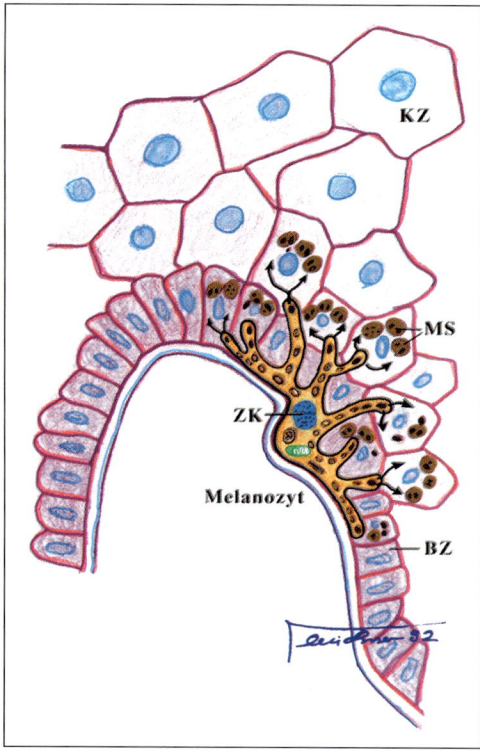

Abb. 7: Melanozyt
BZ = Basalzelle, KZ = Keratinozyt,
MS = Melanosomen, ZK = Zellkern

nosomen einlagern wie Weißhäutige. Bei Lichteinfall erscheinen die kleineren Melanosomen, die bei den Weißhäutigen zu Komplexen angeordnet sind, heller als die großen und mehrzahligen Melanosomen der Dunkelhäutigen.

Sobald Melanosomen durch die Dendriten der Melanozyten in die Oberhautzellen (Keratinozyten) gelangen, lagern sie sich dort bevorzugt um den Zellkern in schildartiger Schutzformation.

Es gibt zwei grundlegend verschiedenartige Melaninarten, nämlich eine mehr braunschwarze und eine mehr rötliche Variante. Die Produktion von Melanin wird durch Lichteinfall stimuliert, insbesondere durch UV-Bestrahlung, und ist eine vom Körper eingeleitete Schutzreaktion. Nachdem die Reaktion langsam ist, findet eine echte Bräunung der Haut erst nach einigen Tagen statt. Die Sofortreaktion ist nur eine Erstfärbung, die sich aber über Nacht zurückbildet. Diese Erstfärbung beruht nicht nur auf einer Rötung durch Hyperämie, sondern auf biochemischen Oxydationsvorgängen.

Langerhans-Zelle

Diese Zellen haben ebenfalls Fortsätze und liegen nicht im Bereich der Basal-Membran, sondern einige Zell-Lagen darüber, weswegen man von suprabasalen Zellen spricht. Die Langerhans-Zellen gehören vereinfacht klassifiziert zur Gruppe der Leukozyten, also den weißen Blutkörperchen, was ihre Rolle in der Immunabwehr kennzeichnet. Langerhans-Zellen stammen aus dem Knochenmark und spielen wahrscheinlich bei der Entstehung zahlreicher Erkrankungen eine Rolle. Als Antigen-Träger reagieren sie bei Allergien, spielen eine Rolle bei der Antigen-Erkennung, bei Auto-Immun-Krankheiten und stimulieren auch Lymphozyten. Letztendlich hat man nachgewiesen, daß sie vom HIV-Virus befallen werden können (AIDS) **(Abb. 8)**.

Merkel-Zelle

Neben freien Nervenenden, die sich in der Epidermis verästeln, findet man gelegentlich eine eigene Funktionszelle des Nervensystems in den tiefen Schichten der Epidermis. Es sind die Merkelschen Tastzellen: helle, rundliche Zellen mit großen Kernen, die sich im Mikroskop darstellen, als ob sie auf einer Schale liegen. Diese Schale ist jedoch eine Verbreiterung von sensiblen mark-

Melanosomen eingelagert. In diesen Melanosomen gelangt es entlang der (bis zu 30) Fortsätze (Dendriten) in die Zellen der Oberhaut **(Abb. 7)**. Die Melanozyten sitzen unmittelbar auf der Basal-Lamina der Epidermis. Beim Embryo wandern während der Schwangerschaft die Melanozyten ab der achten Woche über die Haut in die Basal-Zone der Haut ein. Bleiben solche Melanozyten auf dem Weg dorthin liegen, kommt es später zur Ausbildung von dunklen Hautflecken (Naevus, Leberfleck, Muttermal), aber möglicherweise auch zu Tumoren der Melanozyten (Melanom). Das Zahlenverhältnis Basalzellen zu Melanozyten ist ca. 10 zu 1.

Das produzierte Melanin ist für die Farbe unserer Haut und ihre Schattierungen verantwortlich. Auffällig ist, daß Schwarzhäutige die gleiche Anzahl von Melanozyten haben wie Europäer, deren weißhäutiger Prototyp der Kaukasier ist. Der Unterschied zwischen der weißen und der schwarzen Rasse besteht hauptsächlich darin, daß Schwarzhäutige mehr ovale und erheblich größere Mela-

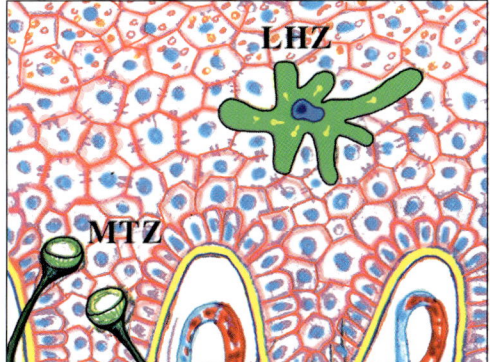

Abb. 8: Langerhans-Zelle und Merkel-Tast-Zelle

haltigen Nervenfasern, womit die Merkel-Zelle als Tastscheibe erscheint (**Abb. 8**).

Lymphozyt

Lymphozyten sind Zellen der körpereigenen Abwehr. Sie sind nicht nur bei Entzündungen erhöht, sondern finden sich auch in der normalen Epidermis. Lymphozyten werden in lymphatischen Geweben gebildet, durchwandern Gefäßwände, Schleimhäute und bilden durch ihre vorgeschobene Lage in der Epidermis die äußersten Horch- und Abwehrposten unseres Körpers.

Lederhaut (Dermis, Korium)

Die Lederhaut besteht im wesentlichen aus zwei Schichten: Die Papillenschicht (Stratum papillare) und die Haupt- oder Netzschicht (Stratum reticulare) (**Abb. 1**).
Die Lederhaut ist ein sehr elastisches Gewebe von hoher Reißfestigkeit. Sie besteht aus kollagenem Bindegewebe, wobei die Bindegewebsfasern lose ineinandergreifen. Verstärkt wird das Bindegewebe der Lederhaut durch elastische Fasern. Trotz der zunächst wahllosen Vernetzung der verschiedenen Fasern findet man in der Lederhaut eine gewisse Ordnung, die sich in den Spaltlinien an der Hautoberfläche äußert. Die Lederhaut bildet dabei Furchen und Leisten an der Handfläche und an den Fußsohlen, die in Form regelmäßiger Figuren als Dermatoglyphen an der Hand die bekannten erkennungsdienstlichen Fingerabdrücke ergeben, aber auch an der Fußsohle und an den Zehen für jeden Menschen unverwechselbar angeordnet sind.

Papillenschicht (Stratum papillare)

Papillen sind zapfenförmige Bindegewebsausbuchtungen. Sie verankern die Lederhaut fest mit der Oberhaut. Die eigentliche Kontakt- oder Verankerungsschicht zwischen Lederhaut und Oberhaut ist die Basal-Lamina mit ihren Ankerfilamenten nach oben zu den Keimzellen der Epidermis. Nach unten greifen die Ankerfibrillen von der Basal-Lamina zum Bindegewebe des Stratum papillare in den einzelnen Papillen. So besteht an der Grenze der Bindegewebszapfen zum Stratum basale der Epidermis ein dichter Gitterfaserfilz, der beide Hautschichten fest verhaftet. Charakteristisch für die Papillarschicht ist die reichliche Ausstattung mit Blutgefäßen. Durch ihre enorme Anzahl und feinstem Durchmesser sorgen sie als Haargefäße (Kapillaren) für eine ausreichende Ernährung der sonst blutgefäßlosen Epidermis. Neben der üppigen Ausstattung an Blutgefäßen und Nervenenden ist für das Stratum papillare der Zellreichtum an Fibrozyten, Histiozyten, Mast- und Plasmazellen kennzeichnend.

Netzschicht (Stratum reticulare)

Das Stratum reticulare ist die Hauptschicht der Lederhaut. Sie besteht aus einem netzartigen Geflecht von kollagenem Bindegewebe, wobei die Fasern dick und gebündelt sind. Sie sind von groben, elastischen Fasern begleitet, was diesen Teil der Haut für die Erzeugung von Leder prädestiniert. Die Netzschicht des Stratum reticulare der Lederhaut enthält Blutgefäße und Nervenenden, jedoch in geringerer Anzahl als das Stratum papillare. Dunkle Hautareale um die Brustwarzen, Muttermale (Pigmentnaevi), auch die Anal- und Genitalgegend enthalten auch Melanozyten in der Lederhaut. Nicht zuletzt ist klarzustellen, daß viele Drüsen, Schweißdrüsen und Talgdrüsen durch ihre Einstülpungen aus der Epidermis in Höhe der Lederhaut zu liegen kommen.

Baustoffe der Lederhaut

Kollagen

Kollagene sind faserartige Eiweißstoffe, die in allen Organen des Körpers vorkommen. Sie sind das wichtigste Stütz- und Strukturelement des Körpers und der Haut. Dieses Gerüsteiweiß ist stabil gegen Angriffe von Enzymen, wobei es aus Eiweißketten besteht, die miteinander zu einer

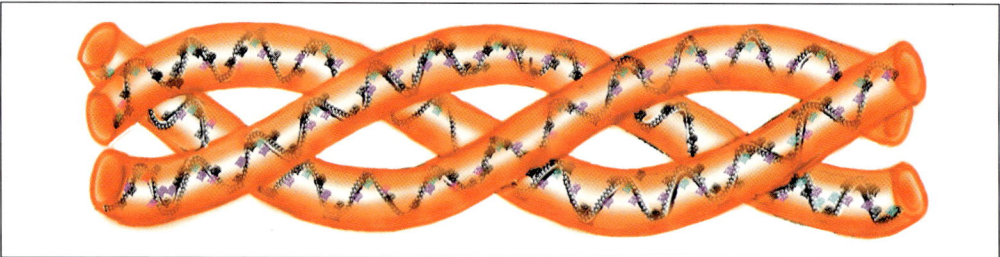

Abb. 9: Kollagenfibrille: verdrillte Tripelhelix aus Eiweißketten mit Glycin, Prolin und Hydroxyprolin

Tripel-Helix verdrillt sind (**Abb. 9**). Diese enthalten die Aminosäuren Glycin, Prolin und Hydroxiprolin. Durch Überlagerung und einer bestimmten Sequenz der Moleküle entsteht unter dem Mikroskop der Eindruck ihrer typischen Querstreifung. Kollagen wird in bestimmten Zellen, den Fibroblasten hergestellt. Fehlentwicklungen bei der Kollagenproduktion stören zum Beispiel die Wundheilung und können zur Keloidbildung oder Sklerose führen. Eine krankhafte Entgleisung der Kollagenbildung durch Überproduktion ist die sklerotische Erkrankung der Haut, die Sklerodermie.

Elastin

Neben dem Kollagen, das der Hauptbestandteil der kollagenen Faser ist, finden wir das Elastin als eine weitere Eiweißstruktur. Sie ist charakteristisch für die elastischen Fasern (**Abb. 1**). Ihr Anteil am Trockengewicht der Haut ist relativ gering (ca. 2%).
Das Elastin ist ein faserstrukturiertes Eiweiß (Protein), das nicht nur in der Haut, sondern auch in anderen stark beanspruchten Geweben (z.B. Achillessehne) vorkommt. Die elastischen Fasern sind zum Teil verzweigt angeordnet, im Bereich der Papillenzone dicht, im Bereich der Lederhaut in gröberen Strukturen vorhanden.

Grundsubstanz

So heißt jenes gallertartige Gebilde, in das die Fasern der Lederhaut eingebettet sind. Das Basismodell dieser Grundsubstanz ist Hyaluronsäure, die mit Proteinketten (Eiweißketten) seitlich verknüpft ist und deswegen eine hohe Speicherfähigkeit für Wasser hat.

Retikulinfasern

Sie sind eine weitere, offensichtlich jedoch unwichtige Bausubstanz der Lederhaut.

Ankerfibrillen

Sie dienen der Verbindung von Zellen oder deren Teilen. An der Basal-Lamina sind sie Teil der Verheftung.

Zellen der Lederhaut

Die speziellen Zellen der Lederhaut sind zahlreich. Die wichtigsten:

Fibrozyt

Es handelt sich dabei um längliche, spindelförmige Zellen, die zwischen den Kollagenfasern ein-

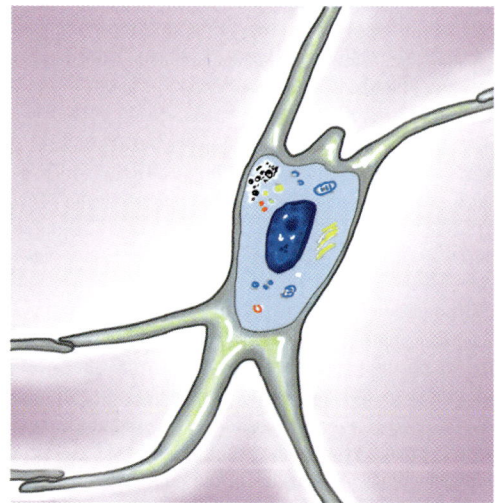

Abb. 10a: Fibrozyt

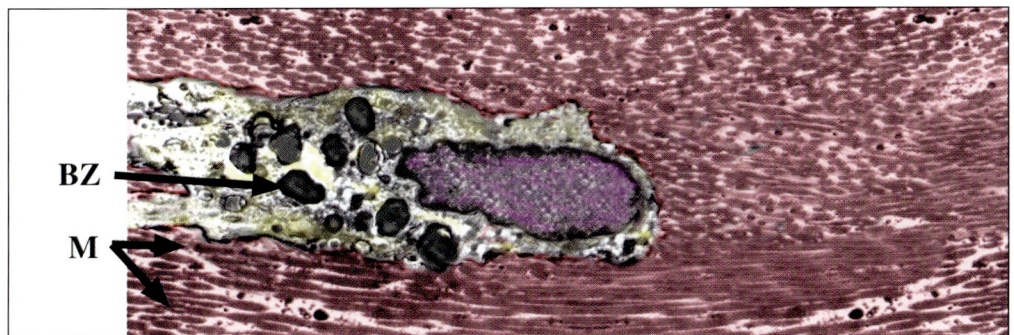

Abb. 10b: Fibroblast, der Bleizucker phagozytiert hat. BZ = Bleizucker, M = Muskulatur

gelagert sind **(Abb. 10a).** Sofern Fibrozyten im Vorstadium aktiv sind, werden sie Fibroblasten genannt. Diese produzieren das Kollagen und auch das Elastin. Man schreibt ihnen auch die Produktion der Grundsubstanz zu. Zudem sind sie zur Aufnahme (Phagozytose) von Fremdstoffen oder Zellmaterialien fähig **(Abb. 10b)** und können somit als Freßzellen wirken.

Monozyt

Nach den derzeitigen Erkenntnissen stammt der Monozyt aus dem Knochenmark und ist als Wanderzelle der Vorläufertyp des Histiozyten. Er hat einen großen, gelappten Kern, ist reich an Fermenten und kann Fremdstoffe und Zellen phagozytieren.

Histiozyt

Verläßt der Monozyt den Blutstrom der Kapillaren und wandert in das Gewebe ein, entwickelt er sich zu einem Histiozyten.
Die Histiozyten werden daher als ruhende oder wandernde Gewebszellen definiert. Sie sind ein Teil der Immunabwehr, sind zur Phagozytose fähig und können Gewebeteile, beispielsweise Lipide, Fremdstoffe und Antigene speichern **(Abb. 11).**

Die Mastzelle

Die Mastzelle ist in der Lederhaut selten. Sie enthält neben Proteinen und Lipiden auch sogenannte Mediatoren wie Histamin und Heparin. Diese Stoffe werden bei allergischen Reaktionen aus den Mastzellen freigesetzt **(Abb. 12).**

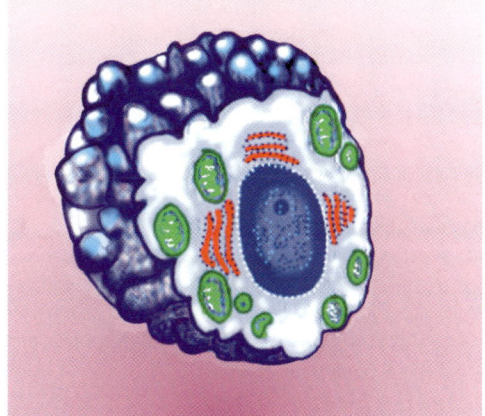

Abb. 11: Histiozyt

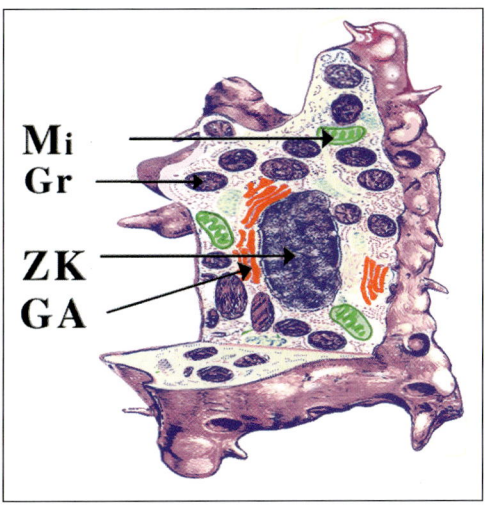

Abb. 12: Mastzelle MI = Mitochondrium, ZK = Zellkern, GA = Golgiapparat, GR = Granula, die Mediatoren wie Histamin enthalten

Zytoide Körperchen

Zytoide Körperchen treten nicht nur in der Lederhaut, sondern auch in der Epidermis und in der Subcutis auf. Es sind zellähnliche Gebilde, die üblicherweise keine normalen Zellkerne aufweisen. Beim Nachweis im histologischen Schnitt färben sie sich meist rot. Die wichtigsten zytoiden Körperchen der Haut sind die Elastinkugeln, die Russel-Körperchen, die Civatt-Körperchen sowie die Amyloid-Körperchen (siehe Fachliteratur).

Elastinkugeln

Elastinkugeln findet man im Gesicht und an den Extremitäten. Bei bestimmten Erkrankungen sind sie vermehrt. Eine nähere wissenschaftliche Interpretation ist noch nicht gelungen.

Russel-Körperchen

Sie treten innerhalb der Haut bei Infiltraten, also Entzündungsherden in großer Anzahl auf. Es sind azidophile Einschlußkörperchen in degenerativen Zellen.

Civatt-Körperchen

Man findet Civatt-Körperchen in der normalen Haut äußerst selten. Doch sind sie vermehrt bei Erkrankungen wie Lichen-ruber-planus zu beobachten. Ihr Entstehen ist oft vergesellschaftet mit frühzeitigem Absterben von Keratinozyten. Eine Bedeutung für eine bestimmte Diagnosestellung bei einer Hautkrankheit kommt ihnen nach derzeitigem Wissenstand nicht zu.

Amyloid-Körperchen

Amyloid-Körperchen wurden bisher nur bei Erkrankungen der Haut gefunden. Amyloid färbt sich wie Stärke (Stärke = Amylum). Es ist eine kristalline, grauweiße, speckartige Eiweißsubstanz, die im Körper bei chronischen entzündlichen Erkrankungen, zum Beispiel einer chronischen Knochenmarkeiterung nachzuweisen ist.

Unterhaut (Subcutis)

Die Unterhaut ist die tiefste Schicht der menschlichen Haut und besteht aus lockerem Bindegewebe.

Der Übergang von der Lederhaut in die Unterhaut ist recht unscharf begrenzt (**Abb. 1**).
Der Übergang wiederum von der Unterhaut in die tieferen Körperregionen ist eine relativ lockere Verbindung mittels Bindegewebsfasern, die sich an Faszien der Muskulatur, Sehnen oder auch an die Knochenhaut anheften. Diese lockere Verbindung ermöglicht es, die Haut auf ihrer Unterlage hin- und herzuschieben. Ausgenommen sind davon die Haut der Handfläche und die der Fußsohle. Hier ist das in der Unterhaut eingelagerte Fett durch Bindegewebssepten (Trennwände) gekammert, fest verhaftet und dadurch nur minimal verschieblich. In der Regel besteht die Unterhaut, auch Tela subcutanea genannt, aus massivem Fettgewebe, das bei allzu guter Kost zu einem mächtigen Fettpolster anwachsen kann. Das normale Fettpolster des Körpers besteht aus bindegewebeumhüllten Fettläppchen und stellt einen Fettspeicher dar. Im Gegensatz zu diesem „Speicherfett" ist das Fett der Hohlhand und der Fußsohle ein „Baufett". Es formt zusammen mit den derben Bindegewebesepten, die von der Lederhaut durch die Unterhaut ziehen und am Fuß in die Plantaraponeurose einstrahlen, die „Matratzenkonstruktion" der Sohle (**Abb. 13**).

Nerven der Haut

Die Nerven der Haut bestehen im wesentlichen aus sensiblen Nervenenden und sensiblen Endkörperchen. Ergänzt werden die sensiblen Nerven noch durch autonome Nerven, die dem vegetativen Nervensystem unterstehen.

Freie sensible Nervenenden

Freie Nervenenden gibt es nicht nur in der Haut, sondern auch in anderen Gewebearten. Soweit sensible Nerven die Haut versorgen, verästeln sie sich in ihrem Verlauf in der Unter- und Lederhaut und dringen zum Teil bis in die Oberhaut (Epidermis) (**Abb. 1**) vor. In der Epidermis sehen wir nur noch feinste Ästchen, die in die Interzellularspalten zwischen den Hornhautzellen vordringen. Man kennt Ausläufer der Nervenfasern bis in das Stratum granulosum. Zum Teil formen sich die feinen Ästchen der Nervenfasern zu Knäueln oder zu Enden mit knopf- und ösenartigen Verdickungen. Im Bereich der Fingerkuppen, insbesondere des Daumens, jedoch auch an der Fußsohle ist die Anzahl der frei endenden Nervenästchen besonders groß.

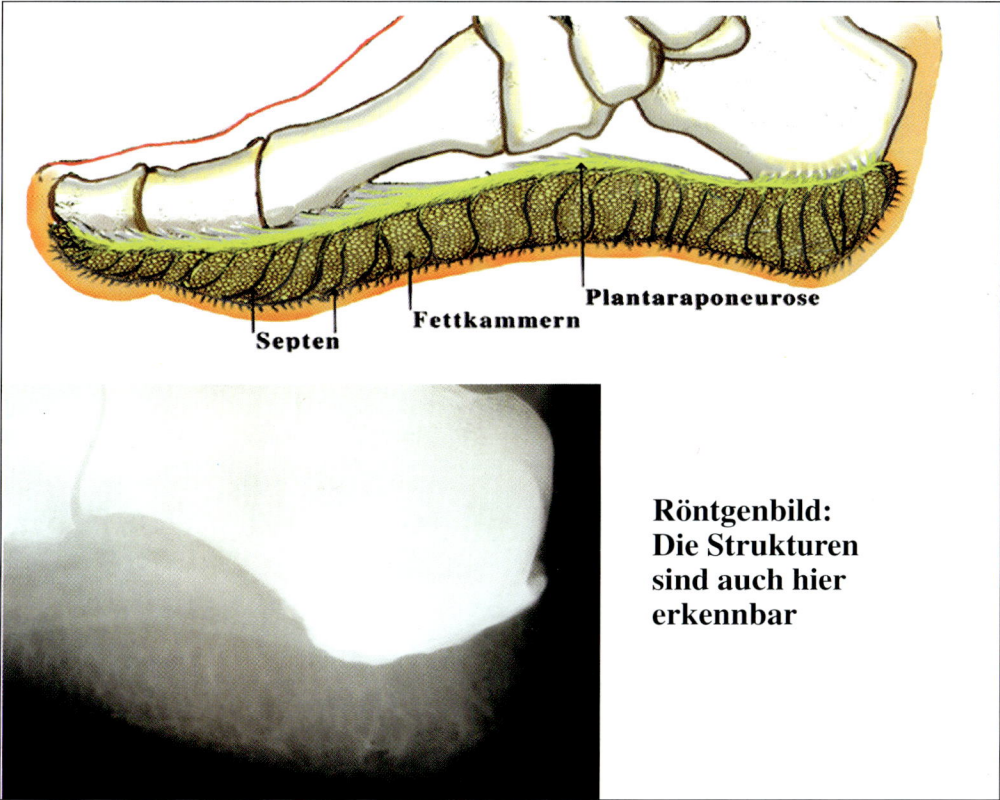

Septen   **Fettkammern**   **Plantaraponeurose**

**Röntgenbild:
Die Strukturen
sind auch hier
erkennbar**

Abb. 13: Matratzenkonstruktion des Fußsohlenfettes

Soweit sie in die basalen Anteile der Epidermis eindringen, spielen sie eine Rolle bei Übertragung des Juckreizes.

Andere Nervenfasern verästeln sich und bilden Geflechte, wie man sie um die Haarfollikel herum findet **(Abb. 14)**. Anderen freien Nervenenden in der Epidermis und auch im Bindegewebe der Haut wird die Empfindung des stechend-schneidenden Schmerzes (nicht jedoch des dumpfen Schmerzes) zugeordnet. Auch dienen die freien Nervenenden in der Wand der Blutgefäße zur Empfindung des dumpfen oder bohrenden Schmerzes und sind die Ursache des pochenden Schmerzes beim „dicken Zeh".

Merkel-Tastscheiben

Die Merkelschen Tastscheiben **(Abb. 7)** dienen der Berührungsempfindung, ebenso wie die Nervengeflechte der Haarschäfte.

Meissner Körperchen

Diese liegen wie alle sensiblen Endkörperchen zumeist im Bindegewebe der Lederhaut, in der Regel in der Papillenregion und dienen der Druckempfindung **(Abb. 2)**. Die Meissner-Körperchen kommen zahlreich in der Haut der Fußsohle vor und bestehen aus mehreren, quer aufgeschichteten Sinneszellen.

Krause-Endkolben

Die Krauseschen Endkolben werden der Kälteempfindung zugeordnet, sind oval und liegen ebenfalls im Bindegewebe der Haut (auch in den Schleimhäuten).

Vater-Pacini-Lamellen-Körperchen

Sie sind zum Teil millimetergroß und wie Zwiebelschalen aus Bindegewebelamellen aufgebaut.

Sie liegen überwiegend in der Unterhaut der Hand und der Fußsohle sowie in der seitlichen Zehenhaut, wobei sie vorwiegend der Spannungsempfindung dienen **(Abb. 1)**.

Ruffinische Körperchen

Sie kommen nicht nur in der Haut vor und dienen der Wärmeempfindung. Sie liegen zum Teil in der Unterhaut oder auch in der tiefen Schicht der Lederhaut. Die Bauform ist ein wulstförmiges Geflecht aus Nervengewebe.

Blutgefäße der Haut

Die Blutgefäßversorgung der Haut ist gekennzeichnet durch zwei Gefäßgeflechte, wobei das tiefere an der Grenzschicht zwischen Lederhaut zur Unterhaut liegt. Das obere Gefäßgeflecht liegt ebenfalls in der Lederhaut, aber in der Grenzschicht zwischen Stratum papillare und Stratum reticulare.

Oberes und unteres Gefäßnetz haben senkrechte Verbindungen. Das obere verzweigt sich mit einer erheblichen Anzahl von Haargefäßen zur Körperoberfläche hin bis in die Papillenspitzen. Diese enorme Dichte der Blutgefäße ist eine Überversorgung und dient zur Ernährung der gefäßlosen Oberhaut. Auch bei der Thermoregulation des Körpers über die Haut werden die Haargefäße (Kapillaren) per Eng- oder Weitstellung eingesetzt. Die Gefäßnetze und auch die Haargefäße in den Papillen sind zum Teil mit Anastomosen (eine Art Kurzschlußgefäße) miteinander verbunden **(Abb. 1)**. In den Papillen werden die Haargefäße auch Papillargefäße genannt.

Eine Spezialität der Gefäßversorgung, besonders der Finger- und Zehenbeeren, sind die Glomusorgane, auch MASSON-Glomus oder HOYER-GROSSER-Organ genannt. Es sind knäuelförmige, abgekapselte Gefäßschlingen vorwiegend im Nagelbett **(Abb. 15)**. Am Knie- oder Ellbogengelenk können sie Linsengröße erreichen. Man findet dabei zahlreiche Anastomosen (Kurzschlüsse) zwischen dem arteriellen und venösen Teil des Glomus. Ihm wird als Funktion die Steuerung der Durchblutung über Weit- und Engerstellung der Gefäßlumina zugeschrieben.

Funktion und Physiologie der Haut

Die Haut bedeckt den Körper als mechanischer Schutz. Sie stellt eine Barriere gegen Infektionen dar und schützt uns vor Austrocknung. Des weiteren hat die Haut eine große Bedeutung in der Wärmeregulation und als Ausscheidungsorgan.

Sie hat zudem einen eigenen Stoffwechsel, ist an der Körperatmung beteiligt und übernimmt zum Teil die Fett- und Wasserspeicherung. Zusammen mit ihren Anhangsgebilden hat sie zusätzlich eine Kontakt- und Wahrnehmungsfunktion.

Die Haut prägt auch das Aussehen des Menschen und erfüllt somit eine soziale Funktion, was den starken Wirtschaftsfaktor der Kosmetik erklärt.

Mechanischer Schutz

Durch ihre Reißfestigkeit und wegen ihrer hohen Elastizität ist die Haut ein guter mechanischer Schutz.

Die kollagenen Fasern, die in lockerer Anordnung liegen, richten sich bei Zug zunächst aus, wobei der Dehnungswiderstand ansteigt. Erst wenn es zu einer chronischen Überdehnung kommt, sehen wir bleibende Folgen wie breite Narben nach Verletzungen oder Operationen über den Gelenken. Als Striae gravidarum bei der Schwangerschaft erscheinen uns bleibende Überdehnungsfolgen der Haut.

Die elastischen Fasern ziehen die überdehnte Haut in die Ausgangslage zurück. Bemerkenswert ist, daß ultraviolette Strahlung, nicht nur der Sonne, sondern auch der Solarien, eine Degeneration der elastischen Fasern verstärkt. Zusammen mit der Abnahme des Wasser- und Elektrolytspeichervermögens führt das zur vorzeitigen Alterung und Faltenbildung.

Auch die Hornschicht der Haut beteiligt sich am mechanischen Schutz; insbesonders schützt sie gegen das Eindringen von hochmolekularen Stoffen, beispielsweise Eiweiß. Die Fettschicht in der Subcutis ist ebenfalls ein mechanisches Schutzpolster. Auch auf chronisch-mechanische Einwirkung, wie zum Beispiel permanenten Druck, ist die Haut vorbereitet. Sie ist an den entsprechenden Stellen entweder naturgemäß dicker ausgebildet (Hand, Fußsohle) oder reagiert auf Reize wie Druck, Reibung, Friktion durch Anpassung mit vermehrter Hornbildung (Schwielen, Hühneraugen).

Kontakt- und Wahrnehmungsfunktion

Von den Haaren, den Anhangsgebilden der Haut und ihren feinsten Nervenzuleitungen, wird Berührung gemeldet. So beteiligt sich die Haut an der Oberflächensensibilität. Über Wärme-, Kälte- und Schmerzrezeptoren werden Einflüsse der Umwelt über die Haut verarbeitet.

Lichtschutz

Die Haut schützt uns gegen übermäßige Bestrahlung, insbesondere gegen die schädliche UV-B-Strahlung (280–315 nm). Der Schutzmechanismus ist zweifach. Zunächst kommt es zur Lichtreflexion an der Oberfläche, weiter zur Absorption des Lichts in der Haut selbst. Die Haut reagiert nach längerer Bestrahlung mit Verdickung der lichtabsorbierenden Hornschicht und erzeugt eine schützende Lichtschwiele für die darunterliegenden Hautschichten.
Der zweite Schutzmechanismus ist die verstärkte Melaninbildung. Reicht das nicht aus und ist es in den Zellkernen zu Lichtschäden gekommen, stehen sogar zelleigene Reparaturenzyme zur Verfügung.

Barrierefunktion

Die Oberflächenlipide der Haut, besonders die hydrophilen Lipide (wasseraufnehmende Fettstoffe) des Stratum lucidum (Glanz- oder Leuchtschicht) bilden mit den Schichten des Stratum corneum einerseits eine Wasserbarriere und verhindern das Austrocknen des Organismus, lassen jedoch andererseits eine tägliche Verdunstung von 0,5 l Wasser zu (Perspiratio insensibilis).
An der Hautoberfläche haben wir einen pH-Wert (Säurewert) von 5–6. Bis in die tiefere Schicht des Stratum lucidum fällt der pH-Wert auf 4,5. Das ermöglicht in gewissem Maße eine Pufferwirkung der Haut gegen Säuren und auch Basen. Die Feuchtigkeitsregelung der Epidermis sorgt dafür, daß die normale Hornschicht einen Wassergehalt von 10 % behält.
Neben dem mechanischen Schutz übernimmt die Haut, insbesondere auch die Epidermis, eine Barrierefunktion gegenüber physikalischen, thermischen und auch chemischen Stoffen. Speziell die Hornschicht ist sehr widerstandsfähig und verhindert das Eindringen von Eiweiß, Wasser und bestimmten chemischen Giften, solange sie nicht chronischen Einwirkungen ausgesetzt ist. Zu beachten ist allerdings, daß niedermolekulare Stoffe wie Phenol die Haut jederzeit durchdringen können. Dies geschieht naturgemäß an den Stellen, wo die Haut normale Lücken hat. Das sind die Öffnungen für die Haare, die Schweißdrüsen und die Fettdrüsen. Die äußere Barrierefunktion verhindert, daß die in der Kosmetik angewandten hochmolekularen Eiweißstoffe nicht eindringen können. Somit ist eine Ernährung der Haut von außen, wie es gelegentlich suggeriert wird, ohne spezielle Transportvehikel nicht möglich.

Infektionsschutz

Eine intakte Haut ist für die meisten Krankheitserreger praktisch unüberwindbar. Bei Schleimhäuten ist dies allerdings nicht der Fall. Infektionen der äußeren Haut sehen wir meist erst nach Vorschäden, in ungünstigem Milieu (Feuchtigkeit, Nässe) oder auch durch spezielle Erreger, die die Haut schädigen und angreifen können.
Ein Teil des Infektionsschutzes der Haut besteht in der Anwesenheit von Schweiß und Fettsäuren. Trotzdem wirkt die Haut dabei trocken. Der niedrige Säurewert und natürliche ausgeschiedene Substanzen, die bakterienabweisend wirken, verhindern die Vermehrung von bakteriellem oder anderem infektiösen Material. Die gesunde Haut weist allerdings eine bestimmte Keimbesiedelung auf. Es handelt sich dabei hauptsächlich um ungefährliche Korynebakterien und Mikrokokken.

Temperaturregelung

Durch Steuerung der Hautdurchblutung wird die Wärmeabgabe über die Körperoberfläche reguliert. Zusätzlich kann der Körper die Wärmeabgabe an der Hautoberfläche regeln: vermehrte Schweißabgabe erhöht die Verdunstung und führt zum Wärmeentzug.
Vermehrte Produktion von Fettläppchen führt zum Kälteschutz. Auch das Aufrichten der Haare (Gänsehaut) ist eine Reaktion auf Kälte.

Speicherfunktion

Die Haut hat eine gewisse Kapazität für Wassereinlagerung. Hauptfunktion der Unterhaut ist die Fettspeicherung.
Allerdings gibt es auch krankhafte Speichervor-

gänge. So führt die Fettspeicherung in den Histiozyten zu Xanthomen. Auch andere Speichermechanismen kommen vor: Histiozyten phagozytieren (umhüllen oder fressen) aufgabengemäß kleinkörnige Abfallteilchen wie Blutabbaustoffe (Hämosiderin), Schmutz und Staub nach Hautabschürfungen oder auch Farbstoffe, die bei Tätowierungen eingebracht werden.

Die Fähigkeit, Wasser zu speichern, beruht auf dem Gehalt der Haut an Hyaluronsäure. Sie ist nach der Geburt am höchsten und nimmt während des Lebens ab. Die Folge ist eine vermehrte Faltenbildung beim alternden Menschen.

Absorption

Unter Absorption der Haut versteht man die Aufnahme von Substanzen über die Haut. Eine perkutane Aufnahme von absorptionsfähigen Substanzen erfolgt in relativ kurzer Zeit von der Oberfläche durch das Stratum corneum, das zunächst anfänglich der Hauptwiderstand ist. Es folgt anschließend die langsame passive Diffusion der Substanzen durch das Stratum lucidum sowie letztendlich eine erneut schnellere Diffusion bis zur papillären Lederhaut in den Mikrozirkulationsbereich der Papillargefäße.

Die widerstandsfähigste Schicht der Haut ist die Hornschicht (Stratum corneum), welche als passive Diffusionsbarriere wirkt. Dabei spielt auch die Dicke des Fettfilms an der Hautoberfläche eine Rolle, wenn auch eine untergeordnete.

Der Hauptweg wasserlöslicher Substanzen durch die Hornschicht führt durch die Zellen, bzw. die Zellmembranen.

Fettlösliche Moleküle diffundieren ebenfalls, und zwar in der endogenen Lipidmatrix. Die Absorption durch die Drüsen und Follikel spielt zwar auch eine Rolle, allerdings nur im Anfangsstadium einer Diffusion. Die Langzeitabsorption findet wegen der größeren Oberfläche eigentlich nur über die Hornschicht statt. Auffällig ist, daß eine Substanz, die die Hornschicht passiert hat, dann relativ schnell und ungehindert in die lebende Haut eingeschleust wird.

Wasserlösliche Moleküle werden schlechter absorbiert, da sie polar sind. Nichtpolare Moleküle, wie fettlösliche Substanzen, werden schneller resorbiert. Daher ist es für die Therapie wichtig, das richtige Wasser-Öl-Gemisch eines lokal anzuwendenden Medikamentes herzustellen.

Die Menge der absorbierten Substanzen ist von der Konzentration abhängig. Wird die Konzentration jedoch zu stark, kommt es zu Abwehrreaktionen der Haut und die Absorption gelangt an ihre Wirksamkeitsgrenze.

Neben der Konzentration ist auch die Größe der exponierten Hautstelle wichtig. Hier ist zu berücksichtigen, daß die Haut je nach Körperteil verschiedene Schichtdicken aufweist und schon allein dadurch eine unterschiedliche Absorption vorgegeben ist. Bei der üblichen Salbenbehandlung reicht es mit den heute auf dem Markt üblichen Substanzen, täglich eine zwei- oder dreimalige Anwendung durchzuführen. Die höchsten Absorptionsraten hat die Haut des Gesichtes, des Kopfes, der Achseln sowie des Genitalbereichs. Die schlechteste Absorption haben die Fußsohlen und die Handflächen.

Die Erniedrigung der Absorptionsschwelle durch größere Feuchtigkeit der Hornschicht ist bekannt. Die Folge ist, daß Personen, die zu starker Schweißproduktion neigen oder in feuchter Umgebung arbeiten (Gummistiefel), eher anfällig für Erkrankungen sind, die durch eine zu starke Absorption von Fremdsubstanzen (Schadstoffe, Allergene, Toxine) hervorgerufen werden.

Therapeutisch eingesetzt wird die Absorption bei Okklusivverbänden mit wasserdichtem Material mittels Anfeuchtung der Haut. Damit kann die Absorption von Medikamenten oder anderen therapeutischen Wirkstoffen auf das Zehnfache und mehr gesteigert werden.

Um die Absorption zu beschleunigen, werden sogenannte Akzelerantien eingesetzt, deren Wirksamkeitsprinzip nicht genau zu definieren ist. Fest steht jedoch, daß sie zum Teil die Durchfeuchtung der Hornschicht erhöhen, zum Teil Schwellungen verursachen und damit die Struktur der Kollagenfasern ändern, möglicherweise aber auch mikroskopische Kanäle entstehen, durch die Stoffe eindringen können.

Der bekannteste Absorptionsbeschleuniger ist Propylenglykol. Zudem werden heute auch noch Vehikel (Trägersubstanzen) eingesetzt, die die Barriereschicht der Haut angreifen und lockern, aber auch schädigen können oder gar modifizieren. Dazu gehören Lösungsmittel wie das Dimethylsulfoxid. Auch Detergenzien wie Natriumlaurylsulfat begünstigen die Absorption wegen ihrer emulgierenden Wirkung.

Ausscheidung

An der Ausscheidung von Stoffen über die Haut sind vor allen die Hautanhangsgebilde Drüsen beteiligt.

Zusätzlich gibt es eine direkte Ausscheidung über die Haut. So ist die insensible Wasserabgabe über den „direkten Weg" am Tag ca. 300–500 Milliliter. Vor größerer Wasserabgabe schützt uns hauptsächlich die Hornschicht. Bei Bedarf können jedoch zur Temperaturregulation bis zu zwölf Liter Flüssigkeit pro Tag abgegeben werden. Neuere Untersuchungen ergaben auch Nachweise, daß auch Spurenelemente wie Eisen, Zink, Kupfer ect. direkt über die Haut ausgeschieden werden. Der größte Teil wird aber über die Drüsen eliminiert.

Die Altershaut

Die Haut des Menschen unterliegt naturgemäß dem Alterungsprozeß. Das bedeutet in der Regel nicht einen pathologischen Zustand, denn Alterung ist normal. Doch führt sie in der Haut zu einigen Veränderungen.
Diese verlaufen nicht nur stetig, sondern auch in Schüben. Beeinflußt wird das Altern der Haut nicht nur durch genetische Veranlagung, sondern auch durch äußere Einflüsse und Krankheiten. So kann das physiologische, natürliche Altern beschleunigt werden.

Einen wichtigen Anteil am vorzeitigen Altern hat dabei die Sonneneinstrahlung, die nachweisbar nicht nur eine akute, sondern auch eine chronische Schädigung verursacht. Das ist leicht daran erkennbar, daß an lichtexponierten Stellen wie Gesicht und Hände die Haut am ehesten Alterserscheinungen zeigt. Dort finden sich auch typischerweise die aktinischen (sonnenbedingten) Keratosen.

Die Haut wird zunehmend dünner, Zellen und Fasern atrophieren. Auch die Schichten werden dünner.
Die Hautabschilferung im Stratum disjunktum wird verzögert und ungleichmäßig. Die Hornschicht wird unregelmäßig, was zu lokalen Keratosen, Altersflecken oder gelegentlich sogar zu einem Cornu cutaneum führt.

Die Interzellularbrücken werden instabiler, die Haut spröde, weil die Wasserdampfregelung herabgesetzt ist. Auch die Produktion von Schweiß und Talg nimmt ab. Dadurch wird die Altershaut trocken, der Säureschutzmantel ist geschwächt.

Der Zellstoffwechsel ist verlangsamt, zum Teil unregelmäßig. Die Folge sind Fehlentwicklungen in den Melanozyten und Pigmentstörungen, die sich in Altersflecken äußern.
Die Altersdegeneration des Gewebes führt zur Erschlaffung und zum Verlust der Elastizität der elastischen Fasern sowie zur Abnahme der kollagenen Fasern. In der Grundsubstanz vermindert sich die Fähigkeit zur Wassereinlagerung durch die Reduzierung der Proteoglykane. Die Interzellularspalten verlieren an Breite. Somit wird die Haut faltig.
Auch die Blutgefäße werden unelastischer. Ihre Kontraktilität nimmt ab und sie erweitern sich. Dadurch scheinen sie durch die verdünnte Haut durch und verursachen ebenfalls ein unhomogenes, fleckiges Aussehen.
Durch die Ausdünnung der Haut vermindert sich die Schutzschicht für die Keratinozytenkerne auf Einflüsse wie Sonnenstrahlung. Die Reparationsfähigkeit nimmt zudem ab und die Krebsanfälligkeit zu.
Nicht nur die Funktion der Keratinozyten nimmt ab. Es verringert sich auch die Zahl der Langerhans-Zellen (bei 65jährigen ca. um 15%), womit die Immunabwehr abgeschwächt wird und die Infektionsanfälligkeit steigt.

II. Anhangsgebilde der Haut

Zu den wichtigsten Anhangsgebilden der Haut gehören:

- **die Haare**
- **die Drüsen**
- **die Nägel**

Die Drüsen

Die zahlenmäßig am verbreitetsten Drüsen in der menschlichen Haut sind:

- **Talgdrüsen**
- **Schweißdrüsen**
- **Duftdrüsen**

Die Milchdrüsen spielen im Rahmen dieses Kompendiums keine Rolle.

Die Drüsen der Haut unterscheiden sich untereinander nicht nur durch ihren unterschiedlichen Bau, sondern auch durch ihre Produkte und deren Entstehung. So sind die Talgdrüsen *holokrine Drüsen*, bei denen die gesamte Zellsubstanz der Drüsenzelle in Sekret umgewandelt wird. Im Gegensatz dazu stehen die *ekkrinen Drüsen*, deren Drüsenzellen ihr Sekret ohne Substanzverlust abgeben, z. B. die Schweißdrüsen.

Die dritte Art von Drüsen sind die merokrinen, deren Sekretabgabe nur zu einem Teilverlust der Zellsubstanz führt. Eine spezielle Ausführung dieser *merokrinen Drüsen* ist die Milchdrüse, die nur den Oberteil des Zell-Leibs abstößt und abgibt (apokrin). Auch die Duftdrüse gibt nur einen Teil ihrer Zellsubstanz ab.

Die Talgdrüsen (Glandulae sebaceae)

Die Talgdrüsen liegen in der Lederhaut auf der Neigeseite der Haare. Dort liegen auch die kleinen Haarmuskeln, denen die Talgdrüse als Widerlager dient **(Abb. 14)**.

Die Drüsen sind von Epithelzellen ausgefüllt, die sich ständig vermehren und kleine Fett-Tröpfchen in sich aufnehmen. Bei der weiteren Umwandlung (Differenzierung) entstehen Talgzellen, die letztendlich in toto als Talg neben das Haar in den Haarkanal entleert werden. Der Sinn ist Anfettung der Haare und Einfettung der Epidermis.
Die Produktion des Drüsentalgs (Sebum) ist auch von hormonellen Einflüssen (Androgene) abhängig.
An Handflächen und Fußsohlen gibt es keine Haarfollikel und keine Talgdrüsen.

Die Schweißdrüsen (Glandulae sudiferae)

Schweißdrüsen sind über den ganzen Körper verbreitet. Im Bereich der Fußsohle und der Handfäche sind sie besonders häufig. Vom Bauprinzip her handelt es sich um Knäueldrüsen mit einem schmalen, anfänglich korkenzieherartig gewundenen Gang an die Körperoberfläche **(Abb. 14)**.

Der Mensch besitzt zwei Typen von Schweißdrüsen:

apokrine Duftdrüsen
Sie münden in die Haarfollikel

ekkrine Schweißdrüsen
Diese sind über den ganzen Körper verteilt

Schweißdrüsen spielen bei der Erhaltung des Wärmegleichgewichts eine Rolle.
Am Fuß finden wir ekkrine Schweißdrüsen. Sie halten die Hornschicht im hydrierten Zustand und damit geschmeidig.

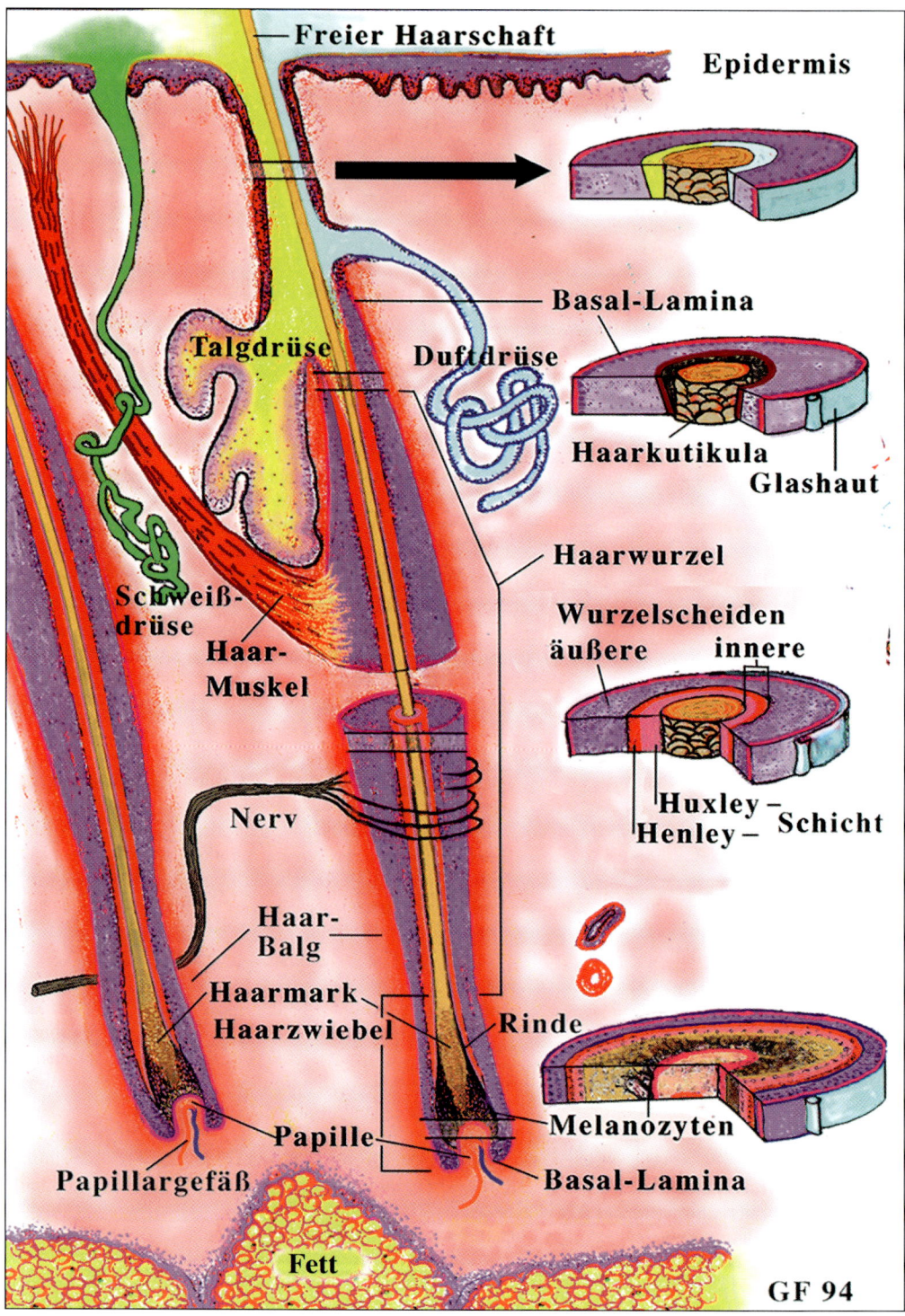

Abb. 14: Schema Haare und Drüsen

Die ekkrinen Drüsen sind an den Fußsohlen am dichtesten. Ihre Anzahl beträgt dort ca. 600 pro Quadratzentimeter. In ihren Endstücken wird zunächst ein sogenannter Primärschweiß produziert. Auf dem Weg zur Hautoberfläche wird dieser Primärschweiß im Ausführungsgang teilweise rückresorbiert. Es ändert sich dadurch die Konzentration. Der Salzgehalt des ausfließenden Schweißes steigt und er wird chemisch sauer.

So hat der menschliche Schweiß einen salzigen Geschmack, während der zum Teil unangenehme Geruch von Fettsäuren stammt, die sich an der Oberfläche verflüchtigen.

Schweiß beinhaltet viele Bestandteile: Proteine, Elektrolyte, Immunglobuline, Aminosäuren und harnpflichtige Substanzen sowie Antigene (Hepatitis B). Zum Teil findet man jedoch auch Medikamente und Äthylalkohol.

Aus der täglichen Erfahrung wissen wir, daß die Schweißproduktion bei manchen Menschen sehr groß werden kann. Unter extremen Bedingungen können das bis zu 12 Liter Schweiß pro Tag sein. Die Produktion selbst wird neural gesteuert und reagiert auf chemisch-cholinerge Mechanismen.

Duftdrüsen

Unsere Duftdrüsen sind apokrine Schweißdrüsen. Ihre Zahl ist erheblich geringer als die der ekkrinen Schweiß- und der Talgdrüsen. Auch sie sind Knäueldrüsen, münden aber in der Regel wie die Talgdrüsen in die Haarkanäle (**Abb. 14**). So sind sie auch nur an behaarten Stellen vorhanden; in der Achsel, Anal- und Genitalgegend.

Die apokrinen Epithelzellen der Duftdrüsen stoßen mit dem Sekret einen Teil ihres Zellplasmas ab, das an den Haaren haften bleibt und die „Duftnote" verstärkt. Die Funktion der Duftdrüsen beginnt erst in der Pubertät.

Die Haare

Anatomie

Die Hauptteile des Haares sind (**Abb. 14**):

- der *Haarschaft*, der im unteren Anteil von

- der *Haarwurzel* umkleidet wird,

- die *Haarzwiebel* (Haarbulbus), die der Haarpapille, einer zapfenartigen Erhebung der Lederhaut übergestülpt ist.

Der *Haarschaft* ragt frei über die Haut hinaus und ist von einer dünnen Haut (Kutikula) bekleidet. Diese ist aus blättchenartigen Zellen aufgebaut, die wie Dachziegel angeordnet sind. Oberhalb der Mündung der Talgdrüsen hat der Haarschaft keinen Kontakt mehr mit der Kutikula der inneren Wurzelscheide.

Die *Haarwurzel* hat mehrere Rindenschichten: Im wesentlichen sind dies die innere und die äußere Wurzelscheide.

Die *äußere Wurzelscheide* wird als Einstülpung von der Oberhaut (Epidermis) gebildet. Die Wurzelscheide reicht bis in die Lederhaut und Unterhaut. Sie besteht aus einer ringförmigen Basal-Lamina, die das Stratum spinosum umgreift. Die Basal-Lamina selbst wird von der Glashaut eingehüllt.

Um die äußere Wurzelscheide liegt, durch die Glashaut getrennt, die bindegewebige Haarscheide, die sich aus der Lederhaut bildet. Diese Bindegewebshülle um das Haar nennt man auch den *Haarbalg*.

Die *innere Wurzelscheide* besteht aus drei Schichten:

- aus einer *Kutikula*, deren freie Zellränder nach unten zeigen und sich mit den nach unten gestellten Lamellen des Schafthäutchens verhaken (Ausreißschutz).
- der inneren *Huxley-Schicht* (ein bis drei Zell-Lagen) und
- der äußeren (einlagigen) *Henle*-Zellschicht, die das Pendant zur Glanzschicht der normalen Epidermis darstellt.

Kurz unterhalb der Talgdrüsenmündung vereinigen sich die drei Schichten der inneren Wurzelscheide zu einer einzigen Lamellenschicht.

Der anatomische Aufbau der beiden Wurzelscheiden nimmt zur Oberfläche hin die Schichtenfolge der normalen Epidermis an.

Die *Haarzwiebel* (Bulbus) ist das verdickte Ende der Haarwurzel und sitzt auf einer Erhebung (Papille) der Lederhaut. In der *Papille* finden sich

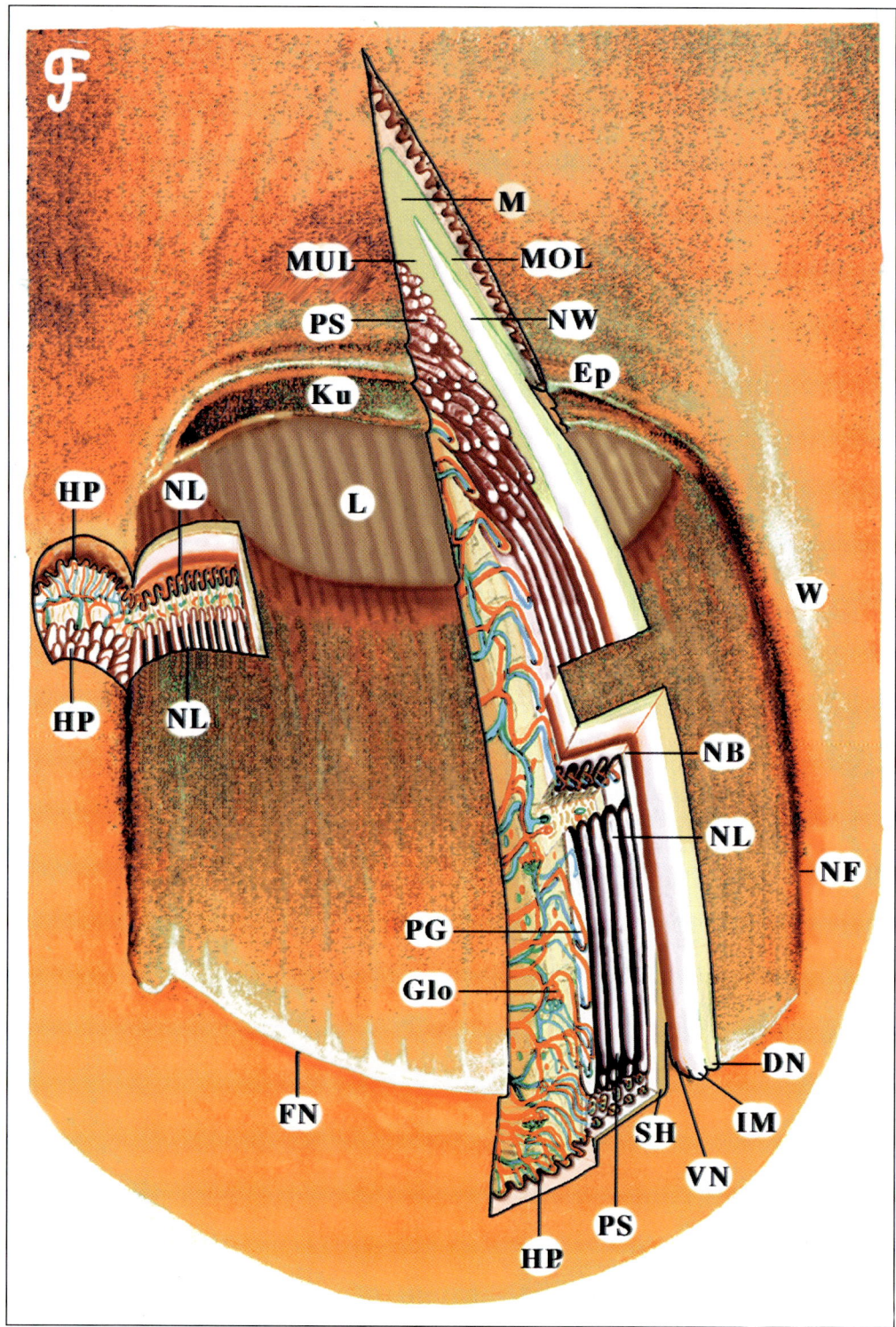

Kapillarschlingen, Lymphkapillaren und freie Nervenenden. Die Papille ist durch eine Basal-Lamina von der eigentlichen Haarwurzel getrennt. Auf der **Basal-Lamina** sitzen Matrixzellen und eingestreut Melanozyten, die das Farbpigment Melanin produzieren. Bis kurz oberhalb der Haarzwiebel findet man Markzellen, die zentral liegen und zur Körperoberfläche geschoben werden, später zusammen mit den Rindenzellen den Schaft bilden. Sie sind zunächst kubisch und werden mit zunehmender Entfernung von der Papille flacher. Auffällig ist, daß nicht alle Menschen ein voll ausgebildetes Haarmark haben und dieses auch nicht in voller Länge ausgebildet wird. Die Rindenzellen, konzentrisch um das Mark angeordnet, enthalten Tonofibrillen und Melaningranula, die die Haarfarbe bestimmen. Mit zunehmender Differenzierung und Migration zur Körperoberfläche hin werden die Rindenzellen mit hartem Keratin aufgefüllt und verlieren ihre Zellkerne.

Wachstum

Die Produktion und der Ausfall des Haares erfolgt in der Papille und zwar in einem Kreislauf mit verschiedenen Phasen. Diese einzelnen Phasen nennt man die Wachstums-, Ruhe-, und Rückbildungsphase. Zentraler Ort des Geschehens ist die Papille. Die Wachstumsphase des Haares beträgt etwa drei Jahre, die Rückbildungsphase jedoch nur drei Monate. Das Wachstum der Haare wird nicht nur durch Geschlecht, Lokalisation, sondern auch durch den Stoffwechsel und hormonelle Einflüsse bestimmt.

Der Verhornungsvorgang des Haares ist ähnlich dem der Epidermis. Epithelzellen vermehren sich über der Haarpapille, werden nach außen geschoben und verhornen, nachdem Farbpigmente eingelagert worden sind.

Auch das Erscheinungsbild der Haare ist verschieden. So unterscheidet man Langhaare, Borsten-, Kräusel- und Lanugo-Haare.

Abb. 15: Zehennagel
M = Matrix, MOL = Matrixoberlippe, MUL = Matrixunterlippe, PS = Papillenspitze, MW = Nagelwurzel, Ku = Kutikula, Ep = Eponychium, L = Lunula, NL = Nagelleiste, HP = Hautpapille, W = Nagelwall, NB = Nagelbett, NF = Nagelfalz, PG = Papillengefäß, Glo = Glomusorgan, FN = Freier Nagelrand, PS = Papillenspitze, SH = Sohlenhorn, DN = Dorsalnagel, IM = Intermediärnagel, VN = Ventralnagel

Die Aufgabe der Haare ist beim heutigen Menschen nicht mehr Wärmeregulation und Schutz, wie das bei unseren entwicklungsgeschichtlichen Vorfahren der Fall war.

Die Haare wirken jedoch praktisch als eine Art Sinnesorgan, weil die Nervenenden an ihren Wurzeln Berührungen weitermelden.

Vordergründig stellen sie einen Teil der sekundären Geschlechtsmerkmale dar, bei vielen Individuen auch ein Objekt der modischen Körperkultur.

Die Nägel

Makroskopischer Aufbau

Unser Hautnagel *(Unguis)* besteht aus einer Hornplatte, die man Nagelplatte nennt *(Corpus unguis)*.

Genau genommen unterscheidet man die **Nagelplatte**, das darunterliegende **Nagelbett** und die **Nagelwurzel**, die in einer Hauttasche steckt **(Abb. 15)**.

Die Haut (Epidermis) dieser Tasche deckt die ganze Nagelwurzel ab und besteht nur aus der Keimschicht. Diese Schicht ist die Matrix des Nagels, in der das eigentliche Wachstum des Nagels vor sich geht.

Der Nagel wird aus dieser Hauttasche, genannt auch **Nagelfalz** (Paronychium), im Verlaufe seines Wachstums herausgeschoben.

Ein Teil der Nagelwurzel (Radix unguis) ragt sichtbar unter der Nagelplatte aus dem körpernahen **Nagelfalz** heraus, hat eine helle Farbe, ist halbmondförmig und heißt daher **Lunula**.

An den beiden seitlichen Rändern ist der Nagel bogenförmig in eine Hautrinne eingefalzt, dem seitlichen Nagelfalz. Die um den Nagelfalz aufgeworfene Haut nennt man den **Nagelwall**.

Dieser liegt am oberen (körpernahen) Ende des Nagels lippenartig der Nagelplatte auf und wird dort Eponychium genannt.

Das **Eponychium** schiebt dabei einige seiner obersten Zellagen, die Hornschicht (Stratum corneum) als Randsaum auf die Nagelplatte vor und es entsteht, bei dem einen mehr oder weniger ausgeprägt, die **Kutikula**.

Unter dem freien Rand des Nagels ist die Haut verdickt, meist stärker verhornt und wird bei uns **Sohlenhorn**, im ausländischen Sprachgebrauch auch **Hyponychium** bezeichnet (siehe auch Nagelbett, Hyponychium).

Wachstum

Das Nagelwachstum ist ein Vorgang, bei dem die oberflächlichsten Zellen der Matrix, insbesondere des Stratum spinosum, verhornen und nach distal geschoben werden. Dies geschieht größtenteils noch im proximalen Nagelfalz, dessen Boden die Matrix darstellt. Bei der Hornzellenbildung ist der körperferne Anteil der Matrix für die tiefen Anteile der Nagelplatte zuständig. Der körpernahe Anteil der Nagelmatrix ist für den oberflächlichen Nagelteil zuständig (**Abb. 15**).
In die Epidermis hinaufragende Längsleisten des Nagelbettes verhindern, daß sich der wachsende Nagel löst.

Die Haut des Nagelbettes besteht nur aus der Lederhaut und den beiden unteren Schichten der Oberhaut (Stratum basale und Stratum spinosum). Die Körnerschicht, das Statum granulosum, fehlt.

Insofern ist erklärbar, daß sich die Epidermis des Nagelbettes nicht an der eigentlichen Vernagelung beteiligt.
Unterschiedlich ist auch das Wachstum der Fingernägel gegenüber den Zehennägeln. Fingernägel wachsen in der Regel 0,5 bis 1,2 Millimeter pro Woche. Zehennägel wachsen in der Regel nicht so schnell, in etwa 1/10 mm pro Tag. Auffällig ist, daß die Nägel an unterschiedlich langen Fingern und Zehen auch unterschiedlich schnell wachsen. Man kann davon ausgehen, daß das Nagelwachstum an der Großzehe, gelegentlich auch an der II. Zehe, am größten ist. Als Richtwert ist anzunehmen, daß bei jüngeren Leuten der Nagel von der Lunula bis zum freien Rand in zirka einem Vierteljahr auswächst, bei älteren Personen jedoch etwa ein halbes Jahr braucht. Bei Krankheiten (Durchblutungsstörungen, Nervenverletzungen) verlängert sich dieser Zeitraum. Im Sommer sollen Nägel um 20 Prozent schneller wachsen als im Winter und am Tage doppelt so schnell wie in der Nacht. Experimentell konnte das Nagelwachstum mit hyperämisierenden Maßnahmen (auch Heißluft) verstärkt werden.

Zusammensetzung und Schichtenfolge

Die Nagelsubstanz besteht aus Keratin, kernlosen Korneozyten, die dachziegelartig angeordnet sind und und Lamellen bilden.
Die Nagelplatte selbst gliedert sich in drei Schich-

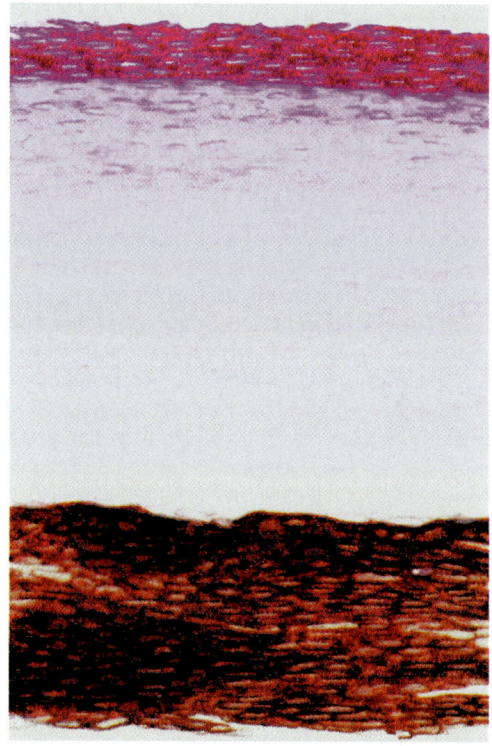

Abb. 16: Mikroskopischer Schnitt durch den Nagel: von oben: Dorsalnagel, Intermediärnagel, Ventralnagel

ten: auffällig ist eine oberflächliche harte und zwei tiefere, weiche Schichten (**Abb. 16**). Bevorzugt an der Grenzebene zwischen der obersten harten Schicht (Dorsalnagel) und der darunter liegenden weicheren Schicht (Intermediärnagel) kann es zur Spaltung (Onychoschisis) kommen. Dies erfolgt bei chronischer Schädigung, aber auch bei Störungen des Stoffwechsels, insbesondere Änderung der Nagelzusammensetzung.
Der Nagel weist einen hohen Gehalt an Schwefel (3,2 Prozent), an Wasser (7 bis 12 Prozent), weniger an Fett (0,15 bis 0,76 Prozent), Selen, Kalzium und Kalium auf. Bekannt ist, daß zur Bildung des Nagels ein hoher Anteil an Aminosäuren, Zystein, Proteinen, Eisen, Vitamin C, B_{12} und Magnesium notwendig ist.
Im Polarisierungsmikroskop stellen sich in der Nagelplatte Tonofibrillen dar, die in Wellen angeordnet und miteinander verflochten sind. Im Dorsalnagel und im Ventralnagel scheint ihre bevorzugte Verlaufsrichtung längs, im Intermediärnagel quer zu sein. Neuere Untersuchungen

haben jedoch gezeigt, daß ihre Vernetzung komplexer ist, eher dreidimensional und die Fibrillenzüge zum Nagelrand hin ihre Ausrichtung ändern. Die Härte des Nagels wird durch die Anordnung der Tonofibrillen und die Kombination mit der Hornsubstanz bestimmt.

Der Dorsalnagel, die rückenwärts gelegene Schicht der Nagelplatte, besteht aus dichtliegenden und längsgeschichteten Zellen. Er entspricht dem Teil des Nagels, der aus der Oberlippe der Nagelmatrix hervorgeht.

Der Intermediärnagel, der auf dem proximalen Anteil des Nagelbettes liegt, ist elastischer, dicker, enthält mehr kubische Zellen, ist jedoch auch anfälliger für Erkrankungen. Daher ist dort das Hauptwachstumsfeld der Pilze. Sein Entstehungsort ist der untere Teil der Nagelmatrix (Unterlippe).

Der Ventralnagel ist die dritte Schicht der Nagelplatte. Er liegt auf der Unterseite im körperfernen Teil und endet am freien Rand des Nagels. Seine Hornmasse baut sich aus relativ lockeren und unregelmäßigen Bestandteilen auf, die sich bei Erkrankungen des Nagels stark verdicken und vermehren. Der Produktionsort des Ventralnagels ist das Nagelbett und nicht die Nagelmatrix. Im histologisch gefärbten Längsschnitt läßt sich der Ventralnagel etwa ab der Hälfte der distalen Nagellänge nachweisen.

Die Matrix des Nagels

Sie stammt aus der Basalschicht der Epidermis. Während der embryonalen Entwicklung bildet sich nach der Einstülpung der Epidermis im Bereich der oberen Nagelfurche eine Nagelknospe, auch Wurzelblatt genannt. Die unterste Nagelzellenlage der Matrix ist zunächst kubisch. Darüber liegen Stachelzellen in Polyederform, die im Verlaufe des Wachstums zum freien Nagelrand hin ausgezogen werden und verhornen (**Abb. 4**). Die Hornbildung (Keratinisierung) für den Dorsalnagel, der aus der oberen Matrixlippe stammt, verläuft schneller als beim Intermediärnagel, der aus der unteren Lippe auswächst. Diese gibt jedoch mehr Hornzellen ab. Nachdem die Nagelzellen bis zum distalen Rand der Lunula noch nicht vollständig verhornt sind und noch Keratohyalinkörner enthalten, kommt es zur vermehrten Lichtreflexion in der Lunula, was ihr die weiße Farbe verleiht.

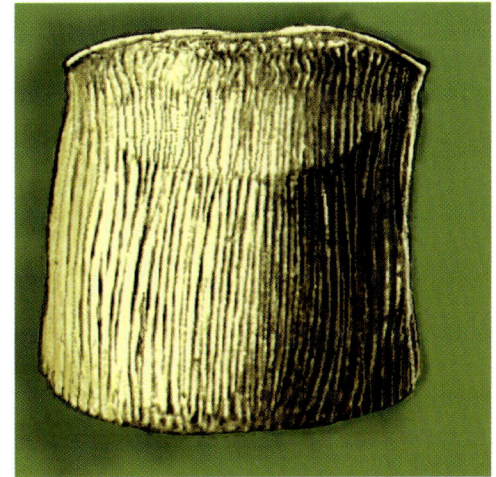

Abb. 17: Nagelunterfläche mit Nagelleisten

Das Nagelbett (Hyponychium)

Es ist die Nagelunterlage. Die Oberseite des Nagelbettes besteht aus einer Basalschicht von kubischen Zellen, die von der Nagelmatrix bis zum Sohlenhorn reicht. Darüber liegt eine Schicht von 6 bis 10 Lagen Stachelzellen, wobei die unteren polygonal sind und sich abflachen, je näher sie der Nagelplatte kommen (siehe auch **Abb. 4**). Die oberen Schichten haben keinen Kern mehr und verhornen direkt, das heißt ohne ein Zwischenstadium über die Körnerschicht. So beeinflussen sie (wenn auch nur geringfügig) die Dicke des Nagels von unten. Auffällig ist, daß die oberen Nagelbettzellen wie die normale Epidermis verhornen, wenn der Nagel ausgerissen wird.

Die Unterseite des Nagelbettes besteht aus papillenähnlich geformten Längsleisten, die in die Lederhaut eingelassen sind. Die Befestigung des Nagelbettes und somit des Nagels am Knochen ist durch Bindegewebe gewährleistet. Dessen Bündel verlaufen in einem Geflecht von Fasern, die in drei Hauptrichtungen angeordnet sind. Unterhalb des Nagelbettes strahlen sie in die Knochenhaut des Endgliedes ein. Ergänzt wird dieses dreidimensionale Fasergeflecht noch durch bandartige Verdichtungen. Diese „Bänder" sind voll ausgebildet an den seitlichen Rändern des Nagels und im Bereich der Matrix. So entsteht eine halfterartige Aufhängung des Nagels am Knochen (**Abb. 18**).

41

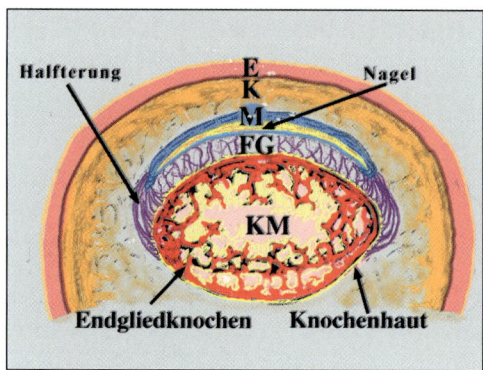

Abb. 18: Nagelaufhängung im Endglied.
Schnittbild im Bereich der Matrix:
E = Epidermis, M = Matrix, K = Korium,
FG = Fasergeflecht, KM = Knochenmarkhöhle

Die Nagelplatte

Sie ist eine Hornplatte aus Keratin, die an der Oberfläche glatt ist. Sie hat an ihrer Unterseite parallele Längsleisten. Diese passen genau in die Längsleisten des Nagelbettes, wodurch der Nagel fest an seine Unterlage verheftet wird **(Abb. 17)**. Der Nagel wächst von proximal aus der Nageltasche nach distal und hat drei Schichten **(Abb. 15)**. Die Schichtdicke ist unterschiedlich, bleibt aber von der Lunula an nach distal gleich. Die Schichten lassen sich durch spezielle Färbungen (PAS, Toluidinblau) darstellen. Mit der gebräuchlichen PAS-Färbung wird der harte Dorsalnagel leicht rosa gefärbt, der Intermediärnagel (Zwischennagel) wenig gefärbt und der Ventralnagel stark gefärbt. Letzterer wird durch das Keratin des Nagelbettes gebildet, ist weicher und hat chemisch gesehen eine leicht veränderte Zusammensetzung. Das unterschiedliche Färbeverhalten, welches ja nichts anderes ist als eine chemische Reaktion, ist somit erklärbar.

Das Keratin, ein Skleroprotein, die Grundbausubstanz der einzelnen Nagelschichten, hat eine unterschiedliche Anordnung in seiner chemischen Struktur. Seine in Fasern angeordneten Proteine bestehen aus Längsketten von Aminosäuren, die durch Querbrücken aus Sulfiden, Wasserstoff, salzähnlichen Ionengruppen und Polarisierungskräften verbunden sind. Je nach Dichte und Struktur dieser Querketten ist das Keratin des Nagels weich oder hart, weswegen sich auch die drei Schichten unterschiedlich anfärben **(Abb. 16)**.

Das Eponychium

Seine Basis ist die Epidermis des proximalen Nagelwalls **(Abb. 15)**. Dort liegen die Hornzellen noch in mehreren Schichten übereinander. Offensichtlich durch das schnellere Wachstum des darunterliegenden Nagels verursacht, wird das Eponychium schichtweise dünner, je weiter es vom Nagelwall weg ist. Bleibt das Eponychium zu sehr mit dem Nagel verhaftet, kann es einreißen. In der Kosmetik wird daher versucht, die Hauptmasse des Nagelhäutchens schonend zurückzudrängen und das Häutchen zurückzuschneiden, ohne die Schutzfunktion zu gefährden. Geht man zu radikal vor, gerät man in den oberen Nagelfalz und beschädigt die Matrix. Die Folgen sind weiße Querstreifen in der Nagelplatte.

Die Kutikula

Sie ist der lose, freie Saum des Eponychium. Eigentlich nur eine Hautmembran, entsteht sie aus den Hornlamellen des Eponychium und liegt als Schutzabdeckung dem oberen Rand der Nagelplatte auf. Dadurch kann es leicht zum Einreißen kommen, wobei der Riß gelegentlich bis in das Eponychium hinein reicht. Diese Verletzung führt meist zu chronischen Entzündungen und ist bei manchen Berufen (Spüler, Metzger, Koch) Ursache chronischer Paronychien. In der Literatur wird die Kutikula nicht immer einheitlich beschrieben und definiert.

Das Hyponychium (Nagelbett)

Mit diesem Begriff wird im deutschen Sprachraum das Nagelbett bezeichnet. Mit der französischen und englischen Terminologie ist damit der Bereich des Sohlenhorns gemeint. Um Mißverständnissen vorzubeugen, wird in diesem Script das deutsche Wort Nagelbett bevorzugt. Es ist der Teil der Nagelunterlage, der vom vorderen Rand der Lunula bis zum freien Nagelrand reicht **(Abb. 15)**.

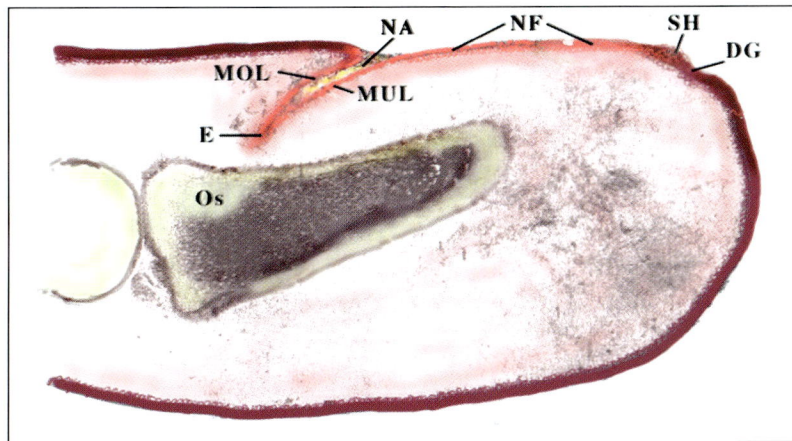

Abb. 19: Nagelanlage. Mikroskopischer Schnitt, embryonales Stadium, ca. fünfter Monat.
NF = Nagelfeld,
SH = Sohlenhorn,
DG = Distale Grenzfurche, E = Epidermiseinstülpung
Os = Endgliedknochen, MOL = Matrixoberlippe,
MUL = Matrixunterlippe,
NA = Nagelanlage

Das Sohlenhorn

Wie bereits ausgeführt, liegt das Sohlenhorn in der terminalen Zone am unteren Ende des Nagelbettes. Es ist genau der Übergang vom Nagelbett in die Fingerkuppe. An dieser Stelle, der ehemaligen distalen Grenzfurche, ist die Hornhaut verdickt und stellt einen mechanischen Schutz am distalen Rand des Nagelbettes dar **(Abb. 15)**.

Blutversorgung

Die Blutversorgung des Nagelbettes ist durch reichliche Kapillargefäße gewährleistet. Zu beiden Seiten der Zehe verlaufen zwei arterielle Gefäße, die Anastomosen (Verbindungen) haben. Zusätzlich gibt es parallel zum Nagel zwei bogenförmige Querverbindungen, eine in Höhe der Lunula, die andere unterhalb des freien Nagelrandes. Diese arteriellen Bögen liegen in der Tiefe und haben senkrecht nach oben zum Nagel hin verlaufende kleine Äste, die sich zu einem Kapillarnetz unterhalb des Nagelbettes vereinigen. Von diesen Kapillaren aus ziehen dann feine schlingenförmige Papillargefäße in die Epidermiszapfen des Nagelbettes. Die Kapillarschlingen sind in den Papillen regelmäßig angeordnet, oft jedoch die beiden Schenkel durch Kürzschlüsse (Shunts) verbunden. Auch im Nagelbereich hat man eine weitere Variante der Blutgefäßversorgung gefunden – die MASSON-Glomusorgane **(Abb. 15)**. Es handelt sich dabei um Kapillarknäuel, bei dem der arterielle Ast aufgerollt erscheint. Durch ihre Kontraktion oder Weitstellung ist die Zirkulationssteuerung von Finger- und Zehenhaut möglich.

Nervenversorgung

Der Nagel selbst hat keine Innervation, wohl aber seine Umgebung, die Zehen- und Fingerbeere.
Man unterscheidet eine motorische von einer vegetativen Innervierung.
In der Haut der Zehe, auch in der Unterhaut, lassen sich Geflechte (Plexus) von vegetativen Nerven nachweisen, die ihre Erfolgsorgane, nämlich die Blutgefäße und Drüsen etc. wie ein Schleier umgeben.
Die Nervenendigungen der motorischen Spinalnerven bestehen aus frei endenden Fasern, deren Ausläufer man sowohl im Korium als auch zwischen den Basalzellen der Epidermis gefunden hat. Sie sind an der Hand zahlreicher als am Fuß. Zudem finden wir in der Epidermis Merkel-Tastscheiben und in den Koriumpapillen Meissnersche Körperchen, die mit zunehmendem Alter abnehmen. Krause-Kolben und Ruffini-Körperchen hat man an der Fußsohle noch nicht nachweisen können.

Entwicklung

Bereits nach ca. 8 Wochen sind beim menschlichen Embryo die Anlagen des Nagels erkennbar. Die Zehenanlagen bilden sich später als die der Finger. Am dorsalen Zehenende bildet sich eine nahezu quadratische Fläche, die durch zwei seitliche, eine körpernahe und eine distale Furche abgegrenzt ist. Diese Strukturen sind die Basis des zukünftigen Nagels und werden als Nagelfeld bezeichnet. Die distale Nagelfurche ist zunächst am stärksten ausgeprägt und wird im Verlaufe der weiteren Entwicklung flacher. Zwischen der achten bis zehnten Woche stülpt sich die proximale Nagelfurche ein und bildet in der entstehenden Epidermistasche (Nagelfalz = Sinus unguis) die Primäranlage der Matrix mit einer oberen und eine unteren Lippe **(Abb. 19)**.

Nach ca. 14 Wochen ist die Nagelplatte am proximalen (körpernahen) Nagelfalz erkennbar und wächst nach distal. Nach ca. 20 Wochen erreicht der Nagel die distale Nagelfurche. Diese flacht sich ab und überzieht sich mit einer Hornschicht, die als Sohlenhorn bezeichnet wird, nach englischer Nomenklatur auch als das eigentliche Hyponychium.

Bereits in der ersten Hälfte der Embryonalzeit ist die Matrix des Nagels voll ausgebildet. Es handelt sich dabei um ein spezialisiertes Gewebe zur Nagelbildung. Störungen in diesem Bereich ziehen ein Fehlwachstum nach sich.

Der Nagel wächst unaufhörlich während des ganzen Lebens. Im Alter nimmt das Wachstum ab, auch bei Krankheiten, äußeren Einflüssen und Mangelernährung.

III. Sichtbare Veränderungen der Haut

Jeder, der sich mit der Haut beschäftigt, sollte sich mit den wichtigsten Veränderungen und Erscheinungen (*Effloreszenzen*) vertraut machen, die er schon bei der bloßen Betrachtung mit dem Auge sieht. Gerade in der Podologie ist die Kenntnis von den Effloreszenzen wichtig, da sie bei der Diagnostik der Hautkrankheiten eine wesentliche Rolle spielen. Auffällige Befunde erfordern die Überweisung zum Facharzt.

Man unterscheidet die *Primäreffloreszenzen*, die ohne nachweisbares Zwischenstadium aus der gesunden Haut entstehen, von den *Sekundäreffloreszenzen*, die durch Umwandlung, Entzündung, Rückbildung oder Abheilung aus ersteren entstehen.

1. Primäreffloreszenzen

Man unterscheidet im wesentlichen fünf Primäreffloreszenzen:

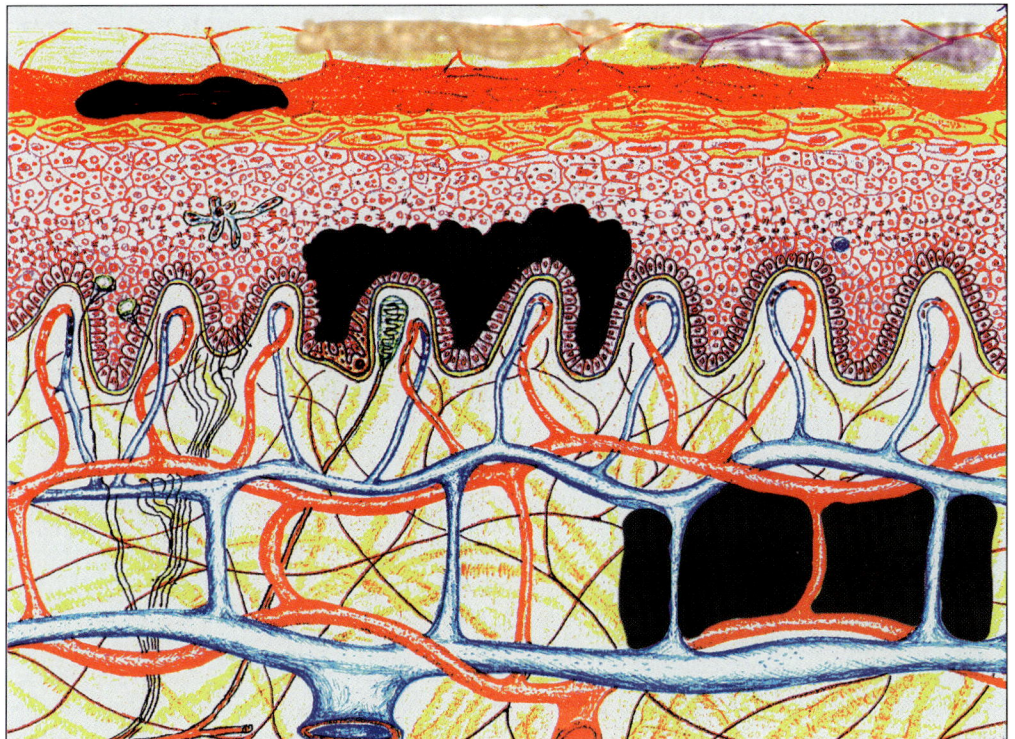

Abb. 20: Primäreffloreszenz-Fleck, verschiedene Lokalisationsmöglichkeiten:
Lage auf der Hornschicht, in der Hornschicht, suprabasal und in der Netzschicht

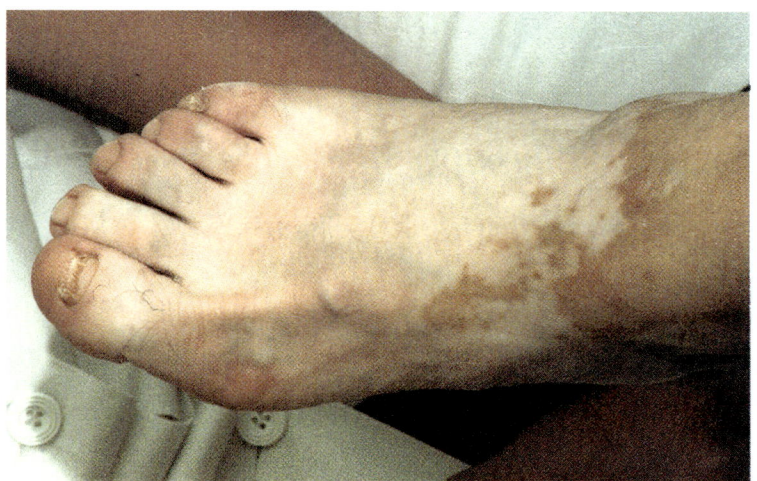

Abb. 21: Vitiligo

- **Fleck (Macula)**
- **Knötchen (Papula)**
- **Quaddel (Urtica)**
- **Bläschen (Vesicula), Blase (Bulla)**
- **Zyste**

Fleck (Macula)

Macula bedeutet eine fleckförmige, umschriebene Farbveränderung im Niveau der Haut, die nicht tastbar ist (**Abb. 20**).
Flecke (Maculae) entstehen unter anderen durch eine veränderte Füllung der Blutgefäße.
Kommt es zu einer Vermehrung der Durchblutung (Hyperämie), erscheint der Fleck hellrot. Bei Blutstauung erscheinen die Flecke eher dunkelrot. Sind die Flecke linsengroß, so spricht man von Roseolen, wie sie bei Masern und Typhus auftreten.
Kommt es zum Austritt von Blut ins Gewebe, entstehen ebenfalls Farbveränderungen. Handelt es sich um punktförmige Blutungen, spricht man von *Petechien*. Sind diese Petechien flächenförmig ausgebreitet, spricht man von einer *Purpura*. Bestehen flächenhafte, unregelmäßige Blutergüsse, spricht man von *Ekchymosen*.

Eine weitere Fleckbildung sehen wir bei Tätowierungen, vorwiegend durch Farben wie chinesische Tusche und Zinnober. Auch Verletzungsfolgen hinterlassen Flecke wie Schmauchspuren durch Schießpulver. Weitere Flecke können entstehen durch Pigmentierungen: das sind Farbeinlagerungen bei Arsenschädigungen oder auch Ablagerungen von Hämosiderin, einem Farbstoff der roten Blutkörperchen.

Natürlich kann es auch *helle* Flecken geben, die durch einen Mangel an Pigment entstehen. Dazu gehört die Fleckbildung bei *Vitiligo*, wo mehr oder weniger große, scharf begrenzte, helle Flecke durch Zugrundegehen von Melanozyten in der Oberhaut entstehen (**Abb. 21**).

Die Fleckbildung in der Haut kann verschiedene Schichten betreffen: Die Hornschicht, die Gegend der Keimschicht, oder auch die Schicht der Lederhaut (**Abb. 20**).
Handelt es sich um Flecke, die durch Veränderung in der Blutgefäßweite entstehen, kann man diese mit einem Glasspatel wegdrücken und sie werden farblos. Andere, durch Farbstoff oder Pigmente bedingte Flecke, bleiben jedoch sichtbar.

Knötchen (Papula)

Darunter versteht man eine Effloreszenz, stecknadelkopf- bis linsengroß, mit fester Konsistenz, die sich über das Hautniveau vorwölbt und tastbar ist. Knötchen sind manchmal zentral eingedellt und heilen in der Regel narbenlos ab (**Abb. 24**).

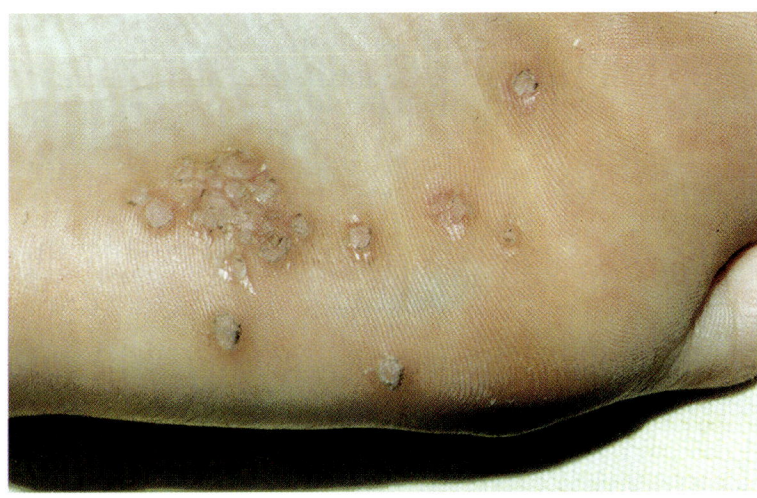

Abb. 22: Papeln (juvenile Warzen)

Auch für sie gibt es verschiedene Entstehungsursachen:
Verdickt sich die Oberhaut (Epidermis) an einer lokal begrenzten Stelle, spricht man von einer epidermalen Papel, wobei die Farbe mehr gelblich erscheint. Ein klassisches Beispiel ist dafür die Warze der Jugendlichen (Verruca plana juvenilis) **(Abb. 22)**. Histologisches Merkmal ist die Verdickung durch Zellvermehrung.

Kommt es in der Lederhaut zu einer Zellvermehrung, spricht man von einer cutanen Papel, die eher rötlich erscheint, weil die Knötchenbildung im Bereich der Blutnetzgefäße erfolgt.

Betrifft die Zellvermehrung und Verdickung nicht nur die Epidermis, sondern auch das Korium (Lederhaut), entsteht eine gemischte Papel. Deren Farbe ist dann gewöhnlich gelblich bis rötlich.

Quaddel (Urtica)

Die Urtica ist eine vorübergehende, beetartig erscheinende Erhabenheit der Haut, die ein lokalisiertes Ödem darstellt **(Abb. 62)**. Die Farbe ist meist hell, was durch Austritt von Plasma in die Lederhaut entsteht. Gelegentlich ist die Quaddel von einem roten Saum umgeben. Kommt es zur flächenhaften Ausbreitung, ist oft auch die Unterhaut betroffen, wie z. B. beim *Quincke-Ödem.*

Bläschen (Vesicula)

Dabei handelt es sich um Hohlräume, die nicht durch Epithelauskleidungen oder Kapseln begrenzt sind. Sie können auch mehrfach unterteilt und mit einer klaren Flüssigkeit gefüllt sein. So kann ein Bläschen in der Epidermis liegen (epidermal), in der Grenzschicht zwischen Epidermis und Korium oder im oberen Bereich des Korium (subepidermal). Eine große Blase, wie sie beim Aufscheuern an der Ferse entsteht oder auch eine Verbrennungsblase nennt man eine *Bulla* **(Abb. 24)**.

Zyste

Sie ist ein abgegrenzter Hohlraum, mit Epithel ausgekleidet und durch eine feste Kapsel umschlossen **(Abb. 24)**.

Die obengenannten klassischen Primäreffloreszenzen der Haut erfahren je nach Abwandlung noch verschiedene andere Namensgebungen:
So spricht man von einem *Knoten* (Tuber), wenn es sich um eine große Papel handelt. Er heilt oft narbig ab. Von *Phymata* spricht man, wenn es sich um größere, geformte Erhebungen der Haut handelt, wie man sie beim *Rhinophym,* der „Schnaps-Nase" findet.

Einige Autoren zählen auch das Eiterbläschen (Pustel) zu den primären Effloreszenzen. Von der Pathogenese her ist das umstritten. Das gilt auch

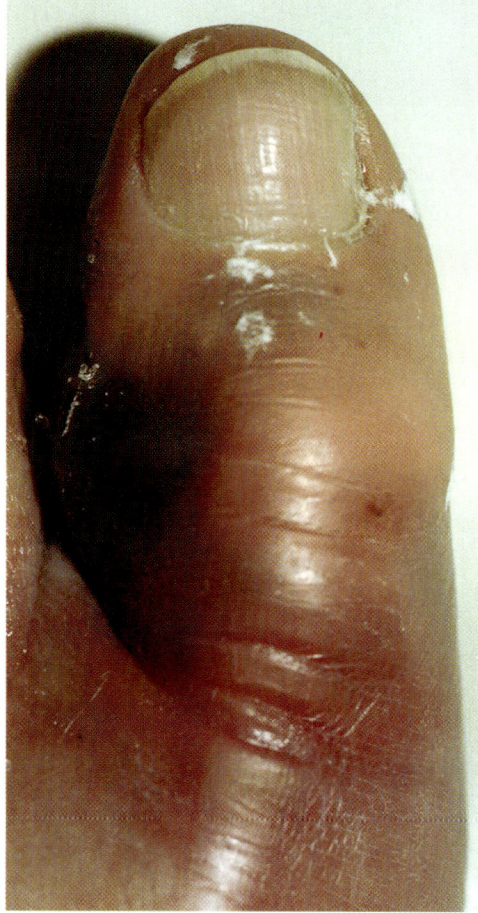

Abb. 23: Blutgefüllte Spannungsblase an der Innenseite der Großzehe

für die Plaque, die als schildartige, erhabene flache Hauterscheinung definiert wird.

2. Sekundäreffloreszenzen

Diese Hauterscheinungen entstehen in der Regel durch Umwandlung, Entzündung und Veränderung im Sinne einer Abheilung. Die wichtigsten Sekundäreffloreszenzen werden genannt:

- Schuppe (Squama)
- Eiterbläschen (Pustula)
- Kruste (Crusta)
- Epidermisschaden (Erosion)

- Schrunde (Rhagade, auch Fissur)
- Abschürfung (Excoriatio)
- Geschwür (Ulkus)
- Narbe (Cicatrix)
- Schorf (Nekrose)

Schuppe (Squama)

Darunter versteht man das Abstoßungsmaterial von Hornschichten durch Hyperkeratose oder Parakeratose, die verschiedenartiges Aussehen haben können.
Die Beschreibung von Schuppen ist vielfältig: Man unterscheidet groß- und kleinflächig, handschuhartig, grob- und feinlamellös **(Abb. 25 und Abb. 32)**, fest, locker haftende und halskrausenartige Schuppen von kleieartigen Formen.

Eiterbläschen (Pustula)

Dabei handelt es sich um getrübte Vesiculae **(Abb. 26)** mit eitrigem Inhalt (Leukozyten).

Kruste, Borke (Crusta)

Eine Kruste ist charakterisiert durch eine fehlende Hornschicht und besteht aus eingetrockneter Flüssigkeit, Sekret, Eiter oder Blut, was bei manchen Hauterkrankungen und auch im Gefolge von Verletzungen auftritt **(Abb. 32)**.

Epidermisschaden (Erosion)

Dieser Epithelverlust betrifft die oberflächliche Epidermis und heilt narbenlos ab. Entstehungsursache ist eine leichte oberflächliche Verletzung oder auch eine andere mechanische Einwirkung wie das Kratzen. Aber auch tiefer gehende Defekte der Epidermis, meist bei vorgeschädigter Haut, zählt man zu den Erosionen **(Abb. 31)**.

Schrunde (Rhagade)

Eine Rhagade, gelegentlich auch Fissur genannt, stellt eine eingekerbte Erosion oder auch ein schlitzförmiges Geschwür dar, quer zur Zugrichtung der Haut. Sie entsteht durch Zerrung oder Dehnung, meist nach Elastizitätsabnahme der Haut **(Abb. 27 und Abb. 31)**.

Abschürfung (Excoriatio)

Dabei handelt es sich um oberflächliche Verlet-

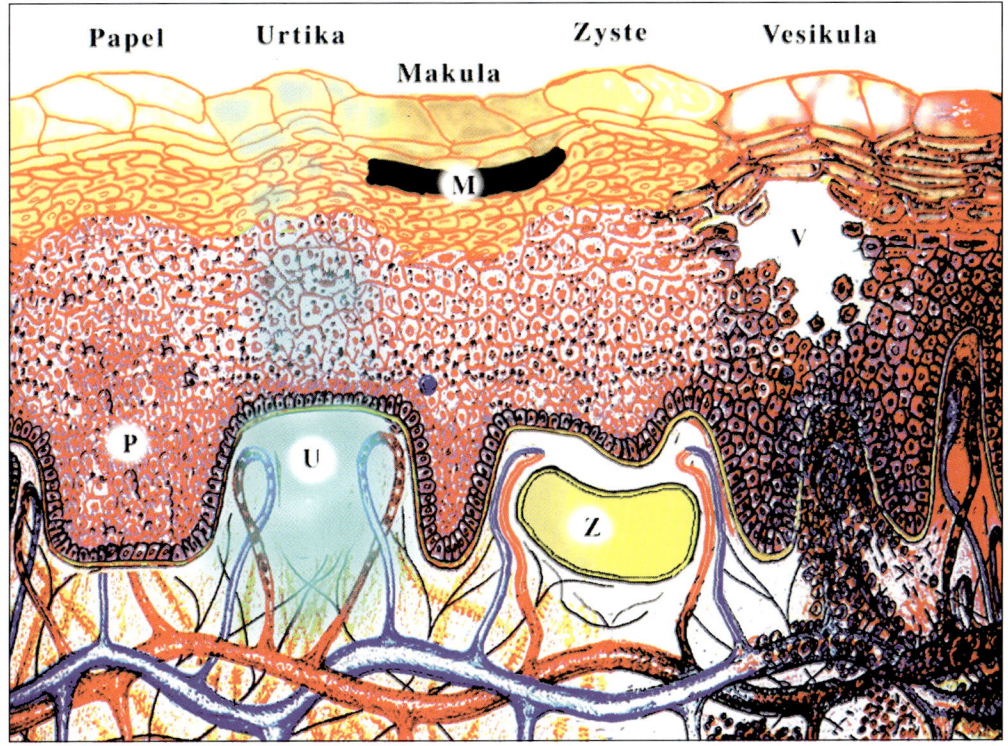

Abb. 24: Primäreffloreszenzen

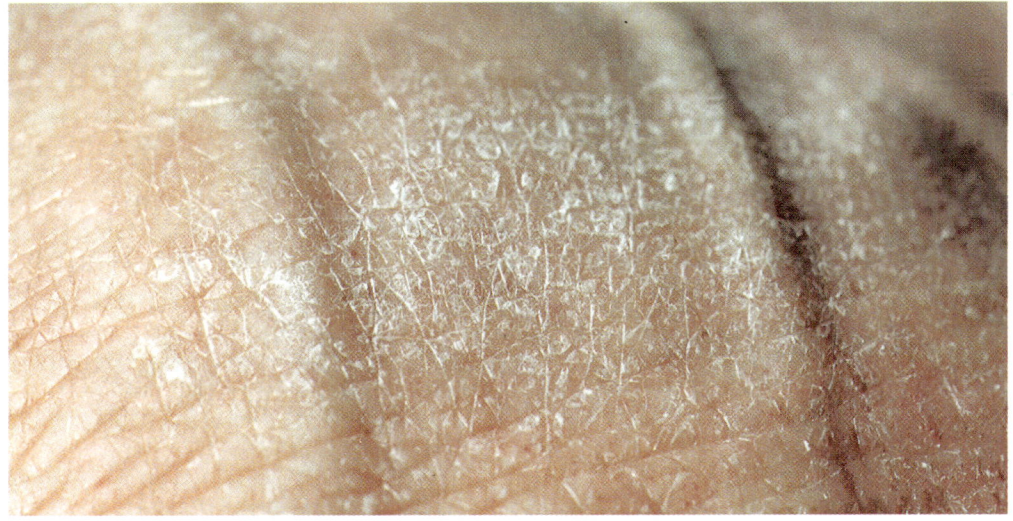

Abb. 25: Feinlamellöse Schuppung am Fußrücken mit starker Venenzeichnung

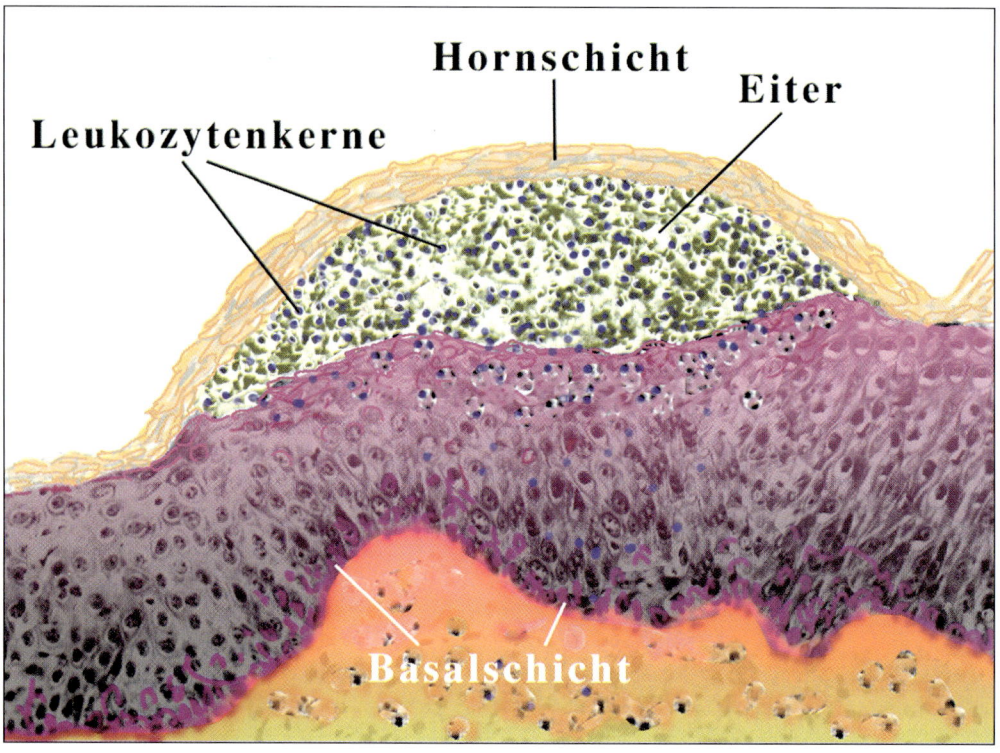

Abb. 26: Eiterbläschen (Pustel) Mikrodarstellung

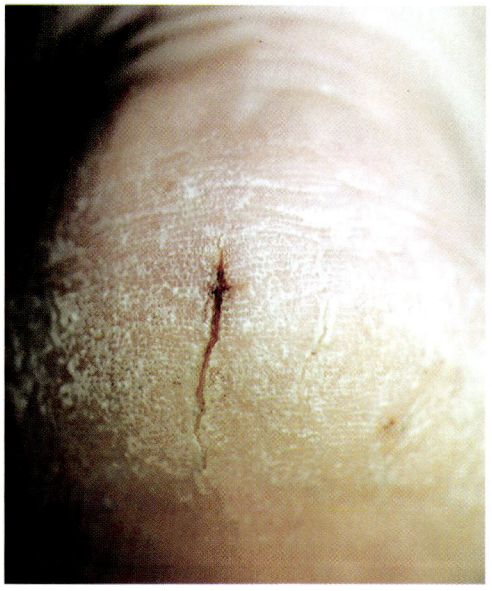

Abb. 27: Tiefe Rhagade an der Ferse bei umschriebener Hyperkeratose

zungen der Haut, die bis in die Schicht der Papillenspitzen der Lederhaut reichen.

Geschwür (Ulkus)

Unter einem Geschwür versteht man einen Substanzverlust der Epidermis und der Dermis, der im Gegensatz zu den Erosionen schlecht und nur unter Narbenbildung abheilt (**Abb. 31**). Die überwiegende Anzahl der Ulzera reicht bis in das Korium (Lederhaut), manchmal bis in die Subkutis. Die „Standardgeschwüre" in der Podologie sind das Spitzenulkus an der Zehe (**Abb. 28**) und das Ulcus cruris.

Narbe (Cicatrix)

Eine Narbe entsteht, wenn ein Substanzdefekt der Haut abheilt und die normale Schichtenfolge, insbesondere der Epidermis durch Bindegewebe ersetzt wird. Dabei kommt es zu einer groben Strukturveränderung und Beeinflussung der Oberflächenzeichnung (**Abb. 30**).

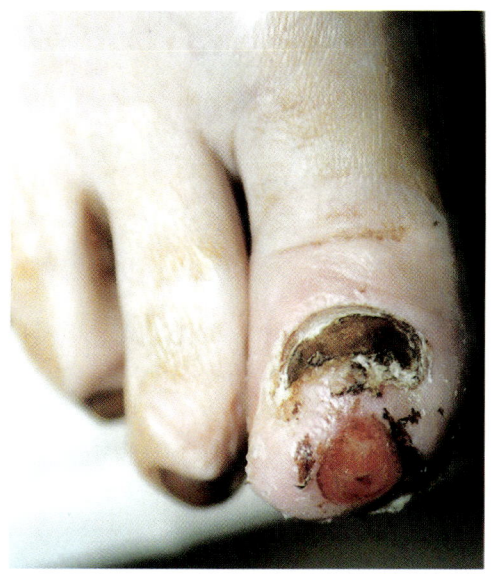

Abb. 28: Spitzenulkus an der Großzehe

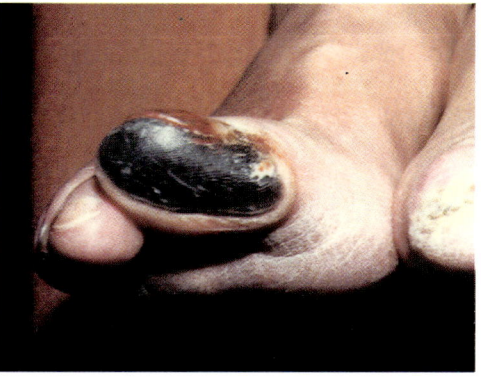

**Abb. 29: Trockener Schorf (Nekrose) der Groß-
zehenspitze**

Schorf (Nekrose)

Entsteht durch einen lokal umschriebenen Ge-
webstod (Nekrose) eine Ablagerung von Gewebe,
das in die Haut eingesunken ist und sich auch
nicht aufweichen oder ablösen läßt, spricht man
von Schorf. Man unterscheidet dabei einen
trockenen Schorf (*Mumifikation*) von einem

feuchten Schorf, der als *Gangrän* bezeichnet
wird. Der Fußtherapeut sieht einen Schorf (Nekrose) häufig bei Durchblutungsstörungen der
Zehen, weniger bei Erfrierungen, Verbrennungen
oder Verätzungen (**Abb. 29 und Abb. 30**).

Wucherung (Vegetatio)

Diese Veränderung ist eine Papel durch Neubildung von Bindegewebe und einer dünnen Epidermisschicht (**Abb. 32**). Prototyp ist das sogenannte
wilde Fleisch beim Unguis incarnatus oder das
Eitergranulom (Granuloma pyogenum).

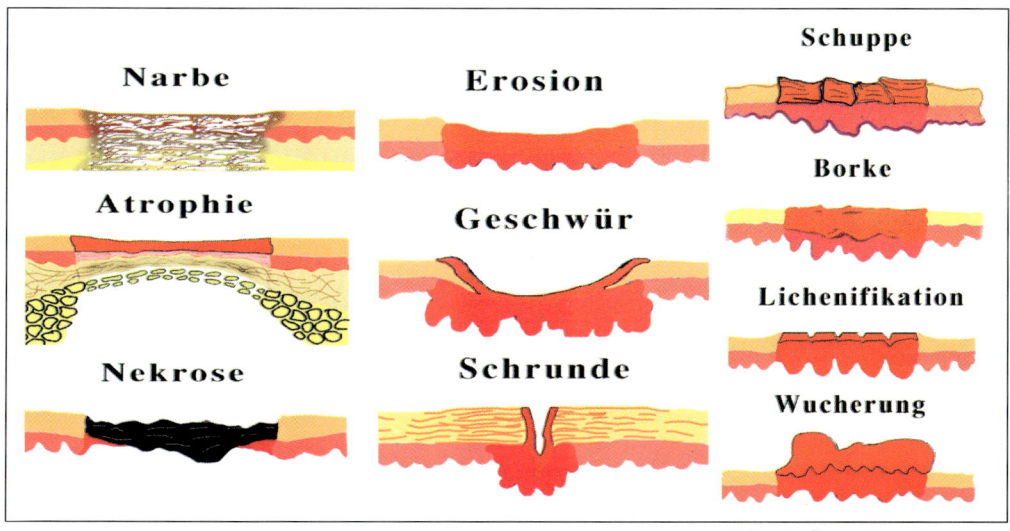

**Abb. 30: Sekundäre Hautveränderun-
gen: Narbe, Atrophie und Nekrose**

**Abb. 31: Sekundäre Hautverände-
rungen: Erosion, Geschwür und
Schrunde**

**Abb. 32: Sekundäre Hautverän-
derungen: Schuppe, Borke,
Lichenifikation und Wucherung**

Mikroskopische Veränderungen der Haut

Die verschiedenartigen Erkrankungen und auch die altersbedingten Veränderungen der Haut hinterlassen typische Zustandsbilder. Ihre Beschreibung und Benennung ist oft notwendig, um diagnostische und systematische Kriterien für die Hauterkrankungen herzustellen. So finden sich in der Dermatologie noch weitere Veränderungen, die zum Teil nur mikroskopisch sichtbar sind:

Atrophie

Darin versteht sich eine gleichmäßige Ausdünnung *aller* Hautschichten, wobei die oberflächliche Strukturzeichnung und Schichtenfolge im Gegensatz zur Narbenbildung erhalten bleibt **(Abb. 30)**.

Lichenifikation

Darunter versteht man eine Vergröberung und Verdickung der Hautfelderung, wobei diese dann schweinsledern erscheint **(Abb. 32)**. Beim Ichthyotiker beobachtet man eine Vergröberung des Hautlinienmusters.

Pachydermie

Sie ist gekennzeichnet durch eine Vergröberung und Vermehrung des Bindegewebes mit Verdickung und Verhärtung der Haut.

Akanthose

Dieser Begriff stammt aus der Histologie und bedeutet eine Verbreiterung der Epidermis, insbesondere der Stachelzellschicht. Verursacht wird dieser Zustand durch eine vermehrte Zellteilung in der Keimschicht **(Abb. 34)** und führt gewöhnlich zu einer lokalen Dornbildung (Akanth = Stachel, Dorn).

Parakeratose

Diese Veränderung ist vergesellschaftet mit Auftreten von kernhaltigen Zellen in den obersten Epidermisschichten. Dadurch ist die Hornschicht mangelhaft ausgebildet, was durch eine fehlende Umwandlung der Stachelzellen verursacht wird.

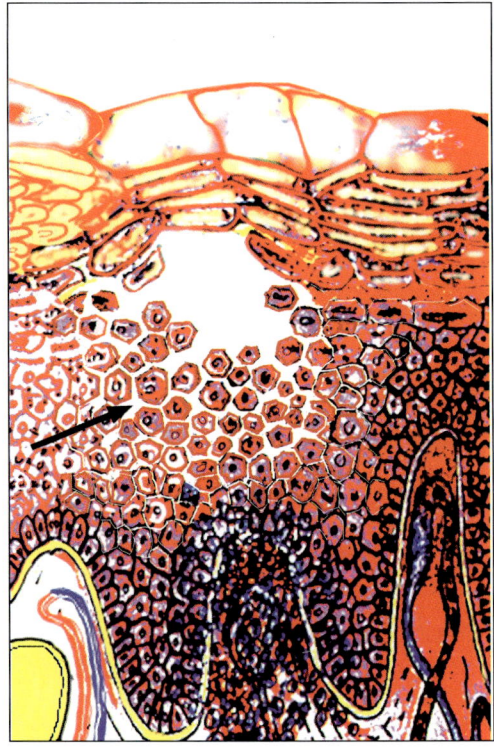

Abb. 33: Spongiose der Epidermis (Mikrodarstellung). Verbreiterung der Interzellulärräume bis zur Blasenbildung

Die normale, geordnete Schichtenfolge der Epidermis, in der in jeder Schicht bestimmte Zellformen liegen, ist geändert **(Abb. 34)**.

Hyperkeratose

Dabei verbreitet sich die Körnerschicht der Epidermis; es kommt zur Verdickung der Hornschicht **(Abb. 34)**. Solche Verhornungen finden wir hauptsächlich an der Fußsohle. Die Verdickung der Horn- und Körnerschicht kann bei bestimmten Krankheitsbildern fehlen. So fehlt bei der Ichthyosis (Fischhautkrankheit) die Körnerschicht und das Stratum lucidum.

Spongiose

Die Gewebsflüssigkeitsvermehrung (Ödem) der Epidermis führt zur Erweiterung des Interzellulärraumes, wobei die Zellbrücken zwischen den

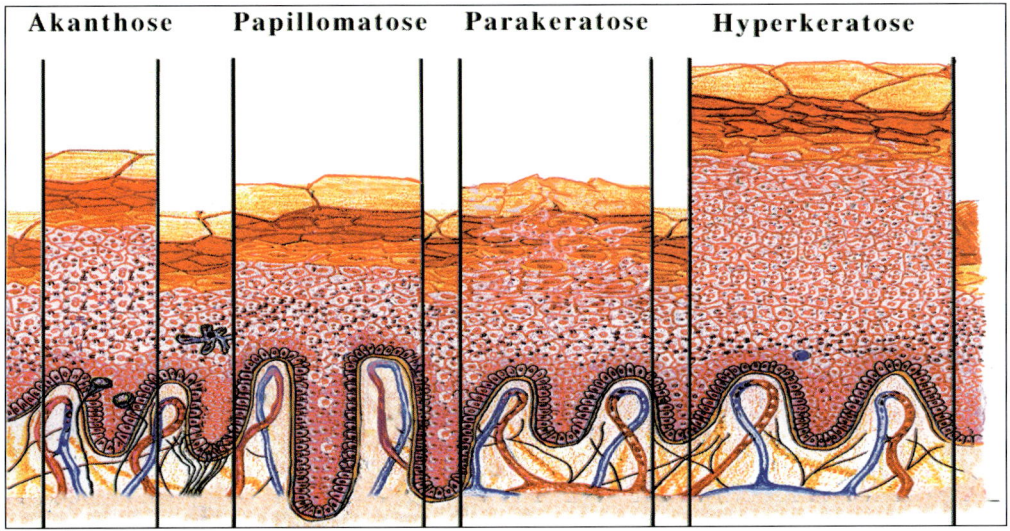

Abb. 34: Mikroskopische Veränderungen in der Haut

Stachelzellen reißen (siehe Pfeil **Abb. 33**) und Bläschen entstehen.

Papillomatose

Bei einigen Hauterkrankungen kommt es zur Veränderung der Papillenregion. Die Papillen werden dabei verdickt, auch verdünnt, verlängert oder auch insgesamt vermehrt. Dadurch ändert sich die gleichmäßige nockenförmige Struktur der Grenzschicht zwischen Epidermis und Korium **(Abb. 34)**.

Unterschiedliche Verteilung und Anordnung der Effloreszenzen

Verteilung

Hauterscheinungen werden nicht nur nach dem Aussehen der einzelnen Effloreszenzen beurteilt, sondern auch nach deren Verteilung, Lokalisation, deren Anordnung und Größe.
So nennt man eine umschriebene Rötung der Haut ein **Erythem.** Von einer **Erythrodermie** spricht man, wenn die ganze Haut gerötet ist.

Lokalisation

Wenn einzelne Hauterscheinungen gruppiert oder disseminiert (verstreut) auftreten, entsteht ein **Exanthem.** Im Gegensatz zum Exanthem der äußeren Haut werden Effloreszenzen der Schleimhaut mit **Enanthem** bezeichnet.

Anordnung

Spezielle dermatologische Bezeichnungen für die verschiedenen Anordnungen **(Abb. 35)** von Hauterscheinungen sind:

- *follikulär* (an den Haarfollikeln)

- *lichenoid* (in Gruppen stehende Papeln)

- *herpetiform* (in Gruppen stehende Bläschen)

- *diffus* (großflächig und gleichförmig)

- *korymbiform* (doldenförmig liegende kleinere Herde, die sich um größere Herde herumgruppieren)

- *anulär* (ringförmig mit zentraler Abheilung und Fortschreiten in die Peripherie)

- *kokardenförmig* (anuläres Erscheinungsbild mit mehreren konzentrischen Herden)

- *gyriert* (girlandenförmig)

53

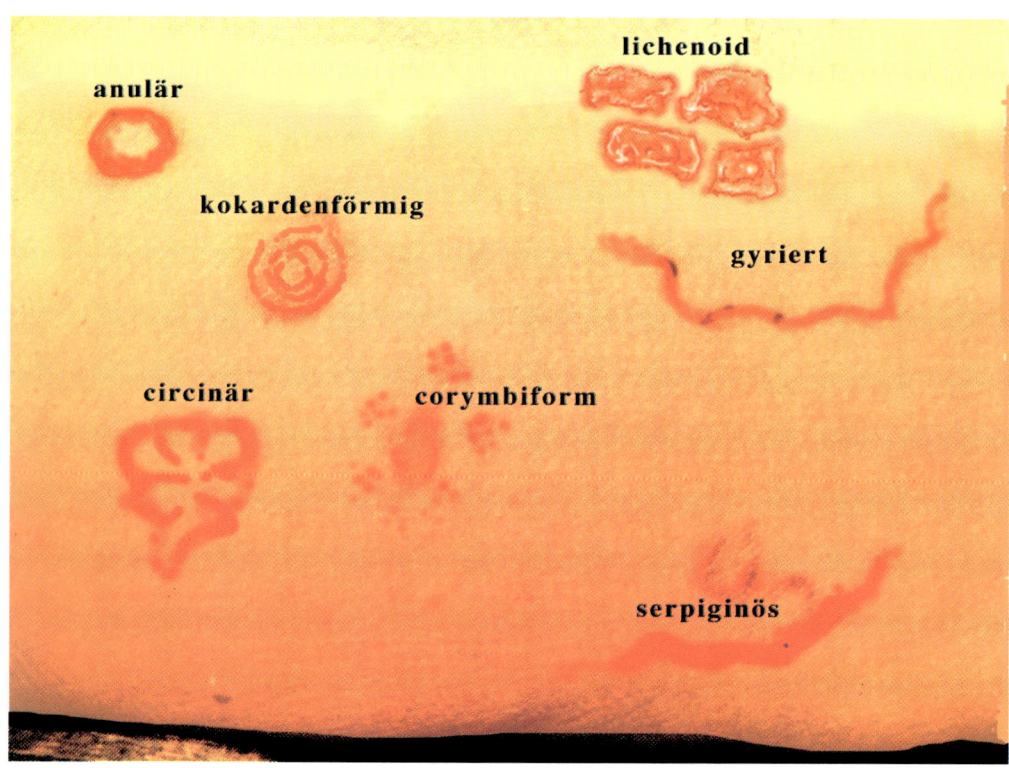

Abb. 35: Anordnung von Effloreszenzen

- *circinär* (kreissegmentförmig)

- *serpiginös* (schlangenförmig)

- *konfluierend* (zusammenlaufend oder zusammenfließend). Konfluierende Papeln nennt man Plaques.

- *segmental* (Nervenversorgungsgebieten folgend, wie beim Herpes Zoster)

Größe

Von der Größe her haben sich ebenfalls ein paar spezifische Begriffe eingebürgert: *nadelspitzgroß, stecknadelkopfgroß, hirsekorngroß (miliar), linsengroß (lentikulär), münzengroß (nummulär)*. Auch die Begrenzung der Hauterscheinungen ist für die Diagnosefindung wichtig, beispielsweise ob der Rand *scharf* oder *unscharf* ist und die Form *rundlich* oder *oval* erscheint.

IV. Hauterkrankungen (Dermatosen)

Allgemeine Grundlagen

Begriffsbestimmungen
Einteilung der Hauterkrankungen

Das mannigfaltige Erscheinungsbild vieler Hauterkrankungen, auch ihre verschiedenen Ursachen, gestatten nicht so leicht eine übersichtliche Einteilung. So hat sich in der medizinischen Wissenschaft die Einteilung der Hautkrankheiten nach zwei grundlegenden Schemata bewährt:

> **Schema I:**
>
> **Morphologische Einteilung**

und

> **Schema II:**
>
> **Pathogenetische Einteilung**

Schema I:

Morphologische Einteilung

Die Einteilung nach der Morphologie ist eine Ordnung, bei der nach Effloreszenzen (Hauterscheinungen) und Herdformen unterschieden wird. Diese Einteilung setzt die Kenntnis der wichtigsten Effloreszenzentypen voraus: Erythem, Vesicula, Macula, Papula, Urtica etc.

Zur besseren Zuordnung bietet sich die Gliederung der Effloreszenzen in bezug auf das Hautniveau an.

So sind Effloreszenzen *über dem Hautniveau* jene Gruppe, die mit einer Zellvermehrung einhergeht (Papula) oder auch mit Vermehrung von Flüssigkeit (Vesicula = Bläschen, Pustula = Eiterbläschen, Bulla = Blase) sowie die einfache Schuppung, bei der ganze Hornlamellen abgeschilfert werden (Squama = Schuppe).

Eine Effloreszenz *im Hautniveau* ist eine Macula (Fleck) sowie ein Erythem (Hautrötung).

Unter dem Hautniveau finden wir ein Ulkus (Geschwür), eine Cicatrix (Narbe), sowie eine Erosion (oberflächliche Schürfung), zu unterscheiden von der Excoriatio (tiefe Schürfung).

Bei der morphologischen Einteilung ist nicht nur die Berücksichtigung der Effloreszenzen wichtig, sondern auch der **Herdformen:** Bei diesen unterscheidet man gruppierte Einzeleffloreszenzen und solche, die ineinandergehen und Plaques bilden. Für die Beurteilung dieser krankhaften Hautveränderungen ist es wichtig, nicht nur auf den Haupttyp der Effloreszenz und ihrer typischen Herdform *(Leitmorphe)* zu achten, sondern auch noch auf die Topotrophie, daß heißt jene Körperstellen, an denen bestimmte Hautkrankheiten gehäuft auftreten *(Prädilektionsstellen)*.

Schema II:

Einteilung nach der Pathogenese

Die Einteilung nach der Pathogenese richtet sich nach der Ursache der Erkrankungen.

Hier unterscheidet man die

- **angeborenen Hauterkrankungen (angeborenen Dermatosen)**

und die

- **erworbenen Hauterkrankungen (erworbenen Dermatosen).**

Die **angeborenen Dermatosen** untergliedert man grob in:

- **Genodermatosen**
- **Hamartome (Neavi)**
- **Dysplasien**

Die **erworbenen Dermatosen** sind einzuteilen in Hauterkrankungen mit

- **entzündlicher Ursache**
- **Hauterkrankungen mit degenerativer Ursache**
- **Hauterkrankungen mit traumatischer Ursache**
- **Hauterkrankungen mit tumoröser Ursache**

Veränderungen in der Haut

(Morphologische Einteilung)

In der Podologie haben wir es in der Regel mit krankhaften Hautveränderungen zu tun, die vorwiegend mit einer Verbreiterung bzw. Verdickung der Hautschichten einhergehen. Deswegen sollte sich jeder Podologe im klaren sein, in welcher Schicht bestimmte Krankheiten ablaufen und welche wesentlichen Vorgänge und Veränderungen dabei zu beobachten sind. Dabei ist von folgenden Begriffsbestimmungen auszugehen:

Veränderungen in der Oberhaut
Histopathologie der Oberhaut (Epidermis)

Man findet sie je nach Krankheitsbild und Stadium in den verschiedenen Schichten der Epidermis.

Im Bereich der Hornschicht (Stratum corneum) zeigen sich mehrere typische krankhafte Zustände:
Kommt es zu einer Verbreiterung durch Vermehrung der Keratinsubstanz, wobei wie üblich die Zellkerne verschwinden, spricht man von einer *Ortho-Hyperkeratose.* Ist die Abschilferung der Hornlamellen verzögert, nennt man dies eine

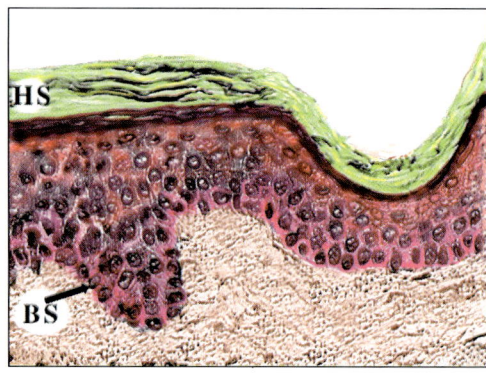

Abb. 36: Retentionshyperkeratose bei Ichthyosis vulgaris. Die Körnerzellschicht fehlt.
BS = Basalschicht, HS = Hornschicht

Retentions-Hyperkeratose (Abb. 36). Diese Hyperkeratose ist der Prototyp bei der Hauterkrankung Ichthyosis vulgaris.
Im täglichen Praxisablauf sieht der Fußtherapeut häufig die *Proliferations-Hyperkeratose* (Abb. 37) beim typischen Kallus und der Schwielenbil-

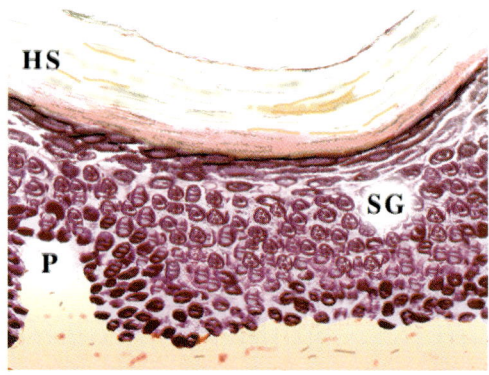

Abb. 37: Proliferationshyperkeratose bei Ichthyosis congenita
HS = Verdickte Hornschicht
P = Papillenspitze
SG = Verdickte Körnerschicht

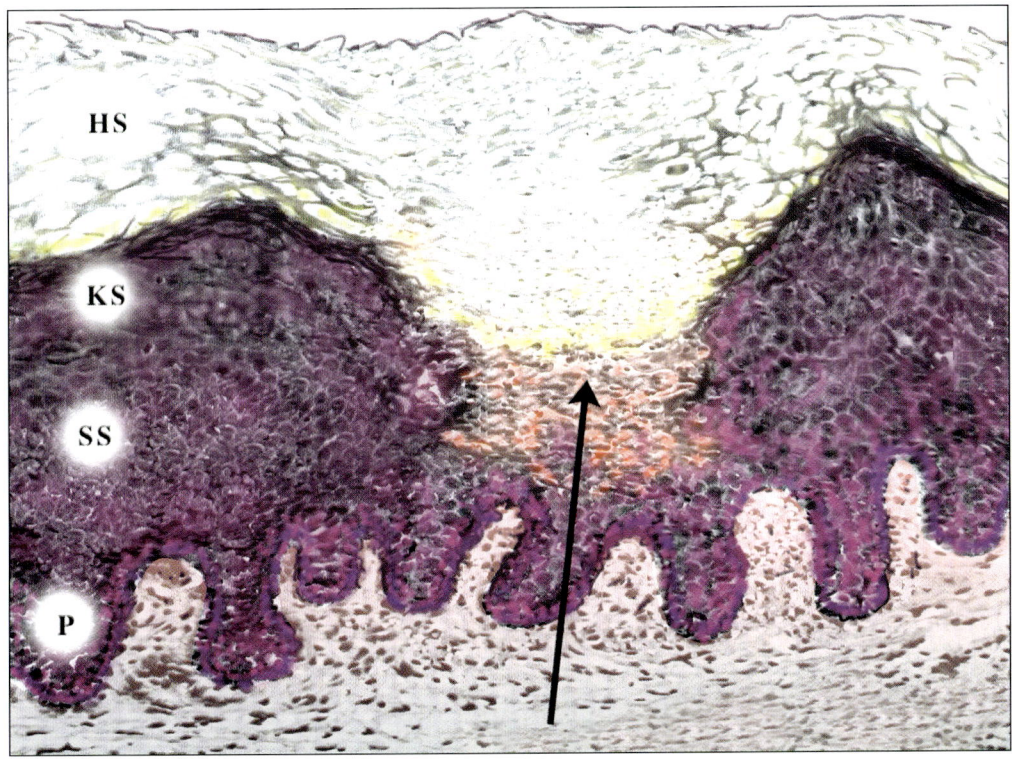

Abb. 38: Dyskeratose. Pfeil: Der normale Schichtenbau der Haut ist durchbrochen. HS = Hornschicht, KS = Körnerschicht, SS = Stachelzellschicht, P = Papille

dung durch beschleunigte Hornbildung. Der wissenschaftlichen Genauigkeit halber muß hier erwähnt werden, daß die Retentions-Hyperkeratose und die Proliferations-Hyperkeratose eine Unterform der Ortho-Hyperkeratose sind.

Bei schuppigen Hauterkrankungen, beispielsweise der Psoriasis vulgaris, kommt es ebenfalls zu einer Verbreiterung der Hornschichten. Die Zellkerne bleiben jedoch erhalten, zum Teil bis in die obersten Schichten. Die Körnerschicht kann fehlen. Durch Abschilferung der Hornzellen in ganzen Verbänden entsteht so das äußere Erscheinungsbild der Schuppung. Diese Art der Verbreiterung der Hornschicht nennt man *Para-Hyperkeratose.*

Kommt es im Verlaufe einer Hauterkrankung zur frühzeitigen Verhornung in den unteren Schichten

der Epidermis, so entsteht das Bild der *Dyskeratose* **(Abb. 38).** Prototyp: MORBUS DARIER.

Veränderungen im Bereich der Körnerschicht (Stratum granulosum)

Kommt es zu einer Verbreiterung der Körnerschicht, nennt man dies eine *Granulose.* Im unteren Bereich der Epidermis, nämlich im Übergangsbereich Stratum basale und Stratum spinosum, der auch *Rete MALPIGHI* genannt wird, können ebenfalls krankhafte Prozesse ablaufen. Prototyp: Pemphigus vulgaris. Die Proliferation von Zellen führt zu einer Verbreiterung des Rete MALPIGHI, wobei die Interzellularbrücken zwischen den einzelnen Zellen einer Auflösung

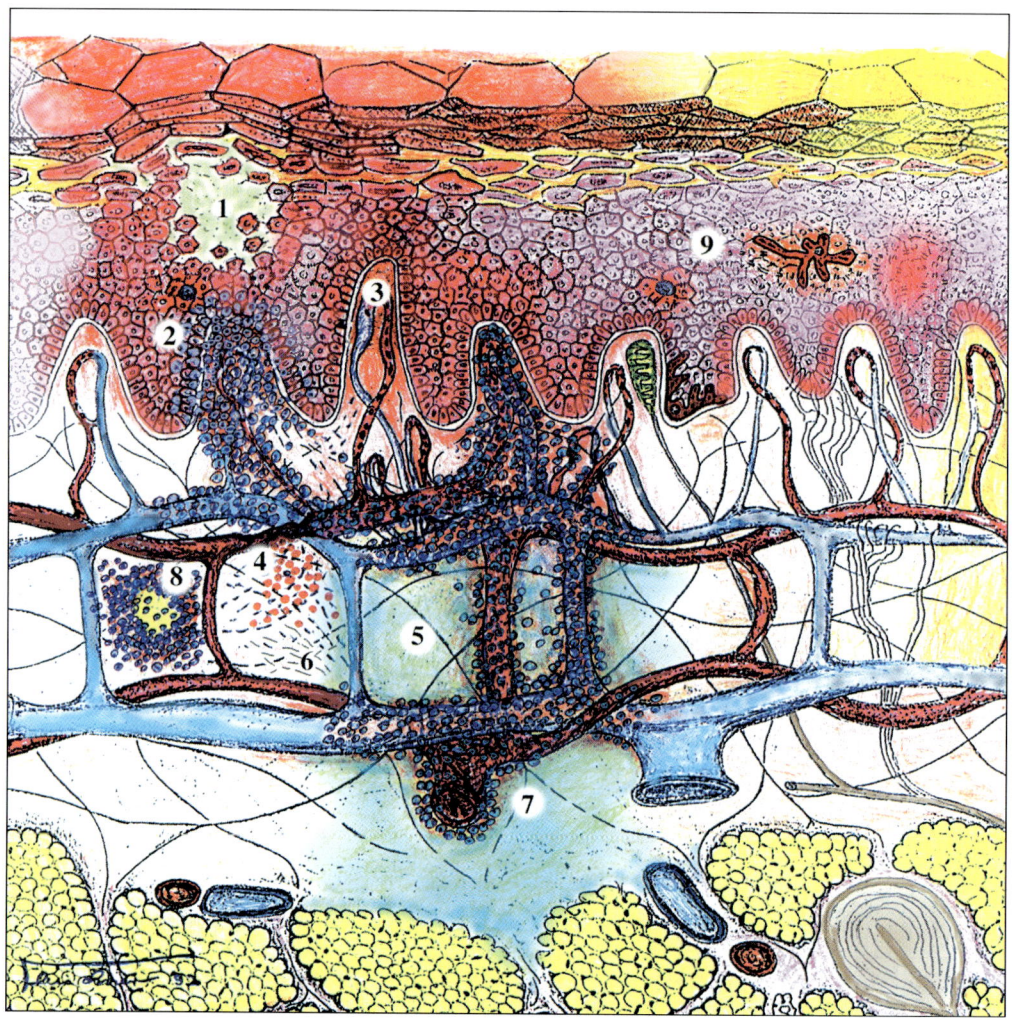

Abb. 39: Entzündliche Veränderungen in der Oberhaut und der Lederhaut; 1. Akantholyse und Blasenbildung; 2. Infiltration von Leukozyten; 3. Papillomatose und Gefäßerweiterung; 4. Arrodierung von Gefäßen und Blutaustritt; 5. Gewebswasseraustritt; 6. Fragmentierung von Bindegewebsfasern; 7. Perivaskuläre Rundzelleninfiltration; 8. Granulombildung; 9. Aktivierung von Lymphozyt und Langerhanszelle

(Akantholyse) unterliegen **(Abb. 39)**. Die dadurch entstandene Zellschichtverbreiterung nennt man *Akanthose*. Tritt sie umschrieben auf, entsteht makroskopisch ein Kallus (Heloma = griechisch für Hühnerauge, Akanth = Stachel).

Veränderungen in der Stachelzellschicht

Erkrankt die Haut an einem Ekzem (allergische Hautentzündung), entsteht in der Regel im Stratum spinosum (Stachelzellschicht) ein Ödem (Gewebswasseransammlung) zwischen den Zellen. Dadurch entsteht ebenfalls eine Verbreiterung der Hautschicht, die man *Spongiose* nennt. Erhöht sich der Druck durch das interzelluläre Ödem, reißen die Interzellularbrücken und es entsteht ein (spongiotisches) Bläschen **(Abb. 33 und Abb. 39)**.

Veränderungen in der Junktionszone

Auch die Junktionszone, das heißt die Kontaktzone zwischen Oberhaut und Lederhaut, hauptsächlich repräsentiert durch die Basal-Lamina, unterliegt krankhaften Veränderungen. Beim bullösen Pemphigoid lösen sich Basalzellen im Bereich der Lamina lucida und es kommt zur Blasenbildung unterhalb der Epidermis (subepidermal).

Weitere histopathologische Veränderungen im Bereich der Basal-Lamina führen zur Einlagerung von Immuneiweißkörpern, Antikörpern und Komplement. Es folgt die Zerstörung der Basalmembran, auch der Basalzellen. In der Regel erzeugt die Anlagerung von solchen Immunkomplexen in und unterhalb der Basal-Lamina eine Blasenbildung oberhalb dieser Grenzmembran.

Veränderungen in der Lederhaut

Histopathologie der Lederhaut (Korium, Dermis)

Gefäßreaktionen

Die Lederhaut hat mehrere geflechtartig aufgebaute Etagen zur Blutgefäßversorgung, die untereinander durch senkrecht verlaufende (vertikale) Gefäße verbunden sind. So ist es logisch, daß bei bestimmten Hauterkrankungen durch vermehrte Durchblutung und Austritt von Zellen und Gewebswasser die Lederhaut erheblich verändert wird. Ist die Entzündung in der Lederhaut gravierend, kann es zu einer Schädigung und Zerstörung der kleinsten Blutgefäße (Kapillaren) kommen. Es entsteht eine lokale Nekrose. Das wiederum führt zur Abhebung der Epidermis und zur Blasen- und Schorfbildung sowie zur Bildung von Geschwüren. Derartige Vorgänge beobachtet man beim Krankheitsbild der Vaskulitis allergica.

Rundzellinfiltrate

Wie fast bei allen Erkrankungen beteiligen sich auch in der Haut verschiedene Zellen am Krankheitsgeschehen. Man spricht von Rundzellen, wenn es sich dabei um Auftreten oder Zuwanderung von Zellen handelt, die monozytären oder lymphozytären Ursprungs sind. Prototypen dieser Zellen sind der neutrophile oder eosinophile Leukozyt, der Phagozyt und der Histiozyt (Siehe unten und allgemeine Zellenlehre Band I).

Diese Rundzellen, deren gehäuftes Auftreten und Eindringen in verschiedene Gewebe als *Infiltration* bezeichnet wird, liegen lokal angehäuft, manchmal auch ringförmig um Gefäße (*perivas-*

culär), aber auch *diffus* verteilt und umschrieben knotenförmig (*nodulär*) angeordnet.

In der Lederhaut selbst können dabei verschiedene Etagen betroffen sein. Man sieht Infiltrate im Bereich der Papillarregion, aber auch mantelartige Formen um die Gefäßplexus. Andere Erscheinungsformen wie knotige Rundzellinfiltrate können die ganze Lederhaut (**Abb. 39**) durchsetzen. Nicht immer bleibt es bei der alleinigen Infiltration in der Lederhaut. So kommt es bei einem Insektenstich nicht nur zu einer sogenannten lympho-histiozytären Zellreaktion in der Lederhaut, sondern auch zu entzündlichen Reaktionen im Fettgewebe und in der Oberhaut (Epidermis). In letzterer entsteht dabei eine deutliche Akanthose.

Granulomatöse Reaktionen

Es handelt sich dabei um Zellanhäufungen vorwiegend von Histiozyten, welche als amöboid bewegliche Zellen des lockeren Bindegewebes und als Abbauzellen für Gewebstrümmer, Antigene und Fremdstoffen definiert sind. Ihre lokale Anreicherung und Proliferation führt zum Bild des Granulom. Hautgranulome hinterlassen in fast allen Fällen einen Defekt im Gewebe, entweder als *Atrophie* (Hautverdünnung), *Fibrose* (Verhärtung) oder als *Narbe*. Granulome entstehen auch bei Fremdkörperreaktionen, wobei die Fremdkörper von den Histiozyten, auch von sogenannten Riesenzellen eingepackt und knotig isoliert werden. Im Zentrum größerer Granulome finden wir oft Nekrosen durch Untergang oder Zerstörung der elastischen und kollagenen Fasern (**Abb. 39**). Zu den granulomatösen Veränderungen der Haut gehören im weitesten Sinne auch die rheumatischen Knötchen.

Stützgewebe und Grundsubstanzreaktionen

Umbauvorgänge der Haut, speziell auch der Lederhaut, können auch das Stützgewebe, also elastische und kollagene Fasern erfassen. Dabei ist sowohl eine Vermehrung als auch eine Verminderung der Stützgewebestrukturen wie Elastin und Kollagen zu beobachten. Bei der *Sklerodermie* sind zum Beispiel die Kollagenbündel deutlich vermehrt, wobei die ganze Lederhaut gleichförmig homogen erscheint.

Bei der *Cutis laxa* imponieren die elastischen Fasern fragmentiert. Eine andere Veränderung von elastischen Fasern sehen wir bei der *aktinischen Elastose*, wo das faserige, elastische Bindegewe-

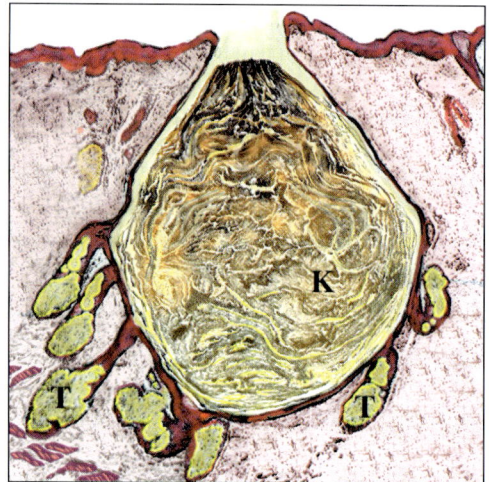

Abb. 40: Mitesser (Komedo)
T = Plattgedrückte Talgdrüsen
K = Komedo aus verhärtetem
und pigmentiertem Talg

be im Bereich der Oberhaut klumpenförmig auftritt. Die sichtbare Hautoberfläche reagiert dabei mit einer starken Vergröberung der Hautfelderung.

Follikelkomplexe

Der Teil der Lederhaut, in dem die Anhangsgebilde der Haut (Haarfollikel, Talgdrüsen) sitzen, kann ebenfalls regional von Entzündungen befallen sein. Wir finden Veränderungen der Talgproduktion oder Verhornungsstörungen des Follikelepithels sowie Infektionen mit vorwiegend Staphylokokken und eitrigen Infiltraten. Wenn der ganze Haarfollikel eitrig und nekrotisch wird, entsteht ein *Furunkel*. Ein Spezialfall ist die *Akne vulgaris*, bei der wir ein Nebeneinander von krankhaften Abläufen der Follikelapparate beobachten können. Da sind zum einen die Verhornungsstörungen, die zur Anhäufung von Hornmaterial innerhalb der Follikelkanäle führen und diese in der Regel aufdehnen, zum Teil zystisch erweitern und verstopfen. Im Volksmund nennen wir diese Erscheinung *Mitesser* (**Abb. 40**). In der medizinischen Sprache heißt dies *Komedo*. Unangenehme Komplikationen dieser pathologischen Zustände in den Follikelapparaten

entstehen, wenn die Follikelwand platzt und das umliegende Gewebe mit Entzündung reagiert. Es kommt zur Ausbildung von Zysten, Abszessen und Granulomen.

Veränderungen in der Unterhaut

Histopathologie der Unterhaut (Subcutis, Hypodermis)

In der Unterhaut unterscheiden wir mehrere Orte des entzündlich-pathologischen Geschehens. Das Depotfett im überwiegenden Teil der Körperoberfläche (im Gegensatz zum Baufett, wie wir es an der Fußsohle finden), diktiert durch seine Organisationsstruktur die Ausbreitung und Typisierung der Veränderungen.

So findet man Krankheitsprozesse am Übergang zwischen Lederhaut und Unterhaut, die sich in den meisten Fällen entlang der großen Gefäße orientieren (**Abb. 41**).

Eine weitere Lokalisationsstelle sind die Trennwände (Septen) zwischen den Fettläppchen. Auch dorthin breiten sich die krankhaften Zustände (entlang der Gefäße) aus. Sind größere Abschnitte befallen, führt die Entzündung zu einer Zerstörung der Kapillaren. Die von diesen ernährten Fettläppchen fallen anschließend einer Nekrose anheim. Betrifft die Gewebszerstörung größere Abschnitte, kann auch die darüberliegende Lederhaut in Mitleidenschaft gezogen werden.

Jede Zerstörung von Fettgewebe, ganz egal aus welchem Grunde, führt zur Freisetzung von Fettsäuren, die ihrerseits wieder die Ursache für eine entzündliche Reaktion sind. Bei der Zerstörung von Fettgewebe kommt es zur Einwanderung von Abwehr- oder Aufräumzellen, wobei wir dann im Mikroskop Histiozyten und Phagozyten erkennen. Die ausgelösten Umbau- und Reparationsvorgänge führen zu einer Veränderung

Abb. 41: Entzündliche Veränderungen der Unterhaut.
1. Übergreifen der Entzündungen auf die Hautoberfläche
2. Ausbreitung entlang der Gefäße
3. Ausbreitung entlang der Septen
4. Zerstörung von Blutgefäßen
5. Ödem
6. Knotige (noduläre) Fettgewebsnekrose
7. Granulomatöse Fettgewebsentzündung

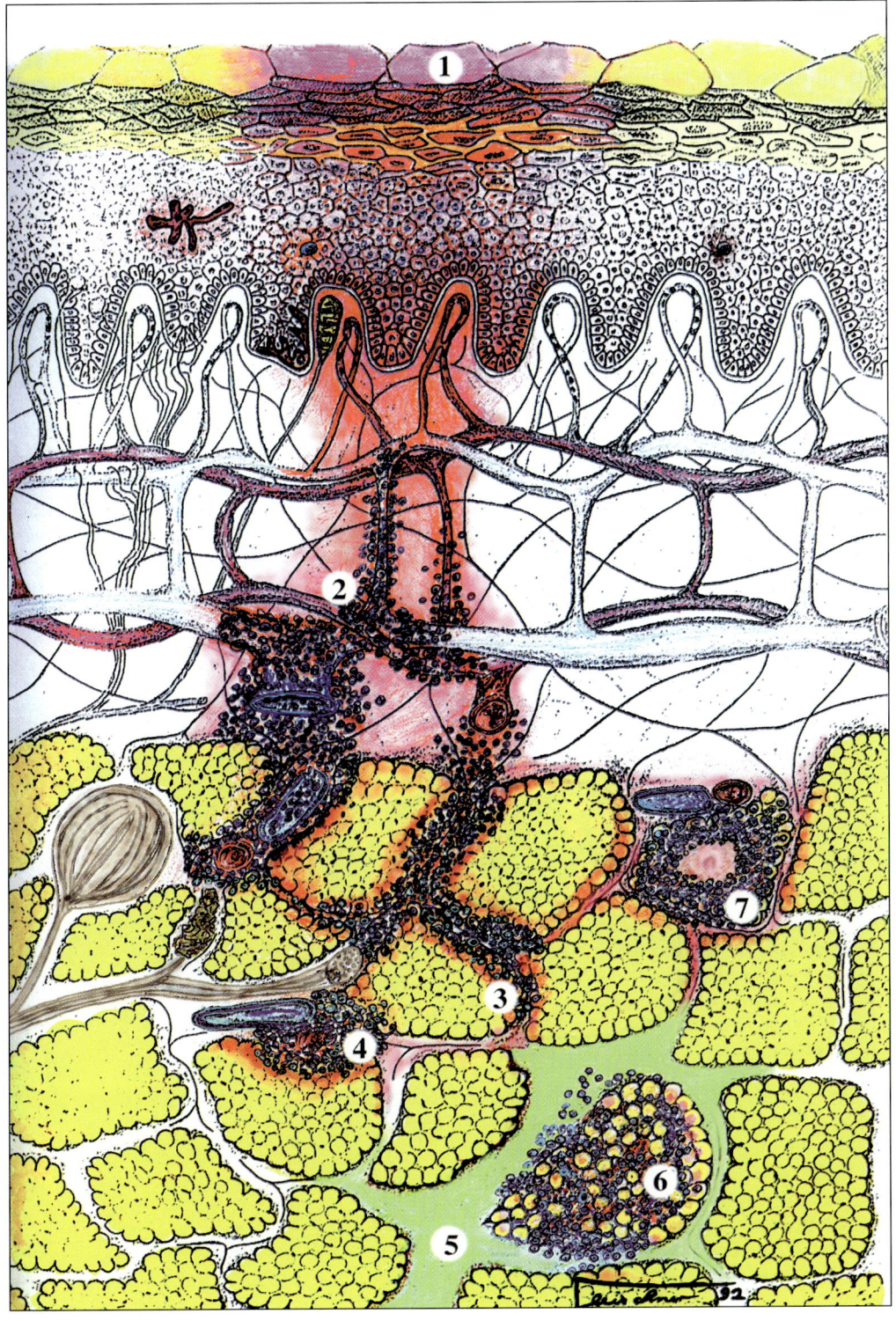

des Fettläppchens im Sinne eines *Fettgranulom* *(Lipogranulom)*(**Abb. 41**).

Begleitet werden die entzündlich krankhaften Vorgänge im Fettgewebe oft von einer massiven Gewebswasseransammlung in den interlobären Septen (Trennwände zwischen den Fettläppchen). Es kommt dabei zum Umbau und narbiger Verhärtung dieser Septen und man spricht von einer *Fibrose*. Kann entzündlich-nekrotisches Gewebe durch Abräumzellen des Körpers, z. B. Phagozyten und Histiozyten, nicht mehr entfernt werden, führt dies schließlich zur Eiterung und Durchbruch dieser Herde in die Lederhaut und weiter in die Epidermis (**Abb. 39 und Abb. 41**). Eitrige Geschwüre beherrschen dann das klinische Bild. Eine typische Erkrankung, die in dieser Form ablaufen kann, ist die *noduläre Fettgewebsnekrose*. Vergesellschaftet sind diese Entzündungen mit einer massiven Einwanderung und Infiltration von weißen Blutkörperchen (Leukozyten) zusammen mit ihren Entzündungsvarianten (Eosinophilen). Die Ursache für ein Zugrundegehen von Fettzellen ist z. B. einen Schlag mit einem harten Gegenstand auf das Fettpolster. Dadurch kann es zum Absterben von Fettzellen kommen, wobei das Material der Trümmer Cholesterin, Neutralfett, Seifen und Fettsäuren enthält. Das sind Substanzen, die von sich aus wiederum eine starke entzündliche Gewebsreaktion hervorrufen. Man spricht dann von einer *traumatischen Pannikulitis*.

Nach dem Eindringen von Fremdkörpern, insbesondere mittels Injektionen mit Medikamenten auf öliger Basis, oder auch bei der Polsterimplantation an der Fußsohle mit Silikon, kann es ebenfalls zu einer traumatischen Pannikulitis kommen. Dabei gehen Fettläppchen zugrunde. Das führt zu Entzündungen und Einwanderung von Histiozyten und Lymphozyten, auch zum Teil zu einem fibrösen Umbau durch Fibrozyten. Die eingebrachten Fremdkörper sammeln sich zum Teil in zystischen Hohlräumen und werden zu Granulomen umgebaut. Dieser Umbauvorgang, eigentlich ein unerwünschtes Ergebnis, wird bei der Polsterimplantation an der Fußsohle benutzt. Mit Hilfe von implantiertem Silikon und der darauf einsetzenden Einwanderung körpereigener Zellen wird neues fibrotisches Ersatzgewebe an jenen Stellen der Fußsohle geschaffen, an denen durch Druck das ehemals vorhandene Baufett verschwunden ist (**Abb. 42**).

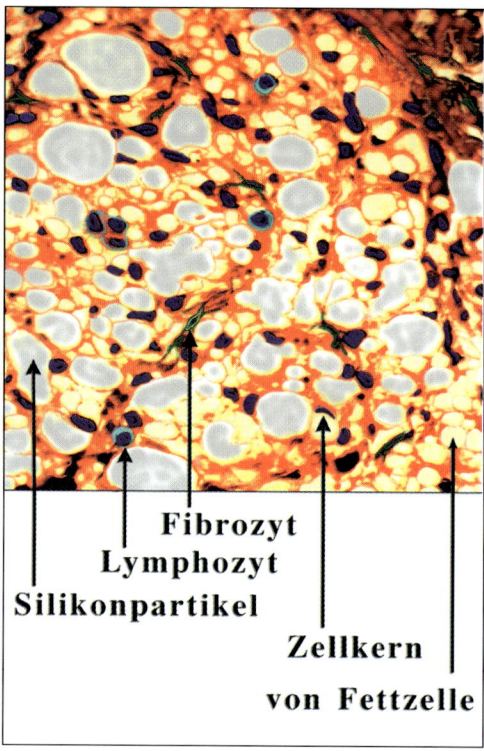

Fibrozyt
Lymphozyt
Silikonpartikel
Zellkern
von Fettzelle

Abb. 42: Granulombildung bei Fremdkörper: eingespritzte Silikonpartikel verursachen im Fettgewebe der Fußsohle eine Fibrose des Fettgewebes.

V. Immunologie

> **Immunität bedeutet die Fähigkeit des menschlichen Organismus, physiologische Mechanismen bereitzustellen, mit denen fremde, eindringende Substanzen erkannt werden und über eine Immunantwort neutralisiert, eliminiert oder auch metabolisiert werden.**

Grundlagen

Unsere Immunität beruht auf mehreren Komponenten.

Da sind einmal die anatomischen Strukturen der *primären und sekundären Lymphorgane*, zum anderen die eigentlichen *Immunzellen* und die *humoralen Substanzen* wie Antikörper und Komplement.

Die Immunantwort unseres Körpers ist ein physiologischer Ablauf mit dem Zusammenspiel sämtlicher Komponenten.

> **Primäre Lymphorgane sind:**
>
> **Knochenmark**
> **Thymus**

Das Kochenmark fungiert als Produktionsstätte aller lymphatischen Zellen, auch ihrer Vorläuferzellen und ist Ursprung der B-Lymphozyten.

Im Thymus werden Lymphozyten insbesonders im Embryonalstadium und Fötalstadium zu den langlebigen T-Lymphozyten ausdifferenziert. Sie gelangen anschließend in den Blutkreislauf und in die sekundären Lymphorgane. Die Thymusdrüse degeneriert nach Pubertät.

> **Sekundäre Lymphorgane sind:**
>
> **Milz**
> **Lymphknoten**
> **Mandeln**
> **Wurmfortsatz des Blinddarms**
> **Lymphatische Gewebe z.B. in den Schleimhäuten des Verdauungstrakts und des Harntrakts**

Die *Immunantwort* ist im wesentlichen an drei Eigenschaften gebunden:

- **Erkennung von Antigenen**

- **Spezifität der Immunreaktion**

- **Gedächtnis der Immunantwort**

Der Körper hält für die Immunabwehr neben den Lymphorganen spezielle Abwehrmechanismen parat: Sie bestehen im wesentlichen aus *Zellen* und aus Stoffen, die der Körper für die Immunabwehr produziert, der sogenannten *humoralen Abwehr*.

> **Immunzellen sind**
>
> **Langerhans-Zellen (dentritische Zellen der Oberhaut)**
> **T-Lymphozyten**
> **B-Lymphozyten (Plasmazellen)**
> **mononukleäre, phagozytierende Zellen (Makrophagen, Monozyten, Mastzellen)**
> **Granulozyten**

Im Verlaufe der Immunantwort des Körpers können sich diese Zellen noch weiter differenzieren.

Humorale Substanzen sind:

Immunglobuline (Antikörper)
das Komplement-System,
Enzyme und Mediatoren, auch Lympho-
kine, Monokine und andere Zytokyne

Bekannte humorale Antikörper sind die Immunglobuline. Man unterteilt sie in fünf Hauptgruppen:
IgG, IgA, IgM, IgE, IgD.

Immunologische Vorgänge

Immunologische Vorgänge sind komplexe Mechanismen, wobei die Wissenschaft hier immer wieder neue Erkenntnisse einbringt. Im Rahmen dieser Darstellung sei deshalb nur der Versuch gemacht, grundlegende Abläufe stark vereinfacht zu beschreiben, wobei hypothetische Vorstellungen mit einbezogen sind.

Lymphozyten

Sie spielen bei der Immunantwort eine große Rolle. Wir kennen im menschlichen Körper zwei Arten von Lymphozyten.
Die eine Gruppe nennt man die
T-Lymphozyten,
da sie aus dem lymphatischen Gewebe stammen und im Verlaufe ihrer Entwicklung vom **T**hymus des Menschen geprägt werden.
Die andere Gruppe der Lymphozyten nennt man
B-Lymphozyten,
die aus dem **B**lut (hämatopoetisches System, Knochenmark) stammen. Vollkommen ausdifferenzierte B-Lymphozyten nennt man *Plasmazellen.*

Schematischer Verlauf der Immunantwort

Vereinfacht gesehen können wir uns die *Immunantwort* des Körpers im Bereich der Haut folgendermaßen vorstellen:

Gelangt ein körperfremdes *Antigen*, zum Beispiel ein Virus, in den vordersten immunologischen Abwehrbereich der Haut, wird es von einer Immunzelle (das kann sein: ein Makrophage, ein Monozyt oder eine Langerhans-Zelle) markiert. Diese Markierung kann auch innerhalb der Immunzellen erfolgen. In diesen Fällen werden die Antigene vorübergehend aufgenommen (phagozytiert), z.Teil verändert (z.B. fragmentiert) und mit den Markierungen auf der Zelloberfläche (meist MHC-Moleküle) wieder ausgestoßen und den Abwehrzellen präsentiert.

Gerät das Antigen an eine **Langerhans-Zelle** (die typische dendritische Abwehrzelle der Epidermis), so wird es von dieser mit einem (körpereigenen) HLA-Antigen markiert (*Markierung*) und einem T-Lymphozyten präsentiert (*Präsentation*). Dieser T-Lymphozyt, der spezielle Antigenrezeptoren trägt, erkennt das markierte Fremdantigen (*Fremderkennung*). Es kommt unter Mitwirkung von Lymphokinen zur Aktivierung dieses T-Lymphozyten.
Lymphokine (auch Zytokine genannt) steuern Wachstum und Funktion anderer Zellen, beispielsweise von Mastzellen, Granulozyten, Fibroblasten, wobei die bekanntesten Lymphokine Interleukin-1, Interleukin-2 und Interferon sind.
Die Langerhans-Zelle verläßt nach Antigenkontakt die Epidermis über die Lymphbahn und gelangt in entsprechende Lymphknoten, wo sie wiederum durch Bildung von Lymphokinen als Immunstimulator für T-Helferzellen wirkt.

T-Lmphozyt

Der aktivierte T-Lymphozyt, und zwar nur der, der den spezifischen Antigenrezeptor für das eingedrungene Antigen trägt (*Spezifität*), vermehrt sich, wobei diese (klonale) Vermehrung zu mehreren Lymphozytentypen führt. Der aktivierte T-Lymphozyt vermehrt sich und wandelt sich um in:

Helfer-T-Zellen
Suppressor-T-Zellen
Regulator-T-Zellen
zytotoxische T-Zellen (Killerzellen), wobei letztere das Fremdantigen direkt angreifen und lysieren (auflösen) **(Abb. 43).**

Abb. 43: Immunantwort (vereinfachtes Schema)
AG = körperfremdes Antigen (z.B. Virus), MO =
Monozyt, HLA-Ag = körpereigenes (Markierungs-)
Antigen, LHZ = Langerhans-Zelle, MastZ = Mast-
zelle, T = T-Lymphozyt, B = B-Lymphozyt, G =
Granulozyt, T-H = T-Helferzelle, T-K = T-Killerzel-
le, T-S = Suppressorzelle, Ge = T-Gedächtniszelle

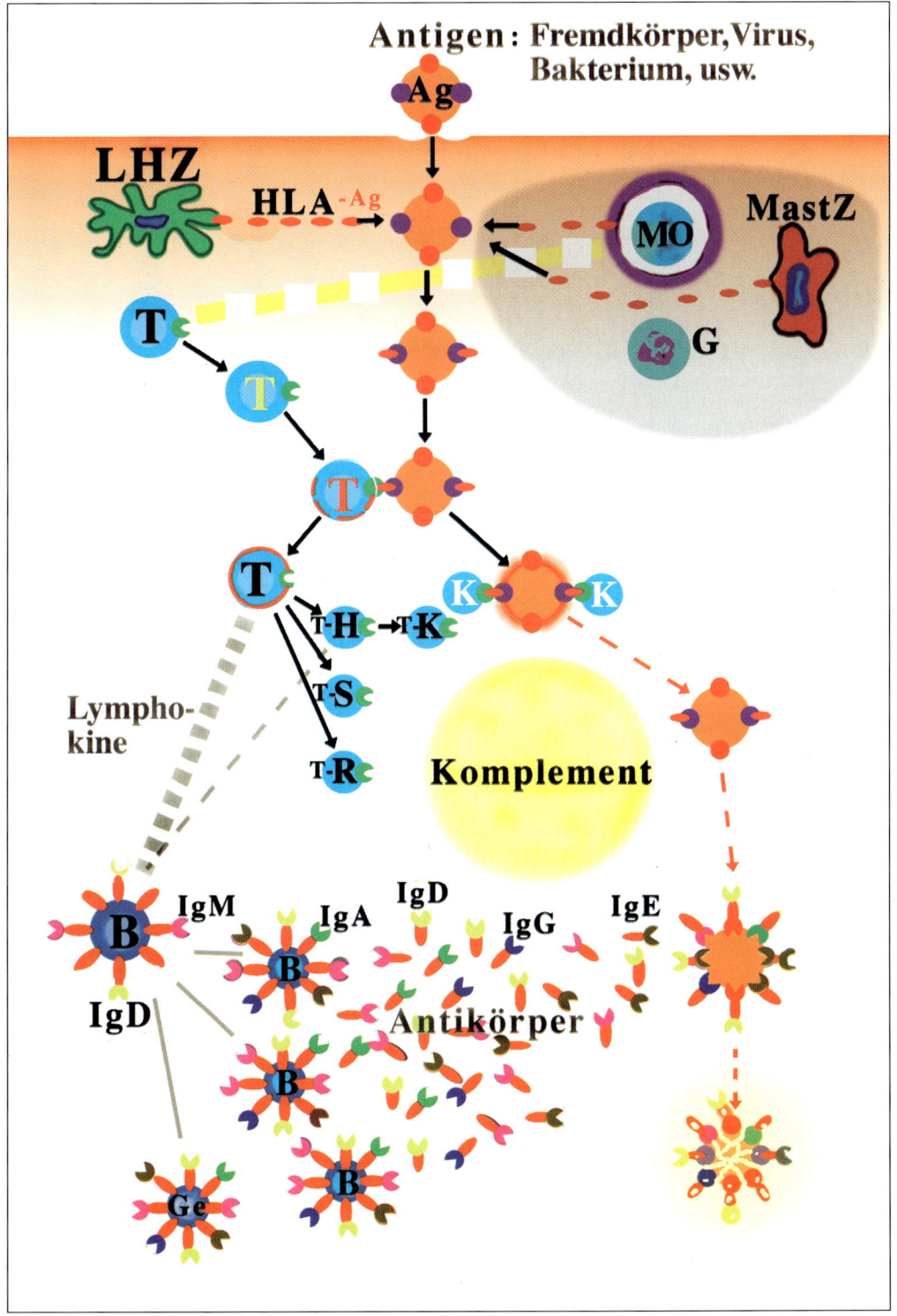

Im Falle einer notwendigen Immunantwort (Infektion) wirken nun die Helfer-T-Zellen als Stimulator für die Aktivierung von **B-Lymphozyten**.

Nebenbei wirken die Helfer-T-Zellen über ihre Lymphokine auch auf das Wachstum, die Differenzierung und die Funktion anderer Zellen, wie z. B. der Makrophagen, Leukozyten, Mastzellen etc.

B-Lymphozyt

Die B-Lymphozyten stammen aus der Knochenmark-Stammzelle ab. Sie tragen nicht, wie die T-Lymphozyten, Antigenrezeptoren, sondern bereits im Ruhezustand die Immunglobuline **IgM** und **IgD**. Werden B-Lymphozyten aktiviert, findet man an ihrer Oberfläche auch noch weitere Immunglobuline, nämlich **IgG**, **IgA** oder **IgE**.

Zur Aktivierung wiederum sind zwei Bedingungen Voraussetzung:

- Die Anwesenheit eines Fremdantigens

- Helfer-T-Zellen

Liegen **Supressor-T-Zellen** vor, wird die B-Lymphozytenaktivierung unterdrückt und die Immunantwort unterbleibt. Eine Überreaktion wird in der Regel von den **Regulatorzellen** verhindert. **Gedächtniszellen** organisieren die frühe Bereitschaft der Immunabwehr, wenn wiederholt die gleichen Antigene anfallen.

Immunglobuline

Immunglobuline IgG, IgM, IgA, IgD und IgE sind die Abwehrmoleküle der B-Lymphozyten. Diese Abwehrmoleküle nennt man **Antikörper**. Im Elektronenmikroskop stellen sich solche Antikörper als Y-förmige Gebilde dar **(Abb. 44)**. Sie bestehen aus Polypeptidketten, wobei diese je nach ihrem Molekulargewicht aus zwei identischen sogenannten schweren (heavy) Ketten und zwei leichten (light) Ketten bestehen. Die Light-Ketten bestehen in der Regel aus 214 Aminosäuren (Peptide) und die Heavy-Ketten aus 446 Aminosäuren. Die Schenkel des Y haben verschiedene Namen, zum Beispiel **Fab** und **Fc**, wobei diese bestimmte Funktionen in der Immunabwehr übernehmen und zum Teil variabel sind. So übernimmt der längere Fc-Teil die Bindung des Im-

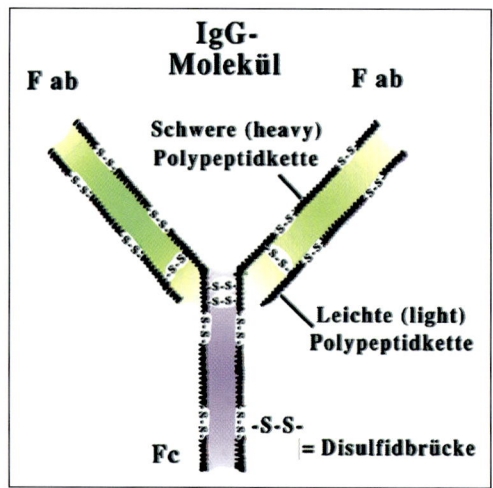

Abb. 44: Antikörper

munglobulins an Abwehrzellen wie Leukozyten oder die Aktivierung des Komplementsystem und der Trombozyten. Die beiden kleineren Fab-Teile übernehmen die Anbindung des Antikörpers an Antigene.

Komplement-System

Das Komplement-System besteht aus zirka zwanzig verschiedenen Proteinen (Eiweißstoffen). Das System reagiert ähnlich wie das Blutgerinnungssystem und hat den Zweck, Eindringlinge wie Fremdantigene letztendlich zu neutralisieren oder zu eliminieren.

Bleibt zum allgemeinen Verständnis noch nachzutragen, daß die Markierungs- und Präsentationsfunktion der Langerhans-Zelle, die in der Epidermis mit zirka 700 Zellen pro Quadratmillimeter vertreten ist, im übrigen Organismus auch durch andere Zellen übernommen wird; durch mononukleäre Phagozyten wie Monozyten, Makrophagen u. a.

Die der Immunantwort eigene **Spezifität** besteht darin, daß ein einzelner Lymphozyt lediglich Rezeptoren für ein bestimmtes Fremdantigen besitzt. So wird nur ein bestimmter Lymphozyt aktiviert, und auch nur dann, wenn er Kontakt mit einem bestimmten Antigen hat.

Unter **Gedächtnis** des Immunsystems versteht man seine Fähigkeit, nach Erstkontakt mit einem

Fremdantigen über längere Zeit in erhöhter Alarm- und Reaktionsbereitschaft zu sein.

Zusammengefaßt sind wesentliche Faktoren in der Immunabwehr:
- Antigenpräsentatoren, wie die Langerhans-Zellen, Monozyten und Makrophagen.
- Zytokine (Lymphokine), die Wachstum und Funktion anderer Zellen steuern.
- T-Lymphozyten, die Antigenrezeptoren haben und die zellulare Abwehr organisieren *(zelluläre Abwehr)*.
- B-Lymphozyten, die Immunglobuline (Antikörpermoleküle) tragen und über diese die humorale Abwehr organisieren *(humorale Abwehr)*.

Weitere wichtige Immunmechanismen sind:
- Stimulation der T-Zellen zur Lymphokin-Produktion
- Stimulation und Aktivierung der T-Lymphozyten in Helferzellen, Regulatorzellen und Supressor-Zellen sowie Killerzellen
- Stimulation von Makrophagen und Mastzellen durch T-Zellen-Substanzen wie Lymphokine
- Stimulierung der B-Zellen durch T-Lymphozyten (Helfer-T-Zellen)
- B-Zellen-Aktivierung unter Bildung von Antikörpermolekülen (Immunglobuline IgM, IgG, IgA, IgE, IgD).
- Komplementaktivierungsreaktion über die Immunglobuline

Allergie

Der Begriff Allergie stammt von Pirkuit (1906), der damit Überempfindlichkeitsreaktionen des Körpers beschrieb, die an immunologische Mechanismen gekoppelt sind.

Vereinfacht beschrieben, verläuft eine Allergie in drei Stadien:

1. Sensibilisierung

Bei einem Erstkontakt mit einem sogenannten Antigen (Allergen) kommt es zu einer Sensibilisierung, die nichts anderes ist als eine Antigen/Antikörperreaktion auf immunologischer Basis.

2. Latenzzeit

Nach der Sensibilisierung werden vom Organismus gemäß der Immunantwort Antikörper gebildet.

3. Erfolgsreaktion

Im dritten Stadium kommt es zur Erfolgsreaktion. Die vom Organismus gebildeten Abwehr-(Anti)körper werden dem Antigen erneut präsentiert, wobei es zu einer stürmischen immunologischen Reaktion kommen kann.

Diese allergischen (eigentlich immunologischen) Überempfindlichkeitsreaktionen können an verschiedenen Organen oder Organsystemen ablaufen, haben aber als Erfolgsorgan vorwiegend die Haut.

Die Erscheinungsformen von allergischen Reaktionen sind sehr mannigfaltig. Insgesamt laufen sie in komplizierten Systemen ab, folgen aber einem mehr oder weniger festgelegten Krankheitsgeschehen mit Gesetzmäßigkeiten, die den Verlauf und das morphologische Substrat (nachweisbare Veränderungen) bestimmen.

Grundtypen der allergischen Reaktionen

Um die allergischen Reaktionen in ein Schema einzuordnen, mit dem man wissenschaftlich und klinisch arbeiten kann, hat man sich auf *vier Grundtypen* geeinigt:
Zum besseren Verständnis der Vorgänge sollen die verschiedenen Typen der Reaktionstypen beschrieben werden.

Typ I: Anaphylaktische Reaktion

Das ist der Haupttyp der allergischen Sofortreaktion, die manchmal begleitet ist vom anaphylaktischen Schock.
Wurden durch Erstkontakt bereits Antikörper (Beispiel: nach chronischer Anwendung von Penizillinpuder auf offene Wunden) gebildet **(siehe Schema Abb. 43)**, so zirkulieren sie im Blut oder sind zum Teil an Zellen gebunden. Letztere, zellgebundene Antikörper sind zum Beispiel die Immunglobuline IgE, die mit ihrem Fc-Teil an der Zelloberfläche von Mastzellen haften **(Abb. 45)**. Kommt es jetzt zum Zweitkontakt mit einem An-

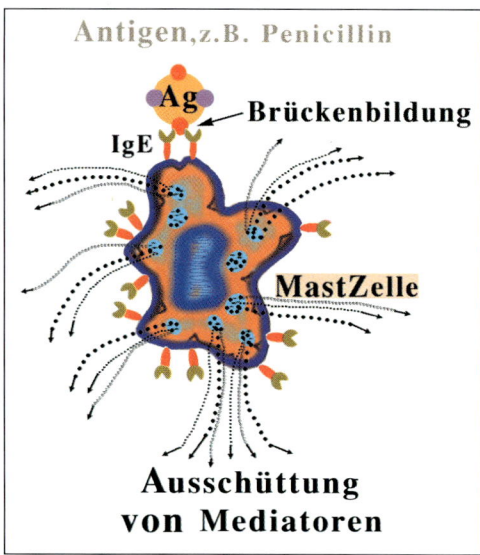

Abb. 45: Anaphylaktische allergische Reaktion Typ I: Ausschüttung von Mediatoren durch die Mastzelle nach „Brückenbildung" durch das Antigen.

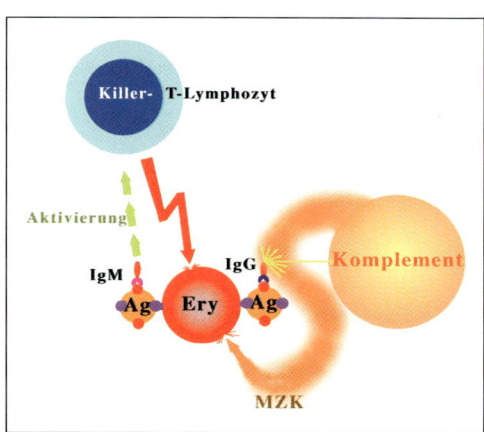

Abb. 46: Zytotoxische allergische Reaktion Typ II Ery = Erythrozyt, MZK = membranzerstörendes Komplement, Ag = Antigen, IgM = Immunglobulin Antikörper IgM, IgG = Immunglobulin Antikörper IgG

tigen (Allergen), (wie nach einer erneuten Injektion von Penizillin), reagieren die bereits vorhandenen zellgebundenen IgE-Antikörper mit dem Antigen (Allergen Penizillin); Es kommt zur Brückenbildung zwischen zwei benachbarten Antikörpern (IgE)-Molekülen über die Fab-Schenkel. Das wiederum ist ein Signal für die Mastzelle, pharmakologisch wirksame Substanzen (Me-

diatoren) auszuschütten. Sie sind zum Teil schon in den Vesikeln der Mastzelle vorhanden (Histamin, Heparin, Bradykinin, Enzyme), werden aber auch zum Teil erst gebildet (Prostaglandine, Leukotriene, Plättchen-aktivierender Faktor). Diese Mediatoren können für den Körper sehr gefährlich werden, lösen sie doch erhebliche Reaktionen aus (Kreislaufschock, Blutungen, aber auch Thrombosen und Schmerzen). Daneben besteht meist ein erheblicher Juckreiz.

Typ II: Zytotoxische Reaktionen

Bei diesem Reaktionstyp werden nach dem Erstkontakt (siehe Schema Abb. 44) zunächst Antikörper der Immunglobuline IgG und IgM gebildet (**Abb. 46**).
Beim erneuten Kontakt bindet sich das Antigen (Allergen, meist ein Arzneimittelmetabolit) an die Oberfläche von Blutzellen (häufig an Erythrozyten wie in Abb. 46, aber auch an Leukozyten oder Thrombozyten).
Durch diese „Maskierung" werden die körpereigenen Zellen nicht mehr als eigene erkannt. Die bereits vorhandenen Antikörper IgM und IgG binden sich an diese Zellen. Diese „Besetzung" durch Antikörper, aktiviert das (Abwehr-) Komplement und die zelluläre Abwehr (Killer-Lymphozyten, Makrophagen). Es kommt wie in Abb. 46 zur Zerstörung des körpereigenen Erythrozyten (oder Leukozyten, Thrombozyten).

Die zytotoxischen Reaktionen sehen wir insbesondere bei Zwischenfällen anläßlich einer Bluttransfusion und bei bestimmten Überempfindlichkeitsreaktionen auf Medikamente.

Typ III: Immunkomplex-Reaktionen

Dieser Reaktionstyp führt zur Bildung von Immunkomplexen und befällt hauptsächlich die Gefäße, die dadurch zerstört werden. Die Immunkomplexe sind Antigen-Antikörper-Komplexe und führen zur Entzündung und Gewebszerstörung im Bereich der Basalmembranen der Blutgefäße.

Nach Erstkontakt mit dem Antigen werden Antikörper der Klasse IgM oder IgG gebildet. Bei erneutem Kontakt kommt es zur Antigen-Antikörper-Komplexbildung (**Abb. 47**). Diese Komplexe werden in den kleinen Gefäßen abgelagert. Zusätzlich wird dort das Komplementsystem akti-

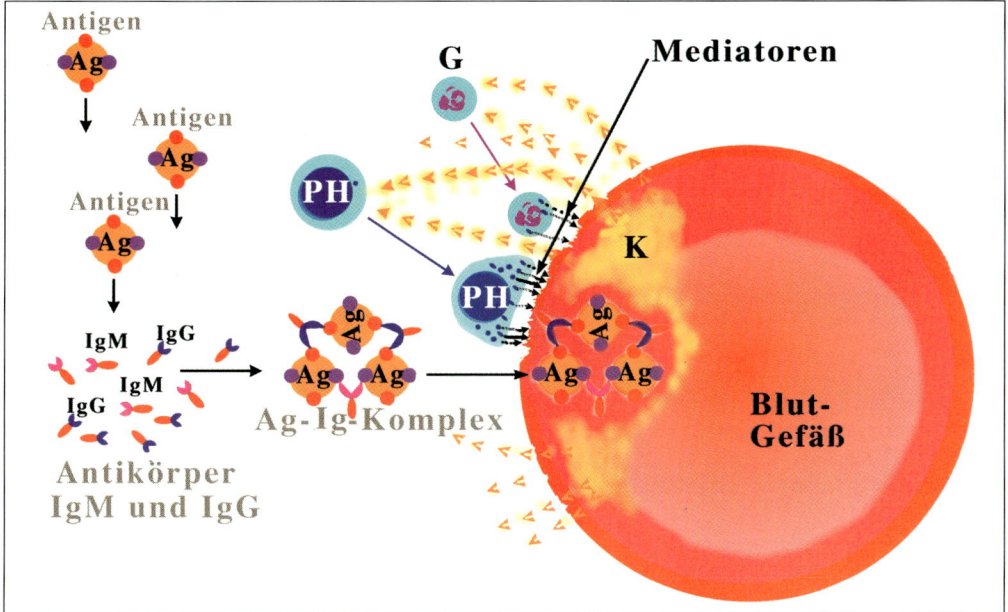

Abb. 47: Allergische Reaktion Typ III mit Immunkomplexbildung. Ph = Phagozyt, G = Granulozyt, K = Komplement

viert. Spaltprodukte des Komplement locken dann phagozytierende Zellen an, welche versuchen, die äußerst schwer aufzunehmenden Immunkomplexe zu eliminieren. Bei dem meist vergeblichen Versuch, die Immunkomplexe zu phagozytieren, geben die Phagozyten, (meist neutrophile) Granulozyten und mononukleäre Phagozyten Mediatoren wie Prostaglandine, Enzyme und Zytokine ab. Diese verursachen wiederum Entzündungen mit Ödem und Gewebeschädigung an den Gefäßen, womit eine Kettenreaktion von Zerstörung ausgelöst wird.

Typ IV: Überempfindlichkeit vom verzögerten Typ

Diese allergische Reaktion ist gekennzeichnet durch Infiltration von Lymphozyten, insbesondere T-Lymphozyten. Sie sammeln sich dabei um die Antigene oder auch Antigen tragende Zellen und zerstören oder eleminieren sie. Der Prototyp für diese Überempfindlichkeitsreaktionen Typ IV ist die Tuberkulin-Reaktion, wie sie bei der Diagnostik der Tbc beobachtet werden kann.

Kontaktallergien

Kommt die Haut in Kontakt mit einer Fremdsubstanz, kann dies nach dem oben beschriebenen Muster zu einer allergischen Dermatitis führen.

Toxische Dermatitis

Zu unterscheiden ist jedoch davon streng die *toxische Dermatitis.* Sie ist eine akute chemische, physikalische oder anders induzierte Schädigung der Haut. Die Schädigung ist abhängig von der Dosis und Kontaktzeit und tritt auf ohne immunologische Vorgänge, auch ohne deren Gesetzmäßigkeiten. Die toxische Dermatitis kann deshalb bei jedem Menschen schon bei erstmaligem Kontakt mit einem Hautgift ausgelöst werden.
Im Gegensatz dazu definiert man die allergische Dermatitis als Hautreaktion *mit* Immunantwort.

Bei den Kontaktallergien der Haut unterscheiden wir eine

Frühform und Spätform

Frühform (Akute allergische Kontaktdermatitis)

Die Frühform beobachten wir insbesondere als lokale Reizantwort schon nach Sekunden bis Minuten, die Spätform nach Stunden bis Tagen. Die Frühform führt überwiegend zu Erscheinungen wie Quaddeln, Erythem und Ödem (Typ-I-Reaktion).

Spätform (Chronische allergische Kontaktdermatitis, Ekzem)

Die Spätform äußert sich in Entzündungen, Papeln, Vesikeln und ist zumeist vergesellschaftet mit einer Infiltration und Verhärtung der Haut. Während die Frühform (zum Beispiel eine akute allergische Kontaktdermaditis) zunächst oft ein dramatisches Bild bietet, klingt sie bald wieder ab. Die chronische Form dauert Tage bis Monate und neigt zur Manifestation auf Dauer. Wenn die Hautoberfläche permanent einem Antigen (Allergen) ausgesetzt ist, sprechen wir von einer chronisch allergischen Kontaktdermatitis, kurz genannt *Ekzem* (Typ-IV-Reaktion).

Die allergische Kontaktdermatitis hinterläßt in der Haut mikroskopisch überprüfbare Veränderungen: Zunächst kommt es in der unteren Epidermis zu einer basalen Spongiose mit einer Gewebswasseransammlung (Ödem), wobei auch eine enorme Anhäufung und Infiltration von Lymphozyten, sowohl in der Lederhaut als auch in der Oberhaut zu beobachten ist. In der Folge kommt es zu einer Verbreiterung (Akanthose) des Rete MALPIGHII (Doppelschicht aus Stratum basale und Stratum spinosum), wobei insbesondere die Stachelzellschicht (Stratum spinosum) mit vermehrter Zellanhäufung reagiert.

Folgezustand ist eine Akantholyse mit Bläschenbildung durch Auflösung der Interzellularbrücken sowie Zunahme der oberflächlichen Verhornung (Hyperkeratose).

Akute allergische Kontaktdermatitis

Die Ursache dieser allergischen Reaktion der Haut ist ein Fremdkörper, also eine Substanz oder eine Zelle, auch ein Virus, der letztendlich als Antigen wirkt. In dem speziellen Fall einer Kontaktdermatitis nennt man diese Einwirksubstanz eine *allergene Noxe*, wobei das Wort Noxe auch als Gift übersetzt werden kann. Stoffe, die allergische Kontaktdermatitiden (Ekzeme) auslösen, nennt man *Ekzematogene*. Diese wirken sinn-

gemäß nur an den Kontaktstellen, z. B. Handrücken, Fußrücken, Oberschenkel, Gesicht etc. Man findet dabei relativ scharf auf die Kontaktstelle begrenzte flächenhafte Herde mit akut entzündlicher Rötung, wobei die Effloreszenzen etwa im gleichen Stadium sind (z. B. weitgehend nur Papeln, noch keine Bläschen). Symptom ist meistens ein heftiges Brennen oder Juckreiz **(Abb. 48)**.

Wichtig für den weiteren Verlauf und die Behandlung ist, Ekzematogene abzugrenzen. Beim Fußtherapeuten sind dies in der Regel Medikamente: Salben aber auch lokale Antibiotika. Für

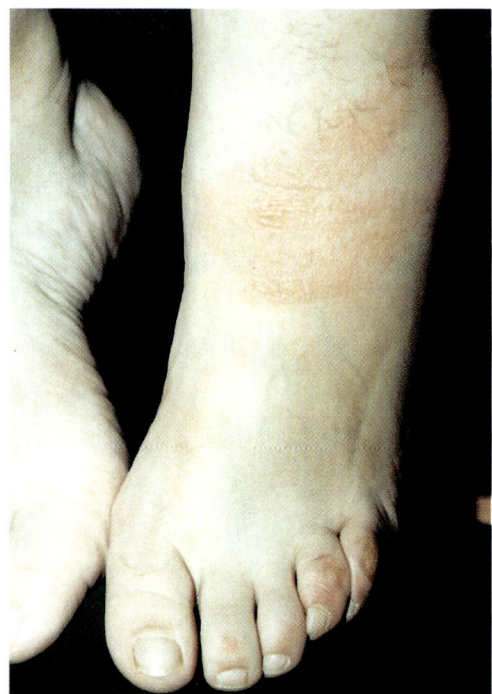

Abb. 48: Akute allergische Kontaktdermatitis am Knöchel nach Salbenanwendung

verschiedene Berufe sind typische Ekzematogene entdeckt worden: beim Maurer Kaliumdichromat (Zement), beim Bäcker Benzoylproxyd und Duodecylgalat (Mehl-Inhaltsstoffe), bei Friseuren P-Phenylendiamin (Haarfärbemittel), beim Fußtherapeuten Perubalsam, Pellidol, Phenothiazine (Salbenbestandteile), Phenol, Formalin, Merfen, P-Aminobenzolsäure (Desinfizienten), Benzocain, Procain (Anaesthetika), Penicillin, Streptomycin und Neomycin (Antibiotika). Der Podologe sollte letztere Antibiotka niemals lokal

anwenden, da sie nach dem Eindringen durch die Haut Antikörper bilden und diese bei einer späteren Therapie mit Tabletten, Spritzen oder Infusionen einen anaphylaktischen Schock verursachen können. Am Fuß sind daher folgende lokale Antibiotika zu bevorzugen:
Tetracycline, Polymyxin, Nebacetin, Refobacin und Gantrisin.

Typisch für Ekzematogene ist, daß sie oft als niedermolekulare Substanzen in die Haut gelangen und sich dort erst mit epidermalen Eiweißstoffen zu einem Voll-Antigen verbinden. Diese Vorgänge sind analog zu betrachten wie die Markierung und Präsentation eines Virus-Antigens durch die Langerhans-Zelle der Epidermis. Die chemische Struktur der Ekzematogene kann sowohl anorganisch sein (Kaliumbichromat, Kobaltsulfat, Nickelsulfat etc.) als auch organischer Natur (Para-Stoffe, Phenol, Terpentin, Penicillin). Enthalten sind solche Stoffe gelegentlich in Schuhfärbe- und Imprägnierungsmitteln (**Abb. 49**).

lösefaktor sein. Das führt in der Regel zu einer Verminderung des Alkali-Puffervermögens, zur chronischen Entzündung mit krankhafter Verhornungsstörung und Rhagadenbildung. Die geschädigte und geschwächte Hautoberfläche hat den Ekzematogenen wenig Widerstand entgegenzusetzen und diese dringen leicht ein.

Chronische toxische Schädigungen der Hautoberfläche sind nicht nur lokale chemische oder giftige Einwirkungen, sondern auch Störungen der Sekretion, sei es im Bereich der Schweißdrüsen,

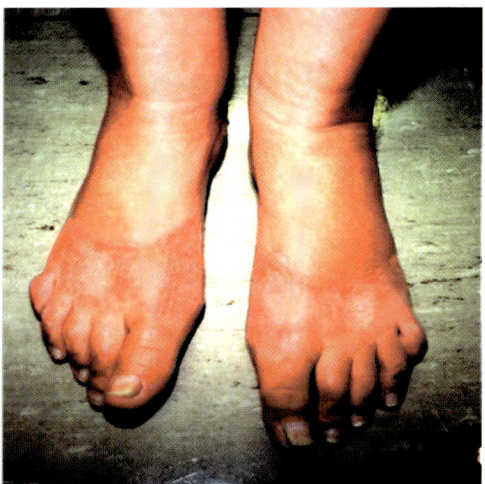

Abb. 49: Allergische Schuhdermatitis Kontaktdermatitis durch Gerbmittel des Schuhleders, reaktives Füßrückenödem

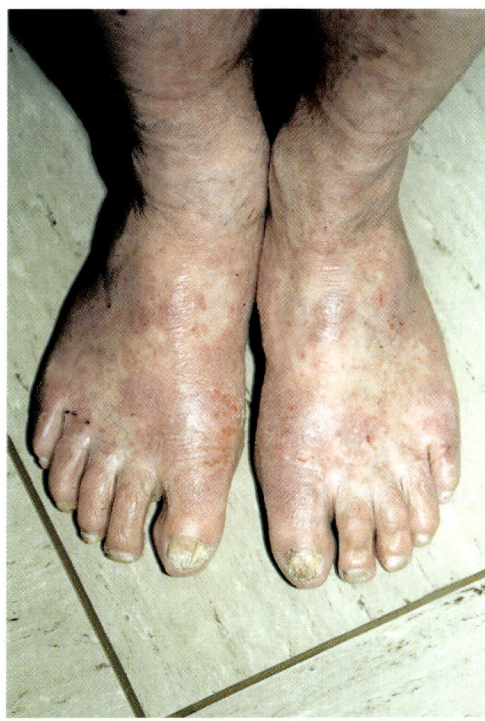

Abb. 50: Chronische berufsbedingte allergische Kontaktdermatitis (Ekzem) auf Alkali

Chronisch allergische Kontaktdermatitis (Ekzem)

Ein Ekzem entsteht durch eine andauernde allergische Kontakt-Dermatitis. Das ist der Fall wenn Ekzematogene nicht ausgeschaltet werden. Eine Pfropfallergie, der eine chronische toxische Schädigung der Hautoberfläche vorausgeht, kann Aus-

der Talgdrüsen, auch Störungen in der Verhornung, Intertrigo (Mazeration der Haut in Hautfalten), sowie die chronische venöse Insuffizienz beim Krampfaderleiden, wo es zum Stauungsekzem kommen kann. Im Gegensatz zur akuten allergischen Kontaktdermatitis ist beim Ekzem das Erscheinungsbild meist unscharf, zum Teil pigmentiert, so beim chronischen Krampfaderleiden, zum Teil mit feinlamellöser Schuppung und vereinzelten Papulovesikeln und Krusten (**Abb 50**). Dazu gehört auch das Symptom eines anhaltenden Juckreizes, wobei man nicht selten Kratzdefekte findet.

Kommt es bei chronischen Hautinfektionen zur Einwirkung von allergischen Stoffen, produziert durch Mikroben, Bakterien oder Pilze, benutzt man spezielle Namen: so spricht man von einem **Mikrobid** bei Mikroben, von einem **Bakterid** bei Bakterien oder von einem **Mykid** bei Pilzen.

Die Sensibilisierung (Immunantwort), die zur

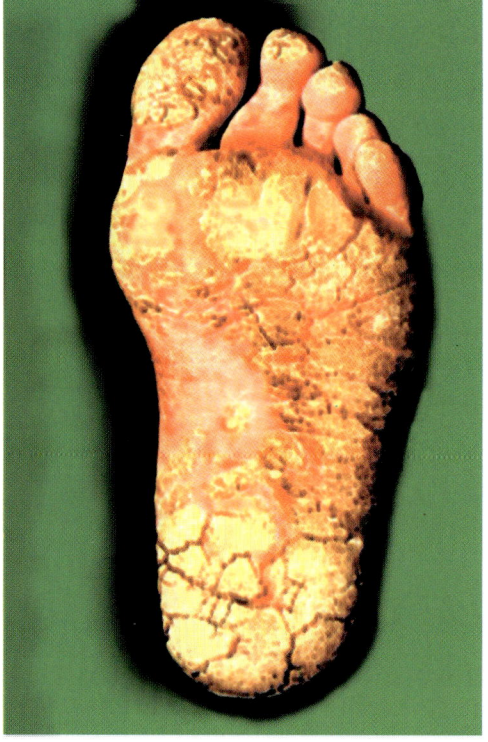

Abb. 51: Ekzematöse Hyperkeratose der Fußsohle

Ausbildung eines lokalen chronischen Ekzems führt, kann auch durch die Produktion von Antigenen, bzw. Toxinen am Ort der Entstehung geschehen. Beim seborrhoischen Ekzem oder auch der Dermatitis statika diskutiert man eine Allergie gegenüber dem epidermalen Eiweiß. Dieses wird durch die chronische Entzündung denaturiert und erhält somit Antigeneigenschaft.

Bei größerer Streuung des toxisch-allergischen Antigens (**Ekzematogen**) sehen wir ein **dyshidrosiformes Ekzem**. Es ist nicht selten an der Fußsohle zu finden, auch zum Teil an den Seitenflächen der Zehen. Manchmal wird es durch einen Fußpilz ausgelöst und führt zu kleinen subkornealen Bläschen, welche nässen und leicht aufplatzen. Ein deutlicher Juckreiz kann zusätzlich peinigend wirken. Ist die Fußsohle längere Zeit einem Ekzematogen ausgesetzt und keine Überfeuchtung vorhanden, reagiert sie gelegentlich statt mit Mazeration auch mit einer **ekzematösen Hyperkeratose** (Abb. 51).

Arzneimittelallergie

Besonders Antibiotika können zu allergischen Sensibilisierungen führen. Der weitaus überwiegende Teil dieser Reaktionen verläuft harmlos, oft unbemerkt. Die Bildung von Erythemen und Quaddeln ist allerdings nur bei 3 % der Patienten zu beobachten.

Die verschiedenen Hauptreaktionstypen der Intoleranzreaktionen (Allergien) gegen Medikamente haben auch unterschiedliche Erfolgsorgane:

Typ I äußert sich vorwiegend mit einer Bindehautentzündung, Nasenschleimhautentzündung, Spasmus der Bronchien, Quaddeln und letztendlich durch Gefäßbeteiligung als anaphylaktischer Schock.

Typ II löst in der Regel keine direkten Hautreaktionen aus, äußert sich jedoch mit Veränderungen im Blut, aber auch in Organerkrankungen (Leber, Lunge).

Typ III verursacht Fieber, Gelenkentzündungen, Nierenentzündungen, Ödeme, Hauterscheinungen und auch Gefäßzerstörungen.

Der Typ IV, die zellmediierte Reaktion, ist zuständig für die Kontaktdermatitis.

Voraussetzung, daß sich ein Medikament als Allergen entpuppt und eine Allergie auslöst, ist die Bindung des Arzneimittels im Körper mit einem Trägereiweiß. Manche Medikamente werden im Körper zerlegt und die Spaltprodukte verbinden sich mit körpereigenem Eiweiß. Diese Verbindung wirkt dann als Antigen, bzw. Allergen. Solch ein Mechanismus liegt beim Penicillin vor.

Interessant ist auch, daß allergische Intoleranzreaktionen am häufigsten im mittleren Lebensalter auftreten, in dem ja das Immunsystem voll ausgebildet und funktionsfähig ist. Ältere Menschen, deren Immunsystem nicht mehr voll aktiv ist und Kinder, wo das Immunsystem mehr oder weniger noch im Erfahrungsstatus ist, entwickeln seltener Allergien gegen Medikamente. Für den Beginn oder die Ausbildung einer Allergie ist natürlich nicht nur die immunologische Großlage des Organismus verantwortlich, sondern auch Begleitfaktoren, zum Beispiel eine Grunderkrankung, die Einwirkung von Licht und die zusätzlich direkte Schädigung von Zellen durch das Medikament.

Unverträglichkeitsreaktionen durch Medikamente täuschen oft klassische Hauterkrankungen vor. Manche Urtikaria, auch medikamentös-toxische Exantheme und sogenannte phototoxische Reaktionen, die oft wie ein Sonnenbrand aussehen, erscheinen ekzemähnlich auf der Haut.
Schlecht heilende Wunden sind nicht selten durch Anwendung von allergisierenden Salben ekzematisiert.

Juckreiz (Pruritus)

Der Juckreiz ist eine unangenehme Hautreaktion und wird in zwei Qualitäten unterschieden. Man unterscheidet den hellen, gut lokalisierbaren Juckreiz von einem dumpfen, kaum lokalisierbaren Juckreiz.

Juckreiz wird nicht nur durch mechanisch-physikalische Irritationen (Kratzen) ausgelöst, sondern auch durch andere, beispielsweise chemische Einflüsse verursacht.

Das Empfindungssignal für den Juckreiz stammt aus der Schicht der Papillenregion, wo auch die meisten freien Nervenendigungen liegen, die für den Oberflächenschmerz zuständig sind. Die neu-

rologische Impulsleitung wird durch markscheidenfreie C-Nervenfasern in das Rückenmark und von da aus weiter in das Gehirn geleitet. Man nimmt daher an, daß ein starker Reiz einen Schmerz verursacht, ein schwächerer Reiz eher in eine Juckreizinformation umgearbeitet wird.

Die chemischen Auslöser des Juckreizes sind vor allem *Histamin* und *Proteasen* wie Trypsin und Papain.

Durch die multifaktorielle Entstehung des Juckreizes ist erklärbar, daß er bei Hautkrankheiten entsteht, die naturgemäß auch Enzyme und Histamin freisetzen. Er entsteht aber auch bei Allgemeinerkrankungen, bei funktionellen Störungen wie trockene Haut und bei Kälte- oder Wärmeeinwirkung. Als chemische Mediatoren, die Juckreiz verursachen, wirken besonders Histamin, Serotonin, Kinine und Proteasen.

VI. Hauterkrankungen (Dermatosen)

Morphologische und pathogenetische Krankheitsbilder

Einteilung

Die Vielfalt der Hauterkrankungen erfordert zum besseren Verständnis eine systematische Einteilung. Hier hat sich in der Praxis die Einteilung nach der **Morphologie** (dem Erscheinungsbild) und die Einteilung nach der **Pathogenese** (Ursache) bewährt.

Zur Besprechung spezieller Krankheitsbilder ist das folgende Kapitel VI der morphologischen Systematik gewidmet, während die Kapitel VII und VIII der pathogenetischen Einteilung folgen.

Morphologische Einteilung

Bei der Einteilung nach der Morphologie folgt man im wesentlichen vier Haupterscheinungsbildern. Diese sind:

- **Erythem** (Hautrötung)
- **bullöse Dermatose** (blasenbildende Hauterkrankung)
- **papulöse Dermatose** (knötchenbildende Hauterkrankung)
- **Urtikaria** (quaddelbildende Hauterkrankung)

Erythem (Hautrötung)

Das Erythem ist eine umschriebene oder auch diffuse flächenförmige aktive Mehrdurchblutung der Haut, die zu deren Rotfärbung führt. Das Erythem tritt vorwiegend bei akuten Entzündungen auf und zeigt dabei einige Unterformen. Übliche Formen sind:

- **Erythema palmare et plantare**
- **Erythema e pudore**
- **Erythema solare**

Erythema plantare (Fußröte) et palmare (Handröte)

Dieses an beiden Extremitäten symmetrisch auftretende Erythem mit Rotfärbung der Hand- und Fußflächen, beobachtet man gelegentlich während der Schwangerschaft oder auch bei Leberzirrhosen.

Man unterscheidet das *Erythema plantare symptomaticum*, das als Begleiterkrankung chronischer Krankheiten auftritt, vom *Erythema plantare hereditarum*, einem erblichen Leiden, das vorzugweise Männer betrifft und auch an den Händen zu finden ist. Man vermutet als Ursache eine angeborene Dysplasie der Hautgefäße mit vermehrter Durchblutung. Eine therapeutische Beeinflussung ist hier kaum möglich (**Abb. 52**).

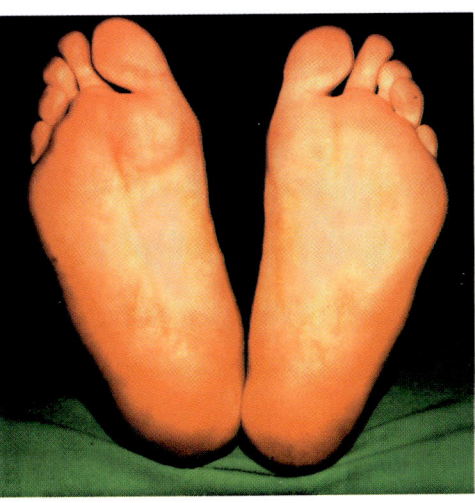

Abb. 52: Erythema plantare

Erythema e pudore (Schamröte)

Das Erythema e pudore (Schamröte) ist eine vor allen Dingen bei Jugendlichen vorkommende vorübergehende Rötung des Gesichts. Es entsteht durch eine passagere Mehrdurchblutung bei einer labilen Gefäßregulation und plötzlicher Erweiterung der Gefäße. Oft leiden diese Menschen zusätzlich an Hyperhidrose (vermehrte Schweißbildung).

Erythema solare (Sonnenbrand)

Durch Einwirkung von Sonnenstrahlen, insbesonders im UV-B-Bereich, kommt es zur Hyperämie der Haut, wobei das Erythem des Sonnenbrandes meist gut sichtbar und abgrenzbar ist. Die Reaktion der Haut hängt oft von der eingestrahlten Energie des natürlichen Sonnenlichts oder einer künstlichen Strahlenquelle ab. Das Erythem selbst ist gekennzeichnet durch die Rötung der Haut und die Hyperämie. Längere Einwirkung von Sonnenlicht oder anderen Strahlen führt zu weiteren Veränderungen wie dem typischen Sonnenbrand, zur Pigmentierung der Haut, aber auch zur Lichtschwiele und phototoxischen Reaktionen. Lichtbedingte Langzeitwirkungen sind gefürchtet: Dazu gehören Keratosen, Basaliome, Karzinome und Melanome.

Nicht zu verwechseln ist das Sonnenerythem als reaktive Hyperämie (Mehrdurchblutung) mit der Sofortbräunung und der Spätbräunung durch Straleneinwirkung, die andere physiologische Mechanismen haben.

Bullöse Dermatosen (Blasenbildende Hauterkrankungen)

Unter dem Begriff bullöse Dermatosen versteht man Erkrankungen, die durch Blasenbildung charakterisiert sind und zum Teil als schwere, zum Teil lebensbedrohliche Krankheiten in Erscheinung treten.

Früher nannte man alle blasenbildende Dermatosen *Pemphigus*. In der Zwischenzeit differenziert man nach bestimmten Merkmalen; allerdings sind verschiedene unterschiedliche Kriterien und Einteilungen im Gebrauch:

Einteilung nach Ursache

Bekannte (z.B. mechanische), **unbekannte** (z.B. Genodermatose) **oder erworbene** (z.B. immunologische) **Ursache**

Einteilung nach Stratigraphie und Morphologie der Blasenbildung

Unterscheidung in der Lokalisation und Histopathologie

Einteilung in
„nicht immunologisch" und „immunologisch"

Systematik der Stratigraphie und Histopathologie

Die Blasen (Bullae) der bullösen Dermatosen sind mit Flüssigkeit gefüllte Hohlräume ohne vorgeformte Struktur, bestehend aus:

- Blasendecke
- Blaseninhalt (Flüssigkeit, Zellen)
- Blasengrund
- Blasenumgebung

Von der Schichtenzuordnung her ergeben sich drei Typen von Blasen:

- subcorneale Blase (Vorgang: Keratolyse) **(Abb. 53)**
- intraepidermale Blase (Vorgang: Akantholyse) **(Abb. 54)**
- subepidermale Blase (Vorgang: Epidermolyse) **(Abb. 55)**

Von der Systematik und besseren Übersicht her erscheint uns trotz einiger Abweichungen für die Zielgruppen dieses Buches nachfolgende Einteilung am besten geeignet.

- **Bullöse Dermatosen mit bekannter Ursache**
- **Bullöse Dermatosen mit unbekannter Ursache**

Bullöse Dermatosen mit (vorwiegend) bekannter Ursache

Die Ursache ist hauptsächlich:

- traumatisch (Scheuern, chemisch, thermisch, aktinisch = Strahlenschaden)

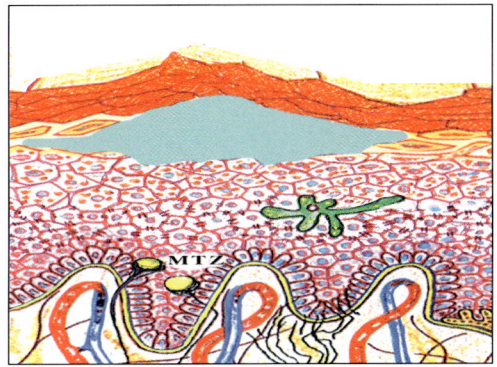

Abb. 53: Subcorneale Blase

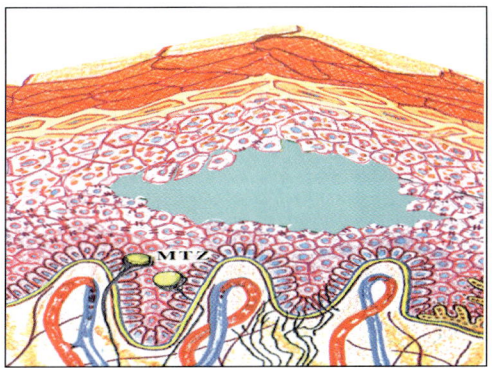

Abb. 54: Intraepidermale Blase

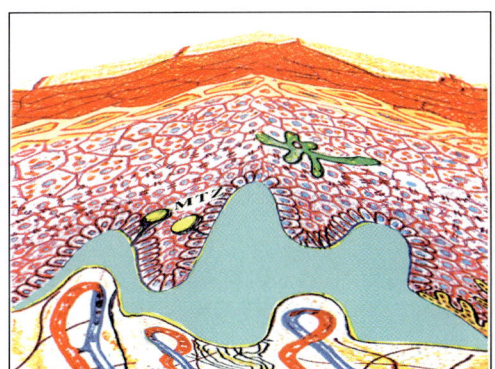

Abb. 55: Subepidermale Blase

- infektiös (Erysipel, Herpes)
- allergisch (Ekzem, Arzneimittel, Urtikaria bullosa)
- toxisch (Porphyrie)

Bullöse Dermatosen mit (vorwiegend) unbekannter Ursache

Bullöse Genodermatosen (erblich)

Dazu zählt man die vererbbaren (hereditären) Epidermolysen (siehe Kapitel VII Genodermatosen).

Essentielle bullöse Dermatosen

Sie entstehen zumeist auf autoimmunologischem Wege, sind daher mehr oder weniger erworben. Dazu gehören die folgenden Gruppen:

Pemphigus-Gruppe

Chronische Erkrankungen. Sie bilden Blasen durch Akantholyse in der Oberhaut, sind aber erworben und heilen nicht spontan ab.
Vertreter: Pemphigus vulgaris, Pemphigus vegetans, Pemphigus foliacus, Pemphigus erythematodes

Pemphigoid- Gruppe

Diese Erkrankungen bilden auch Blasen, sind ebenfalls erworben und entstehen eine Etage tiefer an der Klebestelle Basalmembran/Lederhaut, in der Regel subepidermal.
Vertreter: Bullöses Pemphigoid, Dermatitis herpetiformis, benignes Schleimhautpemphigoid, Herpes gestationis.
Es würde den Rahmen des podologischen Gebietes überschreiten, die einzelnen bullösen Hauterkrankungen aufzuzählen. Dafür gibt es die Fachliteratur. Spezielle Krankheitsbilder, soweit podologisch interessant, sind unter den Genodermatosen (bullöse Epidermolysen) beschrieben.

Knötchenbildende Hauterkrankungen (Papulöse Dermatosen)

Papeln entstehen durch umschriebene Vermehrung von Zellen und Zellprodukten in der Haut bis zur Erbsgröße. Darüber hinausgehende Knötchen oder Knoten nennt man **Tubercula**, die größeren **Tuber**.

Von der **Stratigraphie** (Schichtenzuordnung) her ergibt sich eine Einteilung nach Lokalisation:

- epidermale Papel **(Abb. 56)**
- epidermokutane Papel **(Abb. 57)**
- kutane Papel **(Abb. 58)**

Je nach Typ sind verschiedene Erkrankungen zuzuordnen. Die gewöhnliche Warze zählt zu der epidermalen Gruppe, der Lichen zu der epidermokutanen Gruppe, die Haut-Tbc zur kutanen Gruppe.

Man unterscheidet eine Papel (Knötchen) **(Abb. 59)** histologisch von einer Quaddel (Urtica):

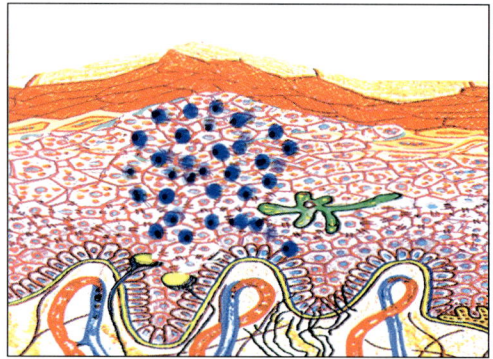

Abb. 56: Epidermale Papel

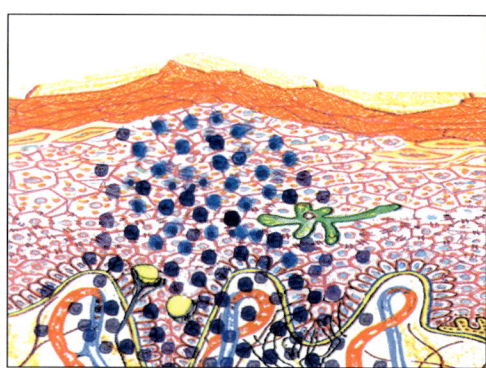

Abb. 57: Epidermocutane Papel

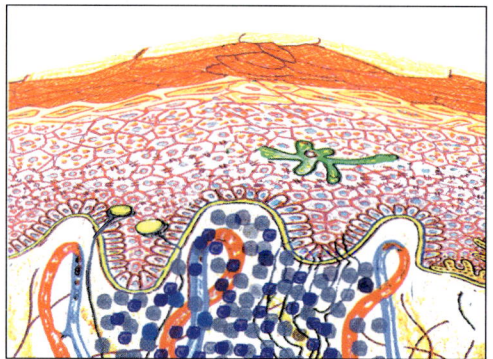

Abb. 58: Kutane Papel

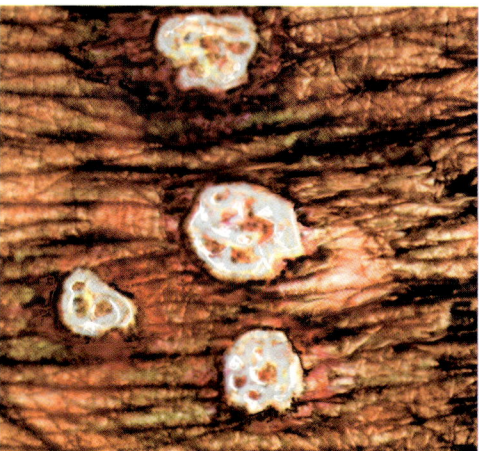

Abb. 59: Lichen ruber Papeln

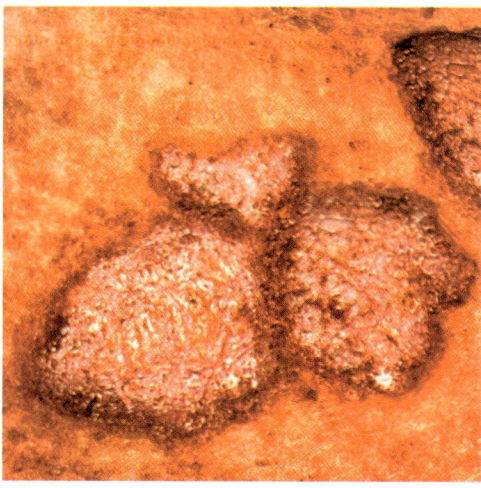

Abb. 60: Moosbeetartiges Zusammenwachsen der Papeln bei Lichen ruber verrucosus

Diese entsteht nicht durch Zellvermehrung, sondern durch flüchtige Flüssigkeitsvermehrung (vorübergehendes Ödem), was zu einer Auftreibung und Verdickung des Hautareals führt.

Analog zu dieser Klassifizierung sind somit gutartige Hauttumoren wie ein Dermatofibrom, entzündliche Veränderungen wie eine Follikulitis sowie ein Naevus naevocellularis echte kutane Papeln.

Von einem Lichen (**Abb. 60**) spricht man, wenn die Papeln „moosartig" wachsen, was zu einer Vergrößerung des Oberflächenreliefs der Haut, zu einer Niveaudifferenz gegenüber der Umgebung, zu einem flächenhaften Infiltrat sowie zum Elastizitätsverlust der Haut führt.

Nesselsucht (Urtikaria)

Urtikaria bedeutet die flächenhafte Ausbreitung (Exanthem) von Urtikae (Quaddeln). Die deutsche Bezeichnung Nesselsucht ist abgeleitet vom Erscheinungsbild eines Menschen, der sich in die Brennesseln gesetzt hat. Die einzelne Quaddel ist gekennzeichnet durch ein flüchtiges interzelluläres Ödem im Korium, genauer in der papillären Dermis ohne Vermehrung von Zellen. Die Ursache dafür ist eine Erhöhung der Gefäßdurchlässigkeit, die in der Regel durch Histamin verursacht wird. Dieses stammt aus gereizten Gewebsmastzellen und Basophilen Zellen. Weitere chemische Mediatoren der Urtikaria sind Bradykinin, Prostaglandine und Stoffe, die beim anaphylaktischen Schock eine Rolle spielen.

Kommt es zusätzlich zu Schwellungen der Dermis und auch der Subcutis mit Änderungen der Gefäßdurchlässigkeit, so spricht man von einem Angioödem.

Grob schematisch kann man die Urtikaria (faktisch eine generalisierte Quaddelbildung) in drei Formen einteilen:

allergische Urtikaria

physikalische Urtikaria

obligate Urtikaria

Als Sonderform wird das ***Quincke-Ödem*** bezeichnet, ein generalisiertes Gesichtsödem mit Sitz in der Subcutis. Das typische Bild ist keine Anhäufung von Quaddeln, sondern eine allgemeine Gesichtsschwellung, die auch den Kehlkopf erfassen kann, weswegen die Gefahr des Erstickens besteht.

Einzelne Autoren unterscheiden bei den Urtikariaformen solche, die immunologisch bedingt sind, von jenen, die nicht durch Immunmechanismen ausgelöst werden.

Allergische Urtikaria

Streng genommen gehört diese Form zu den immunologisch bedingten Urtikariaformen, da die Pathogenese der Erstkontakt und die anschließende Sensibilisierung mit bestimmten Substanzen ist. Der Ablauf erfolgt nach dem Allergieschema Typ I über die Immunglobuline IgE, wobei die anaphylaktische Reaktion zunächst lokal sein kann mit Bildung von Quaddeln an der Eindringstelle des Allergens. Der schwerere Verlauf ist der anaphylaktische Schock, bei dem die gesamten Mastzellen im Körper Histamin und weitere Mediatoren entleeren. Als auslösende Allergene kommen in Betracht:

- Arzneimittel: Penicillin, Salicylate, Pyrazolonderivate, Lokalanaesthetika, Insulin, ACTH, auch Impfstoffe und Seren.
- Nahrungsmittel und deren Abbauprodukte: Fische, Muscheln, bestimmte Fleisch- und Obstsorten wie Nüsse, Milchprodukte, Erdbeeren, Pilze.
- Inhalationsstoffe: Zigarettenrauch, Gräserpollen, Tierhaare, Staub, Parfums, Dämpfe.
- Darmparasiten: Spulwürmer, Bandwürmer.
- Endogene Auslöser: Eitrige Mandeln, Darminfektionen etc.

Physikalische Urtikaria

Die physikalische Urtikaria entsteht meistens als Überempfindlichkeitsreaktion bei besonders erniedrigter Reizschwelle jener Zellen, die Histamin freisetzen. Dabei kann schon ein Kältereiz zur Quaddelbildung führen, jedoch auch die Einwirkung von Wärme, UV-Licht, auch Schweißsekretion. Nicht zu vergessen ist auch die Urtikaria, die auf Druck entsteht (***Dermographismus = Urtika factita***) (**Abb. 61**). Dabei kann bei entsprechender Veranlagung durch geringen Druck auf die Haut, zum Beispiel Schreiben mit einem umgekehrten Bleistift, eine strichförmige Urtikaria (Quaddelleiste) ausgelöst werden.

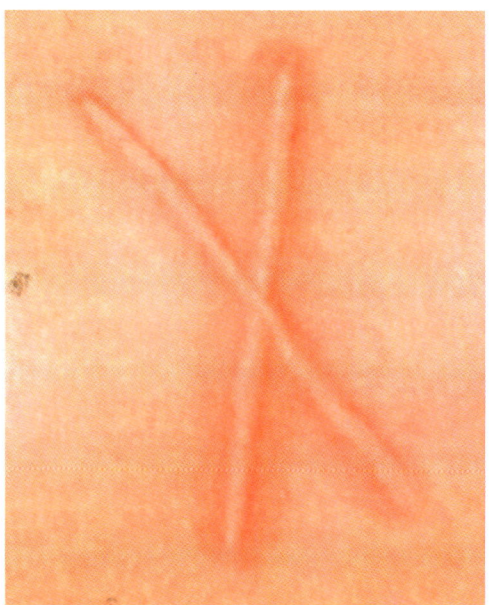

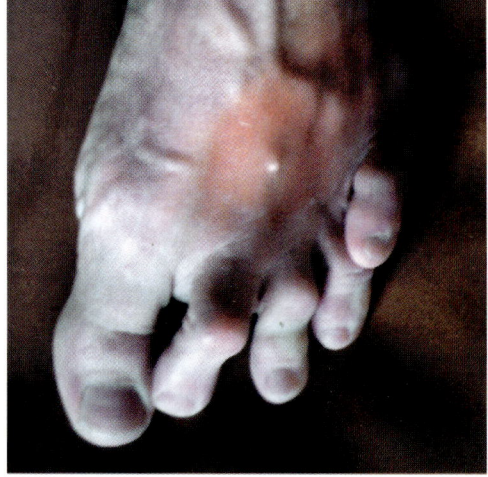

Abb. 62: Obligate Urtikaria nach Insektenstich

Abb. 61: Urtikarieller Dermographismus auf der Rückenhaut

Obligate Urtikaria

Diese Form der Urtikaria kann ohne Vorliegen einer Allergie auftreten, also ohne vorherige Antigen-Antiköperreaktion und auch ohne besondere Veranlagung. So finden wir fast bei jedem Menschen eine Urtikaria auf Pflanzen wie Brennnesseln. Auch auf Insektenstiche **(Abb. 62)**, Bisse von Epizoen (Wanzen, Flöhe, Milben), Meeresquallen, auf bestimmte Medikamente und Histamin ist eine obligate Urtikaria zu beobachten. Eine traumatische Form der obligaten Urtikaria kann auf feste Peitschenhiebe oder harte Schläge entstehen.

Das Erscheinungsbild der Urtikaria ist unterschiedlich. So gibt es eine Urtikaria rubra (rötliche, durch Hyperämie entstandene), eine weiße (Urtikaria porcellanea), eine blasenbildende und eine pigmenteinlagernde bei Rezidiven. Von den Herdformen her unterscheiden wir in eine ringförmige, girlandenförmige auch großflächige und plateauartige Urtikaria.

Außer der Haut können auch noch Gelenke, Hirnhaut, Darm, Kehlkopf, Atmungstrakt, sowie der Urogenitaltrakt von einer Urtikaria befallen werden.

Die akute Urtikaria heilt meist spontan ab. Wird sie chronisch, ist nach ihrer Ursache zu fahnden. Die Therapie ist im wesentlichen symptomatisch mit Kortison, Kalcium intravenös sowie Antihistaminika. Die langfristige Therapie besteht auch aus Ursachenforschung und Behandlung der Grunderkrankung.

VII. Angeborene Hauterkrankungen (angeborene Dermatosen)

**Spezielle ausgewählte Krankheitsbilder
Pathogenetische Einteilung**

Angeborene Dermatosen

* **Genodermatosen**

* **Naevi (Hamartome)**

* **Dysplasien und Anomalien**

Genodermatosen

Unter Genodermatosen versteht man Hautkrankheiten, die durch erbliche Veranlagungen entstehen. Die Erbanlage wird in der Regel dominant vererbt, daß heißt, sie ist genetisch so stark verankert, daß sie in jeder Generation vorhanden ist. Die Anlagen sind zum Teil an die Geschlechtschromosomen X oder Y gebunden (chromosomal) oder an die übrigen Chromosomen (autosomal).

Bei den für die Podologie relevanten Genodermatosen handelt es sich vorwiegend um Verhornungsanomalien (Keratosen), wie wir sie auch an der Fußsohle finden.

Die Einteilung erfolgt in der Übersicht:

**Keratosen
Epidermolysen
Bindegewebsdefekte
< Telangiektasien >
< Phakomatosen >**

Die Erkrankungen sind vielfältig, ebenso die Namensgebung. Für spezialisierte Darstellungen muß daher im Einzelfall auf die Fachliteratur verwiesen werden.

Angeborene Keratosen (Verhornungsanomalien)

Von den (angeborenen, vererbbaren) Hauterkrankungen sind die Keratosen in der Podologie die wohl wichtigsten Vertreter.

Pathogenetisch handelt es sich um eine Verdickung der Haut, meistens der Hornhaut, aber auch der darunterliegenden Schichten. Die Ursache ist meist unbekannt.
Histologisch findet man Störungen der Kerazytogenese. Dabei wird sowohl eine verzögerte Abschilferung (Ichthyosis vulgaris) als auch eine vermehrte Produktion und pathologische Differenzierung von Hornzellen beobachtet.

Für die Podologie erscheint folgende Übersicht und Auswahl geeignet:

Ichthyosen:
* **Ichthyosis vulgaris**
* **Ichthyosis congenita**
* **Ichthyosis-hystrix-Gruppe**

Palmoplantarkeratosen:
* **Keratoma palmare et plantare hereditarium**
* **Keratoma palmare et plantare hereditarium transgrediens (Meleda-Krankheit)**

Follikularkeratosen:
* **Keratosis Follikularis Lichen pilaris**
* **Dyskeratosis follicularis (Morbus Darier)**
* **Follikularis als Folge anderer Dermatosen**

Keratosen ohne Follikelbindung

- **Hyperkeratosis lenticularis perstans (Morbus Flegel)**
- **Porokeratosis Mibelli**
- **Porokeratosis plantaris disseminata (discreta)**

In der Praxis des Podologen haben von den oben genannten Erkrankungen wegen der Häufigkeit klinische Relevanz:

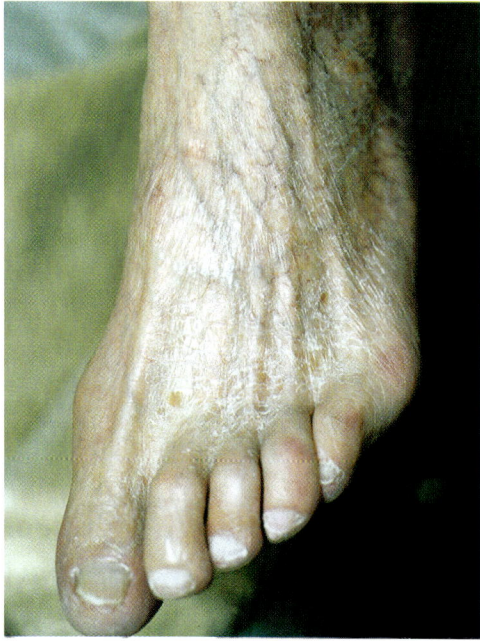

Abb. 63: Leichte Ichthyosis vulgaris

Ichthyosen

Man unterscheidet heute bei diesen überwiegend erblich verursachten Erkrankungen mindestens 12 Typen und gliedert sie in 3 Gruppen:

Ichthyosis-vulgaris-Gruppe
Ichthyosis-congenita-Gruppe
Hystrixartige Ichthyosen

Auch erworbene symptomatische Begleitkeratosen sind beschrieben, zum Beispiel bei Vitamin-A-Mangel, Lymphomen, einigen Infektionskrankheiten und auch als Alterserscheinung (Pi-

tyriasis senilis) an den Beinen.

Ichthyosen sind diffuse, den ganzen Körper, allerdings in unterschiedlicher Ausprägung befallende Erkrankungen.

Die Hautoberfläche erscheint bei manchen Krankheitsbildern in den ausgefallensten Formen: pflastersteinähnlich, hystrixartig (hystrix = Stachelschein), grob und feinstreifig, girlandenförmig und geometrisch rhomboid. An den Handflächen und den Fußsohlen findet man oft eine verbraucht wirkende Hornhaut mit typischer Vermehrung der Dermatoglyphen (Ichthyosisfuß).

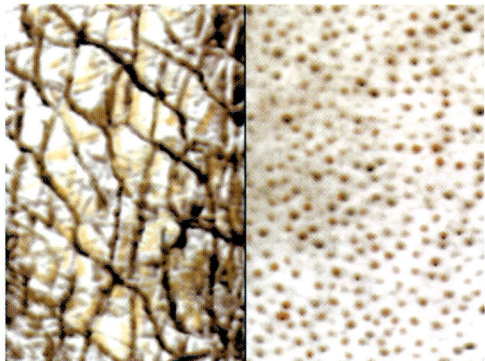

Abb. 64: Ichthyosis vulgaris:
links: voll ausgebildete rhomboide Schuppung
rechts: follikuläre Variante

Ichthyosis vulgaris

Sie ist die mildeste, aber häufigste und in der täglichen Praxis daher relevanteste Ichthyose.

Man nennt diese Krankheit, die dominant vererbt wird, im Volksmund auch die Fischschuppen-Krankheit (Ichthis = Fisch; die Schuppen ähneln aber nicht denen eines Fisches, sondern eher denen einer Schlange oder einer Echse). Sie beginnt im zweiten bis dritten Lebensjahr und befällt die Streckseiten der Extremitäten sowie den Rumpf.

Pathogenese: Normale Keratinozytogenese, aber verzögerte Abschilferung.

Klinik: An den Füßen finden wir eidechsenlederähnliche, rhomboide Hautschuppen **(Abb. 63)**, verminderte Schweiß- und Talgdrüsentätigkeit mit trockener Haut und Neigung zu Ekzemen. Varianten in der Erscheinungsform sind jedoch häufig **(Abb. 64).**

Die Fußsohlen sind zum Teil schwielig verdickt. Das histopathologische Bild zeigt eine Retentionshyperkeratose **(Abb. 36)**.

Ichthyosis congenita

Die Erkrankung ist selten. Die Einteilung erfolgt in 3 Schweregrade: Ichthyosis congenita gravis, mitis, tarda. Die schwere Form ist von Geburt an tödlich. Leichtere Formen sind mit Fischschuppen, zum Teil schildartig, oft mit Nagelveränderungen kombiniert. Histopathologisch besteht eine Proliferationshyperkeratose **(Abb. 37)**.

Hystrixartige Ichthyosen

Diesen Krankheiten ist ein stacheliges Aussehen gemeinsam. Es kommt durch die pathologische Verhornung zustande. Die Keratosestachel werden je nach Ausprägung bis zu einem Zentimeter lang. In der Literatur sind verschiedene Varianten genannt: Hystrix gravor, Typ Lambert, Bäfverstedt, Curth-Macklin, Rheydt.

Ichthyosiforme Erythrodermien

Sie werden von einigen Autoren zur Gruppe der Hystrix-Ichthyosen gezählt, sind jedoch zum Teil epidermolytische bullöse Hyperkeratosen. Dazu gehören:

Erythrodermia ichthyosiformis congenitalis bullosa

Definiert ist sie als erblich disponierte Verhornungsstörung mit Hautrötung, Schuppenbildung und Neigung zu Blasenbildung. Dies ist besonders an Hand- und Fußsohlen der Fall, wo schon bei leichter mechanischer Beanspruchung Blasen auftreten. Oft entwickeln sich die Blasen in Schüben und es kommt zur Bakterienbesiedelung (Staphylokokken) des Inhalts.

Sekundäre, erworbene Ichthyosis

Sie entsteht im wesentlichen durch Austrocknung der Haut bei älteren Menschen. Ursache ist Mangel an Schweiß und Talg sowie übertriebene Seifenanwendung. Auch bei Lymphomen ist eine sekundäre Ichthyosis möglich.

Palmoplantarkeratosen:

Sie treten als diffuse Erkrankungen auf, können jedoch, insbesondere an den Fußsohlen, auch punktuell und streifenförmig in Erscheinung treten. Oft finden wir sie isoliert, manchmal als Begleitsymptom bei Nägelveränderungen.

Keratoma palmare et plantare hereditarium

Diese palmoplantare Erkrankung (palma = Handfläche, planta = Fußsohle) wird dominant vererbt

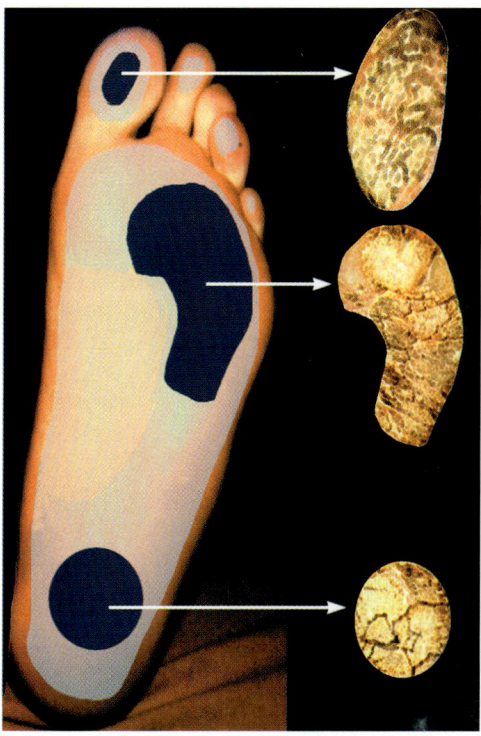

Abb. 65: Befallmuster bei Keratoma plantare hereditarium (hellblau) und Ausschnitte des Hautbefunds (dunkelblau)

und beginnt meist vor dem zweiten Lebensjahr. 50% der Kinder eines genetischen Krankheitsträgers erkranken ebenfalls. Sie tritt symmetrisch an Hand- und Fußflächen auf und erzeugt dicke, gelbliche Hornhautplatten mit erheblicher Bewegungseinschränkung an den Zehen. Die Fußsohlen sind plattenförmig verstärkt und führen in der Komplikation zu Rhagaden und Schrunden, die beim Aufreißen oft bluten.

Das Befallmuster ist an Hand- und Fußsohlen gebunden **(Abb. 65)**. Selten finden sich andere Stellen.

Keratoma palmare et plantare hereditarium transgrediens (Meleda-Krankheit)

Diese Erkrankung ist auf der Adriainsel Meleda endemisch. Im Gegensatz zum Keratoma plantare hereditarium greift sie auch auf Hand- und Fußrücken über und kann auf Unterarm und Unterschenkel fortschreiten. Die Krankheit beginnt im Säuglingsalter und schiebt sich strumpfförmig auf Unterarm und Unterschenkel vor. Das voll ausgeprägte Krankheitsbild zeigt eine baumrindenähnliche Verhornung (**Abb. 66**).

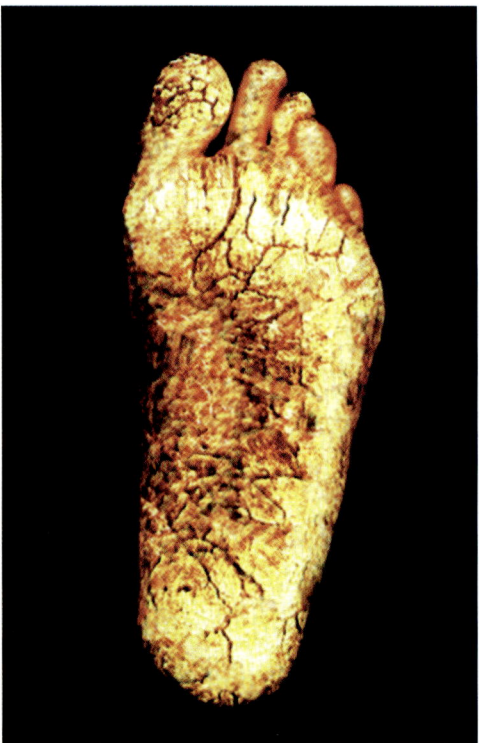

**Abb. 66: Meleda-Krankheit
Keratoma plantare hereditarium transgrediens**

Andere Palmoplantarkeratosen

Des weiteren sind eine Anzahl spezieller Keratosen beschrieben, die nach ihrem Erbgang, ihren Begleitkrankheiten oder auch nach Befund und Lokalisation unterschieden werden. Wegen der Vielfalt der Erscheinungsformen und der oft schwierigen Systematik ist auch hier eine lebhafte Namensgebung zu beobachten, die auch mit der einschlägigen Fachliteratur schwer übersehbar ist.

Danach gibt es umschriebene (zircumskripte), papulöse oder makulöse, variable, strangulierende, mutilierende, umschriebene klavusartige und auch warzen- oder papillomartige Keratosen. Manche sind bei Inspektion von Überlastungsschwielen, Ekzemen, Warzen oder Hühneraugenarealen nicht differenzierbar.

Als anlagebedingte Begleiterkrankungen sind in der Wissenschaft bekannt: Zahnanomalien, Ösophaguskarzinom, Hypotrichie, Innenohrschwerhörigkeit, Augenveränderungen, Gliederanomalien, Hyperhidrose. In der Podologie finden wir die bekannten Nagelstörungen wie Uhrglasnägel und Pachyonychie. Letztere ist gekennzeichnet durch eine massive subungale Hyperkeratose, die zu einem konkaven Nagelwachstum führt.

Keratosis palmoplantaris variegata

Diese erbliche Keratose hat verschiedene und vielfältige Erscheinungsformen, aber in der Regel keine flächenhafte Ausbreitung. Das Fußgewölbe bleibt meist frei, die Auflastungsstellen der Sohle sind verstreut mit warzenähnlichen oder auch

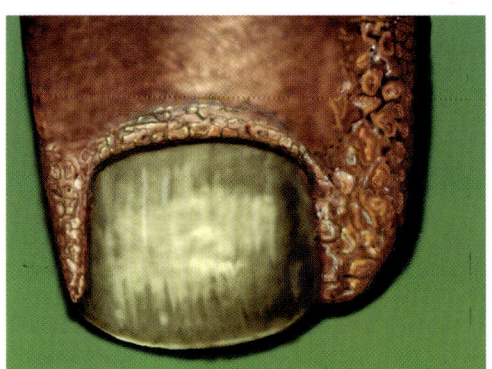

Abb. 67: Keratosis palmoplantaris variegata mit typischer Beteiligung des Epionychium

schwielenförmigen Keratoseherden befallen. Charakteristisch ist die Verdickung und Verhornung des Epionychium vorwiegend der Fingernägel (**Abb. 67**).

Therapie

Das Therapieziel ist bei allen palmoplantaren Keratosen mit oraler Medikation (Retinoide, Vitamin-A) sowie mit Keratolytika und Bädern zu arbeiten, um Funktionsstörungen, Superinfektionen (durch Verschmutzung) und Mazerationen (durch Hyperhidrose) zu vermeiden. Bevorzugt wirken Salicylsäure, Bäder mit Sapo Kalinus oder 3%igem Kochsalz. In der Podologenpraxis wird diese Therapie durch hochtouriges Schleifen oder Abtragen mit dem Skalpell unterstützt. Bei Bedarf und möglichst unter vorheriger fachärztlicher Indikationsstellung werden störende Hornplatten abgeschabt oder Keratoseareale, welche Hautkontrakturen verursachen, ausgedünnt. Da wegen der erblichen Veranlagung eine grundsätzliche Heilung nicht zu erwarten ist, hat man in vereinzelten Fällen auch schon Hauttransplantationen durchgeführt. Auch eine Röntgen-Weichstrahltherapie ist beschrieben.

Follikularkeratosen

Bei diesen Keratosen ist die Verhornungsstörung gewöhnlich auf die Haarfollikel beschränkt.

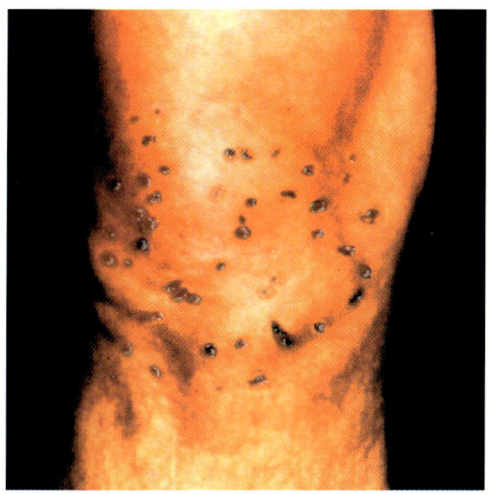

Abb. 68: Keratosis follikularis akneiformis

Keratosis Follikularis (Lichen pilaris, Keratosis pilaris)

Relativ häufige Verhornungsstörung. An den Beinen an der Außenseite der Ober- und Unterschenkel. Hornpfröpfe überragen das Hautniveau und erzeugen ein Reibeisengefühl.

Keratosis follicularis acneiformis

Es handelt sich um eine genetisch determinierte Erkrankung, bei der um die Follikel hyperkeratotische Papeln entstehen, vorwiegend an den Streckseiten der Extremitäten (Kniegelenke) **(Abb. 68)**.

Dyskeratosis follicularis (Morbus Darier)

Die Erkrankung ist selten. Es ist eine familiäre Verhornungsstörung mit Übergreifen auf die follikelfreie Haut.
Histologisch: vorzeitige Verhornung (Dyskeratose).
Klinisch: Kleinlinsengroße, von Hornschicht bedeckte Papel **(Abb. 69)**. Im Hautrelief der Fußsohle Leistenunterbrechungen, zum Teil Grübchenbildung und schüsselförmige Verhornung **(Abb. 38)**. Am Fußrücken ist eine Variante mit warzenähnlichen Keratosepapeln beschrieben (Acrokeratosis verruciformis).
Weitere Kombinationsvariante: Palmoplantare Keratodermie.
Nagelbeteiligung: Trübung, Verdickung, Längsrisse, subunguale Keratosen.

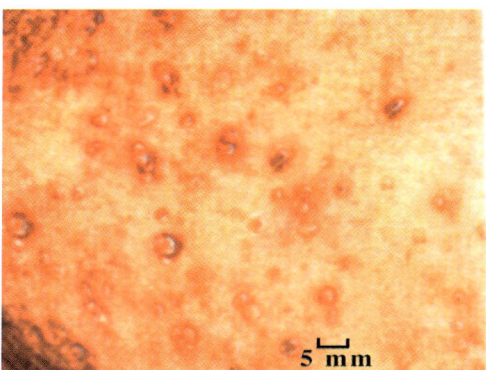

Abb. 69: Morbus Darier

Follikel-Hyperkeratose als **Folge anderer Dermatosen**

Als Begleiterkrankung anderer Hyperkeratosen finden wir immer wieder follikuläre Krankheitsbefunde der Haut. Es sind diese zu beobachten unter anderen bei Ichthyosis vulgaris, Lichen ruber planus, Lupus erythematodes und Morbus Darier.

Keratosen ohne Follikelbindung

- **Hyperkeratosis lenticularis perstans (Morbus Flegel)**

Seltene Erkrankung mit verstreuten, 1 bis 5 Millimeter großen, gelb bis braunen Hornpapeln, die vorwiegend an der Haut des Fußrücken und des Unterschenkels zu finden sind.

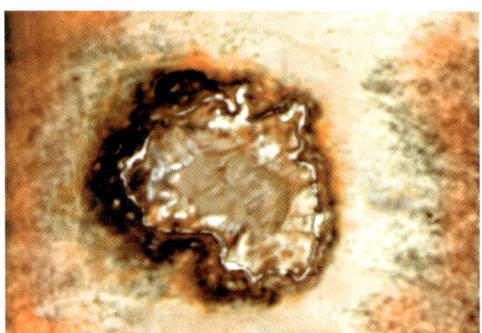

Abb. 70: Porokeratosis Mibelli

- **Porokeratosis Mibelli**

Seltene Hyperkeratose, punktförmiger Beginn mit langsamer Ausbreitung. Befällt vorzugsweise Hände und Füße. Meist Einzelherde, kreisförmig fortschreitend, mit ca. 1 Millimeter hohem Randwall. Typisch zentrale, atrophische Einsenkung. Durchmesser von 0,5 bis zum Teil 20 Zentimeter zunehmend **(Abb. 70)**.

- **Porokeratosis plantaris disseminata (discreta)**

Beginnt an Sohlen und Handflächen. Minimalvariante von Porokeratosis Mibelli. Einzelherde nur 0,5 bis 1 Zentimeter groß. Auf den Sohlen zentrale Einsenkung, grübchenförmig ausgeprägt.

Hyperkeratosis follicularis et parafollicularis in cutem penetrans (Morbus Kyrle)

Seltene Dyskeratose, zu den Genodermatosen gerechnet. Die Hornknötchen stehen einzeln und in Gruppen. Betrifft vorzugsweise die Streckseiten der unteren Extremitäten.
Die 2 bis 8 Millimeter großen, gelb-grau-braunen

Hornpapeln überragen sowohl das Hautniveau und dringen bis in die Lederhaut vor, indem die Keratiniserung der Epidermiszellen immer mehr und vorzeitig in der Tiefe erfolgt. Löst sich der zentrale Hornpfropf heraus, hinterläßt er ein kleines Hautulkus **(Abb. 71)**.

Epidermolysen

In diesem Abschnitt sind die erblich veranlagten bullösen Hauterkrankungen angesprochen. Schon bei kleinen Anlässen kommt es zur Blasenbil-

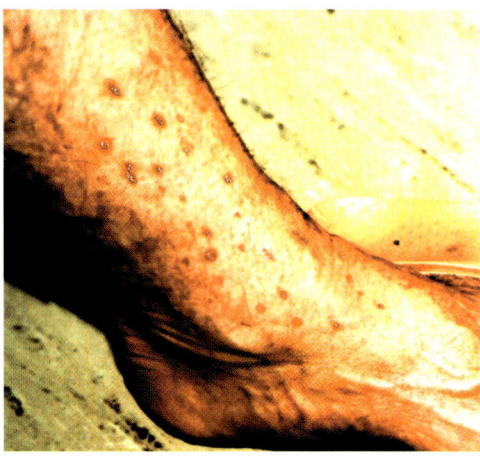

Abb. 71: Morbus Kyrle

dung. Die Kohärenz bzw. Haftfähigkeit der Haut ist deutlich herabgesetzt.
Die Zustandsbilder unterscheiden sich meist im Erbgang, variieren von leichten bis schwersten Fällen, zum Teil mit tödlichem Ausgang (siehe auch Fachliteratur).

Histopathologisch werden die Blasen in 3 Etagen gefunden (siehe auch Kapitel III und V). Demnach werden sie auch in drei Hauptgruppen eingeteilt:

Epidermolysis bullosa simplex

Betrifft die intraepidermale Schicht in der Oberhaut, wobei sich die Keratinozyten voneinander lösen. Die Läsionen heilen ohne Narbenbildung ab.

Beispiele:
Epidermolysis bullosa hereditaria simplex Typ Köbner (Abb. 72) und Typ Ogna.

Epidermolysis bullosa pedum aestivalis (Typ Weber-Cockayne)

Diese Erkrankung tritt vorwiegend im jugendlichen Alter auf, bevorzugt das männliche Geschlecht und die Sommersaison, wird gewöhnlich im Anschluß an Spaziergänge und Märsche bei schlechtsitzendem Schuhwerk beobachtet und tritt fast nur an den Füßen in Erscheinung.

Es kommt zu Blasen und Erosionen, die suprabasal liegen und schon ohne größere mechanische Einwirkungen auftreten. Eine spezielle Therapie

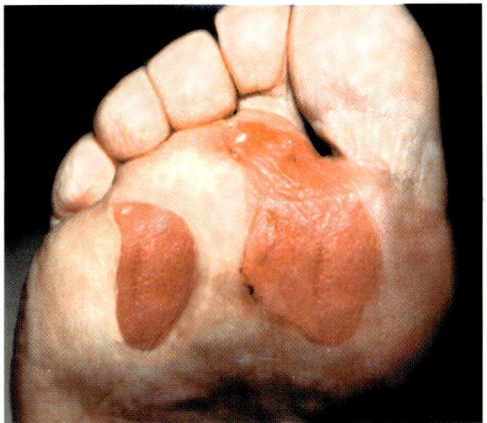

Abb. 72: Epidermolysis bullosa hereditaria simplex

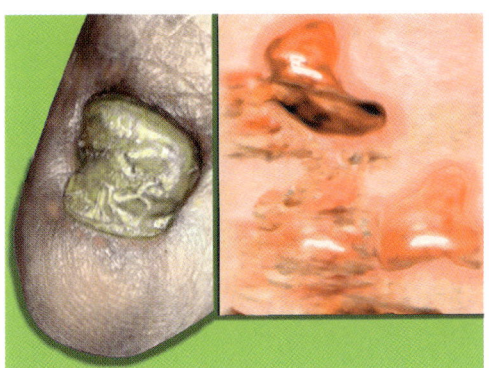

Abb. 73: Nagelbeteiligung bei Epidermolysis bullosa hereditaria dystrophicans

gibt es nicht. Die Eröffnung der Blasen und Desinfektion sowie anschließende Versorgung mit dementsprechendem schonendem Schuhwerk ist die symptomatische Therapie der Wahl.

Epidermolysis bullosa junktionalis

Betrifft die junktionale Schicht (im Bereich der Basalmembran).

Epidermolysis bullosa dystrophicans

Betrifft die dermale Schicht unterhalb der Basalmembran in der Lederhaut.

Es gibt eine Reihe verschiedener Krankheitsbilder in unterschiedlicher Ausprägung und Schwere. Sie werden dystrophisch genannt und heilen

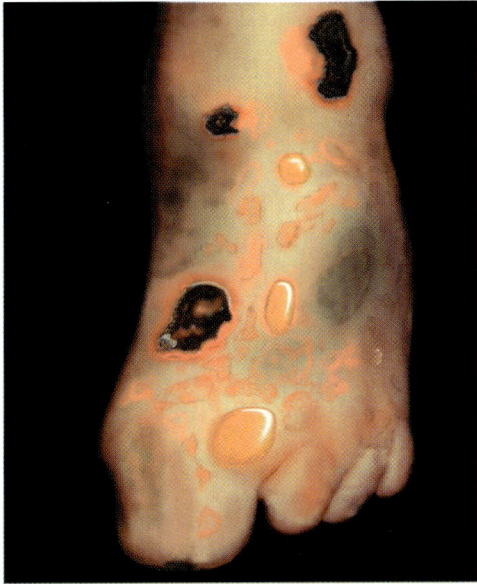

Abb. 74: Epidermolysis bullosa dystrophicans (Typ Hallopeau-Siemens)

nur unter Narbenbildung ab. An den Sohlen bilden sich Milien, Narben und Pigmentstörungen. Auch Onychogryposen und andere dystrophische Nagelveränderungen sind beschrieben **(Abb. 73)**.

Epidermolysis bullosa dystrophicans (Typ Hallopeau-Siemens)

Die Ausprägung umfaßt milde und schwere Formen, die bis zur Behinderung reichen. Die meisten Krankheitsträger sterben noch im Kindesalter.

An den Füßen entstehen ausgeprägte Epidermolysen und eine empfindliche, leicht verletzbare Haut. Auffällig ist die Verwachsung der Finger und Zehen, die auch chirurgisch nicht auf Dauer zu beseitigen ist, da es sofort ein Rezidiv gibt **(Abb. 74)**.

Histopathologie: Überschießende Kollagenbildung und Reduzierung der Ankerfibrillen in der Junktionszone.

Therapeutisch kann der Kollagenasehemmer Diphenylhydantoin versucht werden. Im Vordergrund stehen podologische und pflegerische Maßnahmen.

Hinweis: (siehe auch Kapitel VI und Fachliteratur)

Autoimmun-bullöse Dermatosen

Dies sind keine Genodermatosen und hier nicht aufgeführt. Sie entstehen zumeist auf autoimmunologischem Wege und sind mehr oder weniger erworben. Dazu gehören die folgenden Gruppen:

Pemphiguserkrankungen

Bilden ebenfalls Blasen (durch Akantholyse in der Oberhaut), sind aber erworben und heilen nicht spontan ab.

Pemphigoiderkrankungen

Bilden auch Blasen. Sie sind ebenfalls erworben und entstehen (meist immunologisch) eine Etage tiefer an der Kontaktstelle von Basalmembran und Lederhaut.

Naevi (Hamartome)

Diese Gebilde unterscheiden sich von ihrer Umgebung in der Haut durch Abgrenzung, Gestalt und Farbe. Histologisch gesehen ist es ein von der Umgebung unterschiedlicher, regelwidriger Gewebsaufbau, der jedoch gutartig ist.

Es sind, vereinfacht gesagt, Zellen oder Zellnester, die während der embryonalen Gewebedifferenzierung an einen falschen Standort gelangt sind.

Die Einteilung der Hamartome erfolgte deswegen lange Zeit nach ihrer Keimblattabstammung. Diese Klassifizierung wird heute zunehmend verlassen.

Hinweis:

Die Keimblätter entstehen bei der Entwicklung des menschlichen Ei im Rahmen der Zellvermehrung. In der menschlichen Primitiventwicklung bilden sich durch Zellverlagerung verschiedene Keimschichten, bzw. Keimblätter. Vereinfacht gesehen, entstehen im wesentlichen drei Keimblätter:

das innere Keimblatt (Entoderm),
das äußere Keimblatt (Ektoderm) sowie
das mittlere Keimblatt (Mesoderm).

Diese Keimblätter entwickeln sich weiter, so zum Beispiel das Ektoderm zum Neuroektoderm, woraus sich später das Nervengewebe differenziert. Die Keimblattzuordnung dieser in die Haut versprengten Zellen wird daher der Praktikabilität wegen als Grundlage der Einordnung der Hamartome benutzt.

Es wird unterschieden in:

ektodermale Hamartome
neuroektodermale Hamartome
mesodermale Hamartome

Hamartome (Naevi) können als einzelne Zellhaufen (solitär) auftreten, aber auch systematisiert zum Beispiel im Ausbreitungsgebiet von Nerven, wobei wir dann eine flächenhafte oder strichförmige Ausbreitung finden. Bevorzugt werden Grenzabschnitte zwischen zwei Nervenversorgungsgebiete oder andere Grenzlinien, die durch die embryonale Entwicklung (Nahtstellen) bestimmt sind.

Hamartome erscheinen in Form von dunkel gefärbten Muttermalen, „Mongolenflecken", aber auch als helle Pigmentflecken oder auch als knotige Veränderungen der Hautoberfläche. Auch Hautanhangsgebilde wie die Drüsen unterliegen Veränderungen durch Hamartome.

Hamartome sind zunächst einmal als gutartige Tumore definiert, können schon bereits bei der Geburt vorhanden sein, sich aber auch erst im Laufe der Zeit entwickeln. Zu beachten sind Hamartome (Naevi) deshalb, weil sie sich zu bösartigen Tumoren entwickeln können. Wahrscheinliche Ursache sind die E-Zellen der Hamartome, die auf einer embryonalen Entwicklungsstufe stehengeblieben sind und sich später weiterentwickeln, vermehren und differenzieren (maligne Entartung) können. So kann sich eine embryonale

Hamartomzelle im Laufe des Lebens weiterentwickeln und durchaus andere Gewebe wie Drüsengewebe oder Kapillargewebe nachahmen.

Eine Abhandlung über sämtliche Hamartome sprengt den Rahmen dieser Schrift. Doch sind der Übersicht halber folgende Beispiele anzugeben:

Ektodermale Hamartome

Hier unterscheiden wir lokalisierte und systematisierte Gewebsfehlbildungen.

bizarre Befunde wie Blumenkohlköpfe oder Turbanköpfe erzeugen können.

Syringom: betrifft Ausführungsgänge der apokrinen Schweißdrüsen, kleine Knoten, die pfefferkornähnlich aussehen und an Hals, Brust, Achsel, am Genitale und auch auf den Augenlidern.

Epidermoidzyste: nicht selten vorkommend, am Kopf, auch am Kreuzbein, tief in der Haut liegender Naevus, oft fistelnd.

Naevus sebaceus: kosmetisch störendes Hamartom aus Talgdrüsen an Stirn, Schläfen und an der behaarten Kopfhaut.

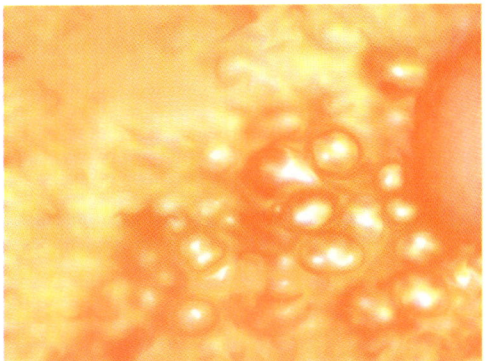

Abb. 75: Epithelioma adenoides cysticum (multiple Trichoepitheliome)

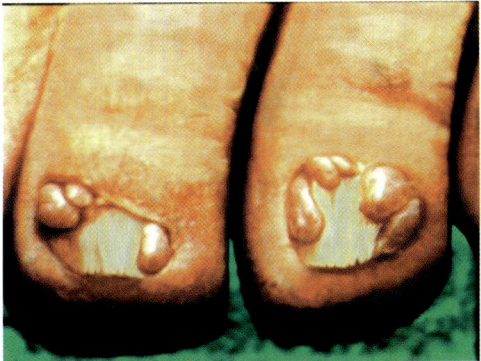

Abb. 76: Koenen-Tumore

Lokalisierte Formen

Die meisten sind wegen ihrer Lokalisation für die Podologie nicht wesentlich. Beispiele:

Epithelioma adenoides cysticum

Hierbei handelt es sich um verstreut liegende, linsengroße Zysten in der Haut, die als Ursache eine Störung in der Keimanlage der Haarmatrix-Zellen haben. Man findet diese kleinen Hohlräume vorwiegend im Gesicht und Nasenbereich **(Abb. 75).**

Weitere Vertreter sind:

Spieglertumoren: Fehlbildungen von Schweißdrüsen, auch der Haarfollikel. Erbs- bis pflaumengroße Knoten, vorwiegend am Kopf, die

Systematisierte Formen
(sogenannte Phakomatosen)

Bei dieser Erscheinungsform ist vor allen Dingen das *Adenoma sebaceum PRINGLE* zu nennen, dessen Erscheinungsform in kleinen bis hirsekorngroßen Knötchen besteht und vorwiegend im Bereich von Gesicht und Hals auftritt. Histologische Untersuchungen dieser Knötchen ergaben Gewebsanteile von Talgdrüsen sowie Blutgefäßen.

Der *Morbus BOURNEVILLE PRINGLE* befällt das Gehirn und führt dort zu Gefäßverkalkungen. Des weiteren können Tumoren an inneren Organen auftreten. Für den Fußtherapeuten ist wichtig, daß im Rahmen dieser Erkrankung *KOENEN-Tumore* an den Nägeln auftreten können. Das sind paraunguale, um das Nagelbett herum auftretende Fibrome **(Abb. 76).**

Neuroektodermale Hamartome

Diese Naevi entwickeln sich aus jenem embryonalen Keimblatt, aus dem sich später das Nervengewebe differenziert. Die Stammzellen dieser epidermalen Tumore nennt man **Naevoblasten**, die aus der embryonalen Neuralleiste ausgewandert sind. Aus dieser Neuralleiste entwickelt sich später unser Rückenmark.

Ein Naevoblast kann sich in zwei Richtungen entwickeln, nämlich einmal zum Melanozyten, der für die Pigmentierung unserer Haut zuständig

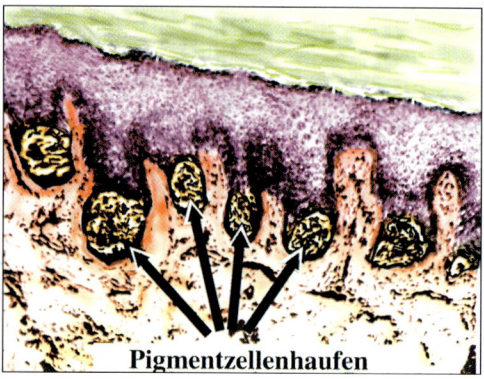

Abb. 77: Junktionsnaevus

ist und zum anderen in eine **SCHWANN-sche Zelle**, die Bestandteil unseres Nervengewebes ist. Sind die Ausgangszellen eines Hamartoms Melanozyten, so entsteht zum Beispiel ein **Zell-Naevus**. Sind die Ausgangszellen eines Hamartoms SCHWANN-sche Zellen, so entsteht ein **Neurofibrom**.

Für die Podologie ist das Wissen um Pigment-Naevi nicht unwichtig, da der Fußtherapeut diese Veränderungen auch in seinem Arbeitsbereich findet und mit einer Entartung dieser Gebilde immer zu rechnen ist:

Die Entstehungstheorie der Pigmentnaevi geht davon aus, daß bereits ab dem 3. Embryonalmonat die Melanozyten aus ihrem Stammgebiet, der Neuralleiste, in die Haut, speziell in das Korium einwandern und sich dort vorübergehend ablagern. Bis zum Erreichen ihres normalen Standortes in der Basalregion der Epidermis kann es nun zu mehreren „Betriebsstörungen" kommen.

Lagern sich in den tieferen Schichten des Koriums vereinzelte Melanozyten ab, so entwickelt sich daraus der Naevus coeruleus. Damit wird der intradermale Typ des Pigment-Naevus konstituiert.

Wandern die Melanozyten in die Basalzellen ein und kommt es dort zu einer vermehrten Anlagerung und unregelmäßigen Durchmischung mit den Basalzellen, entsteht der Naevus spilus.

Werden Melanozyten, die sich zum Teil in epidermalen Naevuszellnestern eingenistet haben, in

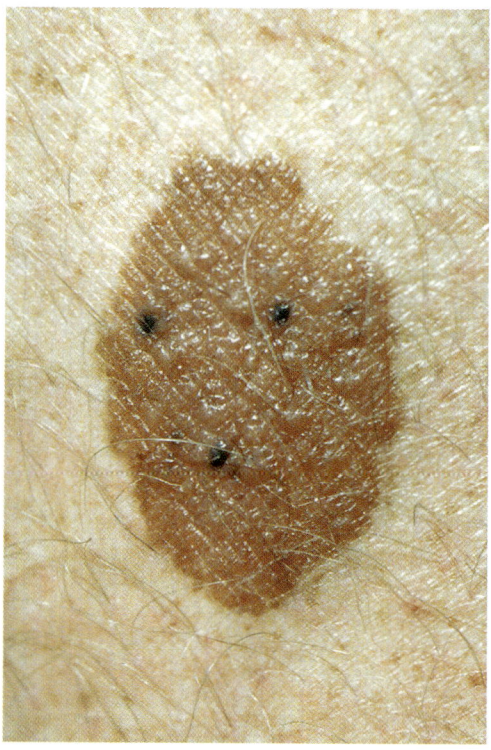

Abb. 78: Naevus naevocellularis pigmentosus (Muttermal)

der Pubertät aktiv, so kann es zur Verlagerung der Melanozyten in die verschiedenen Hautschichten kommen (Abtropf- oder Segregationsphänomen).

Liegen die Zellnester dabei in der Nähe der Basal- und Keimschicht an der Grenze zwischen Epidermis und Korium, so ist die Gefahr einer späteren Entartung leichter gegeben (Junktions-Typ (**Abb. 77**). Wandern die Malanozytenhaufen in tiefere Hautschichten ein (untere Schicht des

Koriums), ist die Gefahr der Entartung gering (Compound-Typ).

Für den praktischen Gebrauch unterscheiden wir bei den neuroektodermalen Hamartomen (Naevi) lokalisierte und systematische Formen.

Lokalisierte Formen

Muttermal (Naevus naevocellularis pigmentosus)

Dieser rundliche Pigmentfleck fällt uns in seinen

Naevus caeruleus

Er ist relativ häufig und wie bereits oben in der Entstehungsgeschichte ausgeführt, durch seinen tiefen Sitz im Korium (Lederhaut) definiert. Deswegen wirkt er von außen bläulich. Seine Ausdehnung wechselt zwischen Linsen- bis Kirschgröße. Vorkommen nicht nur im Gesicht, am Gesäß, sondern auch an Hand und Fuß **(Abb. 79a),** gelegentlich an der Fußsohle **(Abb. 79b).**
Histologisch: Ansammlung vom Melanozyten, mit zunehmendem Lebensalter Fibrosierung und

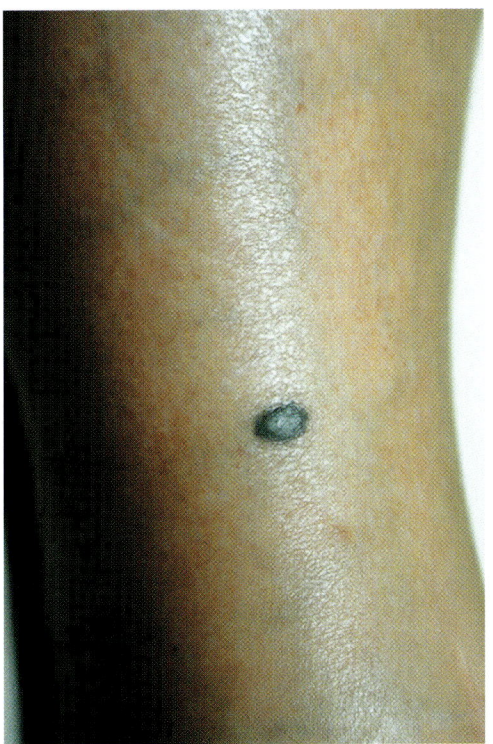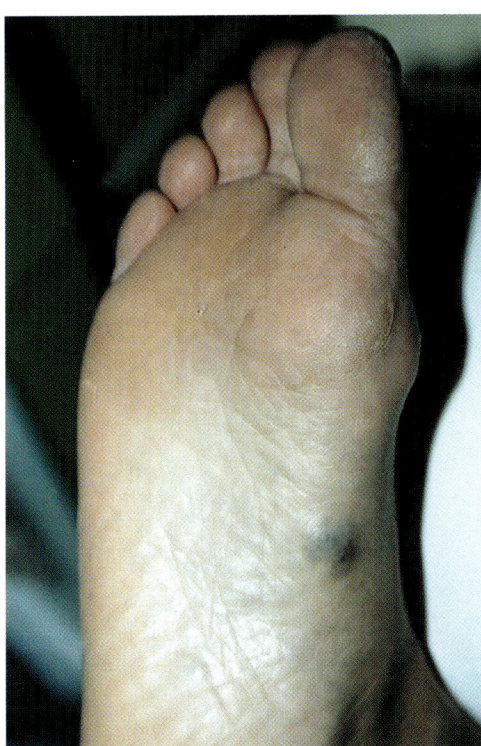

Abb. 79a und 79b: Naevus caeruleus am Unterschenkel und an der Fußsohle

mannigfaltigen Formen, Größen und auch bräunlich **(Abb. 78)** unterschiedlichen Farbschattierungen auf. Wir finden warzenartige, hyperkeratotische Varianten (Naevus verrucosus), Naevi mit höckeriger Oberfläche (Naevus papillomatosus), aber auch mit Einstreuung von Haaren (Naevus pilosus). Extreme Behaarung führt zu Verunstaltungen und wird Tierfell-Naevus genannt.

Änderung der Oberfläche. Als rassisches Merkmal bei seinem Auftreten in der Kreuzbeingegend nennt man ihn Mongolenfleck, der jedoch gewöhnlich zwischen dem 7. und 13. Lebensjahr verschwindet.

Naevus spilus

Dieser Fleck ist gekennzeichnet durch seine relative Pigmentarmut und seine unregelmäßige Be-

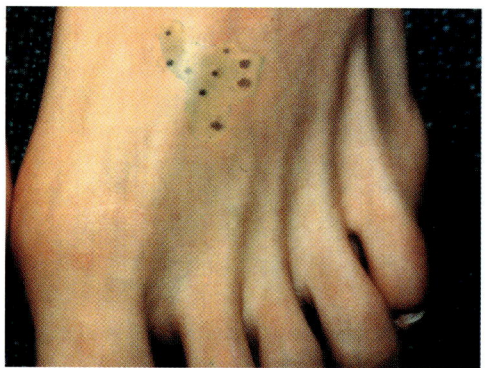

Abb. 80: Naevus spilus

grenzung, wobei auch die Größe beträchtlich differieren kann. Sein Aussehen ist geprägt durch die Farbabschwächung **(Abb. 80)** mit örtlich vermehrter Einlagerung von Pigment im Bereich des Stratum basale und spinosum der Epidermis. Helle Varianten haben den Namen Cafe-au-lait-(Milchkaffee-)Flecken.

Linsenflecken (Lentigines)

Verstreute, kleine, linsengroße Flecken, hellbraun bis rotbraun **(Abb. 81)**.

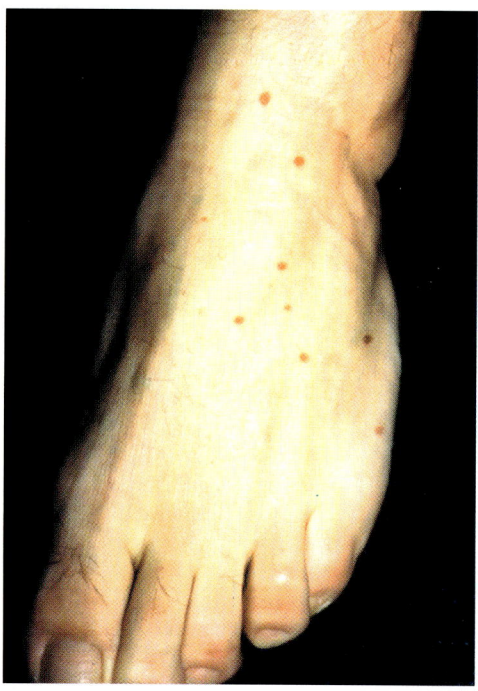

Abb. 81: Linsenflecken (Lentigenes)

Histologisch Vermehrung von Melanozyten in verlängerten Papillenzapfen. Familiäre Häufung beschrieben. Meist schon bei Geburt vorhanden (Lentigo simplex), zum Teil erst im Alter durch Lichteinwirkung entstehend (Lentigo senilis).

Therapie der Pigment-Naevi

Kosmetische Abdeckung. Der Versuch mit chemischen Ausbleichung und Gewebszerstörung mit Phenol oder Podophyllin (20-25%) ist inzwischen obsolet; chirurgische Entfernung immer mit histologischer Untersuchung!

Systematisierte Formen

Dazu zählt man eine Reihe sogenannter neurokutaner Erkrankungen, die ihren Ausgang vom Nervengewebe haben. Wegen ihrem systematisierten Auftreten und ihrer fleckigen Struktur zählt man sie zu den *Phakomatosen* (phakos = Linsenfleck).

Neurofibromatose (von Recklinghausen-Krankheit)

Diese autosomal-dominant erbliche Variante der neuroektodermalen Hamartome entsteht aus tumorähnlich angehäuften SCHWANN-schen Nervenscheidenzellen.
Kennzeichen: multiple weiche Fibrome, zum Teil lappenförmige Neurofibrome, auch systematisiert

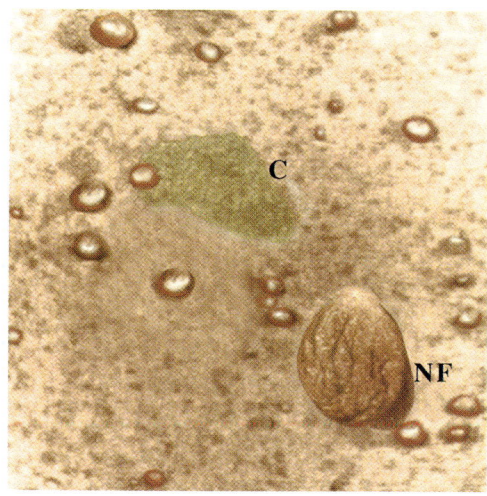

**Abb. 82a: Neurofibromatose am Körper
NF = lappenförmiges Neurofibrom
C = Cafe-au-lait-Fleck**

als knotige Tumore, vereinzelt den neurologischen Segmenten der Haut zugeordnet **(Abb. 82a)**. Frühzeichen der Krankheit sind mehr als fünf Cafe-au-lait-Flecken und eine Lentiginose in der Achselgegend. Begleitsymptome sind Beteiligung der Gehirnnerven und Knochenveränderungen. Auch an der Fußsohle ist die Neurofibromatose vertreten **(Abb. 82b)**.

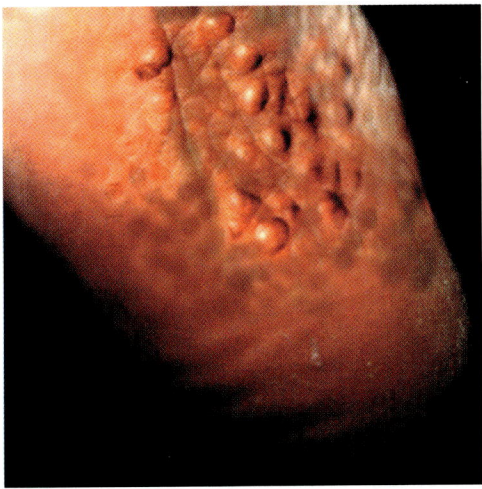

Abb. 82b: Neurofibromatose an der Fußsohle

Morbus Bourneville

Neurocutanes, dominant erbliches Syndrom, histologisch vorwiegend durch Fibrome und Angiome, schon in den ersten Jahren mit Befall des Gehirns, auch innerer Organe beginnend. An den kleinen Röhrenknochen der Füße lokale Spongiosaresorptionen (Variante **Morbus Bourneville-Pringle**) und **Koenen-Tumore (Abb. 76)**.

Mesodermale Hamartome

Bei dieser Form der Naevi handelt es sich in der Regel um Fehlbildungen der Blutgefäße, *Hämangiome* genannt. Der wissenschaftlichen Einordnung wegen spricht man auch hier wieder von lokalisierten und systematisierten Hämangiomen. Andere Autoren verwenden weitere Einteilungen: Einteilung nach Beschaffenheit und Lokalisation, plane (flache) oder blastomatöse (knotige) Erscheinungsbilder.

Lokalisierte Formen von Hämangiomen

In der Podologie spielen lokalisierte mesodermale Naevi keine große Rolle. Der Übersicht halber werden aber erwähnt:

Naevus UNNA

Es wird im Volksmund „*Storchenbiß*" genannt, weil es bei Neugeborenen auftritt. Spontane Rückbildung möglich. Sitzt vorwiegend im Nacken, an der Stirn oder im Kreuzbeinbereich.

Naevus araneus: „*Spinnennaevus*"

Auch Spidernaevus genannt. Vorkommen im Gesicht, Nacken und Oberkörper. Spinnenbeinförmig austrahlende, arterielle Angiome, die unter anderem bei Leberzirrhose, während der Schwangerschaft und nach Infektionen auftreten können. Kosmetisch störend.

Hämangioma cavernosum

Im Volksmund bekannt als „*Blutschwamm*", meistens bei Neugeborenen im Kopfbereich. Ab dem sechsten Lebensmonat oft Wachstumsstillstand oder spontane Rückbildung.

Hämangioma racemosum

Gefäßfehlbildung mit arterieller Struktur, deutsch „*Rankenangiom*". Sitzt nicht nur am Kopf, auch an den Extremitäten. Charakterisiert durch rankenförmige, konvolute Ansammlungen kleiner Gefäße, die in die Subcutis eingelagert sind.

Naevus flammeus

Im Volksmund „*Feuermal*" genannt. Es ist angeboren oder früh ausgebildet mit feuerroter bis
blauroter Farbe. Linsengröße bis segmental-
flächige Ausdehnung, im Gesicht, am Körper und
auch an den unteren Extremitäten **(Abb. 83)**. Oft
als Teilsymptom von Mißbildungssyndromen
(Klippel-Trenaunay).
Histopathologisch finden sich Kapillarerweite-
rungen, wobei die Farbe auf Glasspateldruck verschwindet.

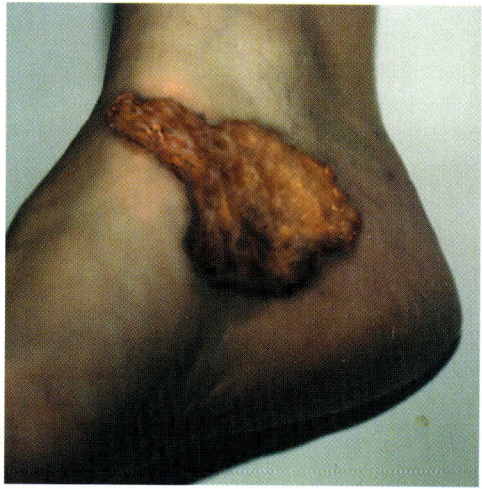

Abb. 83: Hämangiom am Fuß

Systematisierte Formen

Es handelt sich hier um Mißbildungen mit oft
ausgedehnten fleckförmigen Eruptionen an Haut,
Auge, Gehirn; Syndrome auch *Phakomatosen*
genannt.
Diese Syndrome haben zum Teil Eigennamen
wie z.B. *Sturge-Weber-Krabbe-Syndrom, von-
Hippel-Lindau-Syndrom, Parkes-Weber-Syn-
drom, Klippel-Trenaunay-Syndrom.*

Klippel-Trenaunay-Syndrom

Es ist gelegentlich auch in der Podologie zu
sehen. Vergesellschaftet mit einem *partiellen
Riesenwuchs* einer unteren Extremität (Quadran-
tensyndrom), auch mit einen *Naevus flammeus*
sowie *Venektasien.* Letztere sind Fehlbildungen
(primäre Varizen) im venösen Bereich. Die ober-

flächlich erweiterten Venen können nicht ohne
weiteres entfernt werden, da die tiefen Venen oft
unterentwickelt sind.

Parkes-Weber-Syndrom

Kongenitale arteriovenöse Kurzschlüsse, vor
allem auch an den Beinen. Mangelhafte Durchblutung wegen schlechter Sauerstoffversorgung
durch vorzeitigen Rückfluß des Blutes. Gefahr
der Gangrän, vor allen an den Zehen.

Therapie der Gefäßnaevi

Zunächst sollte man abwarten, ob eine spontane
Rückbildung erfolgt. Therapieansätze sind oberflächliche Diathermie, Lasertherapie, Kryotherapie und Verödungsmittel. Excision hinterläßt
starke Narbenbildung! In leichten Fällen kosmetische Deckung. Die früher übliche Röntgenbestrahlung ist heute obsolet.

Dysplasien, Anomalien

Bei diesen angeborenen Hauterkrankungen handelt es sich von der Einteilung her um Mißbildungen (Dysplasien), oft um Anomalien des Bindegewebes. Sie sind mesodermalen Ursprungs. Die
Erkrankungen betreffen daher in der Regel nicht
nur die Haut allein.

Wegen der genetischen, also anlagebedingten
Prädisposition ordnet man die nachfolgenden
Dermatosen den Genodermatosen zu. Von der
Übersicht her erschien uns dieses Vorgehen bes-
ser als die Einteilung anderer Autoren.

Nur in wenigen Fällen werden kutane Dysplasien
ektodermal eingeordnet, wie zum Beispiel bei der
seltenen **anhidrotischen Ektodermaldysplasie.**
Diese autosomal-dominant vererbbare Erkrankung
der Haut ist charakterisiert durch *Nageldysplasie*
(Nagelverdickung, braune und weiße Längsstreifen, periphere Nagellösung, Konvexdeformation)
in Verbindung mit *Hypotrichose* (Haarminder-
wuchs). Zusätzlich beobachtet man Zahnanomalien und eine Unfähigkeit zum Schwitzen.

Die Dysplasien und Anomalien (Fehlbildungs-
syndrome) des Bindegewebes betreffen überwiegend das
elastische Bindegewebe und in seltenem Falle
das **kollagene Bindegewebe.**

Kollagenes Bindegewebe

Die wichtigste Störung bei der Ausbildung des kollagenen Bindegewebes ist die

Gummihaut, Ehlers-Danlos-Syndrom

Zu diesem Syndrom werden heute neun Typen gerechnet. Charakteristisch ist bei allen die Überdehnbarkeit der Haut, die vermehrte Verletzbarkeit und Überdehnbarkeit der Gelenke.

kirschkerngroße Verkalkungen nachweisbar. In der Podologie sind zwei Typen wichtig, die die Gelenkbeweglichkeit betreffen:

Typ III, benigner hypermobiler Typ

Gekennzeichnet durch Überstreckbarkeit der Gelenke, häufige Luxationen. Es besteht keine Wundheilungsstörung und nur eine geringe Blutungsneigung. Daher sind operative, stabilisierende Maßnahmen möglich (**Abb. 84 und Abb. 85).**

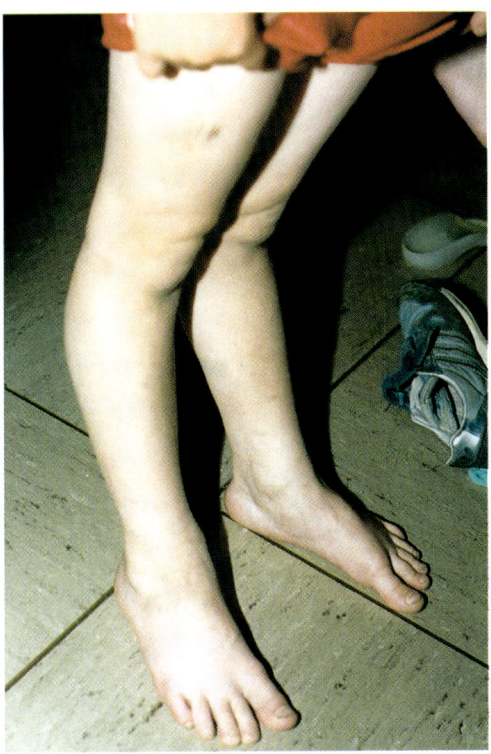

Abb. 84: Genu recurvatum bei Ehlers-Danlos-Syndrom

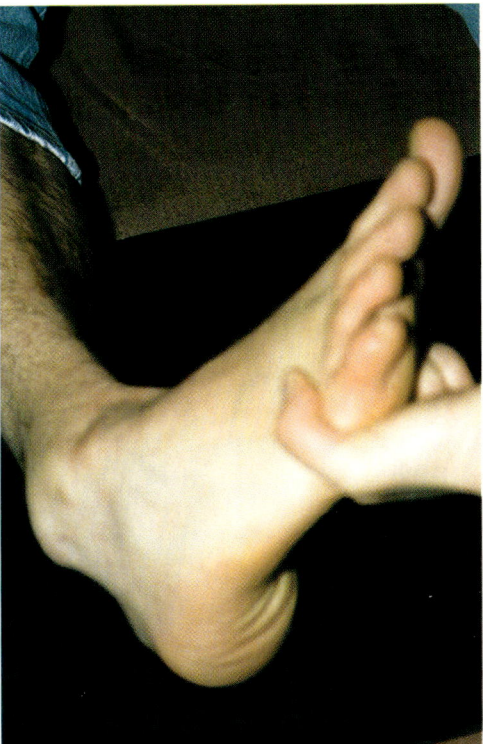

Abb. 85: Vermehrte Bänderdehnbarkeit am Sprunggelenk

Angeborene Ursache ist die mangelhafte Kollagensynthese, die zu verschieden starken Folgen im Bindegewebe des Körpers führt.
Diese können sich auch in verzogenen, molluskoiden Narben äußern (häufig am Knie, fischmaulartig), in vermehrten Blutungen und gestörter Wundheilung. An Belastungsstellen wie den Fersen finden sich kleine Hernien von Fettgewebe (molluskoide Pseudotumoren) und auf den Röntgenbildern sind im subkutanen Fettgewebe bis

Typ VII Arthrochalasis multiplex congenita
Extrem ausgeprägte generalisierte Gelenküberstreckbarkeit. Angeborene Hüftluxation und andere Luxationen häufig. Kleiner Wuchs.

Elastisches Bindegewebe

Anlageanomalien des elastischen Bindegewebes sind:

Fallhaut (Dermatochalasis)

Es ist eine generalisierte Elastolyse mit Faltenbildung und Herabhängen der Haut durch enorme Schlaffheit. Auffällig im Augenbereich mit Ausbildung von Lidsäcken (Blepharochalasis).

Cutis verticis gyrata

Deformierungen am behaarten Kopf, Bildung von Längswülsten, zum Teil Vergrößerung des ganzen Kopfes.

Flughautbildung (Pterygium)

Die Ausbildung von häutigen, flügelartigen Anomalien sieht man am Hals, unter den Achseln, gelegentlich an den Beugen der Extremitäten, aber nicht selten auch zwischen den Fingern und am Fuß zwischen den Zehen. Während an den oberen Extremitäten diese Veränderungen heute durch die plastische Chirurgie bereits frühzeitig korrigiert werden, ist die Zahl der Korrekturen an an den Füßen weniger hoch, so daß wir die Flughaut hin und wieder in den podologischen Praxen sehen.

Pseudoxanthoma elasticum DARIER

Ursache sind angeborene Enzymdefekte des Glykosaminoglykanstoffwechsels, speziell der elastischen Fasern. Es bilden sich flache Knötchen mit gelblicher Farbe am Hals, um den Nabel und an den Extremitätenbeugen, was zu kosmetischen Irritationen führt.

Aus der Gruppe der bindegewebigen Genodermatosen sollte man noch die *branchiogenen Fisteln* erwähnen, die man vor allem an Ohren, Lippen und Hals findet.

Das Erscheinungsbild der bindegewebigen Dermatosen ist sehr vielfältig, die Eingruppierung und diagnostische Zuordnung oft sehr schwierig (Osteogenesis imperfecta, Marfan-Syndrom, Mukopolysaccharidosen).

Die therapeutischen Möglichkeiten sind bei gröberen Störungen und Deformierungen im wesentlichen auf chirurgische Maßnahmen beschränkt. In seltenen Fällen gelingt eine Beeinflussung durch Bestrahlungen, physikalische Maßnahmen oder medikamentös-kosmetische Behandlungsversuche.

VIII. Erworbene Hauterkrankungen (erworbene Dermatosen)

Ausgewählte Krankheitsbilder
Pathogenetische Einteilung

VIII. A. Entzündlich bedingte Hauterkrankungen (entzündlich bedingte Dermatosen = Dermatitiden)

Übersicht

VIII. Erworbene Hauterkrankungen (erworbene Dermatosen)

A. Entzündlich bedingte Dermatosen
B. Degenerativ bedingte Dermatosen
C. Traumatisch bedingte Dermatosen
D. Tumorös bedingte Dermatosen

A. Entzündlich bedingte Dermatosen

Infektiöse und parasitäre Ursachen
Allergische Ursachen
Unbekannte Ursachen

Infektiöse und parasitäre Ursachen

Viren
Bakterien
Hautpilzerkrankungen (Dermatomykosen)
Tierische Parasiten (Epizoonosen)
Würmer (Vermes)

Infektiöse, parasitäre und zoologische Ursachen

Viren

Vorbemerkung: Bei den Virusinfektionen der Haut unterscheiden wir *generalisierte* (Exantheme) Erscheinungsformen, wie zum Beispiel Masern, Röteln, Pocken, von *lokalisierten* Erkrankungen, deren Hauptvertreter in der Podologie die Warzen sind.

Mikrobiologische Anmerkung

Vereinfacht gesehen sind Viren mikroskopisch kleine Infektionserreger, die sich von anderen Krankheitserregern durch einen eigenen Aufbau und Vermehrungsmodus unterscheiden. Viren vermehren sich nur in lebenden Zellen, nicht durch Zellteilung wie Bakterien, unterliegen nicht dem üblichen Wachstum, haben keine eigenen zellulären Stoffwechselzentren und enthalten im genetischen Material entweder nur *D*esoxyribo-*N*uklein*S*äure *(DNS)* oder nur *R*ibo*N*uklein*S*äuren *(RNS).*

Nukleinsäuren sind durch chemische Formeln definierte hochmolekulare Einheiten, hauptsächlich Träger der Erbanlagen und wichtige Bestandteile der Eiweißbiosynthese (**Abb. 86**). Ein Virus besteht aus dem Nukleinsäurekern, der von einem Proteinmantel, dem Kapsid, umgeben ist. Bei einigen Virusarten ist das Kapsid noch mit einer weiteren Umhüllung versehen (Envelope).

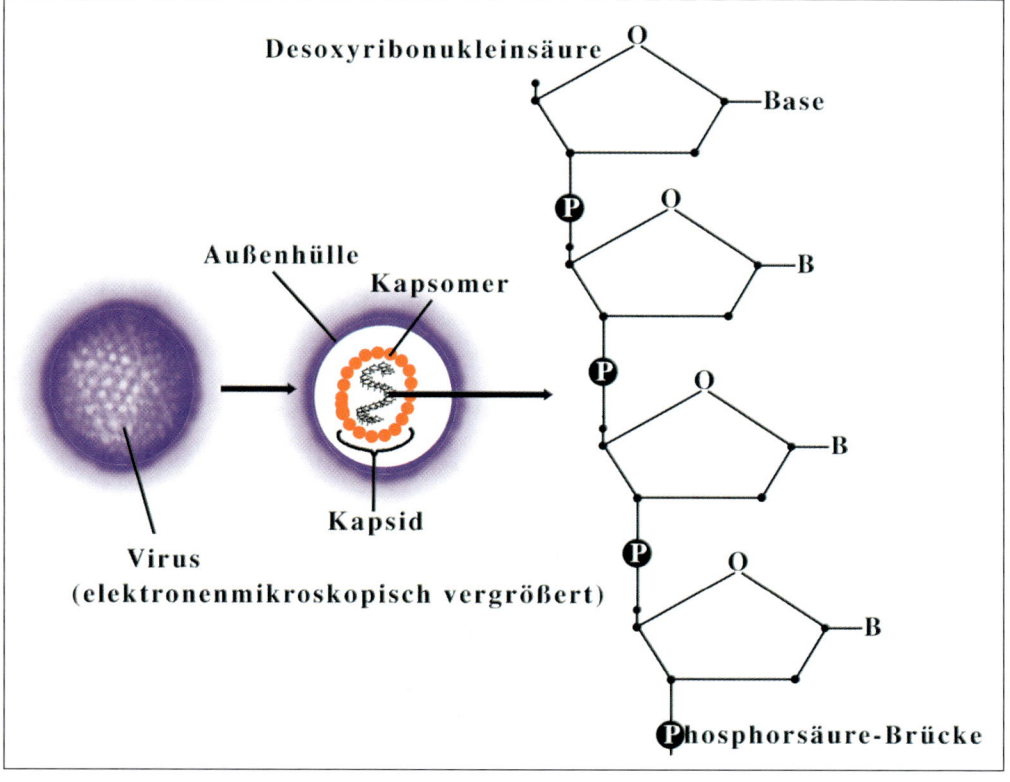

Abb. 86: Virus-Strukturen

Warzen

Warzenviren sind *H*umane *P*apillom-*V*iren
(HPV), von denen es über sechzig Typen gibt.
Von der mikrobiologischen Einteilung her enthalten sie nur DNS. Sie gehören zur Gruppe der Pa-
povaviren, die bei Menschen und Tieren Papillo-
me und zum Teil bösartige Tumore erzeugen.
Es gibt Karzinome, die mit einer Häufung bestimmter Warzenvirustypen einhergehen. Dazu
gehört z.B. die vererbbare Epidermodysplasia
verruciformis, auch Morbus Lewandowski-Lutz
genannt. Beim Zervikalkarzinom der Gebärmut-
ter sind die Erreger-Typen 16 und 18 isoliert worden.

Viren der vulgären Warzen (Typen 1, 2, 4, 7)
sind definiert als *Erzeuger von akanthomarti-
gen, gutartigen Tumoren, selbstlimitierenden
Charakters.*

Infektion

Die Infektion durch Warzenviren erfolgt in der
Regel im Direktkontakt, jedoch auch auf dem
Umweg über Boden, Schuhe etc. Die Warzenkrankheit ist weltweit verbreitet. Ihre Erkran-
kungshäufigkeit liegt im zweiten Lebensjahr-
zehnt. Die Inkubationszeit, das heißt, die Zeit von
der Ansteckung bis zum Ausbruch der ersten
Krankheitszeichen beträgt Wochen bis Monate.
Die Warzenkrankheit kann Wochen bis Jahre
dauern, wobei man immer wieder feststellt, daß
es zu sogenannten Spontanregressionen (Abhei-
lungen) kommt. Die Ursache dafür ist nach neueren Erkenntnissen nicht nur allein das therapeutische Angehen der Warzen, sondern wahrscheinlich immunologischer Natur, was manche Heil-
erfolge suggeriert. Man hat nachgewiesen, daß
auch nach Verschwinden einer Warze an deren
ursprünglicher Position noch DNS in einem Abstand von ein bis zwei Zentimeter vorhanden ist.

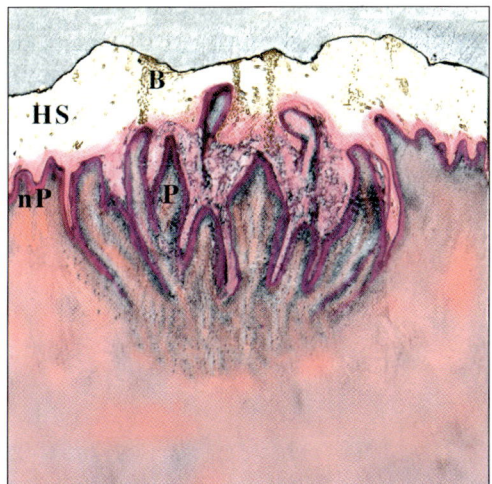

Abb. 87: Dornwarze (Mikrodarstellung in Lupen-vergrößerung) HS = Hornschicht, nP = normale Papillen, P = verlängerte Papillen (Papillomatose), B = rauchfahnenartige Blutungsreste

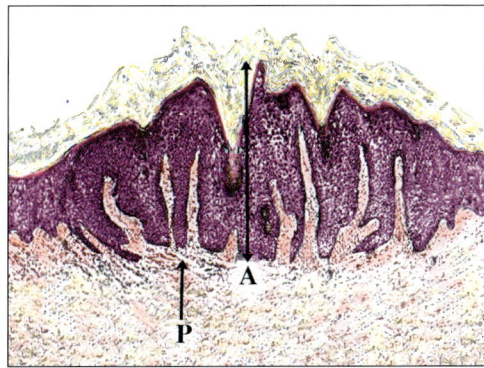

Abb. 88: Verruca vulgaris (mikroskopisches Schnitt-bild) A = Akanthose (Epidermisverdickung), P = Papillomatose (verlängerte und vermehrte Papillen)

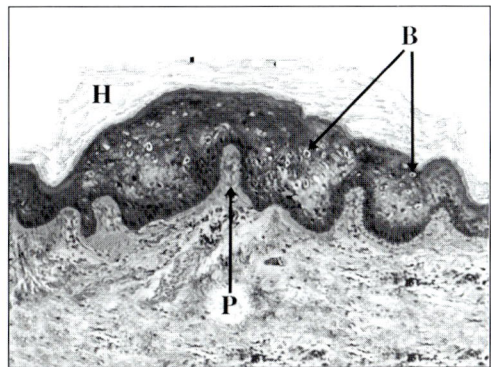

Abb. 89: Verruca plana, B = ballonierte Zellen, P = Papillomatose, H = Hyperkeratose

Diese Viruspersistenz ist offenbar der Grund, daß bei schlechter Immunlage (Abwehrschwäche) Warzen immer wieder auftreten können. Man schätzt, daß wegen dieser nicht sichtbaren, inapparenten Infektionen die Durchseuchung der Bevölkerung größer ist als ursprünglich angenommen.

Erregertypen

Die Definition der Warzen als gutartige, infektiöse, generell nicht entartende Neubildungen der Haut wird den genauen Vorgängen in der Haut nicht gerecht. Erregerbedingt finden wir vom Aussehen her einige Unterschiede.

Gemeinsam ist jedoch die Hyperplasie mit starker Verhornung der Oberfläche. Wir finden im wesentlichen fünf klinische Erscheinungsformen:

I.   Verruca vulgaris (Erregertypen 1, 2 und 4)

II. Verruca plantaris (Myrmecien = Erregertyp 1, und Mosaikform = Erregertypen 2, 4)

III. Verruca plana juvenilis (Erregertyp 3, 10)

IV. Verrucosis generalisata (Erregertyp 5)

V.   Condyloma acuminatum (Erregertypen 6, 11, 16, 18)

Histologie:

In einer Warze kommt es grob gesehen zu einer Hyperplasie (Vergrößerung) der Papillen (Papillomatose) und Verdickung der Epidermis (Akanthose) einschließlich Hyperkeratose.

In der mikroskopischen, bzw. histologischen Betrachtung **(Abb. 87, Abb. 88 und 89)**, erkennt man eine suprabasale Vermehrung der Epidermiszellen, weiterhin eine Bildung von Einschlußkörpern in den Zellkernen, vor allen Dingen des Stratum granulosum. Außerdem ist eine Vacuolisierung (blasige Auftreibung) der Zellen im Stratum spinosum zu beobachten, wobei die Zellen ballonartiges Aussehen annehmen **(Abb. 89)**. Die Keratohyalinkörper (siehe Anatomie der Haut) in den oberen Epidermisschichten sind vermehrt und klumpig verdickt. Die Hornschicht (Stratum corneum) ist im Sinne einer mächtigen und kompakten Hyperkeratose verändert. In den Hyperkeratoseschichten finden sich parakeratotische Bezirke, die oft kegelartig auftreten. Die hervorstechendsten Charakteristika im histologischen Bild sind die Akanthose und die Papillomatose **(Abb. 87 und 88).** Die Vermehrung der Epidermiszapfen (Papillen) und auch ihre Vergrößerung führt zu Veränderungen, die bis in die Oberfläche der Warze reichen und dort als Zerklüftung erscheinen können.

Die Lederhaut (Korium) zeigt beim Warzenbefall in der Regel keine wesentliche Mitbeteiligung. Bei der chronischen Warzeninfektion, die mit Entzündung des gesamten Gewebes einhergeht,

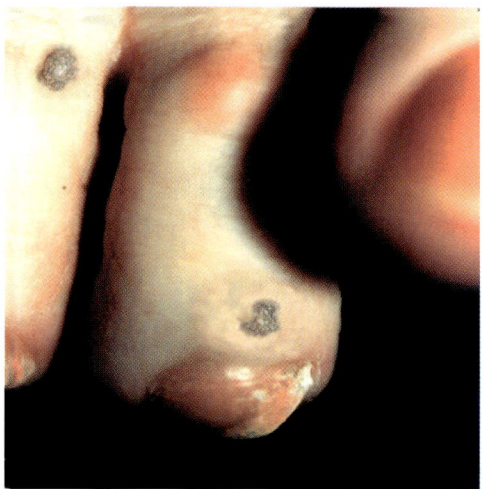

Abb. 90: Verrucae vulgares

sieht man jedoch auch im Korium um die Gefäße zelluläre Reaktionen (Leukozyten).

Warzen sind, von einigen Typenunterschieden abgesehen, somit feingeweblich charakterisiert durch:

- Verbreiterung der Epidermis (Akanthose)

- Lang ausgezogene Papillen (Papillomatose)

- Vacuolisierte (ballonartig veränderte) Zellen im Stratum spinosum und granulosum mit Kerneinschlußkörpern

- Hyperkeratose, zum Teil auch Parakeratosekegel

- Rauchfahnenartige Einschlüsse von Blutungsresten

- Ausbildung von keilförmigen Epithelzotten in die Papillarschicht

Erscheinungsformen der Warzen

Gewöhnliche Warze (Verruca vulgaris)

Die gewöhnliche Warze ist die häufigste Form der Warzen. Sie tritt vorwiegend im Erwachsenenalter auf und zwar an den Händen, weniger oft auf Fuß- und Zehenrückenseite **(Abb. 90)**.

Es handelt sich dabei um erbs- bis bohnengroße,

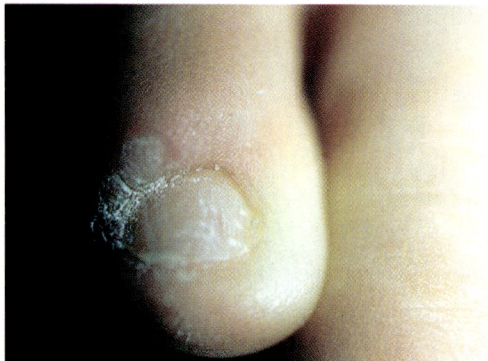

Abb. 91: Periunguale Warzen

hautfarbene Knötchen mit zerklüfteter grau-gelblicher, selten brauner Oberfläche, hervorgerufen durch Hyperkeratose. Gelegentlich kommt es zur Streuung von Tochterwarzen in die Umgebung, auch zum Auftreten von riesigen Formationen mit plattenartiger Aussaat. In der Podologie stellen die gewöhnlichen Warzen dann ein Problem dar, wenn sie parungual auftreten **(Abb. 91)**. Sie sind dort therapeutisch schlecht anzugehen und können bei Befall der Matrixregion zu schweren Nagelveränderungen (Onychodystrophie) führen.

Sohlenwarze (Verruca plantaris)

Die Verruca plantaris ähnelt histologisch der Verruca vulgaris. Die Plantarwarze liegt allerdings mehr im Niveau der Haut und hat eine erheblich dickere Hornschicht (Stratum corneum).

Plantarwarzen sind besonders ansteckend; die gefährlichsten Ansteckungsquellen sind Stellen, an denen die Menschen barfuß laufen.

Bei der Fußsohlenwarze (Verruca plantaris) unterscheiden wir zwei grundlegende Formen:

- Die oberflächliche Beetwarze *(Mosaikwarze)* (Abb. 92)

- Die tiefgreifende *Dornwarze* (**Einschlußwarze** oder *Myrmezien-Warze*) (**Abb. 87 und 93**)

Mosaikwarze

Die oberflächliche Form der Plantarwarzen, die sowohl solitär, bevorzugt aber in einer mosaikartigen Konfiguration auftritt, ist eigentlich leicht

sowie ausgeprägte Zelleinschlüsse (Keratohyalingranula) unterhalb des Stratum corneum. Plantarwarzen vom Mosaiktyp sind in der Regel kaum schmerzhaft. Sie breiten sich jedoch sehr gerne schnell aus und neigen zu Rezidiven (Wiedererkrankung).

Dornwarze (Einschlußwarze oder Myrmezienwarze)

Der *Myrmezientyp* der Plantarwarzen ist punktuell sehr schmerzhaft, tritt oft nur als Einzeleffflo-

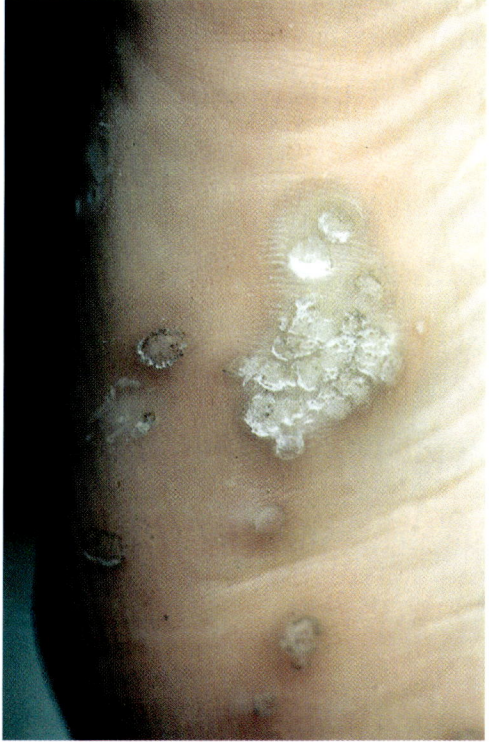

Abb. 92: Oberflächliche Beetwarze (Mosaikwarze) an der Fußsohle

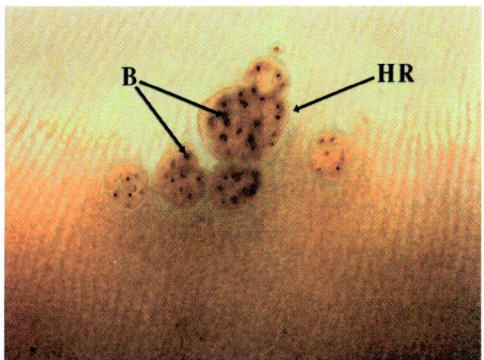

Abb. 93: Plantarwarzen vom Myrmezientyp (Einschlußwarzen), HR = hyperkeratotischer Randsaum B = punktförmige Blutungsreste und Parakeratosekegel

erkennbar. Man findet bei der *Mosaikform* verschiedene Zentren nebeneinander, die durch den ständigen Druck beim Gehen und Stehen auf der Fußsohle in die Haut eingedrückt werden.

Histologie:
Die Mosaikwarze zeigt den typischen Warzenaufbau: Akanthose, Papillomatose, Hyperkeratose mit ausgedehnter Parakeratose, vacuolisierte (Ballon-)Zellen im oberen Stratum spinosum

reszenz auf. Rezidive nach Ausheilung sind selten. Sie wird ebenfalls durch den beständigen Druck unter das Hautniveau gedrückt und macht sich durch ihre Ausdehnung in die Tiefe als schmerzhafter, meist einzelstehender Warzendorn bemerkbar. Der Rand des Warzendornes ist an der Hautoberfläche von einer Hyperkeratose begleitet (Randwall); der Druck auf das oft mit dunklen Punkten versehene Zentrum ist schmerzhaft. Die dunklen Punkte sind keine Warzendentriten oder ähnliches, sondern Reste abgelaufener und umgebauter mikroskopisch feiner Blutungen aus den Papillen. Die Ausdehnung der Dornwarze wird oft kaschiert durch den ringförmigen Hyperkeratosewall, der eine Schwiele oder ein Hühnerauge vortäuschen kann.
Histologie: die Dornwarzen unterscheiden sich von den übrigen flacheren Typen durch die lang ausgezogenen Papillen und den schlotförmigen Parakeratosekegeln, die durchsetzt sind von rauchfahnenähnlichen Verfärbungen (Blutungsresten) (**Abb. 93**).

Eine spezielle Variante der Dornwarzen sind *Riesenwarzen*, die vorzugsweise im Bereich der Ferse und dort am seitlichen Rand auftreten.

Subunguale Warzen

Diese Warzenform wird zu den Dornwarzen gerechnet, da sie sich ebenfalls unter Druck ausbreiten, sehr schmerzhaft sind und letztendlich den Nagel ablösen können. Sie werden nicht selten verwechselt mit einem subungualen Hühnerauge. Die unblutige Behandlung von subungualen Warzen ist die Domäne des Podologen.

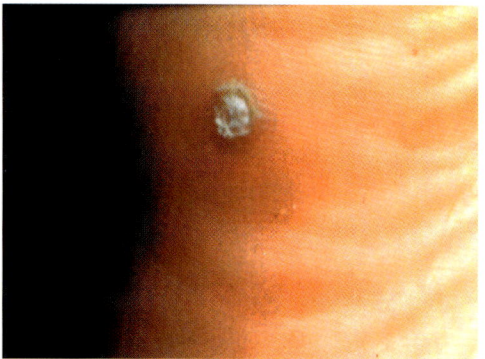

Abb. 94: Verruca plana juvenilis

Jugendwarzen (Verruca plana juvenilis)

Diese Warzen kommen eigentlich nur bei Kindern und Jugendlichen vor. Sie sind klein, kaum über die Hautoberfläche erhaben, meist weniger als 1 Millimeter große, vorspringende, rundliche oder unregelmäßig begrenzte hautfarbene Gebilde **(Abb. 94).** Sie treten in der Regel gehäuft auf und haben ihren Sitz vorwiegend im Gesicht, auf dem Handrücken, nur selten im Bereich des Fußes oder der Fußsohle. Sie sind sehr infektiös, können durch Kratzen auf der Haut strichförmig ausgesät werden, neigen aber zum spontanen Verschwinden.

In der Feingewebebetrachtung (Histologie) ist die Haut im Sinne einer Akanthose (Epidermisverbreitung) verändert. Eine Papillomatose wie bei den anderen Warzen findet sich bei der Verruca plana juvenilis in der Regel nicht. In der Lederhaut fehlen entzündliche Infiltrate. Wie die übrigen flachen (planen) Warzen können auch juvenile Warzen im Stratum basale erhebliche Pigmentanhäufungen (Melanin) enthalten.

Verrucosis generalisata

Diese Virusinfektion der Haut wurde 1922 von *Lewandowski* und *Lutz* beschrieben. Man wußte damals noch nicht, daß es sich um eine infektiöse Form von Warzenbildung handelt und nahm an, es handle sich um eine angeborene Störung. Daher verwandte man lange Zeit für diese Warzenerkrankung die Bezeichnung *Epidermodysplasia verruciformis*. Zunächst lokalisiert, breitet sie sich radikal aus und bedeckt ganze Teile des Körpers, z. B. das Gesicht und den Rumpf. Man weiß heute, daß die Verrucosis generalisata nicht nur von einem einzigen Warzenvirus hervorgerufen wird, sondern verschiedene Warzentypen beteiligt sein können. Gravierend ist, daß diese generalisierte, therapeutisch kaum zu beeinflussende Warzenerkrankung häufig in Plattenepithelkarzinome entartet (Bösartigkeit bis 30 %), wobei lichtexponierte Hautgebiete bevorzugt sind. Im Arbeitsgebiet des Fußtherapeuten ist die Erkrankung selten.

Histologie:
Der feingewebliche Gewebsschnitt zeigt viele Einzelwarzen, deren Aufbau einer normalen planen Warze ähnelt: Epidermisverdickung, Hyperkeratose, verbreiterte, aber wenig verlängerte Papillen, vacuolisierte Zellen im Stratum spinosum und granulosum sowie kaum Veränderungen in der Lederhautschicht.
Gehäuftes Auftreten finden wir bei immunologischer Abwehrschwäche, nach oder in Begleitung von Infekten (Aids!).

Feigwarze (Condyloma acuminatum)

Diese Warzenform tritt selten im Arbeitsgebiet des Fußtherapeuten auf, da ihre Übertragung in der Regel durch Geschlechtsverkehr erfolgt und praktisch nur die Genital- und Analregion betrifft. Nur ausnahmsweise verirrt sich eine Feigwarze in die Fußregion, zum Beispiel in die Interdigitalräume. Man unterscheidet bei den Condylomata acuminata (Mehrzahl), die mehrere Zentimeter groß werden können und dann wie Feigen oder Hahnenkämme aussehen, mehrere Arten:

- Condylomata acuminata (spitze Kondylome, häufigster Typ) **(Abb. 95).**
- Condylomata plana (flache Kondylome im Bereich des Gebärmutterhalses und der männlichen Vorhaut).
- Condylomata gigantea (Riesenkondylome, die

beim Mann zum Teil in die Schwellkörper einbrechen, also zerstörend wirken können).

Begünstigt wird die Erkrankung an Kondylomen oft von zusätzlichen Infektionen mit Bakterien, hervorgerufen durch Sekretstau und mangelnde Hygiene. Wichtig ist dabei zu wissen, daß Condylomata plana eine hohe Infektionsrate haben und ihre Erreger zum Teil zu den „Risk"-HPV zählen. Diese Risk-HPV verursachen Warzen, die eine hohe Entartungsrate für maligne (bösartige) Geschwulstbildungen haben. Der Nachweis von

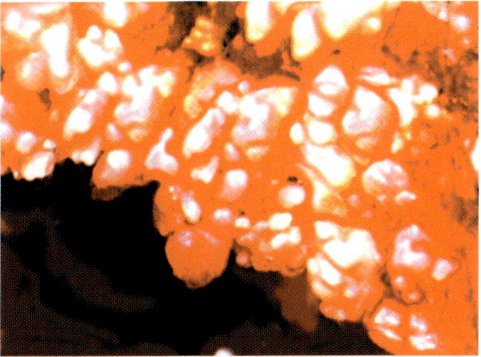

Abb. 95: Feigwarzen um den Anus (Condylomata acuminata)

Nukleinsäuren der HPV-Viren gelingt bei Gebärmutterhalskarzinomen in 90 % der Fälle, vor allem HPV – Typen 16 und 18.

Andere Warzen sind in der Fußtherapie nicht von großer Bedeutung. Der Vollständigkeit halber müssen noch erwähnt werden:

**Schleimhautwarzen
Dellwarze (Molluscum contagiosum)
Larynxpapillome**

Dellwarze (Molluscum contagiosum)

Das Virus des Molluscum contagiosum erzeugt auf der Haut einen charakteristischen Tumor **(Abb. 96)**. Es ist jedoch nicht den HPV-Viren zuzuordnen, sondern der Gruppe der Pockenviren. Die Dellwarzen sind erhaben, haben eine zentrale Delle, aus der man gräuliche bis gelbliche, virusbefallene Epidermiszellen ausquetschen kann. Das Molluscum contagiosum befällt vorwiegend Kleinkinder und Jugendliche, meist das Gesicht, weniger den Rumpf, selten den Fuß.

Therapie der Warzen

Die Therapie der Warzen ist ein Spezialgebiet der Dermatologie, wobei die Arbeit des Fußtherapeuten speziell bei den Plantarwarzen die ärztliche Therapie ergänzt, oft wegen der schonenden Behandlungsform sogar ersetzt. Gerade bei der unblutigen Warzentherapie ist die manuelle, präparative Geübtheit des Podologen für den Erfolg sehr wichtig und dieser Beruf hier prädestiniert.

Bei der Beurteilung des Therapieerfolges ist zu

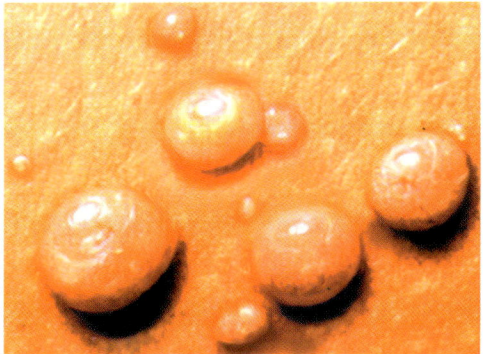

Abb. 96: Dellwarzen (Mollusca contagiosa)

bedenken, daß es in zirka ein Viertel der Fälle zur spontanen Abheilung der Warzen kommt.

Behandlungsgrundzüge

Behandlungsgrundzüge der Warzentherapie sind unter dem Gesichtspunkt einer *vorübergehenden Infektionskrankheit* durchzuführen, wobei immer mit einem spontanen Abfall der Warzen gerechnet werden kann.

Die therapeutischen Maßnahmen umfassen eine ganze Palette von Möglichkeiten. Ein sinnvolles Vorgehen richtet sich vor allem nach den Bedürfnissen des Patienten. Bei den Fußwarzen stehen zumeist Schmerzen, weniger oft kosmetische Ansprüche im Vordergrund. Die speziellen Maßnahmen sind auch abhängig von der Art der Warzen und deren Lage.

Sinnvoll ist bei Fußwarzen eine Stufentherapie, deren Erfolg auch von der Mitarbeit (Compliance) des Patienten abhängig ist. Man unterteilt im großen und ganzen in eine **unblutige** und eine **blutige Therapie**.

Die **unblutige Therapie** umfaßt die Selbsttherapie des Patienten, die Therapie durch den Fußtherapeuten, letzendlich auch die ärztliche Therapie, die in schwierigen Fällen logischerweise an eine differenzierte Diagnostik gekoppelt ist. Häufig sind exzessive Warzenbeete von einem vermehrten Schwitzen der Hände oder Füße begleitet (Hyperhydrosis). Nach geeigneter Behandlung der Hyperhydrosis, zum Beispiel mit Schwachstrombädern (Gerät: Hidrex A), veschwinden die Warzen oft von selbst.

Die **blutige Therapie** ist dem Arzt vorbehalten, zumindest im Bereich der Bundesrepublik. In anderen europäischen und außereuropäischen Ländern unterliegt die blutige Therapie nicht mehr dem ärztlichen Monopol.

Selbsttherapie

Der Patient ist vor allen gefordert, eine hygienische Fußpflege durchzuführen, verordnete und auch selbst besorgte Medikamente regelmäßig anzuwenden, bzw. auch einzunehmen. Dazu gehört, daß er die ihm gezeigten entlastenden Maßnahmen mit Ringpflaster, Salicylpflaster ect. durchführt und mit gceigneten Instrumenten und Bädern gelöste oder abgestorbene Hautteile entfernt oder entfernen läßt. Mißerfolge sind oft auch in einer Schmerzlosigkeit der Warzenerkrankung begründet, die von der Art der Warzen abhängig ist und oft auch schon nach der ersten Therapiesitzung eintritt. Viele Patienten vernachlässigen dann die Eigentherapie und warten mit der Wiedervorstellung bis zum Rezidiv in der Regel solange, bis sich ein neuer Schmerzschub einstellt.

Podologische Therapie

Die unblutige Warzentherapie ist seit historischer Zeit eine Domäne jener medizinischer Heil- und Hilfsberufe, die sich neben den Ärzten um die Behebung der Fußübel bemühen.
Dem heutigen Podologen sind dazu einige Hilfsmittel an die Hand gegeben:
moderne technische Geräte, verstellbare Behandlungstühle, geeignetes Instrumentarium, Sterilisiermöglichkeiten, chemische Praxishygiene, Einsatz frei verkäuflicher und ärztlich verordneter Medikamente, Bäder etc.

Bessere Ausbildung und Kenntnis über die Natur der Warzenerkrankung in Kombination mit Erfahrung und die durch die tägliche Arbeit gewonnene, allen anderen Berufssparten überlegene Fingerfertigkeit lassen die Erfolgsquoten der spezialisierten Fußtherapeuten enorm ansteigen. So bleibt es nicht aus, daß ärztlich „austherapierte" Patienten oft in podologische Praxen wechseln.

Prinzipien der unblutigen Warzenbehandlung

Die verschiedenen Grundprinzipien sind:

* Lösungsbäder zur Aufweichung, antiviralen Vorbehandlung und Verminderung des Blutungsrisikos
* Mechanische Entfernung von Warzenteilen der Hornhaut soweit möglich
* Erzeugung einer Keratolyse bzw. einer Koagulations- oder Kolliquationsnekrose und Entfernung des nekrotischen Materials
* Erzeugung einer basalen oder subepidermalen Blase
* Debridement (Wundsäuberung)
* Heilbehandlung der Warze
* Druckentlastung und luftdichter Verband
* Anwendung von Zusatzstoffen, die das Wachstum der Viren und (oder) der Keratinozyten beeinflussen
* Konsequente und regelmäßige Behandlung.

Kaustika (Ätzmittel), nekrotisierende und keratolytische Substanzen:

Acidum salicylicum (Salicylsäure) 30% bei empfindlicher Haut, 60% bei Erwachsenen, insbesonders bei tiefen Warzen
Acidum lacticum (Milchsäure) in Kollodiumbasis
$AgNO_3$ (Silbernitrat, als Höllenstein-Stift oder Lösung 40%-60%)
Schwarzsalbe (1% Argentum nitricum ohne Perubalsam)
Ameisensäure
Glutaraldehyd
Essigsäure (Eisessig)
Monochloressigsäure (50%) (Acetokaustin)
Dichloressigsäure und Trichloressigsäure
„rauchende" Salpetersäure (70%)
Harnstoff
Resorcin
Phenolum liquefactum
Polikresolen (Albothyl als Fertigpräparat)
Mischungen wie Solco-Derman, Verrumal

(siehe auch Kapitel über Pododermatologische Therapie)

Sonstige Therapeutika

Cantharidin-Lösung (Extrakt aus spanischer Fliege)

Kryotherapeutika:
CO_2-Schnee (Kohlendioxyd)
Flüssiger Stickstoff

Zusatzmedikation
Vitamin-A-Säure (Tretinoin oder 0,1%iger Epi-Aberel-Lösung äußerlich), auch als Salbe
Polidocanol, Kupfernitrat

interne Zusatzmedikation
Vitamin A, 200.000–300.000 Einheiten täglich
Amantadin
Methionin (Urologikum, zur PH-Wert-Veränderung)
Pentoxiphyllin (zur Durchblutung)

Mitosehemmer
Bleomycin
Fluorouracil (mit Vehikel Dimethylsulfoxid)

Pflanzliche Mittel:
Podophyllin, Schöllkraut

Hornhauterweicher und Zusatzstoffe, wie sie in frei verkäuflichen Arzneimitteln zur Behandlung der Hyperkeratosen, die den Warzenbefall begleiten, zugelassen sind:

2-Aminoethanol
Benzalkoniumchlorid
Benzocain
Benzylbenzoat
2,4-Dihydrobenzoesäure
2,6-Dihydrobenzoesäure
3,5-Dihydrobenzoesäure
Alpha-Dodecyl-w-hydroxypoly(oxethylen)
Essigsäure
Lärchenterpentin
Menthol
Milchsäure bis 10%ig
Salicylsäure bis 40%ig

Oberflächliche Warzen

Wegen der Narbenbildung und der langen Heilungsdauer wird hier zunächst *nicht* mit agressiven Methoden behandelt, die bis in die Lederhaut wirken. Cantharidin zum Beispiel und (oder) anschließende Kürretage ist zunächst nicht indiziert. Wegen der meist moderaten Papillomatose ist zunächst ein schichtweises Vorgehen mit oberflächlich wirkenden Keratolytika gerechtfertigt **(Abb. 97)**.

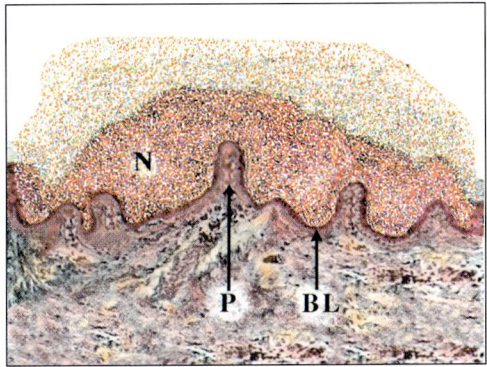

Abb. 97: Oberflächliche Keratolyse bzw. Nekrose bei planer Warze, P = Papille, N = nekrotische Zone BL = Basal-Lamina

Bei solitären (einzeln stehenden) Warzen kann dabei ohne Lösungsbäder gearbeitet werden.
Ansonsten empfehlen sich folgende Arbeitsvorgänge nach der *Schichtenmethode*:

1. Arbeitsgang:
Zunächst Lösungsbäder, um die hyperkeratotische Haut aufzuweichen, was das unblutige Ablösen bzw. Entfernen von Hornhaut oder Warzenresten erleichtert. Das Bad ist als heißes Seifenbad zu geben oder mit keratolytischen (NaCl) und antiviralen Zusätzen, mindestens zehn Minuten. Dies verhindert die Infektionsausbreitung und die Blutungsgefahr, da die Trennschichten einfacher voneinander zu lösen sind. Es erleichtert zudem das Abziehen der Hautreste. Zusätze, die Gerbmittel enthalten, sind je nach Befund bei Stauungszeichen und vermehrten oberflächlichen Gefäßzeichnungen vertretbar. So ist die Erosions- und Blutungsgefahr zu vermindern. Bei empfindsamen Patienten empfiehlt sich ein Zusatz von Rosmarin, Pfefferminze, Baldrian oder Salicyl-

säure, da dies die peripheren Nervenenden sediert. Nicht zuletzt ist zu beachten, daß jedes Bad eine balneologische Wirkung hat und dieses mit einem Umstimmungseffekt die Infektion durch das Warzenvirus günstig beeinflussen kann (spontaner Abfall). Bei Zeitnot des Patienten verordnet man ihm Schälpasten und hauterweichende Bäder mit Kochsalz, Seifenlösung oder Balneum Hermal F, damit er die Vorbehandlung zu Hause durchführen kann.

2. Arbeitsgang

Desinfektion! Bevor man an den Infektionsherd Warze durch „Eröffnung" der Epidermis herangeht, auch zur Vermeidung von Superinfektionen durch normale Hautbakterien, muß desinfiziert werden. Im Handel gibt es eine Reihe von Desinfektionsmittel, die sowohl gegen Bakterien als auch gegen Viren wirksam sind.

3. Arbeitsgang

Entfernung von Hornhaut und Warzenresten (Debridement)
Manuelle Entfernung von Hornhaut und Warzenresten mit scharfem Löffel, Hautzange, Skalpell, auch Fräse, je nach Übung und Befund. Hier scheiden sich bei der Methode, je nach Schule, die Geister.
Geübte arbeiten vorwiegend mit dem Skalpell. Aber nur wer eine diese Techniken gut beherrscht, wir im Endeffekt Erfolg haben. Bei Kapillarblutungen ist Blutstillung mit Clauden-Tupfer, bei punktförmigen Blutungen auch mit Argentium nitricum 10-30% oder Albothyl gestattet. Bei der anschließenden Keratolyse sollte man in der gleichen Sitzung nur schwachdosierte Substanzen einsetzen, um nicht noch weitere Gefäße zu korrodieren.

4. Arbeitsgang

Keratolyse: Aufbringen von Keratolytika oder Medikamenten, die Koagulations- oder Kolliquationsnekrosen erzeugen (**Abb. 97**).
Die einfachste Methode, wie auch in der Selbsttherapie geläufig, ist die lokale Anwendung von üblichen „Warzenmitteln". Man setzt 40%ige, bei größerer Ausbreitung (verordnungspflichtige) 60%ige Salicylsäure, bevorzugt in Pflasterform ein. Die Pflaster werden lokal und entlastend zugeschnitten. Üblich ist auch die lokale Anwendung von Lösungen, die zum Teil frei verkäuflich sind aber auch einer ärzlichen Verordnung bedürfen (Verrumal-Lack).

Gute Erfolge werden auch mit der Salbe nach *Linser* erzielt.

Rezeptur:

Acidum salicylicum	2,4
β-Naphthol	2,4
Oleum Thymi	2,4
Resorcin	2,4
Phenolum liquefactum	2,4
Unguentum Molle ad	30,0

Die Konzentrationen können verändert werden: Acidum salicylicum auf 5,0 erhöht, auch Oleum Thymi, wobei die Konzentration von Resorcin und Phenolum liquefactum auf 2,0 bei starken Reizungen, Kindern etc. zurückzunehmen sind. Statt unguentum Molle ist auch Vaseline verwendbar.

Andere Mittel sind oben beschrieben.

5. Arbeitsgang

Wasserdichte Abdeckung und Druckentlastung. Die Umgebung wird mit neutralem Pflaster oder Zinksalbe abgedeckt. In jedem Fall ist eine rutschfeste, möglichst wasserdichte Abdeckung notwendig. Bei starken Mitteln oder Schmerzen muß schon am nächsten Tag, bei mittleren Konzentrationen spätestens nach dem dritten und bei schwächeren Substanzen spätestens nach sieben Tagen der Verband gewechselt werden. Die Abdeckung soll gleichzeitig eine Entlastung der behandelten Stelle beinhalten (zugerichteter Filzring oder ähnliches).

6. Arbeitsgang

Aufklärung und Beratung des Patienten über Verhalten, Komplikationen.
Demonstration der notwendigen Selbsttherapie und Vereinbarung des Wiedervorstellungstages.
Der Patient ist in jedem Fall auf vorübergehende Schmerzen, die allgemeine Fußhygiene und Infektionsgefahr sowie andere vorzeitige Wiedervorstellungsgründe hinzuweisen.
Der Patient soll zunächst nicht baden. Dies ist jedoch am Tag der Wiedervorstellung mit dem Verband gestattet. Die Verbandabnahme ist Sache des Therapeuten, weil dieser den unverfälschten Befund sehen und beurteilen soll.
Zur Vermeidung von erneuten Infektionen, auch der Ansteckung von Angehörigen ist die Beachtung des sozialen Umfeldes und der Hygiene sowie eine entsprechende Aufklärung erforderlich.

Weiterbehandlung

Sie muß auf jeden Fall mit dem Patienten besprochen werden. Bei Bedarf oder persönlichen Umständen ist auch über eine sinnvolle Selbsttherapie oder bei unklaren Fällen über eine Vorstellung beim Arzt zu reden. Auch alternative Behandlungsmethoden sind zu besprechen, insbesondere dann, wenn möglicherweise mit langen Behandlungszeiten zu rechnen ist.

Wiedervorstellung

Sie wird auf jeden Fall vereinbart. Kommt der Patient wieder, befragt man ihn über den Therapieerfolg, Schmerzen, Beschwerden oder Komplikationen, auch Schwierigkeiten bei der Selbsttherapie.
Dann folgt die Verbandabnahme und wenn nötig, erneut die Behandlung in der Reihenfolge der obigen Arbeitsvorgänge. Wichtig ist die schonende, aber sorgfältige unblutige Abtragung (Debridement) der nekrotischen, bzw. gelösten oder aufgeweichten Hautteile mit Hautzange, Skalpell oder scharfem Löffel, um einen klaren Kontrollbefund zu erhalten.
Ist es zur subepidermalen Blasenbildung gekommen, darf die Blase eröffnet werden. Wer sie entfernt, muß steril arbeiten, hinterher desinfizieren und eine Heilbehandlung der Haut durchführen. Man kann dabei Ichthyol-Salbe 10% einsetzen, Lebertran-Salbe, Beta-Isodona-Salbe, auch wundreinigende Salben wie Iruxol oder lokalantibiotisch (Nebacetin-Fettgaze) und fermentativ wirkende Salben, Gels oder Styli (Leukase).

Je nach Restbefund wiederholt man die Prozedur der Keratolyse. Führt die Behandlung in vier Wochen zu keinem Erfolg, sind alternativ als nächste Stufe stärker wirksame Mittel und Konzentrationen einzusetzen. Die Indikation ist denen für flächenhafte Behandlung gleichzusetzen: Ätzmittel auf Areale von maximal zwanzig Quadratzentimeter!

Dabei ist zu überlegen, ob man bei der konservativen Therapie bleiben soll oder gleich auf operative und invasive Maßnahmen wie Kryotherapie übergehen soll.

Parunguale Warzen

Sie sind als Sonderform der oberflächlichen Warzen mit Tendenz zur Nagelbettirritation am besten

mit flüssigen Stickstoff anzugehen. Allerdings ist je nach Zustimmung und Bereitschaft des Patienten vorher noch der Versuch mit Cantharidin gerechtfertigt (Therapie siehe unten). Die dabei entstehende Blase muß jedoch jeden Tag mit Kochsalz oder Seifenlösung warm gebadet werden, damit sich die Warze von allein löst (**Abb. 91**).

Flächenhafte Warzen

Multiple und ausgedehnte oberflächliche Warzen sollten zunächst nicht mit Kürettage, Säureätzung

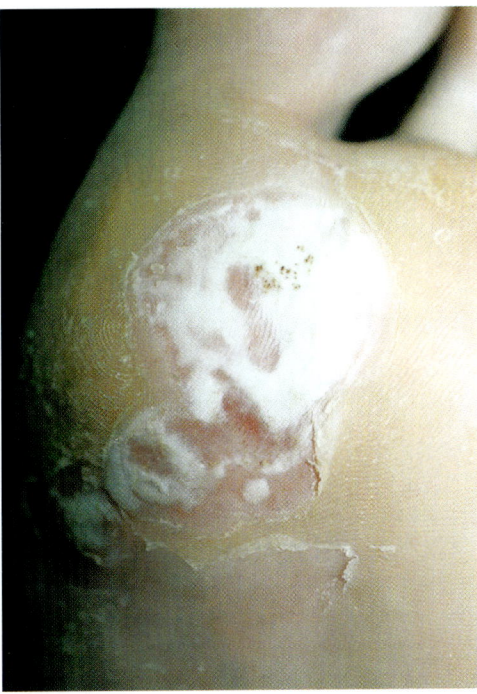

Abb. 98: Plantare Flächenwarze: Zustand nach Keratolysebehandlung. Einzelne Warzenzentren sind noch sichtbar

oder Cantharidin behandelt werden, da Nebenwirkungen wie Reizungen, Infekte und schlecht heilende Ulcera (**Abb. 98**) sowie Narben immer auftreten können.
Je hartnäckiger sich die Warze hält, um so notwendiger ist aber der Einsatz agressiver Mittel. So werden letztendlich Medikamente und Lösun-

gen eingesetzt, die eigentlich nur bei tiefen Warzen indiziert sind.

Die Arbeitsgänge und das Vorgehen sind wie oben mit der **Schichtenmethode (Abb. 99).** Dabei wird versucht, durch schichtweise Keratolyse (oder) und Nekrotisierung die Epidermis schneller abzulösen als sich die langsam wachsenden Warzenviren ausbreiten.

Bei flächenhaften Warzen sollte vor der Behandlung das Fußbad obligat sein.

Sind danach noch Empfindlichkeiten oder

- 5-Fluorouracil, regelmäßig zweimal am Tag aufgetragen und unter regelmäßigem Debridement, auch als teilweise Selbstbehandlung. Die Wunde muß wöchentlich kontrolliert werden. Bei freiliegendem Warzengrund nachätzen.

- Alternativ: Oberflächenbehandlung mit Formalinlösung 3 Prozent (früher in Albothyl enthalten), auf Tupfer abends 10 bis 25 Minuten lang immer wieder auftupfen. Behandlung über sechs bis acht Wochen täglich (Cave

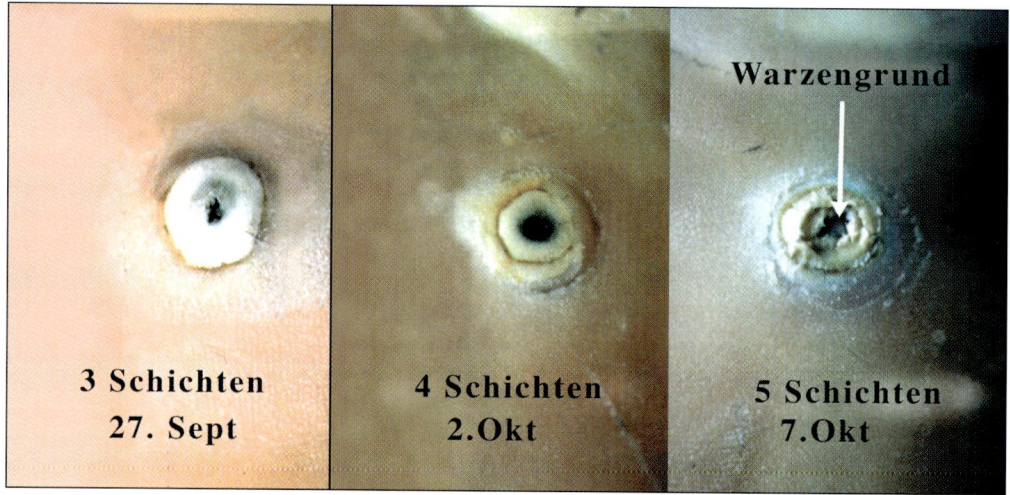

Abb. 99: Schichtenmethode bei der Warzenbehandlung mit Linsersalbe. Fotos jeweils vor dem Debridement. Letzte Behandlung am 7. Okt.: Debridement mit Skalpell, Lichtbogen, Mercuchrom, Ausheilung!

Schmerzen vorhanden, kann man diese mit Kühlspray mildern oder die Umgebung mit Anaesthesie-Gel „neutralisieren" (ein halbe Stunde Einwirkzeit!).

Man versucht es zunächst nach mechanischem Debridement mit schichtweiser Keratolyse oder Nekrotisierung unter Verwendung der üblichen Medikamente. Angewandt werden neben der üblichen Salicylsäure und Milchsäure ect. unter anderen:

- der Verband mit **Linser-Salbe**

- Auch ein Bepinseln mit Jod und anschließendem Auftragen von Schwarzsalbe (Argentum nitricum-Salbe ohne Perubalsam 1 Prozent) ist je nach Technik und Erfahrung erfolgreich.

Compliance). Unbedingt regelmäßig wöchentliche Kontrolle und Debridement durch Arzt oder Podologen. Umgebung gut abdecken (z.B. mit Zinkpaste).

Stärkere Geschütze sind:

- Trichloressigsäure 30 Prozent

- Silbernitrat-Pinselung (60 Prozent)

- Acetocaustin (Monochloressigsäure 50 Prozent) und andere Essigsäurederivate

- Versuch mit Podophyllin 20 Prozent, einem pflanzlichen Mitosehemmer, in absolutem Alkohol. Vorher Hornhaut entfernen. Keine Flächenbehandlung über vier mal fünf Zentimeter. Die Lösung ist giftig und wird leicht resorbiert. Nur punktförmig mit Tupfer auftragen. Nach sechs bis acht Stunden abwaschen. Eine Salbenzubereitung für Flächenwarzen ist im Handel, allerdings das Podophyllin abgeschwächt (20 Prozent, versetzt mit Leinöl und Wollfett). Der Therapieerfolg ist erst nach Wochen sichtbar.

- rauchende Salpetersäure 70 Prozent nur mit größter Vorsicht und nicht bei ausgedehnten Flächen (eigentlich obsolet)

Bei Therapieresistenz, das heißt, wenn Befund und Größe nach 4 Wochen unverändert sind, ist an den Warzenzentren auf jeden Fall die *basale* oder *subepidermale Blasenbildung* anzustreben.

Darunter versteht man die Entfernung einer Warze durch „Eitererzeugung", wie sie vielen medizinischen Fußpflegern geläufig ist. Leider sind oft die pathophysiologischen Kenntnisse über diese Therapie nicht vorhanden.

Verwendet werden starke Ätzmittel oder Lytika:

Acetocaustin (50 Prozent)
$AgNO_3$-Stift (100 Prozent)
Salicylsäure (60 Prozent)

Zum Einsatz kommt letztendlich auch das Zellgift Cantharidin (0,7 Prozent) in Aceton und Kollodiumbasis: Die Suspension wird auf die Warze aufgebracht (vorher Hornhaut-Debridement) und 24 Stunden unter wasserdichtem Verband gehalten. Danach wird das restliche Cantharidin abgewaschen und der wasserdichte Verband erneuert. Es entsteht in der Regel eine sogenannte Cantharidinblase, die sich in einer Woche demarkiert und dann abgetragen werden kann. Der Warzengrund wird mit Silbernitrat nachgeätzt.

Bei ungeduldigen Patienten arbeitet man mit Kryotherapie, Flüssigstickstoff oder Vereisungsgeräten (Biokry-Pistole), wobei erfahrungsgemäß die Kältetherapie die beste Heilung und geringste Narbenbildung hervorruft. Auf die Schmerzhaftigkeit sollte man den Patienten aber schon vorher hinweisen. Wegen der eventuell notwendigen Anaesthesie sollte diese Therapie unter ärztlicher Kontrolle durchgeführt werden.

Tiefe Warzen

Die Vorgehensweise ist wie oben. Man strebt den Therapieerfolg zunächst über die *Schichtenmethode* **(Abb. 99)** an.

Wichtig ist dabei die Tiefenwirkung der einzelnen Präparate, die naturgemäß nicht selten starke Schmerzen verursachen und gelegentlich auch allergisch-toxische Reaktionen. Es kommen mehrere Arzneimittel in Frage. Die Konzentration frei verkäuflicher Arzneimittel (Milchsäure nur

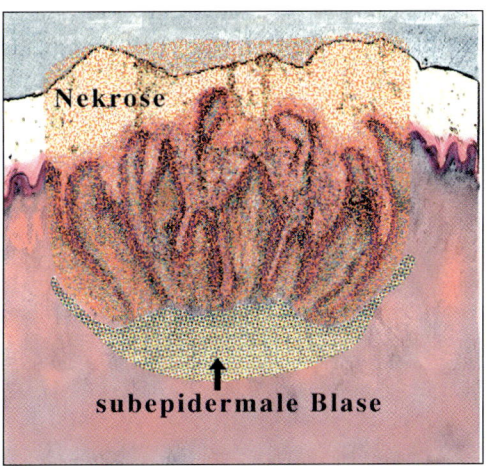

Abb. 100: Dornwarze mit nekrotischer Zone (Schnittbild in Lupenvergrößerung). Die therapeutisch ausgelöste Nekrose umfaßt in der Tiefe auch die Papillenspitzen und führt zur subepidermalen Blasenbildung.

bis 10 Prozent, Salicylsäure nur bis 40 Prozent, siehe obige Aufstellung) reicht oft nicht aus, so daß auf ärztlich rezeptierpflichtige, stärkere Konzentrationen (z. B. Salicylsäure 60 Prozent oder Linser-Salbe) zurückgegriffen werden muß.
Vorher ist die Hornhaut zu entfernen, da die Wirkstoffe sonst in der Hyperkeratose hängenbleiben oder die Kälte bei der Kryotherapie nicht wirkt.
Bei Schmerzen kann man eine halbe Stunde vor der weiteren Behandlung ein Lokalanästhetikum auftragen (Emla- oder Anästhesin-Gel, mindestens 10 Prozent).
Konservative Therapieerfolge bei tiefen Warzen sind in der Regel nur bei konsequenter schichtweiser Keratolyse zu erwarten.

Letztendlich kommt man nur zum Ziel durch die *subepidermale Blasenbildung* **(Abb. 100)** oder analoger Wirkungsweise durch *Nekrotiserung* bis zur *Basalschicht.*

Nach Nekrotisierung mittels Koagulation (Säure-verätzung) oder Kolliquation (Laugenverätzung) entsteht subepidermal eine zunächst ödematös bedingte seröse Blase, die durch Einwandern von Leukozyten und anderen Entzündungszellen zur sterilen Eiterblase wird. Sie kann mit sterilen Instrumenten eröffnet werden, um eine Entlastung durchzuführen und den Schmerz zu lindern.
Eine *sofortige* Entfernung der Blasendecke ist nur unter sterilen, chirurgischen Kautelen zu empfehlen und gehört in die Hand des Arztes.
Die Epidermis regeneriert sich von der Seite her wieder. Die Warzen werden dann so aus ihrer zahnigen Verbindung mit der Lederhaut gelöst und vollständig (in toto) abgestoßen.
In der Podologie sollte man allgemein bis zur Regeneration der Epidermis über dem Blasengrund bzw. unterhalb der Warze (mindestens fünf Tage) abwarten und dann die Blasendecke mit einem sterilen Instrumentarium abtragen.
Nachdem hier ein tieferer „Defekt" im Hautbereich entstanden ist, muß man desinfizieren, um Begleitinfektionen zu vermeiden. Gerechtfertigt ist auch die Anwendung von Heilsalben (Schwarzsalbe, auch Betaisodona ect). Anschließend legt man gemäß obigen Arbeitsgängen wieder einen Verband an.

Grundsätzlich ist zur subepidermalen Blasenbildung der Einsatz aller oben aufgeführten stark konzentrierten Mittel möglich. Die einzelnen Therapeuten geben jeweils dem Mittel den Vorzug, mit dem sie die meisten Erfahrung haben.

Beispiele:

Trichloressigsäure 30 Prozent betupfen (schmerzhaft).

Cantharidin 0,7 Prozent erzeugt als Cantharidin-Kollodiumlösung unter einem wasserdichten Verband eine sogenannte Cantharidinblase. Das Cantharidin wird nach 24 Stunden abgewaschen und der Verband nach Debridement noch einmal erneuert. Nach einer Woche und erneuter Wundsäuberung Nachätzung mit AgNo$_3$-Stift.

60 Prozent Salicylsalbe oder als Pflaster

5-Fluorouracil als Lösung, auch als Salbe dreimal

am Tag. Bei Reizung nur einmal am Tag anwenden. Nach Debridement nachätzen.

Bei hartnäckigen Fällen ist auf jeden Fall die subepidermale Blasenbildung anzustreben, da aufgrund der histopathologischen Situation sonst kein Erfolg zu erwarten ist.

Bei Therapieresistenz nach 2fachem Versuch mit subepidermaler Blasenbildung empfehlen die meisten Fachärzte die blutige Behandlung.

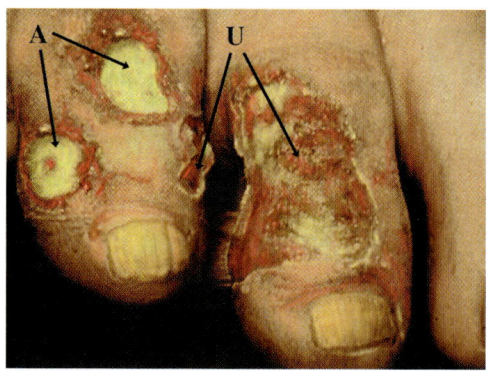

Abb. 101: Chirurgische Warzentherapie.
A: ausreichende Resektionstiefe
U: ungenügende Resektionstiefe

Blutige Behandlung

Sie sollte die letzte Stufe in der Therapie sein. Dazu gehören Maßnahmen wie:
chirurgische Entfernung,
Elektrokürettage- oder Koagulation
Vereisung mit anschließender Kürettage des Warzengrunds bis in die Lederhaut.
Die Techniken sind speziell und sollten nur Erfahrenen vorbehalten sein.
Blutige (operative) Eingriffe sind nur in Lokalanästhesie durchführbar, wobei schon das Setzen der Injektion sehr schmerzhaft ist. Spezielle Anästhesietechniken (z.B. nach Balkin) erleichtern die Prozedur. Bei ausgedehnten Warzenfeldern wird auch Vollnarkose empfohlen.
Wegen Infektions- und Rezidivgefahr ist Sorgfalt und Blutstillung sehr wichtig.
Rezidive entstehen meistens dann, wenn nicht tief genug reseziert wurde (**Abb. 101**). Nicht vergessen werden sollte, daß invasive (operative) Maßnahmen an der Fußsohle, sei es durch Skal-

pell, scharfen Löffel, Elektrokürettage, Excochleation, Elektrokoagulation, die, Erzeugung von massiven Nekrosen durch Ätzungen, wie auch immer die Methode bezeichnet wird, störende und druckschmerzhafte Narbenbildungen heraufbeschwören.

Der theoretisch gut ausgebildete Fußtherapeut weiß auch, daß bei Warzen mit bösartigen Entartungen zu rechnen ist und sorgt hier in den entsprechenden Verdachtsfällen für eine fachärztliche Abklärung.

Andere Verfahren

● *Kryotherapie*

Sie erfordert die meiste Erfahrung beim Therapeuten. Neben dem Einsatz von Vereisungsgeräten (siehe auch allgemeine Podologische Dermatotherapie) ist die Vereisung mit flüssigem Stickstoff N_2 die Methode der Wahl:

Ein Wattebausch in der Größe der Warze, mit Stickstoff getränkt und abgekühlt bis auf zirka minus 190 Grad wird zirka 15 bis 60 Sekunden leicht aufgedrückt, so daß ein etwa 0,5 Millimeter breiter, gefrorener Saum um die Warze mit einbezogen ist.

Die in etwa 24 Stunden entstehende Gefrierblase (Erfrierung zweiten Grades!) löst die Epidermis an der Basalschicht aus den Papillen (**Abb. 100**). Die Warze hebt sich an die Blasendecke. An der Basalschicht entsteht durch Regeneration in etwa einer Woche eine neue Epidermis. Dann fällt die Blasenecke samt Warze ab.

Der pathophysiologische Vorgang mit Neubildung einer Epidermis erklärt, warum durch die Kryotherapie bei richtiger Dosierung kaum Narben entstehen. Zudem kann man sie nach drei Wochen wiederholen.

An der Fußsohle gibt es mit der Kryotherapie gern Therapieversager, weil die Hornhaut sehr dick ist und die Dosierung sehr hoch sein muß, um die am Warzengrund benötigte Temperatur von mindestens minus 25 Grad Celsius zu erreichen. Der Therapeut sollte daher sehr erfahren sein.

● *Laser-Therapie*

Verschiedene Laser, zum Beispiel Argon-Laser, die stark genug sind (0,5 Sekunden, Fokus 2 Millimeter, 3,0 Watt) erzeugen analog der Therapie mit starken Ätzmitteln (*Ätzblase*) oder der Kryo-

therapie (**Kälteblase**) subepidermale **Hitzeblasen,** auf denen die Warzen zunächst wie auf Luftkissen liegen und sofort mit Skalpell, Hautzange oder Schere entfernt werden können. Der Vorteil ist, daß man sofort „nacharbeiten" kann, sofern schon mit bloßem Auge noch Warzenreste erkennbar sind.

Erfolgt das Debridement nicht sofort, wird die Warze nach drei bis fünf Tagen abgestoßen und die Nachbehandlung kann anschließend fortgesetzt werden.

Die demarkierte Warze wird mechanisch abgetragen, der Warzengrund desinfiziert, bei Bedarf nachgeätzt und ein keratolytischer Verband angelegt. Die Kontrolle erfolgt nach zwei bis drei Tagen.

Die Behandlung ist schmerzhaft und wird deswegen in Lokalanästhesie durchgeführt.

● *Photochemotherapie*

Bei ausgedehntem Befall zu diskutieren. Man verwendet Psoralen, wie bei der Psoriasis-Behandlung. Es wird lokal aufgetragen und nachfolgend mit UVA bestrahlt. Der zusätzliche Einsatz von Lasern soll das Ergebnis stark verbessern.

● *Röntgenbestrahlung*

Sie wird heute kaum mehr durchgeführt und ist nur in seltenen Fällen indiziert: Bei Infektionsgefahr, Blutgerinnungsstörungen, schlechter Compliance, parungualen und subungualen Warzen. Dosis: 2 x 600 r/l, OAl/50 KV im Abstand von 24 Stunden.

● *Suggestivtherapie*

Aus einer recht bunten Palette von paramedizinischen Maßnahmen findet hauptsächlich bei Kindern die Farbtherapie Anwendung: Farbige, auffällige Lösungen, auch Leuchtfarbe (Fluoreszin), Scheinröntgenbestrahlung oder andere auffällige Strahler wie Soft-Laser ect.

● *Elektrokoagulation und Hochfrequenztherapie (siehe chirurgische Maßnahmen)*

● *Zytostatika*

Viren regen die Keratinozyten zur vermehrten Zellteilung an. Um deren Wachstum und damit die Ausbreitung von Viren zu hemmen, setzt man

Zellteilungshemmer (Antimitotika) ein. Zum Einsatz kommt Bleomycin-Lösung (0,1 Milliliter), das direkt mit einer feinen (Tuberkulin-)Spritze in die Warze injiziert wird. Als äußerliches Mittel verwendet man das Antimitotikum Fluorouracil, das am besten mit der Vehikelsubstanz Dimethylsulfoxyd wirkt. Nicht bei Kindern und Schwangeren!

- *Keratinozytogenesestimulation*

Es ist der umgekehrte Therapieversuch wie mit Zytostatika; Warzenviren wachsen langsam. Somit ist der Versuch gerechtfertigt, die Wachstumsgeschwindigkeit der Keratinozyten in der Epidermis nicht zu mindern, sondern so zu erhöhen. Ziel ist die Abstoßung der gesamten Warze, bevor sich die Viren weiter ausbreiten. Man versucht das mit Vitamin-A-Säure (0,1 Prozent bis einprozentiger Epi-Aberel-Lösung oder Tretinoin). Zusätzlich gibt man oral hohe Dosen Vitamin A (200 000–300 000 Einheiten täglich).

- *Immunstimulation*

Noch gibt es kein spezielles Virustatikum gegen Warzen. Nachdem abwehrgeschwächte Patienten (Aids!) oft Warzen entwickeln, wurde die Theorie entwickelt, die Immunstimulation als Therapieansatz zu postulieren. Als Medikamente wurden Dinitrochlorbenzol (DNCB) und Diphencypron (DCP) verwendet. Wegen der mutagenen Nebenwirkungen des DNCP hat sich diese Therapie wohl nicht durchgesetzt. Eine gesicherte Langzeitstudie fehlt.

Alternativ werden bei Verdacht auf Abwehrschwäche auch Immunglobuline gespritzt, wobei auch hier der Erfolg nicht gesichert ist. Neuerdings werden auch Interferone eingesetzt, was Einzelerfolge brachte. Gesicherte Ergebnisstudien fehlen.

- *Zusatzmedikation*

Ronicol, Trental, (durchblutungsfördernd), lokal Rosmarinöl
Amantadin (Rp. Contenton, PK Merz, Symmetrel)
Methionin (Acimethin) über 4 Wochen
Immunglobuline
Abdeckende Zinksalbe ect.
(siehe allg. Therapieteil)

Herpesviren

In der Podologie spielt das Herpesvirus keine wesentliche Rolle. Wegen der Infektionsgefährdung des Therapeuten ist es jedoch sinnvoll, sich damit zu beschäftigen:

Das Virus ist nur beim Menschen krankheitserregend. Es gibt zwei Typen, nämlich den Herpes-Virus Typ I, der vorwiegend im Kopfbereich vorkommt und den Herpes-Virus Typ II, der typischerweise nur unterhalb der Gürtellinie, vorwiegend im Genitalbereich, auftritt.

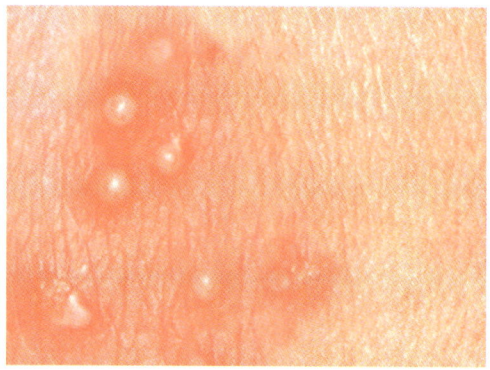

Abb. 102: Herpes-Bläschen am Handrücken

Gefährlich wird das Herpesvirus vom Typ I dann, wenn zum Beispiel der Fußtherapeut an einem Finger einen Inokulations-Herpes hat und während seiner Arbeit an immungeschwächten Patienten die Infektion weitergibt. Eine Übertragung ist auch leicht möglich bei Patienten mit Neurodermitis! Dabei kann der vom Therapeuten infizierte Patient schwer erkranken. Das Krankheitsbild geht mit Fieber und Hirnhautentzündung einher. Allerdings ist die Ansteckungsgefahr nur solange vorhanden, als frische Herpesläsionen mit Bläschen auf der Haut bestehen **(Abb. 102)**.

Unangenehm ist die Infektion natürlich auch dann, wenn der Therapeut sich selbst am Finger oder an der Hand infiziert.

Infektion

Man nimmt an, daß die gesamte Bevölkerung mit dem Typus I (Lippentyp) durchseucht ist. Zumindest läßt sich das mit Antikörpern bei Reihenuntersuchungen nachweisen. Auch der Typ II (Genitaltyp) steigt mit zunehmendem Alter im Durchseuchungsgrad, jedoch später als der Typ I. Der Infektionsmodus ist zumeist Körperkontakt (TYP I Küssen, Typ II Geschlechtsverkehr). Auch Neugeborene können sich im Geburtskanal während der Geburt an einer lebensbedrohlichen Herpeserkrankung infizieren. Bei der Infektion unterscheidet man Erstinfektionen, lokale Rezidive und Wiederholungsinfektionen. Bekannt ist, daß nach der Erstinfektion eine teilweise Immunität nachzuweisen ist und die Herpesviren über sensible Hautnerven in die Rückenmarksganglien wandern. Von dort aus können Herpesviren regelmäßig erneut in die Peripherie, daß heißt an bestimmte lokalisierte Hautstellen (meist der alte Infektionsort) gelangen. So ist es erklärbar, daß Herpes labialis (Lippenherpes) bei vorübergehender Senkung der Abwehrlage durch Menstruation, Fieberblasen, Sonneneinwirkung, übermäßigen Alkoholgenuß etc. an derselben Stelle erneut auftritt. Über diesen Weg kann es zu erneuten Infekten, auch an anderen Körperstellen kommen, da die vom menschlichen Organismus gebildeten Antikörper keine völlige Immunität garantieren.

Erscheinungsformen

Chronischer rezidivierender Herpes simplex (Befallstellen: Lippen, Gesicht und Typ I und genitale Sacralgegend Typ II).

Leichtere Formen

- **Herpes labialis** (häufigste Form an den Lippen)
- **Herpes nasalis** (am Naseneingang)
- **Herpes corneae** (am Auge)
- **Herpes genitalis** (am Genitale *beider* Geschlechter)
- **Salpinghische Vulvovaginitis herpetica** (Genitaltrakt)
- **Herpetische Gingivostomatitis** (Mundschleimhaut und Rachen)
- **Herpes extremitatis**
(an den Extremitäten, meist an Fingern, Handrücken, selten durch Verschleppung an den Zehen parungual)

Schwerere Formen

- **Ekzema herpeticatum** (Begleitinfektion, insbesondere bei Neurodermitis)
- **Neugeborenenherpes** (Infektion bei Geburtskontakt. Ausbreitung nicht nur auf Hautoberfläche, sondern auch in inneren Organen mit hoher Todesrate)
- **Herpes simplex vegetans** (bei abwehrgeschwächten Patienten mit tiefen, zum Teil eitrigen und schmerzhaften Nekrosen sowie Ausbreitung auch in inneren Organen)

Therapie des Herpes simplex

Da gegen Viren keine Antibiotika oder Chemotherapeutika sinnvoll eingesetzt werden können, ist die Therapie des Herpes sehr schwierig. Der wichtigste Behandlungsgrundsatz ist die Infektionsvermeidung und die lokale Therapie. Ein schnelleres Abheilen der infizierten blasigen Hautveränderungen kann man mit austrocknenden Medikamente erzielen. Üblich ist auch die lokale Anwendung von Korticoiden, welche einen abschwellenden und entzündungshemmenden Effekt haben. Neuerdings erfolgt immer mehr der Einsatz von Acyclovir, einem Virustatikum, das es sowohl in Salbenform als auch für die orale Therapie gibt. Die Salbe wirkt lokal nur im akuten Stadium. Wichtig: Keine Kortison-Salbe bei Herpes corneae (am Auge), da die Gefahr der Hornhautzerstörung besteht.

Andere Viruserkrankungen

Herpes Zoster (Gürtelrose)

Erreger: Varizella-Zoster-Virus. Nach dem derzeitigen Wissenstand meist sekundäre Infektion nach vorausgegangener Erkrankung durch Varizellen-Viren (Windpocken). Die Erreger halten sich in den Spinalganglien, von wo aus sie bei schlechter Abwehrlage segmental innervierte Gebiete infizieren können.

Symptome: Meist einseitiges Auftreten. Am Körper gürtelförmig ausgesäte, in Gruppen stehende Bläschen entlang der Hautinnervationsgebiete, zum Teil äußerst schmerzhaft. Die Bläschen sind zunächst zwei bis drei Tage klar, bis reiskorngroß, inmitten von umschriebenen Erythemen. Danach Eintrocknen und braungelbe Borkenbil-

dung bis in zirka zehn Tagen. Nach weiteren zwei bis drei Wochen Krustenbildung und manchmal narbige Abstoßung. An der Fußsohle selten, wegen der Epidermisdicke meist nur Borken oder Krusten sichtbar (**Abb. 103**).
Hauptvertreter: Stammzoster (Körper), Trigeminuszoster (Stirn, Gesichtshälfte), Zoster Oticus (Ohr), Kopfzoster, Extremitätenzoster.
Therapie: Lokal antiinfektiös, Schmerzstillung, Virustatikum Aciclovir oral oder intravenös, Immunglobuline, hochdosiert Vitamin-B-Komplexe.

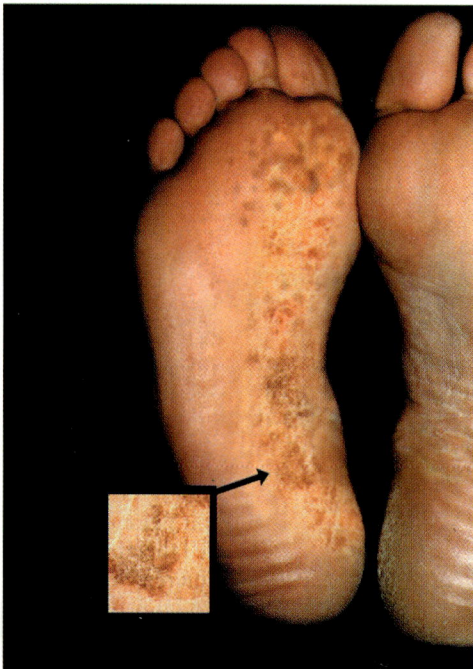

Abb. 103: Herpes Zoster an der Fußsohle
Segmentale Ausbreitung im Bereich der Innervationszone

Maul- und Klauenseuche

Erreger: MKS Virus (Picorna-Gruppe)
Normal erkranken Rinder, Schweine, Schafe. Selten auf Menschen übertragbar (durch Direktkontakt)
Symptome: Fieber, Kopf- und Kreuzschmerzen. Zirka zwei bis sechs Tage nach Infektion meist lokalisierte Blasenbildung im Mund, aber auch an den Fußsohlen. Die Bläschen platzen und die entstehenden Ulcera und Erosionen heilen innerhalb von 14 Tagen ab. Fußhygiene beachten.

Hand-Fuß-Mund-Exanthem
(falsche Maul- und Klauenseuche)

Erreger: Coxsackie-Viren (Coxsackie = Stadt in USA, NY). Weltweite Sommerepedemien mit Übertragung durch Sekrete aus Nasen-Rachen-Respirationstrakt.
Symptome: Nach drei bis fünf Tagen Halsschmerzen mit Bläschen an Rachen, Gaumen, Zunge, Zahnfleisch. Fast gleichzeitig weißliche Bläschen auf geröteter Haut an Handflächen, Zehen und Fußsohlen. Ausheilung nach etwa zehn Tagen ohne Komplikationen bei ausreichender Fußhygiene.

Mikroben

Darunter versteht man generell mit bloßem Auge nicht sichtbare tierische und pflanzliche Kleinlebewesen.

Mikrobielle Dermatosen
Diese Hauterkrankungen werden von verschiedenen Infektionserregern verursacht. Eine globale Abhandlung würde den Rahmen dieser Schrift überschreiten, weswegen auf die Fachliteratur und den mikrobiologischen Teil des Kompendiums verwiesen werden muß.
Die Erreger, die für Hauterkrankungen hauptsächlich in Frage kommen, sind die **Bakterien**

Bakterien

Bei den Bakterien unterscheidet man grob in *Kokken* (Kugelbakterien, Staphylokokken) und *Stäbchen* (Streptokokken).

Die Fußtherapeuten sind von Berufs wegen nur mit einem Teil dieser Krankheitserreger konfrontiert. Die häufigsten bakteriellen Erkrankungen, die in der Podologenpraxis auftreten, sind:

Eitrige Hauterkrankungen (Pyodermien)

Es handelt sich dabei um Entzündungen der Haut oder ihrer Anhangsgebilde, die durch Streptokokken und Staphylokokken hervorgerufen werden.

Streptokokken verursachen vom Befallmuster her die umschriebenen oberflächlichen Formen der Pyodermien (**Erysipel, Ekthyma, Impetigo, Umlauf**), auch deren diffus im Gewebe verstreute Variante (**Phlegmone**). Als Komplikation und

Spätfolge ist das **Akute Rheumatische Fieber** durch Streptokokken gefürchtet.
Man teilt sie in mehrere Gruppen ein:

A B C G

Für die meisten Streptokokkeninfektionen des Menschen ist der Streptokokkus pyogenes aus der serologischen Gruppe A verantwortlich. Er ist außerordentlich penetrierfähig, weswegen er in der Regel bei einer Phlegmone beteiligt ist. Eine bekannte Sonderform der Streptokokkeninfektion im Rachenraum ist Scharlach.

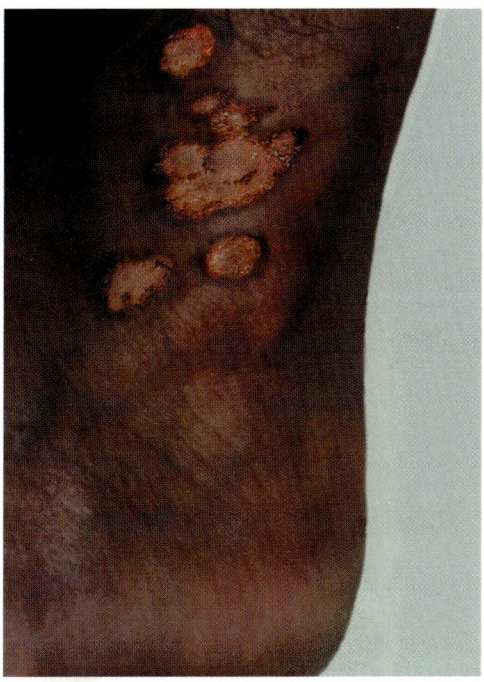

Abb. 104: Impetigo circinata

Staphylokokken hingegen sind die Erreger von Pyodermien der Talgdrüsen, wobei Infektionen der Haarfollikel (**Furunkel, Karbunkel**) und auch der ekkrinen Schweißdrüsen vorwiegen. Sie sind auch gewöhnlich Erreger bei der **Abszeßbildung**. Die verbreitetste Art ist der Staphylokokkus aureus.

Die Infektion der Haut verläuft zum Teil adäquat zu ihrem Schichtenaufbau:

Befall der Epidermis

So ist die Epidermis bei der *Osteofollikulitis* betroffen, einer Erkrankung, die an feuchten, intertriginösen und unter mangelnder Luftzirkulation stehenden Hautarealen auftritt. Als weitere Erkrankung der Epidermis wird die *Impetigo contagiosa* des Gesichtes angesehen.

Impetigo

So wird die oberflächliche Infektion der Haut durch Streptokokken oder Staphylokokken genannt, die überwiegend bei Kindern als Impetigo contagiosa und im Gesicht auftritt. Gelegentlich sehen wir die Infektion auch an der unteren Extremität, nach Kratzeffekten oder Schmierkontaminierung. Während die Infektion im Gesicht meist blasige Strukturen hinterläßt, treten am Bein bevorzugt ringförmige Effloreszenzen auf **(Abb. 104).**

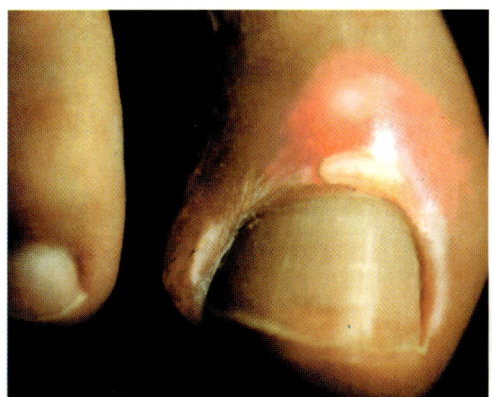

Abb. 105: Umlauf (Bulla repens)

Umlauf (Bulla repens)

Manche Autoren bezeichnen sie als Sonderform der Impetigo contagiosa, die auf Hände und Füße beschränkt ist.
Symptom: Großblasige Eiterung, meist durch Staphylokokkus aureus am Finger, selten am Zehenrücken und plantar. Die Blasen platzen kaum, da sie wegen der Lage unter der Hornschicht sehr widerstandsfähig sind. Eine Keimverschleppung ist daher selten, aber eine Ausbreitung intra- oder subepidermal um den Nagelfalz. Dann zusätzlich **Paronychie (Abb. 105)** und Gefahr eines **Panaritium** mit **Phlegmone**.

Therapie: Eröffnung der Blase, auch Abtragung. Danach KMNO$_4$- Bäder, Seifenlösung. Die nächsten drei Tage Chinosolumschläge oder Chloramin. Auch Betaisodona-Verbände, Iruxol, antibiotische Salben auf Fettgaze.

Follikulitis

Bei einer Follikulitis handelt es sich um eine eitrige Entzündung im oberen Bereich des Haarfollikels **(Abb. 106)**. Dabei kommt es zu stecknadelkopfgroßen Pusteln an den Follikelausgängen,

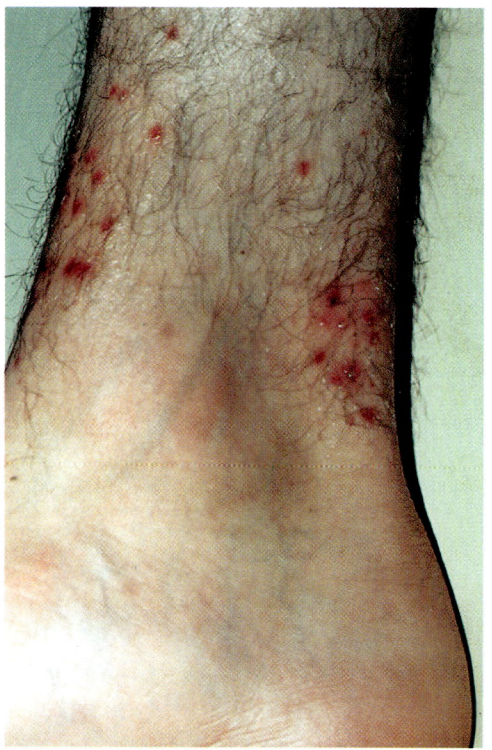

Abb. 106: Follikulitis am Unterschenkel

nahmen. Vor einer intensiven medizinischen Fußpflege sollte zunächst die Follikulitis abheilen. Man erreicht das zunächst durch Zugsalben, auch Rotlichtbestrahlung. Sind die Pusteln dann reif, kann man mit einer feinen Nadel eine Stichinzision machen. Nicht selten kommt es dabei zur Ausstoßung des zentralen Abraummaterials, das zumeist ein nekrotischer Haarfollikel ist.

Ekthyma

Diese Hautinfektion sitzt meist an den unteren

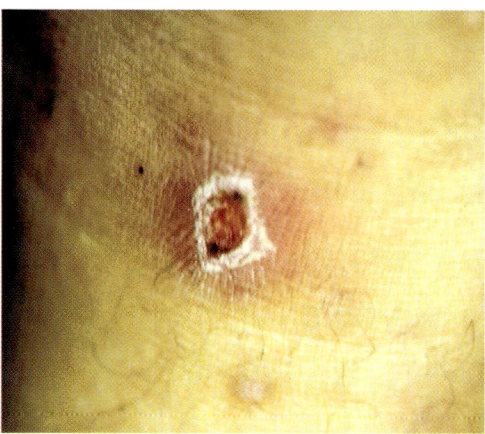

Abb. 107: Ekthyma oberhalb des Außenknöchels

Extremitäten. Die Krankheit beginnt zunächst mit münzgroßen Pusteln, welche aufbrechen und Geschwüre bilden, die bis in das Korium reichen **(Abb. 107)**. Die Erreger sind Streptokokken.
Therapeutisch geht man mit desinfizierenden feuchten Kompressen vor, zum Beispiel mit Rivanol, auch mit Antibiotika und Salben.

Erysipel (Wundrose)

Diese Streptokokkeninfektion hat keine spezielle bevorzugte Körperstelle, sitzt aber häufig auch an den Extremitäten. Man sieht zuerst eine flächenhaft fortschreitende Rötung (Erythem) **(Abb. 108a und 108b)** der Haut und später blasenförmige Veränderungen, begleitet von hohem Fieber, zum Teil mit Schüttelfrost und oft dramatischem Verlauf.
Therapie: lokale Maßnahmen (Umschläge) und Gabe von Penizillin.

wobei man nicht selten sieht, daß das Eiterbläschen im Zentrum vom Haar durchbohrt wird und einen roten Randsaum hat. Diese Erkrankung tritt meist in Zusammenhang mit übermäßiger Schweißbildung, Verstopfung des Follikels (Komedo bei Akne) oder anderer Abräumschwierigkeiten auf.

Der Podologe ist bei Auftreten einer Follikulitis am Fuß vorsichtig mit sämtlichen invasiven Maß-

Schweinerotlauf (Erysipeloid)

Der Infektionsweg dieses grampositiven Stäbchenbakteriums (Korynebakterium) verläuft meist über eine Verletzung beim Hantieren mit Schweinefleisch, weniger bei anderen Infektionsträgern wie Geflügel oder Fischen.
An der Infektionsstelle (Finger und Hände, selten untere Extremitäten), kommt es zu violetten bis roten, schmerzhaften Schwellungen und Flecken (**Abb. 109**). Der Verlauf der Erkrankung ist nicht lebensgefährlich, kann sich aber, wenn nicht

Bei Befall mit Streptokokken spricht man je nach stratigraphischer Lage von einem **Ekthyma** (tief) oder einem **Erysipel** (oberflächlich).

Der Befall der *Subcutis* im Gesicht ist an eine Follikulitis der Barthaare mit Staphylokokken gebunden oder an eine tiefe Perifollikulitis, die dann als **Furunkel** auftritt.

Kommt es zur diffusen Ausbreitung von Streptokokken in die Subcutis, sprechen wir von einer **Phlegmone** (**Abb. 111**).

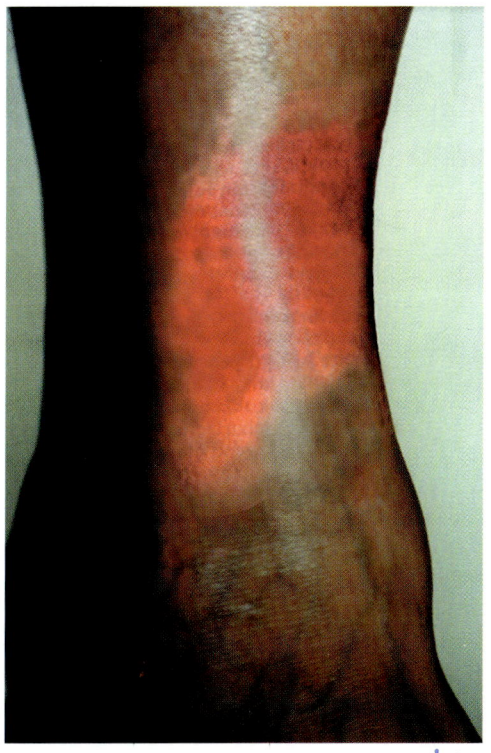

Abb. 108: Erysipel am Unterschenkel

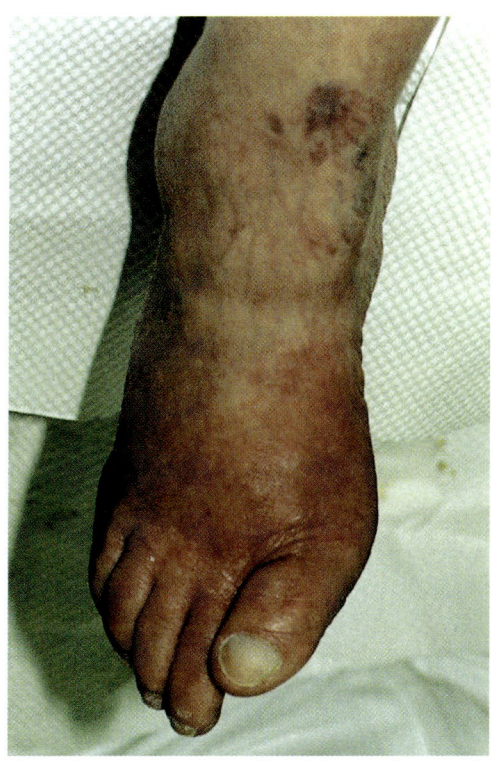

Abb. 109: Abheilendes Erysipeloid am Vorfuß

durch Penizillin behandelt, monatelang hinziehen.
Eine Variante ist **Erysipelothrix insidiosa**, erkennbar an dem Durchmesser der Hautrötung, die meist unter zehn Zentimeter bleibt.

Befall von Korium und Subcutis

Zu den Erkrankungen des *Korium* zählt man auch die extrem seltenen Pyodermien der Schweißdrüsen bei Befall durch Staphylokokken.

Furunkel und Karbunkel (Perifollikulitis profunda)

Bei einem **Furunkel** handelt es sich um eine Entzündung des Haarbalgs durch Staphylokokken mit anschließender Abzeßbildung.
Kommt es zum Einschmelzen mehrerer nebeneinander liegender Furunkel, spricht man von einem **Karbunkel** (**Abb. 110**).

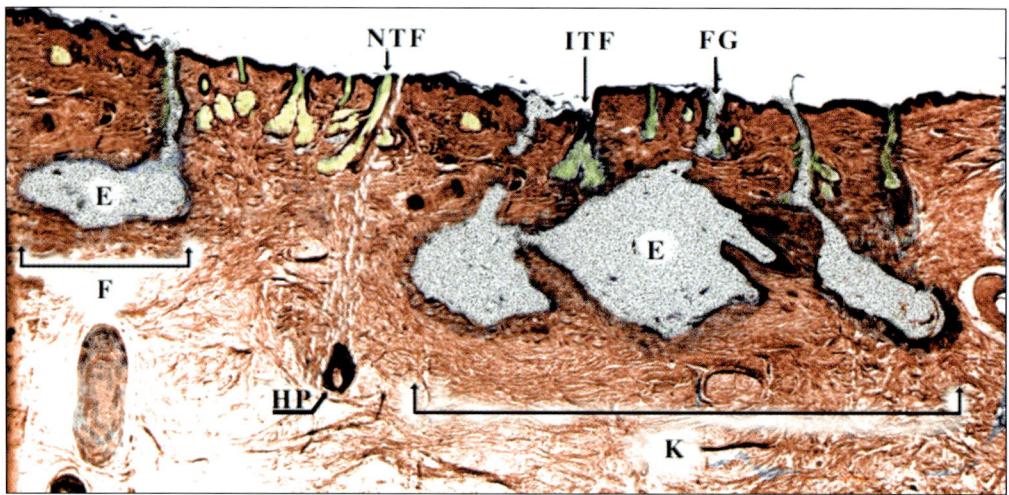

Abb. 110: Furunkel und Karbunkel.
F = Furunkel (einzeln stehend)
K = Karbunkel (konfluierend)
NTF = normaler Talgdrüsenfollikel
ITF = infizierter Talgdrüsenfollikel
E = Eiter, FG = Fistelgang des Karbunkels,
HP = Haarpapille (angeschnitten)

Therapeutisch gilt immer noch die Drei-Zonen-Regel:

- 1. Im Zentrum wendet man eine antibiotische Salbe an.
- 2. Um das Zentrum legt man einen Salbenverband, z. B. Ichthyol, die als sogenannte Zugsalbe wirkt.
- 3. Außen legt man einen Ring einer sogenannten Schüttelmixtur an, der kühlend und abschwellend wirkt.

Erreicht der Eiterherd die Oberfläche, sollte er eröffnet werden. Treten Furunkel gehäuft auf und kommt es zu einer Furunkulose oder einer tiefen Karbunkelbildung, sollte man zur Sicherheit Antibiotika geben und im Bedarfsfalle die Eiterherde eröffnen. In chronischen Fällen empfiehlt sich die chirurgische Entfernung mit Ausräumung des gesamten befallenen Areals.

Phlegmone

Bei der Phlegmone handelt es sich um eine diffuse Ausbreitung einer (**Abb. 111**) Streptokokkeninfektion in das ganze Gewebe. Zumeist ist die phlegmonöse Entzündung mit Fieber begleitet und führt zu einer diffusen Schwellung, Entzündung, Rötung und Verhärtung des befallenen Gewebes.

Die Allgemeinerscheinungen können zum Teil sehr schwerwiegend sein mit Fieber, Schüttelfrost und schlechtem Allgemeinzustand.

Die Therapie besteht daher im Anlegen von kühlen, desinfizierenden Kompressen, auch in breiter operativer Eröffnung des Gewebes sowie zusätzlicher Gabe von Antibiotika.

Abszeß

Gelegentlich kommt es durch Einschmelzung zur lokal umschriebenen Eiterbildung mit Staphylokokken, dem *Abszeß* (**Abb. 111**). Auch hier sind Eröffnung und lokale Behandlung angezeigt. Eine umschriebene Rötung mit Fluktuation zeigt an, daß es hier zu einem entzündlichen Wall gekommen ist, der eine Umhüllung vortäuscht.

Empyem

Dabei handelt es sich um eine Eiteransammlung (mit Streptokokken, auch Staphylokokken) in einem echten, präformierten Hohlraum (Gallenblase, Gelenk).

Hydrosadenitis suppurativa (Schweißdrüsenabszeß)

Analog zur Entzündung des Haarfollikels gibt es auch die eitrige Entzündung der apokrinen Schweißdrüsen. Sie treten häufig im Achselbe-

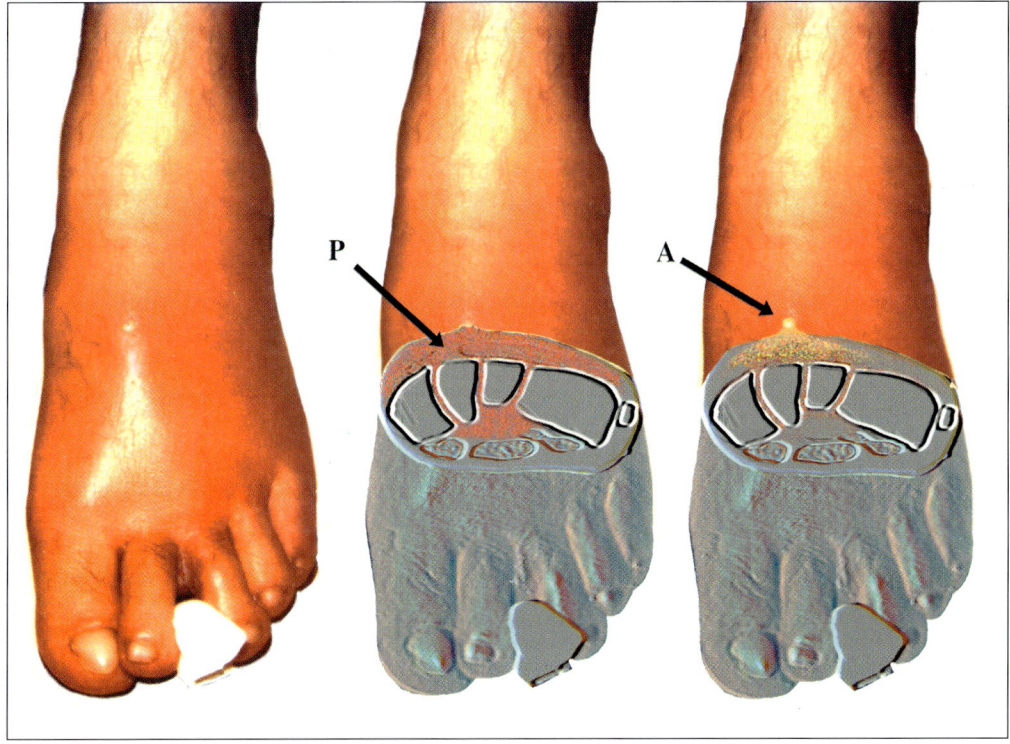

Abb. 111: Phlegmone und Abszeßbildung.
P = Phlegmone mit diffuser Ausbreitung der Entzündung im Gewebe
A = Abszedierung

reich auf und werden wegen der Rezidivhäufigkeit in der Regel operativ entfernt.

Das analoge, an den ekkrinen Schweißdrüsen vorkommende Krankheitsbild heißt: *Periporitis suppurativa.*

Sämtliche vorgenannten Entzündungen der Ausführungsgänge des Haares, der ekkrinen und apokrinen Schweißdrüsen sind im Arbeitsbereich des Fußtherapeuten selten.

Keratoma sulcatum

Diese Erkrankung tritt an der Fußsohle auf und wird durch Koryne-Bakterien verursacht.
Der Befund ist geprägt durch Mazeration in den belasteten Anteilen der Fußsohle, wenn eine vermehrte Fußschweißbildung vorliegt. Überbelastungen (Wehrdienst) und ungeeignetes Schuhwerk begünstigen die Infektion, insbesondere in heißen Zonen. Die Bakterien fördern mit ihren hornsubstanzlösenden Enzymen die Krankheit zusätzlich, so daß an der Fußsohle ausgedehnte Areale von Hornhautdefekten entstehen.

Myzetom (Madurafuß)

Diese Erkrankung, die aus der indischen Region Madura kommt, geht mit zum Teil geschwollenen, tumorösen, eitrigen und fistelnden Infektionsherden einher, die von verschiedenen Erregern, meist Actinomyceten besiedelt sind.

Lepra

Obwohl eigentlich nur historisch interessant, soll kurz auf die Lepra eingegangen werden:
1864 entdeckte HANSEN das *Mykobakterium leprae*, den Erreger jener verstümmelnden Erkrankung, die heute nur noch vereinzelt in den Tropen vorkommt.
Die vorwiegend chronische Infektion sitzt im Gesicht, auch in den inneren Organen und an den

Extremitäten, dort hauptsächlich an Händen und Füßen. Nach dem Frühstadium der Erkrankung mit Auftreten von zum Teil fleckförmigen Pigmentstörungen und Erythemen kommt es später zu zwei dominierenden Erscheinungsformen: Zur höckrigen *Lepra tuberosa* mit knotigen Hautverdickungen und Entstellung der Extremitäten und zur *Lepra nervosa*, bei der die Nerven befallen sind und die mit Gefühlstörungen (Paräesthesien), Muskelatrophien und Lähmungen einhergeht.

Epizoonosen

Tierische Parasiten sind in der Fußpflege nur Randprobleme. Krankheiten durch Zecken, Läuse, Wanzen, Flöhe, Ameisen, Insekten, Spinnen und Milben zählt man zu den Epizoonosen.

Durch den internationalen Reiseverkehr ist jedoch in letzter Zeit auch hier ein Wandel eingetreten. Aus den Tropen, insbesonders Afrika, Südamerika und Westindien wird hin und wieder ein tierischer Parasit eingeschleppt.

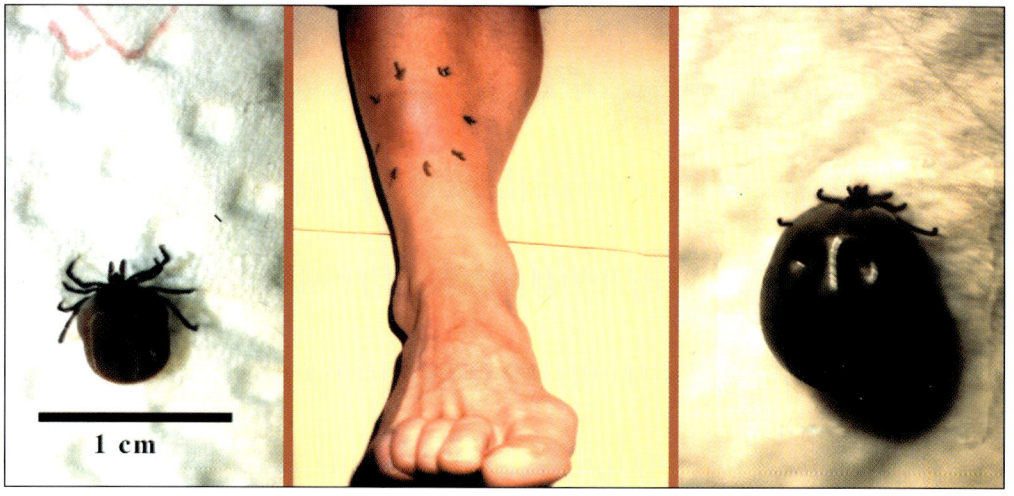

Abb. 112: Zecken und Erythema migrans.
Scheibenförmige Rötung am Unterschenkel nach Zeckenbiß.
Links eine normal große Zecke. Rechts eine Zecke, die sich voll Blut gesaugt hat und gerade abgefallen ist.

Andere

Es ließen sich hier noch einige andere Erkrankungen nennen, die jedoch streng genommen nicht in den Arbeitsbereich des Fußtherapeuten gehören. Dazu gehören:

die Tuberkulose (Tbc),
der Milzbrand,
die Tularämie (Hasenpest).

Es wird auf die Fachliteratur verwiesen.

Zecken

Holzbock (Ixodes ricinus)

Man unterscheidet bei den Zecken die in unseren Breiten vorkommende Zecke mit hartem Panzer (Ixodes) von der amerikanischen Art mit weichem Chitinpanzer (Argasides).

Zeckenbisse sind Auslöser infektiös bedingter Erkrankungen, die sich in verschiedenen Formen zeigen und erst in letzter Zeit einer einheitlichen Ursache zugeordnet wurden. Man unterscheidet zwei Grundformen von Erregern, die durch Zecken übertragen werden:
Viren und **Borrelien**.
Viren werden vor allen Dingen für die Frühsommermeningoenzephalitis verantwortlich gemacht.

Borrelien werden der Lyme-Erkrankung zugeordnet (Lyme = Fischerstädtchen in USA, ehemals Endemiezentrum).

Die typische Hauterscheinung nach dem Zeckenbiß ist das *Erythema migrans* (Abb. 112), eine sich scheibenförmig meist chronisch ausbreitende Hautrötung.

Als Erreger gelten die Borrelien *(Lyme-Borellose)*, die durch den Zeckenbiß übertragen werden und neben dem *Erythem* (Hautrötung als Stadium I), *Lymphknotenschwellungen*, *Gehirnhautentzündungen* (Stadium II) und noch nach Monaten bis Jahren *Arthritiden* mit Gelenkschwellungen (Stadium III) auslösen können. Letztlich kommt es im Endzustand zur chronischen *Hautatrophie*. Die Hautvariante ist die *Akrodermatitis chronica atrophicans HERXHEIMER*, mit blauroter Verfärbung der Gelenke an Händen, Ellen, Knien, Unterschenkeln.

Gefürchtet ist die Gehirnbeteiligung, die nicht nur bei Borreliose, sondern auch bei Ansteckung durch den Zeckenbiß mit Viren auftreten kann: Bei uns wird immer häufiger die *Frühsommer-Meningoenzephalitis* (FSME) beobachtet. Sie wird ausschließlich durch den Holzbock (Ixodes ricinus) übertragen. Die Durchseuchung der Zecken mit dem FSME-Virus beträgt bis zu 20 Prozent in Endemiegebieten.

Von Zecken befallen werden nicht nur Erwachsene, die mit nackten Füßen oder ohne Strümpfe in buschreichem Unterholz spazieren gehen. Betroffen sind immer mehr Kinder, die infiziert werden. Man hat wegen der zunehmenden Häufigkeit bereits die FSME-Schutzimpfung eingeführt. Die Zecken kommen wegen der Durchseuchung des Wildes und kleiner Nagetiere (bis 35 Prozent) auch in höheren Gebirgslagen vor, wo sie noch bis in den Herbst hinein an Büschen hängen und sich von dort blitzschnell in die Haut verbeißen. Sie saugen sich voll Blut (Abb. 112) und lassen sich in der Regel nach ein bis zwei Tagen fallen. Zirka drei Tage bis Wochen danach kommt es um die Bißstelle herum zu einem scheibenförmigen Erythem, das sich weiter ausbreitet und zentral abblaßt. Wegen der Gefährlichkeit der Meningoenzephalitis muß daher bei entsprechender Anamnese jede größer werdende Hautrötung abgeklärt werden.
Die *Erste Hilfe* ist das Herausdrehen der Zecke mittels Pinzette und Zugriff mit Einbeziehung der Saugwerkzeuge. Andere Entfernungsversuche wie Abdrehen mit den Fingern oder Betupfen mit Lack, Öl oder Alleskleber sind oft erfolglos und verursachen Zeckengranulome, wenn der Kopf zurückbleibt. Die Behandlung der Lyme-Borreliose erfolgt mittels Penicillin oder Tetracyclinen.

Taubenzecke

Eine Verwandte der Zecke in der freien Natur ist die Taubenzecke, die neuerdings vermehrt in der Großstadt auftritt. Sie ist nur zündholzkopfgroß und hält sich in Räumen oder Nistplätzen (auch längst verlassenen) von Haustauben auf. Sie kann bis zu zehn Jahre lang ohne Nahrungsaufnahme überleben und „überfällt" den Menschen meist im Früh- und Spätsommer und zwar in der Nacht. Schon nach dreißig Minuten läßt die Taubenzecke von ihrem Opfer ab, weswegen man sie schwer auf frischer Tat ertappt. Man findet in der Regel nur die Bißreaktionen; bis handflächengroße Schwellungen. Die Bißstellen sind oft noch nach drei Monaten zu sehen, da sich lokal derbe Knötchen entwickeln. Neben diesen Lokalreaktionen kann es auch zu allergischen Erscheinungen einschließlich anaphylaktischem Schock kommen.

Flöhe

Entfernte Verwandte der Zecken sind Flöhe. Pulex = Floh, Pulex irritans = der Menschenfloh, Pulikosis = Flohbisse. Auch sie sind Blutsauger und übertragen dadurch Krankheiten, beispielsweise Rickettsiosen.
Flöhe überleben Monate ohne Nahrungszufuhr. Es sind wahre „Weitspringer" und leben weltweit verbreitet in Teppichen, Vorhängen, Vogelnestern und an Haustieren (Hundefloh und Katzenfloh).
Flohbisse findet man meist an den Beinen, gekennzeichnet durch gruppierte Anordnung und nicht selten durch Bläschenbildung.
Flohbisse heilen in der Regel gut ab. Die Heilung kann durch Salben, beispielsweise Ringelblumensalbe, aber auch allergiehemmende Kortisonsalben unterstützt werden. Der Befall von Mobiliar und Haustieren wird gewöhnlich mit DDT bekämpft. Die Prozedur soll alle 14 Tage (wegen neu ausschlüpfender Flöhe) wiederholt werden.

Sandfloh (Tunga penetrans)

Der Sandfloh hält sich in warmer, feuchter Umgebung z.B. im Strandsand auf. Das begattete Weibchen des Sandflohs bohrt sich in den Urlauberfuß ein, nicht nur in die Fußsohlenhaut, sondern auch in die Interdigitalfalten und unter das Hyponychium. Das Insekt saugt sich dabei voll und erzeugt dadurch Juckreiz, Schmerzen und zumeist auch Folgeinfekte an der Bißstelle.
Die Erste Hilfe besteht im Entfernen mit Pinzette oder Nadel. Mißlingt der Versuch, kann man den

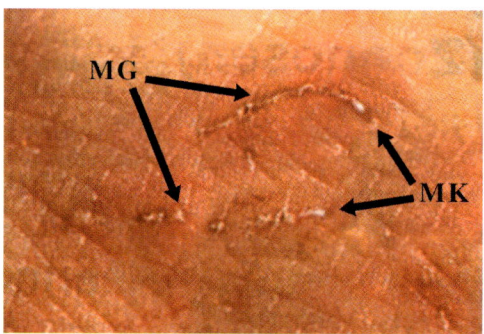

Abb. 113: Krätze (Scabies). Milben unter der Haut MG = Milbengang, MK = Milbenkörper

Floh auch mit Öl, Lack, Klebstoff ect. oder einem Insektizid abtöten.

Milbe (Trombicula)

Die Krätzmilbe erzeugt das Krankheitsbild der *Skabies (Krätze)*, auch Trombikulosis genannt und kommt auch bei uns vor. In den Interdigitalfalten der Füße, auch an der Fußsohle am Fußrand, gräbt sich das Weibchen tunnelartige Gänge in die Hornschicht der Haut und sitzt dann am Ende des Ganges in einem Milbenhügel. Während das Männchen nach der Begattung sofort stirbt, lebt das Weibchen ein paar Wochen und legt täglich zwei bis drei Eier.
An der befallenen Haut sieht man oft die nur wenigen Millimeter langen Milbengänge, die rötlich entzündet erscheinen, stark jucken, insbesonders in der Nacht. Die Milbe am Ende des Gangs ist durch die Haut als dunkler Punkt erkennbar, weswegen durch Eröffnen des Milbenhügels der Nachweis gelingt.
Die Infektion erfolgt durch Körperkontakt. Milben überleben außerhalb der Haut nur höchstens drei Tage, wodurch sich die wichtige Rolle der

Hygiene bestätigt: Wäschewechsel, Lüftung, Ölbäder und als echte Therapie Einreibungen oder Bäder mit Jacutin (**Abb. 113**).

Insektenstiche

Bienen, Wespen, Hornissen

Die Irritation des Fußes durch einen Bienen- oder Wespenstich ist nicht so selten. Der Biß bzw. Stich verursacht zunächst einen Anfangsschmerz, dem anschließend durch die Wirkung des Giftes die allergische Reaktion folgt. Sie besteht in Rötung und Schwellung, die unterschiedlich ausgeprägt ist. Etwa zwei Prozent der Bevölkerung reagiert bei Wespen- oder Bienenstichen allergisch, also überempfindlich: Es kommt zur ausgeprägten Quaddelbildung, Asthma, Gefäßödemen, Magen- und Darmbescherden bis zum anaphylaktischen Schock, der tödlich enden kann. Sensibilisierte Personen sollten daher immer ein Notfallmedikament (Kortison, Kalzium ect.) mit sich führen. Besonders Allergiker, die schon einmal erhebliche Allgemeinreaktionen auf einen Insektenstich erlebten, sollten sich mit Depotgiften vorsorglich hyposensibilisieren lassen.
In den USA ist im übrigen die Todesrate durch Insekten doppelt so hoch als durch Schlangen.

Bienen

Bei den Bienen ist die **Honigbiene** wohl die häufigste Spezies. Beim Stich durchdringt der Stachel die Haut und verbleibt dort in der Regel mitsamt der Giftblase und deren Muskeln. Letztere können noch bis 20 Minuten lang arbeiten und Gift in die Wunde pumpen. Einzelne Stiche am Fuß sind oft das Resultat unachtsamen Gehens im Gras. Sie sind in der Regel ungefährlich, ausgenommen bei Allergikern. Nach einem Stich kommt es zu Schmerzen und Schwellung an der Verletzungsstelle, aber auch des ganzen Fußes.

Therapie

Bei einem Bienenstich sollte man sofort den Stachel, sofern vorhanden, herausziehen oder auskratzen, am besten mit einem Messer, scharfen Gegenstand oder Fingernagel. Wenn möglich, nicht ausdrücken oder kneifen, da oft der Giftbeutel noch verblieben ist. Dadurch würde nur noch mehr Gift eingespritzt. Eile ist geboten, außerdem die Entfernung vom Tatort, da das Gift ein Alarm-Pheromon enthält, das weitere Bienen anlocken kann und agressiv macht.

Betroffenes Bein stillegen, aber nach unten halten, nicht wie üblich hochlagern. Das Gift soll nicht schneller herzwärts wandern. Bei Gefahr und Veranlagung zu einer allergischen oder auch toxischen Reaktion sollte der Bienengiftallergiker stets Steroide (Kortison), Adrenalin und Antihistaminika mit sich führen.

Beim *Einzelstich* Eis auflegen und kühlende, nasse Kompressen, um die Resorption des Giftes zu verlangsamen.

Selten kommt es zu einem Angriff eines ganzen Schwarms (zum Beispiel bei Zerstörung des Nests). Dann kann es allerdings durch *Mehrfachstiche* gefährlich werden. Das Opfer ist ins Bett zu legen, zu entkleiden und die verstochenen Körperpartien sind mit heißen, feuchten Tüchern zu bedecken (Hitze inaktiviert nach Ansicht amerikanischer Autoren das Gift). Mehrfachstiche können eine Einweisung ins Krankenhaus erforderlich machen.

Wespen

Wespen bauen ihre Nester oft in die Nähe von menschlichen Behausungen. In der Regel sind sie nicht agressiv, stechen aber ziemlich schnell, wenn sie ihr Nest in Gefahr sehen oder sich bedroht fühlen.

Wespenstiche sind wie Bienenstiche zu behandeln.

Hornissen

Hornissen, leicht erkennbar an ihrem großen Körper und der schwarzweißen oder schwarzgelben Streifung, nisten in Bäumen und unter Dächern. Kleinere Spezies findet man auch in Erdlöchern.

Die meist hängenden Nester haben an der Unterseite nur ein Zugangsloch und beinhalten Kolonien mit bis Tausenden von Arbeitern, Drohnen und der Königin. Hornissen sind leicht reizbar und greifen daher auch oft in Scharen an. Das macht sie so gefährlich, denn die Stiche sind sehr schmerzhaft und giftig. Ein Hornissenstich sollte immer behandelt werden.

Die **Erste Hilfe** besteht in der Desinfektion und Entfernung von Stacheln, lokaler Eisanwendung und Gabe von abschwellenden oder antiallergischen Mitteln. Bei Mehrfachstichen ist stationäre Beobachtung angezeigt.

Ameisen

Die unangenehmsten Ameisen sind die des amerikanischen Kontinents. Hauptvertreter ist die **Feuerameise** (Fire ant), eine kleine, aus Brasilien bis nach Nordamerika eingeschleppte Ameise, deren Biß wie Feuer brennt (**Abb. 114**). Der Biß ist nicht zu unterschätzen, da er oft innerhalb von 24 Stunden eine Eiterpustel hervorruft, deren bakterielle Infektiosität in eine Impetigo enden kann. Deswegen sollte man nicht kratzen, um die Haut nicht zu verletzen, sondern mit Seife und Wasser, besser Alkohol, abwaschen.

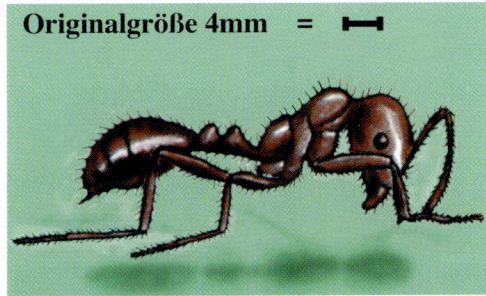

Abb. 114: Amerikanische Feuerameise

Bei gesicherter Allergie auf einen Ameisenbiß ist sofort ein Arzt zu verständigen. Überprüfen, ob der Betroffene ein Notfallset mit Adrenalin oder Kortison mit sich führt. Auf Notfallsituation mit Atemstillstand und Kreislaufkollaps vorbereiten.

Spinnen

Gefährliche Spinnen sind bei uns selten, stellen aber im Urlaub gelegentlich ein Problem dar.

Beschrieben sind vor allen die Bisse der „Schwarzen Witwe" (sie macht sich nach der Begattung durch Fressen des Männchens selber zur Witwe) und der „Braunen Reclusa" (Loxosceles reclusa). Der Biß einer Spinne schmerzt mitunter nicht sofort, weswegen die Diagnose oft erschwert ist.

Die **Schwarze Witwe** (Latrodectus mactans) hat auf der Unterseite ihres pechschwarzen Körpers eine hellrote Markierung, die aussieht wie ein Stundenglas. Vorkommen: Amerika, Asien, Afrika, Mittelmeerländer. Sie ist ein Nachtjäger und lähmt ihre Opfer (Insekten oder andere Spinnen) mit ihrem Gift, wenn sich diese im Netz verfangen haben.

Bei einem Biß sieht man auf der Haut meist zwei Punkte am Bißort, begleitet von lokaler Schwellung und Rötung. Innerhalb einer Stunde kommt es dann zu Bauch- und Muskelkrämpfen, Spasmen der Extremitäten mit starken Schmerzen, die bis zu drei Tagen anhalten können. Ältere und Kinder können durch Lähmungen und Krämpfe mit Atemstillstand und Kreislaufkollaps in Lebensgefahr geraten. Die Todesrate durch Bisse der Schwarzen Witwe, die eigentlich nur aggressiv wird, wenn sie sich bedroht fühlt, soll fünf Prozent betragen. Ihr Gift soll 15mal stärker sein als das der Klapperschlange.

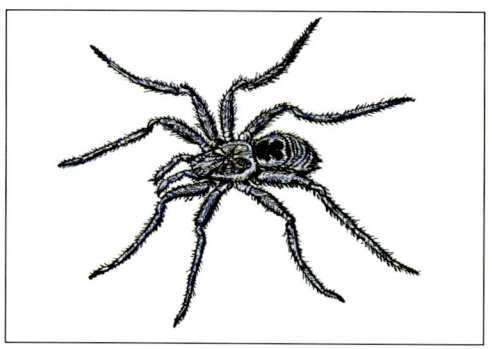

Abb. 115: Tarantel (Länge ca. 25 mm)

Therapie

Im Ernstfall sind die Krämpfe und Schmerzen zu behandeln. Als *Erste Hilfe* ist der Bißort zu desinfizieren und abschwellend zu behandeln (Eispack). Ärztliche Hilfe oder Krankenhauseinweisung ist umgehend erforderlich. Ein spezifisches Antiserum gibt es zwar, ist aber nicht immer bei der Hand. So therapiert man mit Kalzium intravenös, Cortison und anderen Antihistaminika, ergänzt durch Antibiotika und stabilisiert den Kreislauf.
Die Bisse der **Braunen Reclusa** (auch Geigenspinne wegen ihrer violinförmigen Zeichnung am Kopf genannt) sind nicht so lebensgefährlich, erfordern aber in der Regel eine chirurgische Behandlung der Bißstelle, da dort meist eine Hautnekrose auftritt. Trotzdem sind die Bisse nicht zu unterschätzen, weil schwere Allgemeinreaktionen auftreten können. Sie beginnen oft erst zwei bis acht Stunden nach dem Biß oder treten gelegentlich erst in 24 Stunden oder später mit Fieber, Erbrechen, Gelenkschmerzen und Schockzeichen auf.

Die Bisse der behaarten **Tarantel (Abb. 115)** sind nicht ganz so gefährlich wie die der

Schwarzen Witwe. Tarantelbisse tendieren jedoch zur Superinfektion mit Bakterien und sollten daher gut desinfiziert werden.

Skorpion

Es gibt ungefähr 600 Arten, die zur Gruppe der Arachniden gehören. Sie haben vier Beinpaare und zwei scherenförmige Greifarme. Kopf und Thorax sind eins. Die Größe kann bis zu zehn Zentimeter sein. Kennzeichnend ist der lange, kräftige, gegliederte Schwanz mit einem Giftsta-

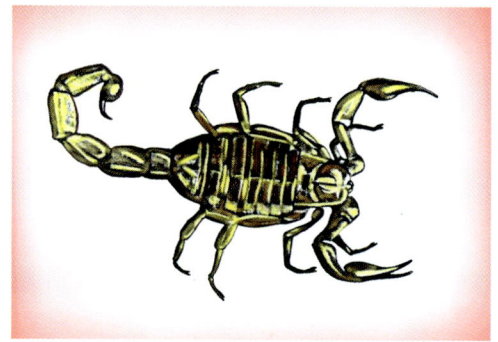

Abb. 116: Skorpion

chel am Ende. Der Schwanz wird über dem Körper nach vorn gestellt, so daß der Stachel als Abwehrinstrument oder Lähmungswerkzeug für die Beute (meist Insekten) stichbereit ist **(Abb. 116)**. Skorpionstiche treffen überwiegend die Extremitäten. Sie sind in der Regel nicht tödlich. Sehr gefährlich ist allerdings der ägyptische Skorpion. Das gilt speziell für Kinder, Kranke oder Allergiker. Der Stich ist sehr schmerzhaft, führt zur Schwellung der Bißregion, kann je nach eingespritztem Gift zu Kreislaufstörungen, Paraesthesien und Benommenheit führen. Die Symptome verschwinden in wenigen Tagen, wenn nicht Komplikationen durch Allergien mit Kollaps, Lungenödem und Herzarythmien dazukommen.
Die Therapie sollte immer unter ärztlicher Kontrolle durchgeführt werden. Erste Hilfe ist die Stachelentfernung, sofern vorhanden. Danach abschwellende und schmerzstillende Maßnahmen wie bei allen anderen Stichen auch. Beobachtung der Kreislaufsituation und Hinweise auf allergische Reaktionen ist ungedingt notwendig.

Vorbeugung
Skorpione jagen in der Nacht. Am Tage sollte

man auf ihre Verstecke achten: dunkle Ecken in Garagen, Schränke, Holzstöße, Steinhaufen und im Freien abgelegte Kleidung (Schuhe).

Käfer

Käfer sind in der Regel harmlos. Einige können wegen ihrer Größe jedoch kräftig zubeißen und kleine Hautverletzungen setzen, die anschließend eitern. Schmerzhafte, aber ungiftige Bisse verursachen der **Rückenschwimmer** (ca. 15 Millimeter groß, Wirkung wie ein Bienenstich), der nordamerikanische **Creeping Water Bug** (bis 15 Millimeter) sowie der **Wasserskorpion** (20 bis 40 Millimeter).

Unangenehm ist vor allem auf dem Nordamerikanischen Kontinent der

Große Wasserkäfer

Er wird bis zu zehn Zentimeter groß, ist flach, oval und bewohnt sumpfig-feuchte Gegenden wie die Everglades in Florida. Er ist schwarz bis dunkelbraun, hat ein Paar Vorder- und ein Paar Hinterfüße, mächtige Frontalfüße, die als Greifzangen ausgebildet sind und zwei Paar Flügel. Nicht selten fliegt er in den Schein von Lampen. Normal lauert er hinter Steinen oder anderen Verstecken auf seine Beute. Mit seinem scharfen, schnabelartigen Maul kann er leicht die menschliche Haut verletzen. Zudem sondert er ein Sekret ab, das die Haut auflöst und infektiöse Geschwüre verursacht. Deswegen gilt er als äußerst unangenehmer Zeitgenosse.

Therapie
Der Biß sollte nie unbehandelt bleiben.
Die Bißstelle abwaschen und gut desinfizieren, damit kein Ekthyma oder ein anderes Geschwür entsteht. Antihistaminika und abschwellende Maßnahmen wie Eis etc. mildern den Schmerz und verbessern den Heilungsverlauf. Große Ulzera müssen chirurgisch angegangen werden.

Vorbeugung
Am sichersten ist, den Kontakt mit dem Käfer zu vermeiden. Repellents helfen hier nicht. Bei gehäuftem Auftreten im Wohnbereich kann man Käferfallen und Chemikaliendepots aufstellen, die es in den Verbreitungsgebieten in allen Supermärkten zu kaufen gibt. Bei großen Käfern ist das jedoch sinnlos.

Manche der Spezies, die zu den Insekten gezählt werden, beißen oder stechen, ohne uns gefährlich zu werden. Doch schon mancher Urlauber mußte erfahren, daß die Umwelt voller kleiner Mitbewohner ist, die unangenehm werden, wenn man sie reizt oder bedrängt. Dazu gehört auch der Hundertfüßler (Gattung Chilopoda), der bis 15 Zentimeter groß werden kann.

Stechmücken

Moskitos
Diese Stechmücken scheinen zunächst nur eine

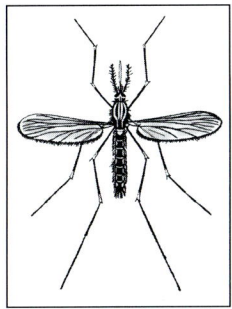

Abb. 117: Fiebermücke (Anopheles). Überträger der Malaria

lästige Plage zu sein, sind aber Ursache (weil Überträger) vieler tödlicher Krankheiten wie Malaria, Gelbfieber, Dengue-Fieber, Encephalitis und anderer Krankheiten. Die Mücken nisten in Sumpfgebieten, aber auch in Pfützen und abgestandenen Wasserbehältnissen in Wohngebieten.
Der Urlauber ist vor allem barfuß gefährdet. Doch findet man häufig Moskitostiche auch oberhalb des Knöchels (Zugangsbereich Sockenoberrand) beim Tragen langer Hosen.
Von den zwei Hauptspezies ist die Gattung Culex für den Menschen harmlos, da diese nur die Vogel-Malaria überträgt.

Fiebermücke (Anopheles)

Für den Menschen gefährlich sind vor allem die Gattung Anopheles (Malaria) und Stegomyia (Gelbfieber). Während das Männchen in der Regel von Pflanzensäften lebt, ernährt sich das Weibchen (besonders vor der Eiablage!) auch von menschlichem und tierischem Blut. Dafür hat es mehrere Rüssel, die in einer Scheide verstaut werden: einen sägeartigen Stechrüssel, einen Injektionsrüssel für die Blutverdünnung und einen Saugrüssel (**Abb. 117**).
Die Übertragung von Krankheiten erfolgt insbe-

sonders durch die injizierte Flüssigkeit zur Blutverdünnung, die das Absaugen erleichtert.

Therapie
Die Therapie besteht in lokaler Desinfektion, Aufbringen von Eis, lokaler Anwendung von Antihistaminika (Sticks, Creme oder Tropfen). Beobachtung von Sekundärinfektionen ist notwendig. Treten Symptome auf wie Schwindel, Erbrechen, Kopfschmerz und Fieber, aber auch bei Mehrfachstichen an Kindern, muß sofort ärztlicher Rat eingeholt werden. Wichtig: Arzt auf Urlaubsreise und Moskitostiche hinweisen! Malaria beginnt oft wie Grippe und bricht oft erst Wochen später zu Hause aus.

Vorbeugung

Vor jeder Urlaubsreise in südliche oder tropische Länder ist eine Malariaprophylaxe durchzuführen. Impfungen gegen Gelbfieber oder andere tropische Infektionskrankheiten sind nur bei Reisen in gefährdete Gebiete notwendig. Spezielle Impfhinweise sind bei allen Landesimpfanstalten oder guten Reisebüros erhältlich.
Ansonsten: Auftragen von Repellents (Insektenabweiser wie Diäthyltoluamid oder Pyrethroidsprays, auch Zitronenlotiones wie Akipic von Akiline), Tragen von entsprechender Kleidung (lange Hosen, Socken). Um Ferienwohnungen oder Appartements keine Wasserpfützen (Kinderpools) stehen lassen. Bei Übernachtung in Zelten oder unklimatisierten Lodges imprägnierte Moskitonetze, Insektenspray oder rauchentwickelnde Pyrethroidspiralen verwenden.

Läuse (Pediculi)
Lausbefall (= Pediculosis)
(siehe Fachliteratur)

Bettwanze (= Cimex lectularis)
Wanzenbefall (= Zimikose)
(siehe Fachliteratur)

Sandfliege

Die Infektionskrankheiten der Gruppe der Leishmaniasen wird von der Sandfliege übertragen. Diese kommt in den Tropen vor, auch in anderen warmen, feuchten Ländern und überträgt auch Pappataci-Fieber (Dreitage-Fieber, Phlebotomus-Fieber), Oroya-Fieber (Carrionsche Krankheit, Verruga Peruana), Espundia (amerikanische Leishmaniose) und die klassische KALA-AZAR (siehe Fachliteratur).
Die Sandfliege überträgt bei ihrem Stich gegeißelte Leishmanien, die die Erkrankung auslösen. Es gibt mehrere Formen:
Die im Mittelmeerraum, auch in Asien, Afrika und Amerika vorkommende Form beschränkt sich auf die Haut. Dort entstehen zunächst kleine Papeln. Daraus können Rötungen, Schwellungen und Beulen (Orientbeule = oriental Sore) sowie Ulzera entstehen.
Die in Südamerika vorkommende Erkrankungsform zerstört die Schleimhäute, vor allem in der Nase und im Mund.
Die viszerale Form, KALA-AZAR, zerstört Milz und Leber und führt ohne Behandlung in kurzer Zeit zum Tode.

Würmer (Vermes)

Wurmerkrankungen sind keine typischen Erscheinung am Fuß. Als Reisekrankheit aus den Tropen häuft sich bei uns neuerdings die

Larva migrans cutanea

Die Larven des *Hakenwurms (Ankylostoma)* bohren sich in die Haut und legen charakteristische, gewundene Gänge in der Epidermis und in der oberen Lederhaut an. Man sieht wellige, girlandenähnliche, auch zickzackförmige, entzündete Streifen auf der Hautoberfläche (**Abb. 118**). Die Larven leben im Sand, auch im feuchten Erdreich, wobei als Erreger mehrere Arten in Frage kommen. In der Haut überleben sie Tage bis Monate.

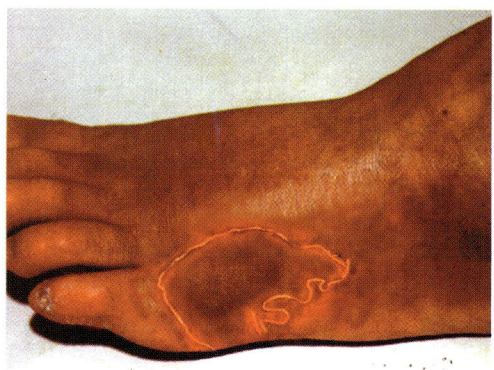

**Abb. 118: Larva cutanea migrans.
Tunnelförmiger Gang des Hakenwurms unter der Haut**

Die *Diagnose* wird zunächst über die Anamnese (Urlaubsort und Zeit) sowie den klinischen Augenschein gestellt und durch den Larvennachweis gesichert.

Als *Therapie* empfiehlt sich die äußerliche Anwendung von Umschlägen mit Alkohol, essigsaurer Tonerde und Minzolum (Tiabendazol).

Verletzung durch andere Lebewesen

Quallen (Medusen, Cnidaria)

Es sind die häufigsten unangenehmen Kontaktgenossen, denen man im Wasser begegnet.

Schon bei kurzer Berührung spürt man den brennenden Schmerz, der an Brennesselkontakt erinnert. Meist ist der Schmerz erheblich intensiver und nimmt in der nächsten Stunde sogar zu. Die Berührungsstelle rötet sich und zu dem Schmerz gesellt sich eine streifenförmige lokale Urtikaria, nicht selten ein Ödem der betroffenen Extremität und allgemeine Krankheitssymptome.

Quallen sind meist klein, 2 bis 15 Zentimeter im Körperdurchmesser. Der Quallenmund sitzt an der Unterseite und ist von Tentakeln umgeben. Einige (z. B. die Gattung Aurelia) werden über 30 Zentimeter dick oder gar zwei Meter, wie die Gattung Cyanea, die bis 30 m lange Tentakeln hat. Am Körper, aber auch an den Tentakeln sitzen Stachelzellen. Nur wenige sind allerdings in der Lage, in die menschliche Haut zu penetrieren und schwere Reaktionen auszulösen.

Nach Quallenkontakt sollte man sofort aus dem Wasser gehen und versuchen, das Nesselgift mit Alkohol, heißem Salzwasser etc. zu deaktivieren und die an und in der Haut verbliebenen Nesselkapseln, die toxische Sekrete enthalten, zu entfernen. Dies geschieht durch Abwaschen mit Salzwasser (nicht Süßwasser, da es Stachelzellreste aktiviert), Abreiben mit einem rauhem, salzwassergetränkten Handtuch. Auch Hausmittel wie Essigabreibungen (umstritten) und Anwendung von Rasierschaum mit anschließendem Abschaben per Rasierklinge werden empfohlen. Zusätzlich Alkohol oder 20prozentiger Ammoniak. Weiterbehandlung mit abschwellenden Maßnahmen wie Eis und Kortisonsalben. Allergiegefährdete sollten ihr Notfallset bereithalten.

Grundsatz: Zuerst Toxine (Gifte) an der Oberfläche inaktivieren, Quallenreste entfernen, dann Abschwellung und Gefäßabdichtung mit Kalzium (Ampullen oder Tabletten), Antiphlogistika und Antihistaminika. Schmerzen sind am besten zunächst mit Eis oder Anästhesiesalben zu bekämpfen.

Portugiesische Galeere

Eine nahe Verwandte der Quallen ist die gefürchtete **Portugiesische Galeere,** die in der Karabik auch **Portuguese man of war** genannt wird (**Abb. 119**). Sie ist kein Einzel-Lebewesen wie die Qualle, sondern besteht aus einer Kolonie von vielen Organismen. Ihre bis zu zehn Meter langen Tentakeln hängen an einem organischen, mit Gas gefüllten Treibkörper. Dieser hat oben einen breiten Kamm, der als Segel wirkt. Damit treibt sie oft im Verbund und in den Sommermonaten tausende Kilometer weit. Wo Portugiesische Galeeren gehäuft auftreten, werden die Strände geschlossen.

Bei Körperkontakt wird der Stachelmechanismus aktiviert und die Stachelzellen platzen. So erzeugen sie kleine Wunden in der Hautoberfläche, durch die mittels feiner Hohlstacheln das Gift eingespritzt wird.

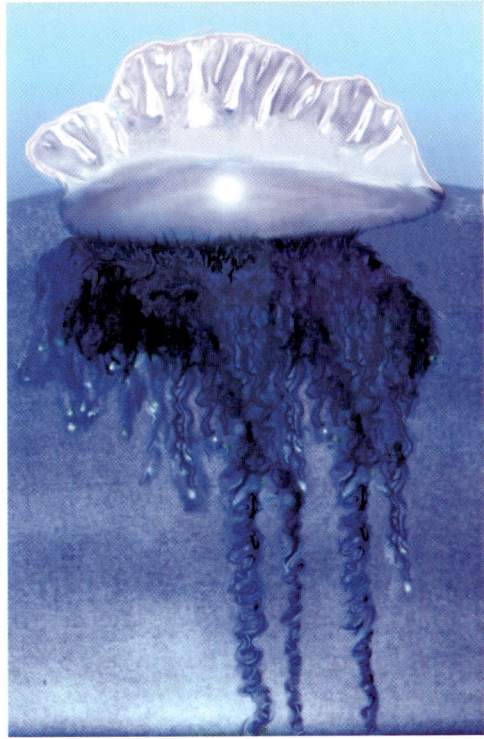

Abb. 119: Portugiesische Galeere

Der Stich erzeugt starke Schmerzen, nicht selten einen Schock oder allergische Reaktionen. Todesfälle sind beschrieben.

Therapie
Die *Erste Hilfe* besteht darin, das Gift mit Isopropylalkohol zu inaktivieren, wobei als Notbehelf auch Hochprozentiges wie Whisky, Parfum oder Rasierwasser besser ist als garnichts. Sehr gute Dienste leistet auch die Anwendung von heißem Salzwasser, das auch mittels heißer, ausgewrungener Tücher aufgebracht werden kann. Hier gilt, so heiß als nur ertragbar, da die Hitze das Gift inaktiviert.
Der nächste Schritt ist, verbliebene Tentakelteile zu entfernen, ohne sie zu aktivieren. Das geschieht am besten mit einer Breipackung, die mit Salzwasser hergestellt ist, da Süßwasser die restlichen Stachelzellen aktivieren würde. Der Brei wird hergestellt mit einer haushaltsüblichen Pudergrundlage aus Backpulver, Paniermehl, Talkum etc. Wenn der Brei getrocknet ist, muß er vorsichtig (ohne Hautverletzung) entfernt werden. Modernere Methoden sind der Einsatz von Verband-oder Adhäsivsprays, die sofort abgezogen werden können.
Vorbeugung
Entdecken Sie eine **Portugiesische Galeere,** verlassen Sie sofort das Wasser, denn auch Teile (eigenständige Kolonien) der Tentakeln, die durch die Wellenbewegung losgelöst wurden, leben noch. Das gilt auch für angeschwemmte Tentakeln, die den Strandläufer schwer verletzen können, sofern er barfuß ist.

Fische

Schon im Mittelmeerraum treffen wir auf Stachelfische und Rochen. Verletzungsgefahr besteht nur dann, wenn wir im flachen Wasser draufsteigen oder beim Schnorcheln den Fisch erschrecken.

Steinfisch (Synanceia verrucosa)

Im Roten Meer ist der Steinfisch zu Hause. Er ist im Sand verborgen und als der giftigste Fisch überhaupt eine Gefahr beim Waten. Seine giftigen Stacheln an der Rückenflosse durchdringen selbst noch Tennisschuhe.

Petermann (Trachinus draco) Petermännchen (Trachinus vipera)

Der große Petermann, (bis 45 Zentimeter lang) und das kleine Petermännchen (bis 20 Zentimeter

lang) sind schon im Mittelmeer anzutreffen. Beide buddeln sich ein und wehren sich gegen „Fußtritte" mit einem Stich aus ihrer giftigen Rückenflosse.

Stachelrochen

Verbreitet in tropischen Gewässern ist der **Stachelrochen,** an der USA-Golfküste **Sting-Ray (Abb. 120)** genannt. Der Stachelrochen ist leicht erkennbar, hat er doch eine breiten, flachen, rautenförmigen Körper und bewegt sich mit flügelartigen Bewegungen in Grundnähe und relativ langsam im flachen Wasser. Er hat einen relativ dünnen Schwanz, an dessen körpernaher Wurzel

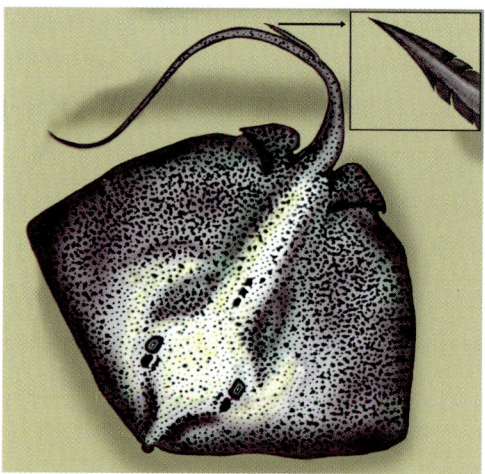

Abb. 120: Stachelrochen. Der Stachel sitzt am körpernahen Teil des Schwanzes.

ein starker, mit Sägezähnen bewehrter Giftstachel sitzt. Damit wird nicht nur Gift eingespritzt, sondern auch eine meist stark blutende, tiefe Wunde am Fuß gesetzt. Die Rochen sind scheu, lagern in Ruhe oft im knietiefen Wasser am Boden oder graben sich ein, was sie dann schwer erkennbar macht. Steigt man drauf oder treibt sie beim Schnorcheln in die Enge, stechen sie. Der Stachel hinterläßt eine große Wunde und heftige Schmerzen. Je nach Einwirkung und Menge des Stachelgifts treten Reaktionen am ganzen Fuß auf und Kreislaufsymptome dazu.

Die *Therapie* besteht darin, zunächst Stachel-oder Giftreste zu entfernen, was nicht nur durch Abreibungen, sondern auch durch Behandlung der Wunde mit heißem Wasser (soweit erträglich und 30 bis 90 Minuten lang) geschehen sollte, um das hitzelabile Gift zu inaktivieren. Neben der Schmerzstillung ist das Ziel, größeren Blutverlust zu vermeiden. Zusätzlich sorgt man für Infektionsschutz (Tetanusschutzimpfung) und Abschwellung.

Vorbeugung: Badesandalen und schlurfender Gang (stingray-shuffle), der den Fisch verscheucht. Vorsicht beim Schnorcheln am Grund. Die meisten Todesfälle sind durch Bauchverletzungen aufgetreten, die tödliche innere Unterleibsblutungen verursacht haben.

Seeigelstacheln und andere Residuen von Meeresbewohnern

Verletzungen durch **Seeigelstacheln** sind zwar nicht gefährlich, aber sehr schmerzhaft. Die Ursache besteht meist darin, daß der Patient im Wasser auf den Seeigel tritt und sich mehrere Stacheln in die Hornhaut der Fußsohle bohren.

Der Urlauber im Roten Meer kann Bekanntschaft mit dem **Stecknadelkopf-Seeigel** machen, dessen Sekundärstacheln Giftblasen haben. Bis 30 Zentimeter lange Giftstacheln hat der **Diadem-Seeigel**. Seine Stacheln brechen leicht ab und sind aus der Haut kaum mehr zu entfernen.

Die *Therapie* besteht in sofortigem mechanischem Entfernen mit den Fingerspitzen oder einer Pinzette. Folgeschmerzen behandelt man mit Eis, Salicylsäuresalben oder anderen Antiphlogistika. Die Infektionsgefahr ist groß: daher sollte man desinfizieren. Sind die Stacheln schwer entfernbar, hilft auch Auftropfen von flüssigem Wachs. Das lindert erfahrungsgemäß die Schmerzen und die Stacheln fallen nach zwei bis drei Tagen mit dem Wachs ab.

Immer wieder warnen die Behörden von Urlaubsgebieten zu bestimmten Zeiten die Strandbesucher, beim Waten und Spaziergehen am Ufer vorsichtig zu sein. Gefürchtet ist zum Beispiel die *red tide* an der Golfküste, eine flutbedingte Anschwemmung von toten Fischen (vor allem Redfisch). Sie sind durch ein Bakterium verendet und stellen eine große Infektionsgefahr dar, wenn scharfe Muschelkanten oder deren Splitter die Haut des Fußes eröffnen. Die bakterielle Aktivität und Gasentwicklung der verwesenden Fische kann so stark sein, daß Strandgeher Atemwegreizungen erleiden. Nicht selten sperrt man den ganzen Strand.

Vorbeugung: Ganz wichtig ist das Tragen von Badesandalen. Das gilt auch für alle Strandspa-ziergänger im Urlaub, speziell in südlichen Gewässern.

Schlangenbisse

Die meisten Schlangenbisse verlaufen nicht tödlich, insbesonders, wenn sie richtig behandelt werden und der Patient in Klinikbeobachtung bleibt. 98 Prozent der Opfer überleben. Trotzdem kommt es meist zu lebensbedrohlichen Reaktionen wie Kreislaufschock, Sehschwäche oder Nekroseschäden an den Extremitäten, Amputationen eingeschlossen. Trotzdem sind Schlangen bekannt, gegen deren Gift es kein wirksames Serum gibt und deren Biß tödlich sein soll. Beispiel: Gabun-Viper, die allerdings nicht in den typischen Tourismusländern zu Hause ist.

Therapie
Bei ungiftigen Schlangen sollte man auf lokale Komplikationen an der Bißstelle achten, eitrige Entzündungen oder Wundstarrkrampf. Desinfektion und Verband sowie Tetanusprophylaxe reicht in der Regel.

Die meisten Schlangenbisse sind im Bereich der Sprunggelenke lokalisiert. Daher ist eine Darstellung der Problematik in der Podologie wichtig. Grundsätzlich sollte man darüber folgendes wissen und im Ernstfall danach handeln:

Nattern und Vipern unterscheiden:

Bei Giftschlangen womöglich **auf Art achten**: Das Gift hat unterschiedliche Wirkungsweise: Nattern (mit Nervengiften) seltener als Vipern (Blutgefäßgifte).

Auf Fangzahn-Kennzeichen achten:

Meist ein oder zwei Bißstellen (Punkte) sichtbar. Minuten danach meist unverkennbare Reaktion: lokales Brennen oder Schmerz, Hautverfärbung, beginnende Übelkeit oder Erbrechen.

Schlange identifizieren:

Farbe, Muster bzw. Streifung, Länge beachten. Schlange gegebenenfalls zur Identifizierung töten und mitnehmen.
Natternbisse erzeugen zunächst keine intensive lokale Rötung, aber einen brennenden Schmerz und Hautverfärbung an der an Biß-Stelle.

Vipernbisse erscheinen mit Rötung und Schwellung sowie lokaler Blasenbildung als Fangzahn-Kennzeichen.

Giftresorption behindern:

Bißopfer ruhig lagern
Fuß zusätzlich hängen lassen (unter Herzniveau halten), Fuß nicht bewegen, damit Blutzirkulation nicht steigt und Gift nicht so schnell resorbiert wird. Eis auflegen.
Unterschenkel vor längerem Transport abbinden. Durch Inzision über Bißstelle ausbluten lassen und lokale Ödemansammlung (Giftverdünnung) erzeugen.
Aussaugen birgt in der Regel die Gefahr der vermehrten Durchblutung und Resorption des Gifts durch die lokale Manipulation. Nützt nur in den ersten 15 Minuten, da später das Gift von der Bißstelle abgewandert ist.

Alkoholverbot:
Alkohol erhöht die Extremitätenzirkulation und damit die Resorption des Gifts.

Transport in Klinik:
Womöglich nicht selbst gehen, da die Gifttransportation über den erhöhten Kreislauf schneller ist. Auf **Atemstillstand und Kreislaufkollaps** vorbereitet sein

Giftserum:
Je eher, umso besser.

Vorbeugung
Schlangenbisse sind vermeidbar.
Bei Aufenthalt in freier Natur auf von Schlangen bevorzugte Stellen achten. Hohlräume (**Abb. 121**), Baumstümpfe, verlassene Vogelnester, warme und im Gebüsch versteckte Steine, gras-

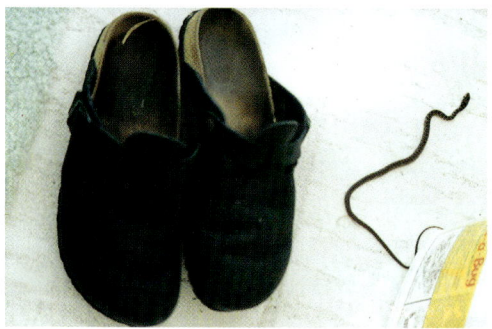

Abb. 121: Schuhe als Schlangenversteck

bedeckte Uferzonen mit überhängender Böschung.
Bei Bewegung im Gelände Bewegungslärm (schlurfendes Gehen, lauter Stockeinsatz) verursachen, in typischem Gelände gute Schuhe und feste Strümpfe tragen. Schlangen beißen meist nur bei Gefahr oder beispielsweise wenn man auf sie tritt. Lassen Sie der Schlange Zeit, das Weite zu suchen.

Allgemeinverhalten bei Tierbissen
Tiere soll man nicht reizen. Laute Anäherung oder Drohgebärden helfen manchmal.
Am gefährlichsten sind Bisse von Tieren, die von Tollwut (Lyssa) befallen sind. Weitere Komplikationen sind auch Wundstarrkrampf (Tetanus) und lokale Infektionen mit Bakterien.
Deshalb ist die Wunde sorgfältig zu reinigen und zu desinfizieren. Bei tiefen Bissen ist die Gabe eines Antibiotikums angezeigt und die sogenannte Friedrichsche Wundausschneidung. Das chirurgische Verschließen der Wunden bringt immer ein Risiko der Infektion mit sich.
Eine ausreichende Vorsorge gegen Tetanus und Tollwut ist daher angezeigt.

Pilzerkrankungen der Haut (Dermatomykosen)

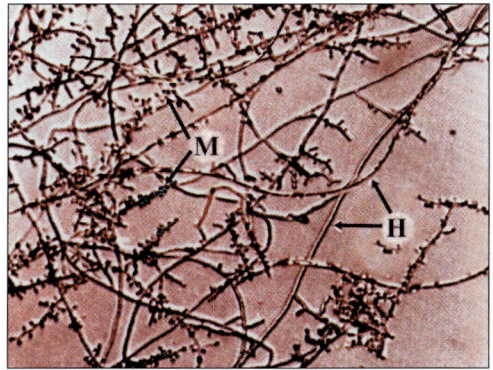

Abb. 122: Pilzfäden (Hyphen) mit Mikronidien
M = Mikronidien, H = Hyphen

Allgemeines

Pilzerkrankungen (Mykosen) der Haut sind Infektionskrankheiten, die überwiegend durch bestimmte Erreger hervorgerufen werden. Systematik und grundsätzliche Erörterungen sind Fachbüchern oder Band II zu entnehmen.

Die Pilzerkrankungen der Haut werden vorwiegend ausgelöst durch drei Pilzarten (Fungi), die man zum besseren klinischen Gebrauch wie folgt einteilt:

- Dermatophyten

- Hefen (Sproßpilze)

- Schimmelpilze

Dermatophyten und Schimmelpilze (Hyphomyceten) bilden in ihrer vegetativen Phase Fäden *(Hyphen)* **(Abb. 122)**, die sich zu einem Geflecht *(Mycel)* vereinigen.

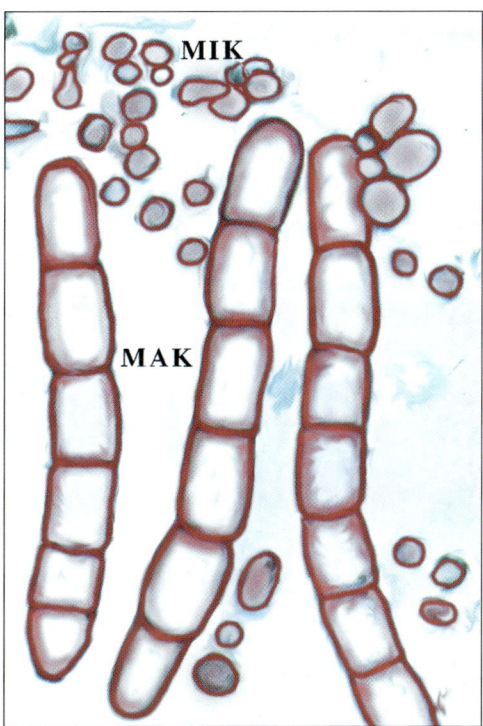

Abb. 123: Trichophyton rubrum
MAK = Makronidien, MIK = Mikronidien

Fortpflanzung

Die Fortpflanzung der Pilze erfolgt sexuell (geschlechtlich) und auch asexuell (ungeschlechtlich).

Die Erreger der Oberflächenmykose vermehren sich in der Regel ungeschlechtlich durch Bildung von Sporen, die im einfachsten Fall durch das Auseinanderfallen der Pilzfäden (Arthrosporen) entstehen. Die Sporen der Dermatophyten werden in Mikro- und Makrokonidien **(Abb. 122 und Abb. 123)** unterteilt und unterscheiden sich deut-

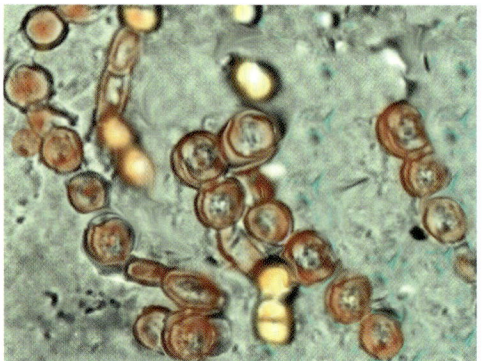

Abb. 124: Mantelsporen (Chlamydosporen)

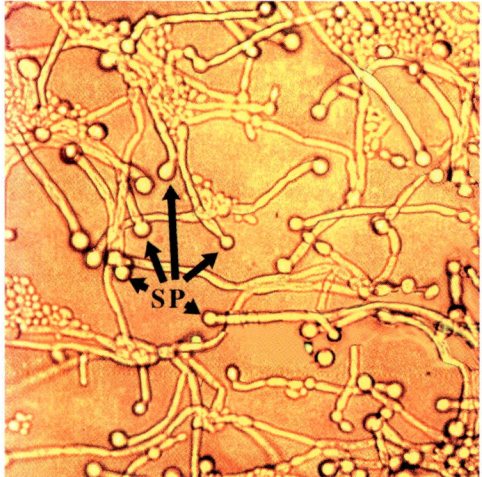

**Abb. 125: Candida albicans
SP = Aussprossungen**

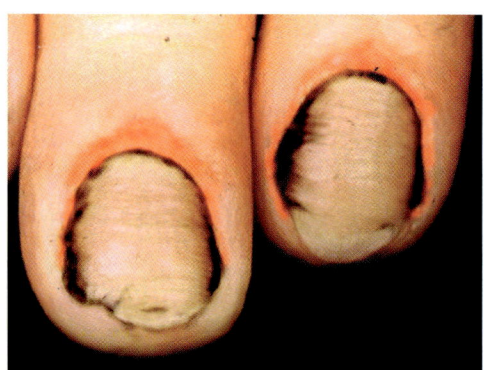

Abb. 126: Candida-Infektion an Fingernägeln. Die typische grauschwarze Verfärbung und der entzündete Nagelwall ist deutlich zu sehen. (Foto: Cassella-Riedel-Pharma)

lich voneinander durch ihre Größe. Während die Mikrokonidien entweder entlang der Hyphen stehen (Ähren oder Akladiumform) oder in Trauben beieinander hängen (Botrytisform), stellen die Makrokonidien große, mehrkammrige Gebilde dar, die bei einzelnen Gattungen unter den Dermatophyten eine ganz bestimmte Form annehmen: zylinderförmig für Trichophyton-Spezies, spindelförmig für Mikrosporumarten und schuhlöffelförmig für Epidermophyton floccosum).

Dermatophyten und Candida albicans (die am häufigsten vorkommende menschenpathogene Hefe) sind darüber hinaus in der Lage, sogenannte Chlamydosporen (Mantelsporen) (**Abb. 124**) zu bilden, die auch ungünstigste Umweltverhältnisse (Hitze, Kälte, Austrocknung) partiell zu überstehen vermögen.

Bei den Sproßpilzen (Hefen) ist eine andere Variante der Aus- und Fortbreitung realisiert: die Hefen vermehren sich durch Sprossung. Hierbei bildet die Mutterzelle einer Hefe bei Erreichen einer gewissen Größe eine Ausstülpung, die letztendlich so groß wird wie die Mutterzelle selbst und sich dann von dieser trennt. Unter bestimmten Bedingungen bleiben aber Mutterzelle und Tochter aneinander haften und bilden durch Kettenverlängerung ein Pseudomycel (**Abb. 125**).

Dagegen ist die sexuelle Art der Fortpflanzung mit typischer Zellteilung bei den **Strahlenpilzen** zu beobachten, weswegen diese den Bakterien zugeordnet werden.

Hautpilze (Dermatophyten)

Zu den wichtigsten Vertretern, die uns in der Podologie begegnen, zählt man in der Reihenfolge ihrer Häufigkeit:

Trichophyton rubrum
Trichophyton mentagrophytes
Epidermophyton floccosum
Mikrosporum canis
Mikrosporum gypseum

Hefen (Sproßpilze)

Die wichtigsten Sproßpilze sind:

Candida albicans
Candida parapsilosis
Candida glabrata.

An den Nägeln ist der Befall mit Candida wegen der schwarzgrauen, typischen Effloreszenz am Nagelfalz leicht erkennbar **(Abb. 126)**.
Die Candida-Mykose kann auch als endogene Mykose an inneren Organen auftreten. Befällt sie Schleimhäute, nennt man dies Soor.

Schimmelpilze und andere

Schimmelpilze spielen in der medizinischen Fußpflege eine eher untergeordnete Rolle, da die meisten von ihnen wegen der fehlenden Ausstattung mit Enzymen nicht in der Lage sind, die Haut und ihre Anhangsgebilde aufzuschließen bzw. anzugreifen. Bei etwa 5 Prozent aller Oberflächenmykosen treten jedoch Schimmelpilze als Zweit- oder Drittbesiedler auf, welche die von den Hefen oder Dermatophyten produzierten Abbauprodukte der Haut für sich nutzen.

Zu den wenigen Schimmelpilzen, die eine Oberflächenmykose (Nagelpilzmykose) auslösen können, gehören:

Scopulariopsis brevicaulis
Hendersonula toruloidea
Scytalidium hyalinum.

Andere Schimmelpilze wie etwa *Aspergillus niger* oder *Aspergillus fumigatus* sind nur von Bedeutung, wenn eine massive Vorschädigung der Haut vorliegt, etwa ein Hautekzem, eine Verbrennung oder eine eitrige Abschürfung etc. Den Aspergillus niger, den schwarzen Schimmelpilz, finden wir als einen harmlosen, aber lästigen Vertreter oft in unseren Bädern, wo er schwarzgraue Verfärbungen in überfeuchteten Ecken hinterläßt.

Strahlenpilze

Sie werden den Bakterien zugeordnet. Zu den klinisch relevanten Erkrankungen der Strahlenpilze zählt man die Pseudomykosen. Es sind dies das *Erythrasma*, ausgelöst durch *Corynebakterien* und die *Aktinomykose*, verursacht durch *Actinomyces israeli*.

Wachstumsbedingungen

Die Pilze finden auf der Haut teilweise hervorragende Wachstumsbedingungen.
Diese liegen vor, wenn an der Hautoberfläche, aber auch im Nagelbereich, ein saures Milieu

herrscht. Das ist ein pH-Wert (Säurewert) der Haut von zirka pH 6,5–pH 5,5 sowie die Anwesenheit von Salzen und Ionen, ausgelöst durch Schweißsekretion. Bedingt durch die anatomische Stellung der Interdigitalräume III und IV können sich Feuchtigkeitsräume bilden, die es den Pilzen ermöglichen, unter für sie optimalen Bedingungen zu wachsen. Pilze brauchen für ihre optimale Entwicklung und ihr Wachstum einen Feuchtigkeitsgehalt, der oberhalb von 90 Prozent liegt. Daher sind Zehenzwischenräume, Hornhautnischen und spaltige Hohlräume bevorzugte Stellen des Pilzbefalls. Voraussetzung für den Ausbruch einer Infektion ist jedoch neben dem Kontakt mit dem Pilz und dessen Anheftung an die Haut das Eindringen in die Epidermis. Vorschäden der Haut oder der Nägel gestatten den Pilzen mit ihrem Enzymapparat (z. B. Keratinasen und Proteinasen) sich in den Nägeln, den abgestorbenen Schichten der Haut und auch an den Haaren anzusiedeln und diese als Nahrungsquelle zu erschließen.

Befallsystematik

Von der Systematik und Lokalisation her unterscheiden wir bei den Dermatomykosen den

* alleinigen Befall der Haut **(Epidermomykose)**,

* den Befall der Haare **(Trichomykose)**,

* sowie die Erkrankung der Nägel **(Onychomykose)**,

deren Hauptauslöser ebenfalls Dermatophyten sind.

Am Fuß lokalisierte Mykosen können sowohl durch Dermatophyten als auch durch Hefen ausgelöst werden. In seltenen Fällen ist dies auch durch Schimmelpilze möglich.

Nachdem Pilzbefall am Fuß verschiedene Ursachen und Lokalisationen hat, werden Pilzerkrankungen in älteren Lehrbüchern auch noch als Tinea benannt. Der Name Tinea ist darauf zurückzuführen, daß Dermatophyten oft an der Hautoberfläche eine kreisrunde, gerötete Stelle hervorrufen, die an einen Mottenfraß (Tinea) erinnert. Üblich ist die zusätzliche Angabe der Befallsregion, etwa Tinea pedis (Fuß), Tinea interdi-

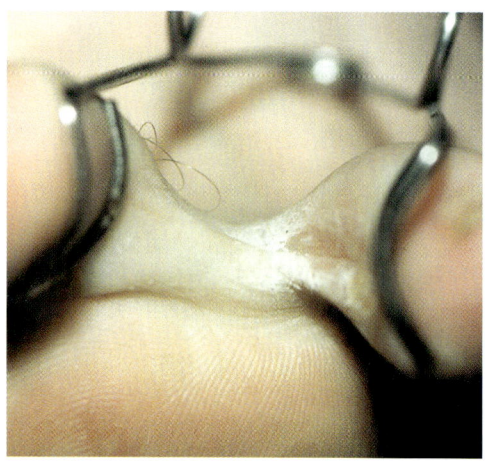

Abb. 127: Interdigitalmykose

Epidermomykosen

Bei den Epidermomykosen unterscheiden wir die Art und Weise des Auftretens, jedoch auch die Befallsregion. Im Prinzip kann die ganze Hautoberfläche des Körpers von Pilzen besiedelt werden. Bevorzugte Stellen (Prädilektionsstellen) sind jedoch Feuchtigkeitsräume wie Achseln, Zehen- und Fingerzwischenräume, Bauchfaltenräume, Leistengegend.

Von der Befallsregion her differenzieren wir in

- den **Grundtyp**, der am Körper, vorzugsweise in der Leistenregion vorkommt,

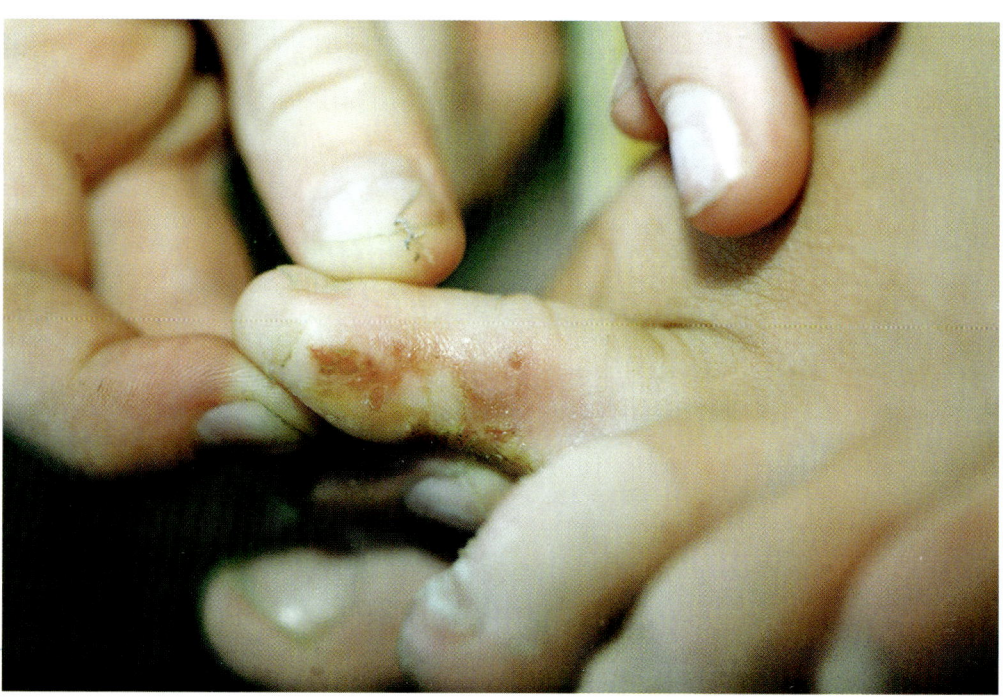

Abb. 128: Interdigitalmykose. Mazerative Form

gitalis (Zehenzwischenräume), Tinea unguis (Nagel), aber ohne spezielle Angabe der Pilzart. Im Gegensatz dazu gibt es eine weitere Namensgebung. Sie gibt über den Pilznamen Auskunft, zum Beispiel „Mikrosporie "oder „Epidermophytie".

- den **Interdigitaltyp**, den wir als Interdigitalmykose am Fuß finden,
- den **Plantartyp (Abb. 129)**, den wir als plantare Epidermomykose an der Fußsohle finden.

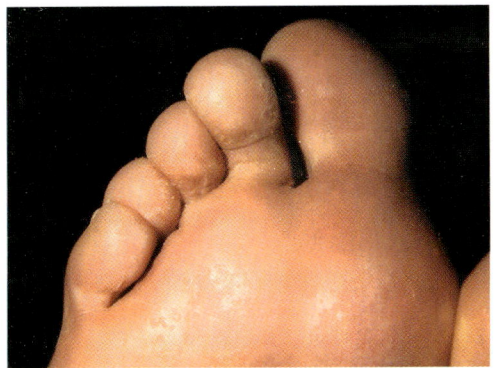

Abb. 129: Plantarmykose. Mazerative Form

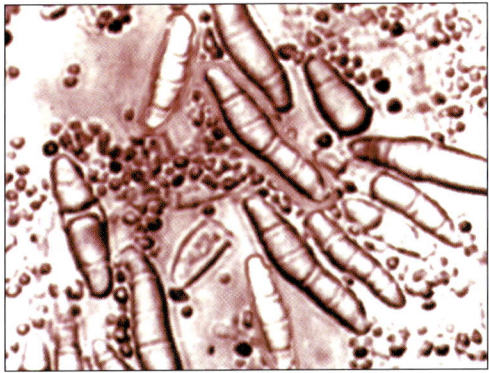

Abb. 130: Trychophyton mentagrophytes

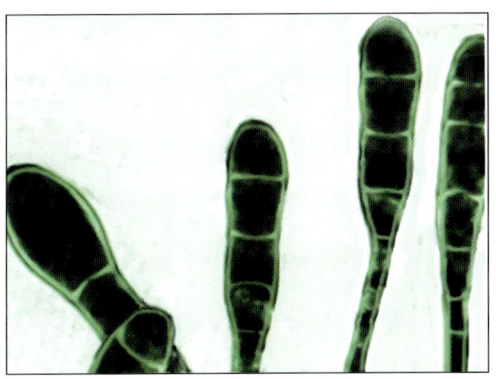

Abb. 131: Epiderophyton floccosum. Gekammerte Makronidien

Interdigitaltyp

Die Interdigitalmykose der Zehenzwischenräume bevorzugt die Gegend zwischen der dritten und fünften Zehe **(Abb. 127 und Abb. 128)**.

Dort liegen die Zehen dicht aufeinander und weisen oft Stellungsanomalien auf. Wärme und eine vermehrte Schweißsekretion bei verminderter Luftzirkulation sorgen für Feuchtigkeitsstau. Dieses Milieu begünstigt zusätzlich die Ansiedelung von gramnegativen Bakterien, so *Pseudomonas aeruginosa* und *Proteus mirabilis*.

Die häufigsten Erreger der Interdigitalmykose sind:

* *Trichophyton rubrum*
  (Abb. 123) zirka 60 Prozent

* *Trichophyton mentagrophytes* **(Abb. 130)**
  zirka 35 Prozent

* *Epidermophyton floccosum*
  (Abb. 131) zirka 5 Prozent

Letzteres kann in Massenunterkünften wie beim Militär aber eine starke Verbreitung finden. Unbedeutende Pilze, die bei uns ansonsten bedeutungslos sind, können regional wiederum stark verbreitet sein: Das *Mikrosporon canis* spielt zum Beispiel im Mittelmeerraum (Italien, Griechenland, Türkei etc.) eine dominierende Rolle und überrascht somit manchen Urlauber.

Plantarmykosen

Der Sohlenpilz, die plantare Epidermomykose, ist der typische Fußpilz mit zum Teil ausgedehnten Schuppen. Der Plantartyp kann mit Juckreiz einhergehen, wobei das Erscheinungsbild oft mannigfaltig ist und der erste Blick keine Unterscheidung von einer Dyshidrose, einer Psoriasis oder einem Ekzem gestattet **(Abb. 132)**.

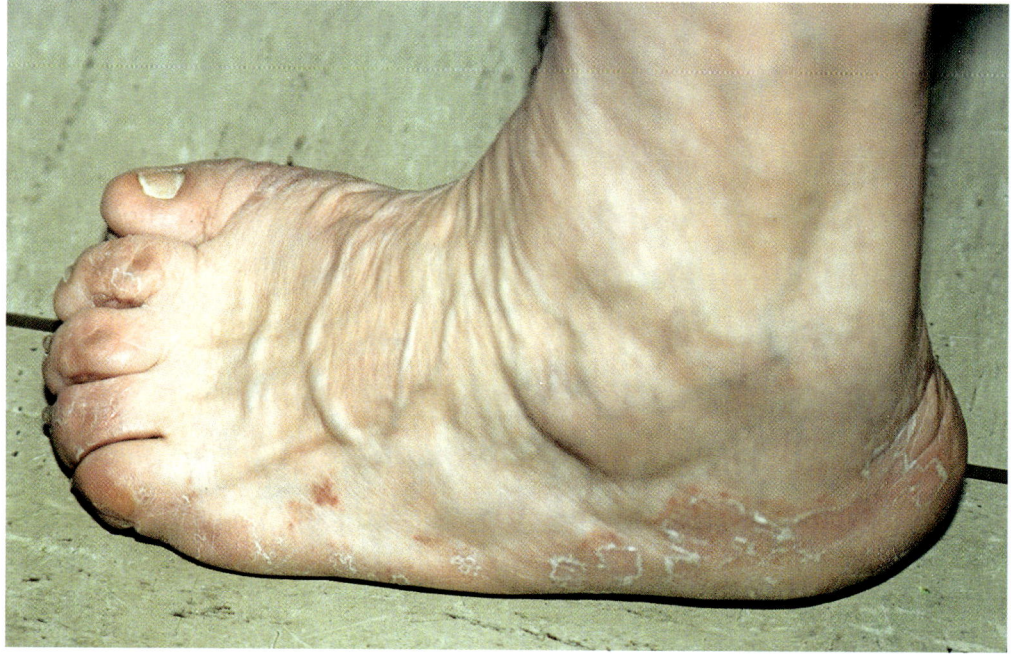

Abb. 132: Plantarmykose, Übergreifen auf den seitlichen Fußrand

Das Krankheitsbild tritt verschiedenartig auf. Wir unterscheiden im wesentlichen drei Erscheinungsformen der Plantarmykose:

- **Intertriginöse Form**

- **Hyperkeratotische Form**

- **Dyshidrotische Form**

Intertriginöse Form

Die intertriginöse, mazerative Form ist gekennzeichnet durch eine weißliche, verquollene Haut, wobei beim Spreizen der Zehen oft eine Rhagade mit nässendem Untergrund sichtbar ist. Die Veränderung findet man zumeist an den engen Zehenzwischenräumen zwischen der dritten und vierten, aber auch vierten und fünften Zehe (**Abb. 127 und Abb. 133**). Prädisponiert für diese Erscheinungsform sind vor allem Träger von Gummistiefeln und Schutzschuhen. Das gleiche gilt auch für Arbeiter, die in feuchtem Milieu tätig sind und Patienten, die an starkem Fußschweiß leiden.

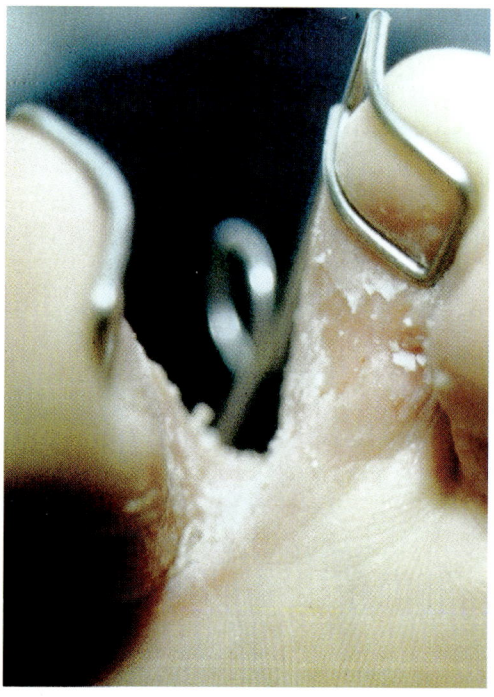

Abb. 133: Plantarmykose. Intertriginöse, mazerative Form (Foto: Cassella-Riedel-Pharma)

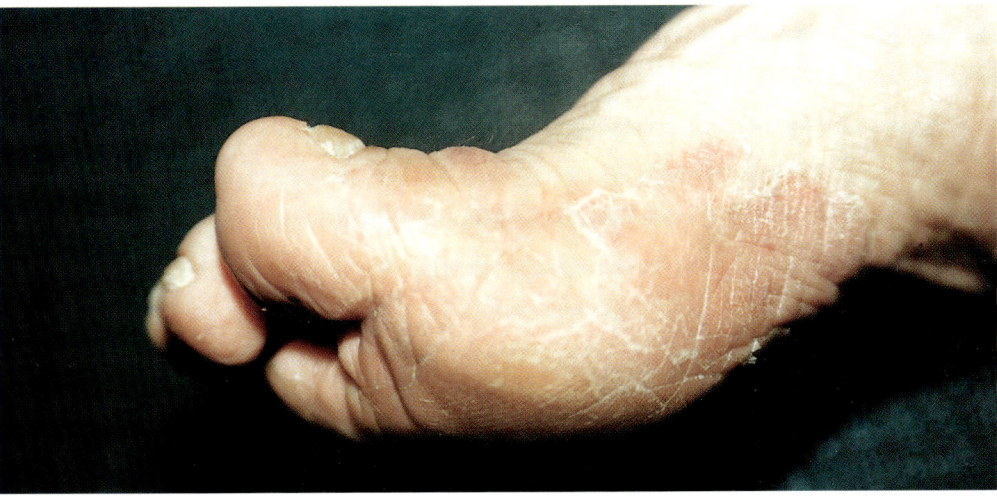

Abb. 134: Plantarmykose. Hyperkeratotische Form

Hyperkeratotische Form

Während der mazerative Typ mehr Erosionen erzeugt, sieht man bei der hyperkeratotischen Form
eher trockene Schuppungen, wo dann logischerweise Rhagaden auftreten. Vergesellschaftet ist
diese Form zum Teil mit ausgeprägten Hyperkeratosen, die auch an der Fußsohle, an den Kanten
und an den Fersen erkennbar sind. Nicht selten
greift diese Interdigitalmykose auf den Zehenrücken und die Nägel über **(Abb. 134)**.

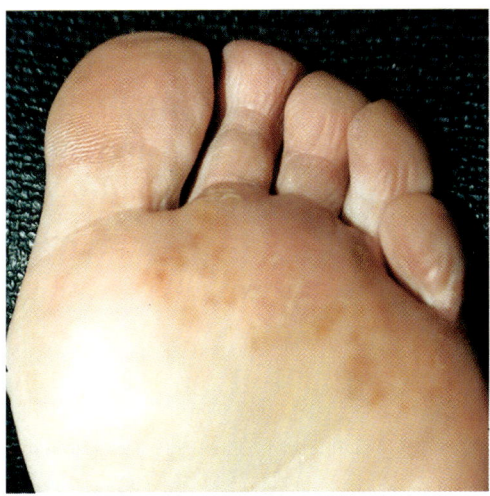

Abb. 135: Plantarmykose. Dyshidrotische Form

Dyshidrotische Form

Die dyshidriforme Variante ist selten allein auf
die Interdigitalfalten beschränkt, sondern greift
zumeist auf die Fußsohle, auch das Fußgewölbe
über. Charakterisiert ist diese Mykoseform durch
in Gruppen stehende, leicht getrübte Bläschen,
wobei frische und ältere Ausbildungsstadien nebeneinander zu sehen sind **(Abb. 135)**.

Pilzinfektionen der behaarten Haut (Trichomykosen)

Bei den Pilzinfektionen der behaarten Haut unterscheiden wir zwischen oberflächlichen und tiefen
Trichomykosen.

In der Podologie ist eine Trichomykose nicht von
so großer Bedeutung. Diese Pilzerkrankung tritt
an den Extremitäten selten auf und am Fuß meist
nur am Fußrücken, wo sich Haare finden.

Es kommt zu infektiösen Knötchenbildungen an
den Haarfollikeln. Zusätzlich können Bläschen,
Schuppen und Krusten entstehen. Die Patienten
klagen in der Regel über heftigen Juckreiz.

Bevorzugte Stellen der tiefen Trichomykose ist
der Kopf, bei Männern auch der Bart, seltener
Achsel- und Schamhaare. Bei ausgedehnten
Krankheitsherden kommt es zu erheblichen Eiter-
ansammlungen und Abszeßbildungen. Die bei der
tiefen Trichomykose ausgefallenen Haare wachsen nicht mehr nach.

Als Sonderform der Trichomykose könnte die Mikrosporie angesprochen werden. Früher hauptsächlich durch das *Mikrosporum* AUDOUINI hervorgerufen, wird es heutzutage in Europa so gut wie gar nicht mehr angetroffen. Zudem ist die Mikrosporie fast ausschließlich auf Kinder beschränkt, da deren Haare dem Pilz nur eine geringe Widerstandskraft entgegenbringen. Weil Mikrosporum-Arten eine starke Sporenbildung haben, ist die Krankheit sehr ansteckend. Deswegen tritt sie gelegentlich als Epidemie in Schulen, Kindergärten etc. auf.

Begleiterkrankungen

Mykotisation
Darunter versteht man lokalen Pilzbefall bei Vorschädigung.
Örtlicher Pilzbefall kann ausgelöst werden, wenn die Haut durch lokale Infektionen, Verletzungen oder beispielweise durch Okklusionspflaster vorgeschädigt wurde.

Mykotoxikose
Dabei handelt es sich um Einwirkung von Giften, (Toxinen), die der Pilz produziert. Toxische Schädigungen sind möglich auf die unmittelbare Umgebung des Pilzbefalls oder auf den ganzen Körper. Sie werden auch bei verdorbenen Lebensmittels beobachtet, dic von Pilzen (Schimmel) befallen sind.

Mykoallergose
Allergisierende Stoffe, die von Pilzen freigesetzt werden, können lokale Allergien verursachen. Am Befallsort kann es zum *Ekzema mykoticum* kommen, bei Inhalation zum allergischen *Asthma bronchiale mycogenicum.* Auch den *Podopompholyx* (siehe unten) rechnet man zu den Mykoallergosen.

Myzetismus
Das ist die klassische Pilzvergiftung durch giftige Pilze (zum Beispiel Knollenblätterpilz, Fliegenpilz), die durch Verzehr entsteht und lebensgefährlich werden kann.

Nagelpilzerkrankungen (Onychomykosen)

Diese Erkrankungen werden unter dem Kapitel **Krankheiten der Nägel** beschrieben.

Diagnostik von Mykosen

Blickdiagnose

Hautpilzerkrankungen gestatten bei typischer Erscheinungsform oft schon eine Diagnose durch die Anamnese und Betrachtung, wenn eindeutige Symptome und Befunde vorliegen:

Randbetonte Rötung mit einer starken Schuppung. Das Zentrum der kreisförmigen Eruption ist meist unauffällig und sieht gesund aus (ähnlich einem Mottenfraß).
Die Diagnose Hautpilz ist bei Fehlen einer klaren Symptomatik nicht ohne Pilznachweis zu stellen.

Fachärztliche Pilzdifferenzierung

Der Therapie geht immer eine ärztliche Diagnose voraus. Die fachärztliche Differenzierung ist wiederum nur möglich durch bestimmte Methoden:

Woodlicht

Bestimmte Pilzarten sind im langwelligen (Black-Light) UV-Licht der sogenannten Woodlampe ausreichend erkennbar.
Dies ist der Fall bei einem UV-Licht von 365 nm. So sehen wir bei Mikrosporie eine grüne Fluoreszenz, während die Pilze bei der Hefe *Malassia furfur (Pityriasis versicolor)* gelb und beim *Erythrasma* rot aufleuchten.

Mikroskopischer Direktnachweis

Die einfachste Pilzuntersuchung wird unter dem

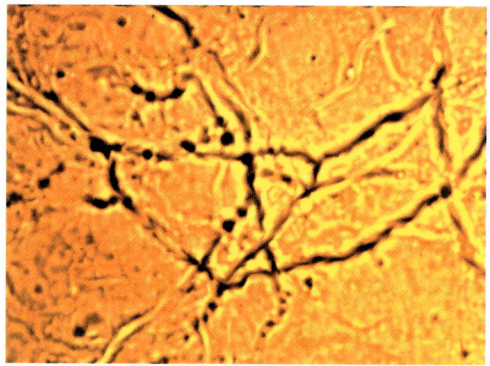

Abb. 136: Nachweis von Pilzelementen (Pilzfäden, vereinzelt Sporen) mit dem Mikroskop (Bild: Cassella-Riedel-Pharma)

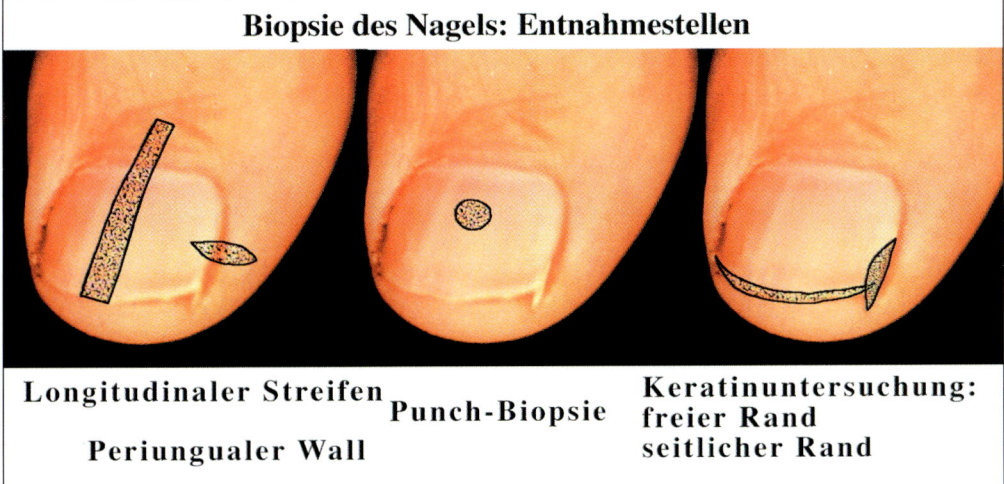

Biopsie des Nagels: Entnahmestellen

Longitudinaler Streifen
Periungualer Wall

Punch-Biopsie

Keratinuntersuchung:
freier Rand
seitlicher Rand

Abb. 137: Nagelbiopsie

Mikroskop als „Direktnachweis" durchgeführt: Dabei werden am Rand des aktiven Krankheitsgeschehens Hautschuppen oder Bläschenteile entnommen, auf einen Objektträger gebracht, in Flüssigkeit suspendiert und mit einem Deckgläschen gesichert. Anschließend wird von der Seite eine 15- bis 20prozentige Kalilauge aus einer Pipette unter das Deckgläschen getropft. Nach zirka einer Stunde quillt das Material auf, das Keratin löst sich und man kann nach leichtem Druck auf das Deckglas und geringer Erwärmung im Mikroskop bereits nach etwa zwanzig Minuten Pilzstrukturen (**Abb. 136**) wie Hyphen (Pilzfäden) oder deren Bruchstücke (Sporen) und auch Mycele (Geflechte) erkennen. Dann gilt das Präparat als positiv. Stärker verhornte Hautareale wie die Fußsohle müssen ein bis zwei Stunden dem mazerativen Einfluß der Kalilauge ausgesetzt werden, bevor das Hautmaterial soweit aufgeweicht ist, daß es mit dem Mikroskop durchgemustert werden kann. Die Kalilauge kristallisiert leicht aus, weswegen das ganze in einer „Feuchten Kammer" aufbewahrt werden muß. Noch länger dauert die Prozedur bei Nagelspänen, die man vor der mikroskopischen Betrachtung „aufhellt", wenn ein Verdacht auf eine Nagelpilzerkrankung besteht.

Besteht „nur" der Verdacht auf eine Pilzerkrankung, kann gelegentlich mit obengenannten Verfahren kein Pilznachweis erbracht werden. Es folgt dann eine weitere Stufe der Diagnostik:

Histologische Untersuchung

Man bedient sich dabei der *Probeentnahme* aus einem befallenen Bezirk; an der Haut mit einer Stanze, in der Podologie gewöhnlich am Nagel mit Zange oder Hohlfräse. Dazu bedarf es spezieller Entnahmetechniken. Nagelexzisionen sind an bestimmten Stellen durchzuführen und sollen Bezirke enthalten, an denen der Pilz aktiv ist (**Abb. 137**).

Dieses einfache Pilzpräparat kann gefärbt und nachher unter dem Mikroskop betrachtet werden. *Spezielle Färbeverfahren* wie die *PAS-Färbung* geben weiteren Aufschluß über die Art des Pilzes.

Pilzkultur

Ist mit vorgenannten Methoden keine sichere Pilzdiagnose zu stellen, muß vom Pilz eine Kultur angezüchtet werden, die eine weitere Differenzierung ermöglicht (**Abb. 138**). Sie gibt uns Aufschluß darüber, ob überhaupt ein vermehrungsfähiger Pilz vorhanden ist, ob dieser humanpathogen (für Menschen ansteckend) ist und zu welcher Spezies dieser gehört.

Pilze wachsen bei Züchtung mit unterschiedlicher Geschwindigkeit. Hefen bilden schon nach ein bis zwei Tagen charakteristische halbmondförmige Kolonien von fester Konsistenz. Schimmelpilze sind erst nach vier bis fünf Tagen auf der Kultur nachzuweisen. Sie wachsen in einem wattig

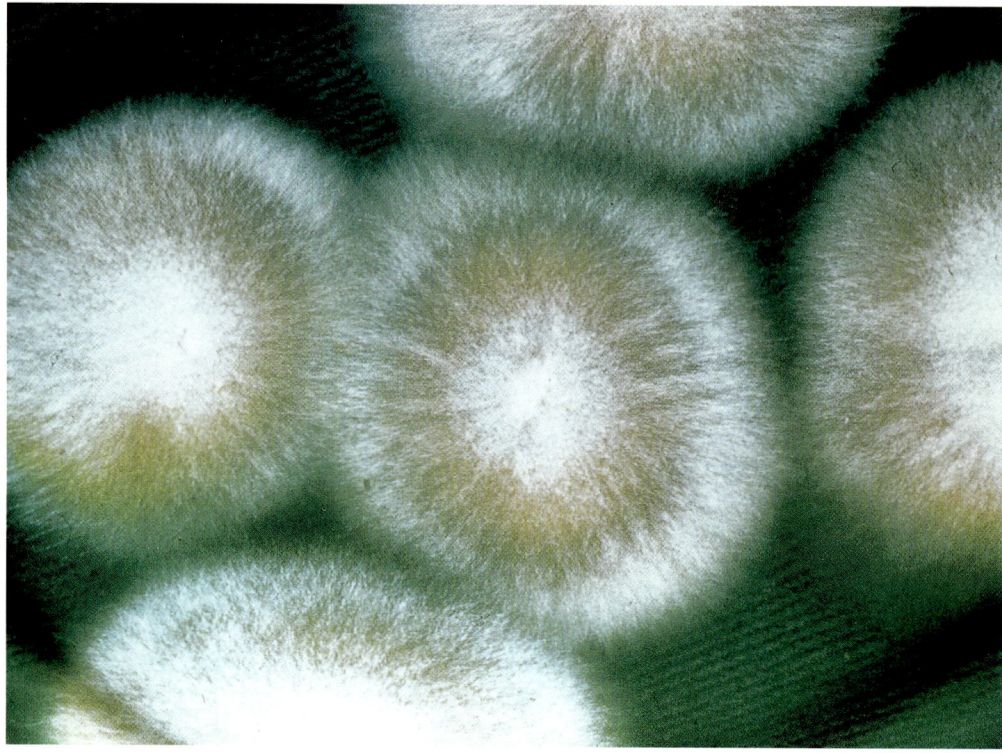

Abb. 138: Pilzkulturen von Mikrosporum canis

aussehenden Verband (Luftmycel und Substrat-mycel) und weisen zunächst einmal eine helle Farbe auf, die jedoch je nach Pilzart im Verlaufe des Wachstums dunkler wird. Die mit am langsamsten wachsenden humanpathogenen Pilze sind die Dermatophyten, die ähnlich wie die Schimmelpilze ein wattiges Luftmycel bilden. Sie brauchen für ihr Wachstum nicht selten zwei bis drei Wochen.

Serodiagnostik

Sie wird in der Regel dann durchgeführt, wenn es sich um eine Organ- oder Systemmykose handelt. Dabei werden Agglutination, Komplementbin-dungsreaktion, Immunfluoreszenz und Immundif-fusion beurteilt.

Hauttest

Verschiedentlich kommen auch Tests in Anwen-dung, bei denen mit Pilzextrakten durch Aufbrin-gen an der Haut Oberflächenreaktionen erzeugt werden.

Therapeutische Grundsätze bei Mykosen

Die Therapie der Dermatomykosen verläuft als *Stufentherapie*, was die Beteiligten anbelangt.

Es ist die Zusammenarbeit erforderlich von:

- **Patient**

- **Podologe**

- **Arzt**

Therapie durch den Patienten selbst

Die erste Stufe, die mit die wichtigste ist, erfor-dert die gute *Mitarbeit* (Compliance) des Patien-ten, bei Gebrechlichkeit auch die Mithilfe der Angehörigen.
Voraussetzung für den Behandlungserfolg ist eine sorgfältig durchgeführte *Fußhygiene*. Dazu gehören tägliche Fußbäder oder Waschungen und *geeignete Wäsche* wie Baumwollsocken, trocke-ne und luftig bequeme Schuhe. Möglichst heißes

Waschen der Strümpfe sollte selbstverständlich sein, da leicht pilzhaltiges Material wie Hautschuppen etc. in den Strümpfen verbleibt. *Schuhe* sind täglich zu wechseln und ausgiebig zu lüften. Die wiederholte *Desinfektion* von *Socken und Schuhen* ist ebenso erforderlich, wie deren mehrmaliger täglicher Wechsel bei feuchter Umgebung oder vermehrter Schweißsekretion.

Ein Augenmerk ist darauf zu richten, daß sich der Patient nicht immer wieder erneut infiziert, so im heimischen Bad, auf der Toilette oder im Umkleideraum. Dazu wird das Tragen von **Badesandalen**, die regelmäßig gesäubert und desinfiziert werden, empfohlen. *Aufklärung* bedarf es auch darüber, daß vom Boden in öffentlichen Bädern, von feuchten Teppichböden in Hotelbadezimmern, von Sporthallenböden und auch von Podologiepraxen Gefahr droht. Die *Angehörigen* sind über die Erkrankung des Patienten zu informieren und über richtiges Verhalten aufzuklären. Barfußlaufen wird verboten. Der Pilz lauert überall und das muß der Patient berücksichtigen.

Ein weiterer Teil der Selbsttherapie ist das *regelmäßige Pflegen* der *Nägel*, sei es durch den Patienten selbst oder andere Hilfskräfte. Dazu gehört das regelmäßige Schneiden und die Pflege der Nagelfläche, da gesplitterte und vorgeschädigte Nägel gute Angriffspunkte für den Pilz bieten. Die Reinigung des Nagelfalzes mit einer weichen Bürste im Wasserbad ist empfehlenswert, auch die lokale Säuberung der Interdigitalfalten. Bei der Anwendung von Pudern ist insofern Vorsicht walten zu lassen, als daß diese Feuchtigkeit resorbieren, aber jene auch halten und so das feuchte, ungünstige Milieu bestehen bleibt. Ein regelmäßiges Fußbad mit Anwendung von Medikamenten ist daher notwendig. Nicht zuletzt gehört es zu den selbstverständlichen Aufgaben des Patienten, *vom Arzt verordnete Medikamente* auch anzuwenden. Badezusätze, Salben etc. sind regelmäßig meist über längere Zeit anzuwenden, falls notwendig. Die regelmäßige Einnahme von Tabletten ist zu beachten, was gelegentlich doch einer gewissen Disziplin bedarf.

Therapie durch den Podologen

An einen mykotischen Fuß oder einen mykotischen Nagel sollten nur medizinische Hilfspersonen Hand anlegen, welche die entsprechende Ausbildung und die erforderlichen Kenntnisse über Hygiene, Umgang mit infiziertem Material, Epidemiologie, Krankheit und Therapieansätze

besitzen. Neben einer genügenden Qualifizierung (staatliche Prüfung) sollten sie aber auch genügend Erfahrung und Übung mitbringen, um erforderliche Arbeiten wie Schleifen, Fräsen von Nägeln oder Hornhaut ohne Gefährdung für sich und den Patienten durchzuführen. Das setzt als selbstverständlich voraus, daß in der Praxis des Fußtherapeuten auch eine Grundausstattung vorhanden ist, die den Mindestanforderungen und dem erforderlichen technischen Standard entspricht. Dazu gehört heute zum Beispiel Absaugung, Autoklav, mechanische Reinigungsgeräte, Behältnisse zur Entsorgung und Desinfektion etc.

Die Aufgabe des Fußtherapeuten bei der Mykosebehandlung besteht aus mehrereren Abschnitten. Im wesentlichen sind dies:

- **Die Unterstützung des Arztes bei Beratung und Information des Patienten**

- **Die Mithilfe bei der Selbsttherapie**

- **Die eigentliche Fußtherapie nach ärztlicher Maßgabe**

- **Die Weiterbetreuung**

Diese Aufgabenstellung verbietet es, daß Kosmetiktreibende an mykotischen Nägeln oder Zehen arbeiten. Der Podologe hingegen arbeitet nicht nur an den oben aufgeführten Erfordernissen mit, sondern führt therapeutische Maßnahmen nach ärztlicher Verordnung auch selbständig durch. Er arbeitet dabei nach methodischen Grundsätzen, wie sie in den Ausbildungsrichtlinien für staatlich geprüfte medizinische Fußtherapeuten und Podologen vorgegeben sind.

Therapie durch den Arzt

Es versteht sich, daß der Podologe keine spezifische Behandlung an einem mykotischen Fuß oder Nagel durchführt, ohne daß vorher die Diagnose ärztlich abgesichert ist. Bei chronischem Pilzbefall ist die Gefahr zu groß, daß eine gravierende oder lebensbedrohliche Erkrankung, beispielweise ein malignes Melanom oder eine Präkanzerose übersehen wird.

In der Hand des Arztes hat daher der Pilznachweis, die blutige Nagelextraktion, die Verordnung von Pilzmedikamenten, die Festlegung des gesamten Behandlungsplans und die Kontrolle des klinischen Befundes bei hartnäckigen Fällen zu bleiben. Unbeschadet davon bleibt es dem Fußtherapeuten überlassen, den Arzt von seinen Fähigkeiten zu überzeugen, damit ihm dieser im Rahmen der Therapie wichtige Aufgaben delegiert.

Hautentzündungen allergischer Ursache

Die Krankheitsbilder, die für die Arbeit des Podologen wichtig erscheinen, sind im Kapitel V abgehandelt.

Hautentzündungen unbekannter Ursache

Zu der Gruppe der Dermatosen mit unbekannter Ursache zählt man Hauterkrankungen, deren Ursache und sonstigen Kriterien zur genauen wissenschaftlichen Zuordnung noch nicht eindeutig geklärt sind. Man bedient sich daher zur Einteilung verschiedener typischer Merkmale:
Zeichen allergischen Geschehens,
Zeichen chronisch entzündlicher Reaktionen und andere Symptome, die Gegenstand laufender Forschung sind.
Aus Gründen der Didaktik werden verschiedene Einteilungen versucht. Die von uns vorgenommene Einteilung ist wie folgt:

Psoriasis-Gruppe
Psoriasis vulgaris
Psoriasis arthropathica
Psoriasis pustulosa

Parapsoriasis-Gruppe
Pityriasis lichenoides
Pityriasis acuta
Pityriasis chronica

Prurigo-Gruppe
Strophulus infantum
Urticaria papulosa
Prurigo nodularis

Pityriasis rubra pilaris
Pityriasis rosea
Lupus erythematodes
Erythrodermie
Lichen ruber planus
Lichen nitidus
Lichen simplex chronicus
Pruritus
Rheumatische Erkrankungen der Haut

Nicht alle der oben genannten Erkrankungen beschäftigen den Fußtherapeuten in seiner täglichen Arbeit. Gelegentlich fallen jedoch am Fuß und am Nagel die Symptome folgender Erkrankungen auf:

Psoriasis-Gruppe

Schuppenflechte (Psoriasis vulgaris)

Die Schuppenflechte ist eine Erkrankung mit erblicher Veranlagung. Sie umfaßt die gesamte Haut und verläuft schubweise. Die Häufigkeit ist sehr groß (60 Prozent Erkrankungsfälle, wenn beide Eltern ebenfalls an Psoriasis leiden). In der Regel beginnt die Krankheit in der Pubertät mit einem Häufigkeitsgipfel zwischen dem 10. und dem 30. Lebensjahr. Ein Auftreten ist jedoch in jedem Lebensalter möglich.

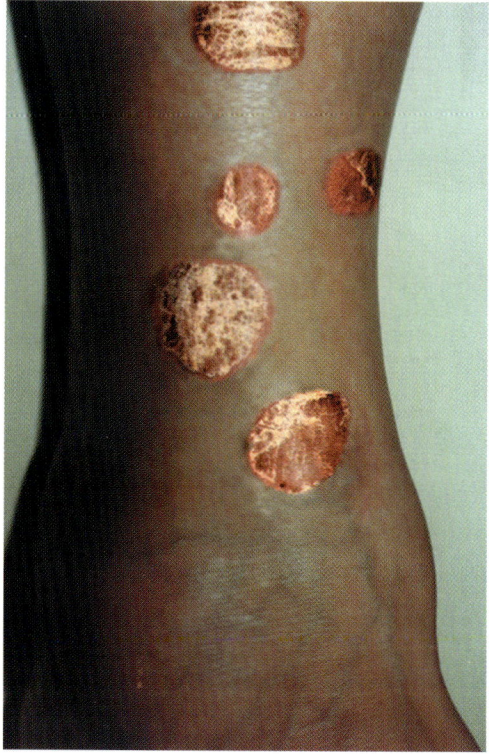

Abb. 139: Psoriasisherde am Unterschenkel

Klinisches Bild

Das Erscheinungsbild der Psoriasis wechselt, wobei Sonneneinstrahlung die Krankheitsherde verkleinert. Diese bestehen aus entzündlich rötlichen, schuppigen Papeln, je nach Ausdehnung aus größeren und kleineren Herden. Deren Formen sind unterschiedlich: von der punktförmigen bis zur generalisierten Ausbreitung.

Die Prädilektionsstellen (Hauptbefallstellen) sind die behaarte Kopfhaut, die Streckseiten der Extremitäten **(Abb. 139)** und Gelenke, weniger oft die Hand- und Fußflächen sowie die Interdigital-räume.

Man sieht Schuppen, die nach dem Abkratzen als weißliches Abraumsubstrat wie ein *Kerzenfleck (Kerzenfleckphänomen)* aussehen. Nach dem Abschaben und dem Aufreißen des letzten dünnen Häutchens der Epidermis entsteht an der Oberfläche meist eine tautropfenartige Blutung *(AUSPITZ-Phänomen)*, die auf eine Schädigung der Kapillarschlingen in den Papillen hinweist. Durch Kratzen entstehen oft streifenförmige, schuppige, Effloreszenzen, was als ***KREIBICH-KÖBNER-Phänomen*** benannt wird **(Abb. 140)**.

Als Begleitsymptom finden wir die

Nagelpsoriasis

Die Mitbeteiligung der Nägel ist gekennzeichnet durch

- Tüpfel (kleine Grübchen in der Nagelplatte)
- Krümel (zerfallende Nagelsubstanz, **Abb. 141**)
- Ölfleckbildung (bei Befall des Nagelbettes dunkle, zum Teil durch Blutungen bedingte Flecken)
- Nagelabhebung durch die subunguale Hyperkeratose, meist als weiße halbmondförmige Nagellösung (Onycholysis semilunaris) (siehe auch Kapitel Nagelerkrankungen)

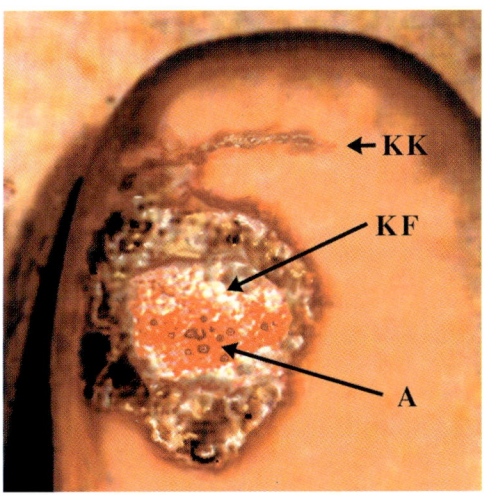

Abb. 140: Psoriasis-Phänomene:
KK = Kreibich-Köbner-Phänomen
KF = Kerzenfleck-Phänomen
A = Auspitz-Phänomen

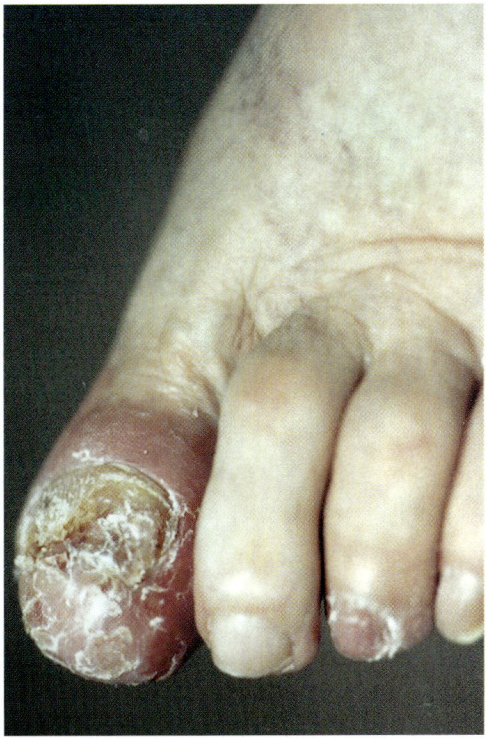

Abb. 141: Psoriasis pustulosa an der Großzehe und der dritten Zehe

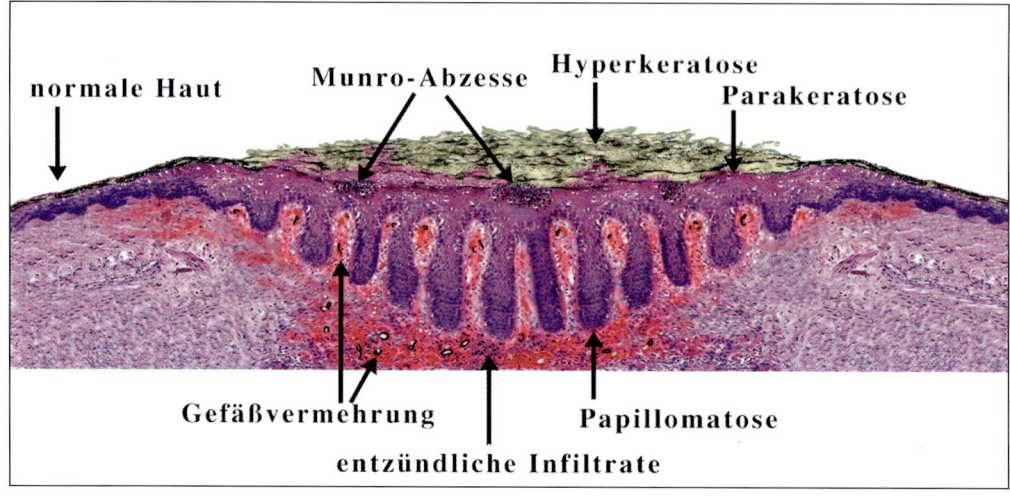

Abb. 142: Histologisches Schema eines Psoriasis vulgaris-Herdes

Histologie

Im mikroskopischen Querschnitt der befallenen Haut (**Abb. 142**) finden wir eine Verbreiterung der Epidermis mit Akanthose und eine Papillomatose mit Verbreiterung der Papillenschicht. In der Lederhaut darunter sieht man eine Gefäßvermehrung mit entzündlichen Infiltrationen.

Zudem besteht eine Parakeratose mit Mikroabszessen (Munro-Abzesse), die unterhalb der Hornschicht liegen. Darunter ist das ganze Stratum spinosum im Sinne einer Akanthose verbreitert. Die Zellen verhornen frühzeitig, wobei zum Teil die Zellkerne erhalten bleiben (Para-Hyperkeratose). Der normale Turnover einer Zelle beträgt von der Basalschicht bis zur Hautoberfläche 28 Tage, bei der Psoriasis in der Regel nur vier bis sieben Tage. Der Grund ist ein beschleunigter Zellstoffwechsel der ganzen Epidermis.

Sonderformen der Psoriasis

Neben den verschiedenen Herdformen werden auch noch einige Sonderformen zur Psoriasis gerechnet.

Psoriasis arthropathica der Gelenke

Der Gelenkbefall ist in seiner Häufigkeit zirka ein bis zehn Prozent. Betroffen sind meist die Interphalangealgelenke der Hand (Wurstfinger), weniger die am Fuß. Der akute Zustand geht oft mit Gelenkschwellungen, Ergüssen und Rötung einher. Die Symptome ähneln denen bei Rheuma. Die typische Rheumaserologie ist in der Regel jedoch nicht sehr ergiebig (ca. 20 Prozent HLA B27-Nachweis bei peripherem Gelenkbefall). Der chronische Verlauf führt zu Verkürzungen der Phalangen, Zehenabweichungen sowie röntgenologisch nachweisbaren Veränderungen wie Knochenresorption am Gelenkspalt.

Psoriasis pustulosa mit Pusteln an den Handtellern und den Fußsohlen (Pustulosis palmoplantaris oder inversa)

Man definiert sie als *lokalisierte*, nichtinfektiöse Pustulose, die zur Psoriasis gerechnet wird, wenn bei dem Patienten zusätzliche Psoriasiseffloreszenzen bestehen.

Man beobachtet die *akropustulöse Form*, die mit Pusteln und schuppigen Krusten auf den Zehen einhergeht (**Abb. 141**) sowie die meist scharf umgrenzte *palmoplantare Form*. Diese beginnt oft an der Großzehe, gelegentlich auch in der Sohlenmitte (**Abb. 143**). Die Pusteln enthalten kein infektiöses Material, stehen einzeln oder konfluieren, sind an der Sohle in der Regel geplatzt und bilden eine Schuppenkruste.

Einige Autoren rechnen auch noch *generalisierte*, sogenannte nichtinfektiöse Pustulosen zur Psoriasis. Dazu gehört die *Akrodermatitis continua suppurativa HALLOPEAU.* Bei dieser Erkrankung kommt es zu ausgeprägten Eiteransamm-

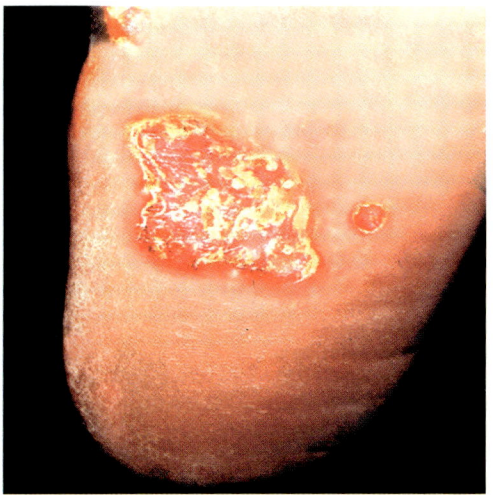

Abb. 143: Psoriasis palmoplantaris

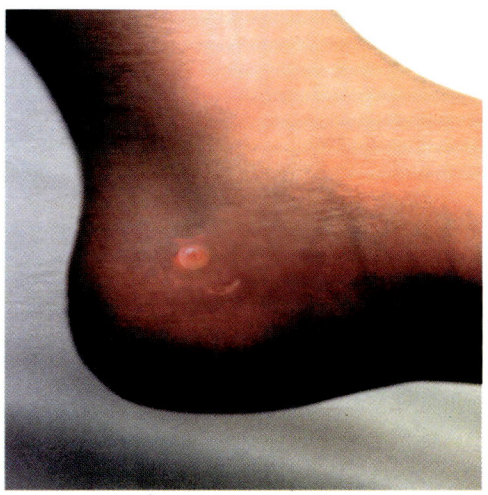

Abb. 144: Strophulus infantum an der Ferse

lungen unter dem Nagelfalz an den Finger- aber auch an den Zehenkuppen nach leichten Verletzungen.

Zu dieser Gruppe der Sonderformen werden auch noch die *Impetigo herpetiformis* gerechnet sowie die *Akrodermatitis enteropathica* (siehe Fachliteratur).

Therapie der Psoriasis

Die Therapie der Psoriasis ist schwierig. Behandlungsgrundzüge bestehen in der lokalen Therapie und der systemischen Therapie (siehe auch Fachliteratur).

Lokaltherapie:
Ablösung der Schuppen, lokale Behandlung mit Teer, Dithranol (Cignolin), Calcipotriol (Vitamin-D$_3$-Derivat), Schwefel, Kortison-Cremes, Zytostatika, lichtempfindlich machende Medikamente, selektive Bestrahlung mit UV-A und UV-B sowie fettarme Diät.

Systemische Therapie:
Kortikoide nur im akuten Schub, Behandlung mit synthetischen Retinoiden wie Etretinat, orale Photochemotherapie mit Psoralen und UV-A, Zytostatika wie Methothrexat und dem Immunsuppressivum Cyclosporin A

Klimatherapie:
Heliotherapie im Hochgebirge (Davos), an der Nordsee und am Schwarzen und Toten Meer.
Dabei wird das Reizklima zur allgemeinen Umstimmung des Körpers eingesetzt, verbunden mit natürlicher UVB-Bestrahlung. Der Therapieeffekt höherer Salzwasser-Konzentrationen besteht vor allen Dingen in der Abschuppung.

Parapsoriasis-Gruppe

Zu dieser Gruppe gehören eine Anzahl seltener Hauterkrankungen unbekannter Ursache, die mit Schuppen, Hautrötung und Hautentzündung einhergehen. Über die spezielle Klinik dieser Gruppe ist in der Fachliteratur nachzulesen. Erwähnenswert sind:

Pityriasis lichenoides
Pityriasis acuta
Pityriasis chronica

Prurigo-Gruppe

In dieser Krankheitsgruppe faßt man drei knötchenbildende Hauterkrankungen zusammen, die als Hauptsymptom einen unstillbaren Juckreiz haben. Diese Prurigo-Erkrankungen werden genannt:

- **Stropholus infantum** (Urticaria papulosa infantum) **(Abb. 144)**

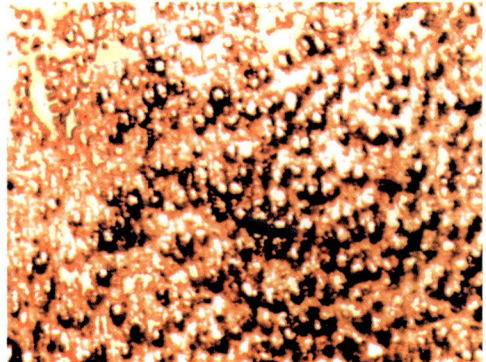

Abb. 145: Oberflächenstruktur bei Pityriasis rubra pilaris

- Prurigo simplex chronica
- Prurigo nodularis HYDE

Wegen der Spezifität der Erkrankungen wird auf die Fachliteratur verwiesen.

Andere Erkrankungen unbekannter Genese

Pityriasis rubra pilaris

Diese Dermatose unbekannter Ursache ist möglicherweise eine Vitamin-A-Mangelerkrankung. In der Podologie ist sie selten. Wenn überhaupt, findet man sie an den Streckseiten der Zehen. Es handelt sich um spitze Knötchen mit Mitesser ähnlichem Erscheinungsbild. Die Zehenhaut fühlt sich dabei wie ein Reibeisen an (Abb 145). Nur gelegentlich ist eine Hautrötung zu beobachten.

Erythrodermie

Dieses Krankheitsbild besteht in einer allgemeinen Hautrötung und Schuppung mit fast vollständigem Befall der gesamten Körperoberfläche. Streng genommen ist die Erythrodermie keine Diagnose, sondern die Erscheinungsform irgendeiner Grundkrankheit an der Haut, deren Ursache vielfältig sein kann.

Ist das Krankheitsbild ausgeprägt, beobachtet man in der Regel eine Beteiligung von Haaren und Nägeln, wobei letztere nicht selten ausfallen (siehe Fachliteratur).

Knötchen- oder Juckflechte (Lichen ruber planus)

Es gibt einige Erscheinungsformen. Eine davon, der *Lichen ruber verrucosus* (Abb. 60) erscheint gelegentlich im Arbeitsgebiet des Podologen. Er manifestiert sich vorwiegend am Unterschenkel. Eine Mitbeteiligung der Nägel bis hin zur Onychorrhexis (Spaltnagelbildung) ist zu beobachten ist. Die Krankheit tritt an den Beugeseiten, besonders der Unterarme auf und erzeugt Knötchen (Papeln) (Abb. 59), die eine rötliche, zum Teil lachsrote Farbe haben. Die Hautoberfläche ist zum Teil geschuppt. An der behaarten Kopfhaut kommt es zum narbigen Haarausfall.

Pruritus

Pruritus nennt man eines der häufigsten klinischen Symptome in der Dermatologie, eigentlich hervorgerufen durch die Irritation von sensiblen Nervenenden und bedeutet nichts anderes als Juckreiz bis zur Schmerzgrenze. Er tritt auf bei Allgemeinerkrankungen, auch bei Dermatosen, die allergisch ausgelöst werden (siehe Urticaria).

Rheumatische Erkrankungen der Haut

Rheuma ist keine einzelne Erkrankung. Unter dem Begriff Rheuma faßt man eine Reihe von Erkrankungen zusammen, bei denen überwiegend der gesamte Organismus betroffen ist und bei denen als entzündliche Allgemeinerkrankung naturgemäß auch die Haut in Mitleidenschaft gezogen wird.

Die Definition und die Eingrenzung der rheumatischen Erkrankungen ist international und wissenschaftlich immer noch nicht einheitlich. Zu verschieden sind Ursachen und Theorien der Entstehung.
Im deutschen Sprachgebrauch wurde früher alles, was in der Muskulatur und in den Gelenken ziehende und diffuse Schmerzen verursachte, als Rheuma bezeichnet.

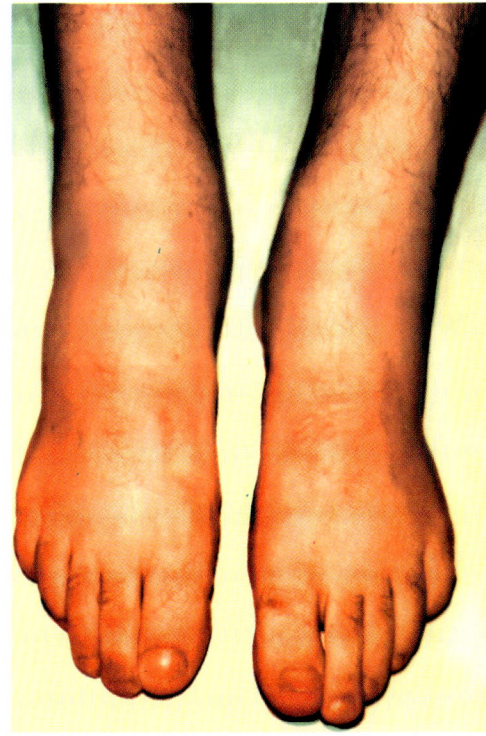

Abb. 146: Akutes rheumatisches Fieber mit Schwellung und Rötung der Gelenke

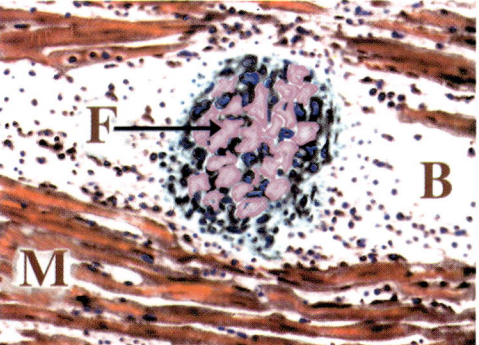

Abb. 147: Aschoff-Granulom.
B = Bindegewebe
M = Muskulatur,
F = Fibrinmaterial

Das rheumatische Fieber

In der Regel tritt es im Gefolge einer akuten oder subakuten Infektion des Nasen-Rachenraumes auf und zwar ein bis drei Wochen danach. Die hohen Temperaturen sind begleitet von den klassischen Entzündungszeichen: *Calor, Rubor, Dolor und Funktio laesa* (Wärme, Rötung, Schmerz und Funktionseinschränkung). Dies erklärt, warum das rheumatische Fieber mit erheblichen entzündlichen Schwellungen und Schmerzen von Gelenken einhergeht (**Abb. 146**). Zusätzlich schädigt das rheumatische Fieber den Herzmuskel, kann aber auch Leber, Lunge und Nieren betreffen. An der Haut findet man das „flüchtige" *Erythema anulare,* – bandartige Rötungen, meist am Körper, selten am Fuß, nie im Gesicht. Man fahndet bei Krankheitsverdacht nach Veränderungen im Blut und untersucht:

- Antikörper gegen Streptokokken
- Veränderung des Blutbildes und der Eiweißfraktionen.

Auch beim rheumatischen Fieber treten Knötchen auf. Man bezeichnet sie als *rheumatische Knötchen,* im Gegensatz zu den *Rheumaknoten* bei der chronischen PCP.
Im Bindegewebe nennt man die rheumatischen Knötchen *Aschoffsche Granulome.* Sie sind nach Infektionen vor allen Dingen im Herzmuskel zu finden (**Abb. 147**). In schweren Fällen findet man etwa 0,5 bis 2,5 Zentimeter große Knoten im Unterhautgewebe des Ellbogens und des Hinterhauptes, welche schmerzlos sind. Die Knötchen beim rheumatischen Fieber verschwinden schnell

Doch steht fest, daß rheumatische Erkrankungen nicht durch ein Trauma oder einen Tumor entstehen, generell auch nicht durch eine Infektion (Ausnahme: rheumatisches Fieber). Grundsätzlich verlaufen rheumatische Krankheiten subakut bis chronisch, das rheumatische Fieber ausgenommen. Für einige der rheumatischen Erkrankungen steht fest, daß autoimmunologische Mechanismen eine Rolle spielen. Im dermatologischen Bereich, auch für das Fachgebiet der Orthopädie, sind folgende rheumatische Erkrankungen am wichtigsten:

- *Das rheumatische Fieber*

- *Die chronische Polyarthritis*

wieder (ebenso wie das Erythema anulare). Sie unterscheiden sich histologisch wesentlich von denen der chronischen Polyarthritis und zwar durch Einlagerung von **Fibrin** und lockerer Zellstruktur in ihrem Zentrums.

In der Podologie haben die *rheumatischen Knötchen* des rheumatischen Fiebers keine wesentliche Bedeutung. Bei der akuten Erkrankung treten sie am Fuß, wenn überhaupt, in der Knöchelregion und am Fußrücken auf. Ihr Auftreten selbst bedeutet eine schlechte Prognose im Krankheits-

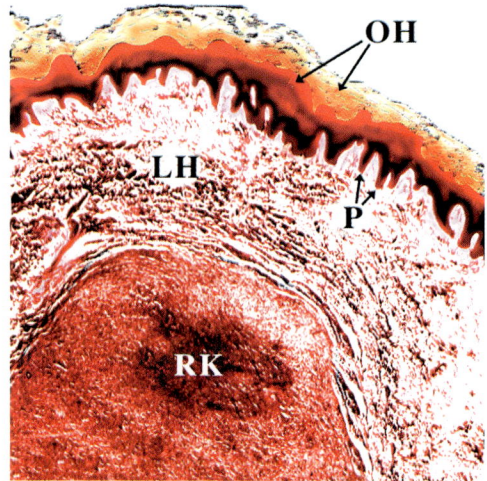

Abb. 148: Rheumaknoten mit zentraler, dunkler Nekrose. LH = Lederhaut, OH = Oberhaut mit Hornschicht, P = Papillen der Oberhaut, RK = Zentrum des Rheumaknotens

verlauf. Weitere dermatologische Begleitreaktionen des rheumatischen Fiebers sind Purpura, papulöse Erytheme, auch am Fußknöchel und Fußrücken, sowie Exantheme.

Chronische Polyarthritis (CP)

Der chronische Gelenkrheumatismus ist eine Allgemeinerkrankung, die sich allerdings überwiegend an den Gelenken und Sehnenscheiden äußert. Als Ursache sind immunologische Vorgänge definiert. Ihr Hauptangriffspunkt ist die Gelenkinnenhaut und die Sehnenscheiden, wo wuchernde Zellverbände und die Auflösung des Gelenkknorpels zu großen Destruktionen führen.

Die auslösenden Faktoren der chronischen Polyarthritis sind nicht bekannt. Nachweisen lassen

sich jedoch im fortgeschrittenen Stadium fast immer Antikörper, sogenannte Rheumafaktoren und Veränderungen im Bluteiweiß (erhöhte Gammaglobulinfraktion). Im Anfangsstadium ist die serologische Diagnostik der chronischen Polyarthritis (PCP oder CP) fast immer erschwert.

Im Bereich der Haut finden sich bei der chronischen Polyarthritis **Rheumaknoten**, die nichts anderes darstellen als rheumatoide Nekrosen in der Haut (**Abb. 148**). Neben den Hautveränderungen beobachtet man bei der chronischen Polyarthritis

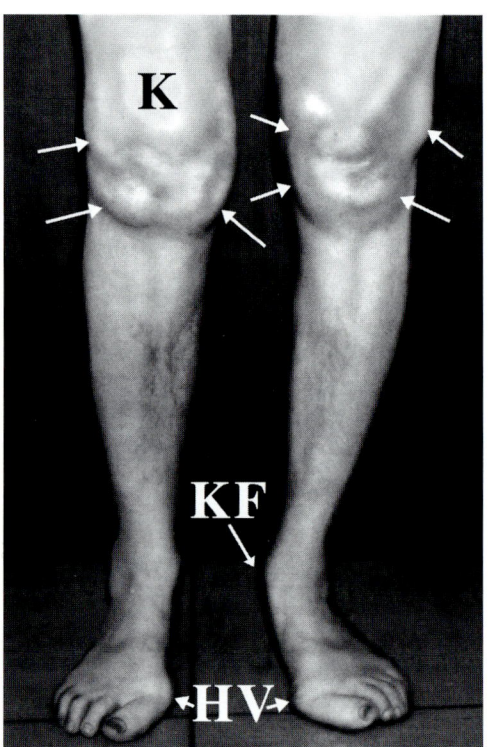

Abb. 149: Rheuma der unteren Extremitäten. K = Kniegelenke mit Kapselschwellung und Erguß beidseits sowie beginnender O-Beinstellung links. KF = Knickfuß, HV = Hallux valgus

auch Schäden der Blutgefäße und des Herzmuskels.

Im podologischen Bereich finden wir bei der chronischen Polyarthritis *orthopädische Symptome* wie:

- Morgensteifigkeit an Händen und Füßen
- flüchtige Gelenkergüsse
- Gelenk- und Sehnenscheidenentzündungen
- zunehmende Kapselverdickungen und Gelenkschwellungen durch Synovitis (**Abb. 149**)
- Gelenkzerstörungen
- Versteifungen
- krankhafte Zehen- und Fingerstellungen
- rheumatischer Knickfuß und Hallux valgus (**Abb. 149**)
- rheumatischer Plattfuß durch Instabilität des Kapsel-Bandapparates

- Gefäßveränderungen am Nagelfalz (Nachweis durch Kapillarmikroskopie)
- Geschwüre (ausgelöst durch Zerstörung der Gefäße)
- chronische Paronychien
- nicht selten auch intradermale und subcutane, entzündete und schlecht heilende Rheumaknoten

Die Rheumaknoten (**Abb. 151**) treten bei zirka 21 Prozent der Patienten auf, bevorzugt an Finger- und Handrücken, jedoch auch an den Streckseiten

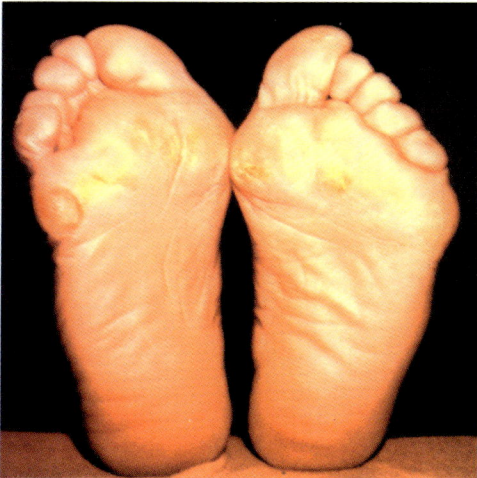

Abb. 150: Starke Beschwielung an den Belastungsstellen

- Schleimbeuteldegenerationen,
- erhebliche Schwielen an den Fußsohlen

Im Extremfall entsteht am Fuß der Aspekt des sogenannten *Dreieckfußes.*

Hautveränderungen bei CP im Bereich der Podologie sind:

- Exantheme,
- bei chronischem Verlauf eine glatte, atrophische und gespannte Haut
- an Belastungsstellen erhebliche Schwielen (**Abb. 150**)
- brüchige und glanzlose Nägel, zum Teil aufgesplittert und durch Beau-Reil-Linien wellig verändert.

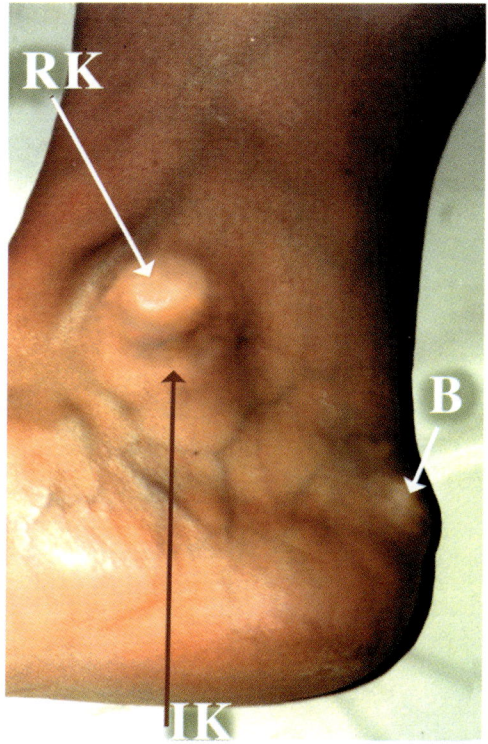

Abb. 151: Rheumaknoten über dem Außenknöchel und Schleimbeutel über der Ferse. RK = Rheumaknoten, B = Bursa, IK = Innenknöchel

und den Gelenken der unteren Extremitäten. Die Knoten selbst sind stecknadelkopf- bis kirschkerngroß, auf der Unterlage verschieblich, derb elastisch, meist nicht schmerzhaft, aber berührungsempfindlich und nicht entzündet. Rheumaknoten können verkalken und spontan aufbrechen, wobei der nekrotische Kern (**Abb. 148**) entleert wird.

Andere rheumatische Erkrankungen

Morbus Reiter

In der Podologie begegnet uns gelegentlich der Morbus Reiter. Es handelt sich dabei um eine entzündliche Erkrankung, die den rheumatischen Formen zugerechnet wird. Typisch sind drei Hauptsymptome:

Entzündung der Regenbogenhaut des Auges (Iritis)
Entzündung der Harnröhre (Urethritis)
Gelenkentzündungen (Arthritiden)

Am Fuß kommt es hierbei zu Schwellungen und Ergußbildungen in den Gelenken. Im weiteren Verlauf sehen wir Fehlstellungen und Deformationen der Gelenke, ähnlich wie beim fortgeschrittenen Rheuma. Nicht selten entstehen im Gefolge der reaktiven Reiter-Arthritis-Fersenbeinsporne.

Morbus Bechterew

Die Bechterew-Krankheit (auch ankylosierende Spondylitis genannt) wird ebenfalls dem rheumatischen Formenkreis zugerechnet.

Ein typisches Symptom der Haut ist nicht vorhanden. Die Erkrankung befällt in der Regel zunächst die Ileosakralgelenke und führt zur Einsteifung der Wirbelsäule mit Buckelbildung. Sie kann auch sämtliche Gelenke befallen. In der Podologie ist der Morbus Bechterew nur von untergeordneter Bedeutung (siehe Fachliteratur).

Einige Autoren rechnen zu den rheumatischen Erkrankungen der Haut auch noch:

- **Dermatomyositis**
- **Lupus erythematodes**
- **Sklerodermie**
- **Periarteriitis nodosa**

Bei diesen entzündlichen Dermatosen laufen ebenfalls autoimmunologische Vorgänge ab, deren Pathogenese nicht oder nur unzulänglich bekannt ist. Sie sind aus Gründen der Systematik wegen der akralen Mitbeteilung unter den degenerativen Hauterkrankungen abgehandelt.

VIII. B. Degenerativ bedingte Dermatosen

Bei den degenerativ bedingten Hauterkrankungen handelt es sich um Veränderungen, die sowohl in der Epidermis, als auch in der Cutis und in der Subcutis auftreten.

Von der Nomenklatur her sind der besseren Übersicht wegen auch ein Teil der erworbenen und anlagebedingten Erkrankungen mit einbezogen.

Die Veränderungen in der Epidermis umfassen im wesentlichen nur die Keratosen und Pigmentverschiebungen. Der größte Teil der degenerativ bedingten Dermatosen geht mit Veränderungen im Bereich von Cutis (Lederhaut) und Subcutis (Unterhaut) einher.

In der groben Übersicht handelt es sich um

- **Sklerosen**
- **Atrophien**
- **Pigmentverschiebungen**
- **Blut- und Gefäßkrankheiten**
- **Dermatosen bei Stoffwechselstörungen**

Sklerosen

Die Sklerosen, vom Erscheinungsbild her den degenerativen Hauterkrankungen zugeordnet, werden unterteilt in *Keratosen* (Verhornungsanomalien) und *Kollagenosen*:

Keratosen

Hinweis:

Zu den Keratosen gehören auch die im Kapitel VII beschriebenen angeborenen Hauterkrankungen wie *Ichthyosis, Keratoma palmare et* **plantare hereditarium**, sowie *Keratoma transgrediens* (siehe Kapitel VII, Angeborene Dermatosen). Sie treten als diffuse, umschriebene und follikuläre Keratosen in Erscheinung.

Im Gegensatz dazu stehen die *erworbenen* Keratosen, die zumeist *umschrieben* lokalisiert sind.

Erworbene Keratosen

Die wichtigsten *erworbenen umschriebenen* Keratosen sind:

- **Acanthosis nigricans**
- **Seborrhoische Warze**
- **Cornu cutaneum (Hauthorn).**
- **Schwiele (Callus)**
- **Schwarze Ferse (Sonderform)**

Seborrhoische Warze

Klinisch auffällig ist die *seborrhoische Warze*. Sie ist eine pigmentierte Hyperkerase auf meist vorgeschädigter Haut, wenn diese der Sonne und dem Wetter ausgesetzt war und tritt vermehrt in der zweiten Lebenshälfte auf.

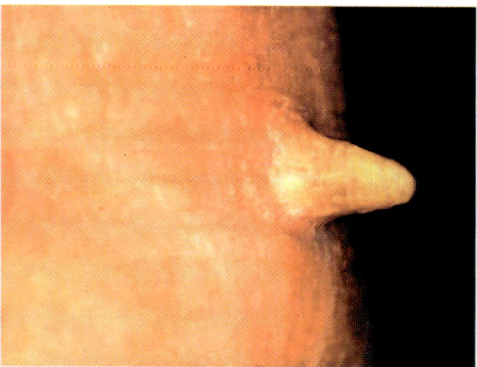

Abb. 152: Einhorn (Cornu cutaneum) an der Stirn

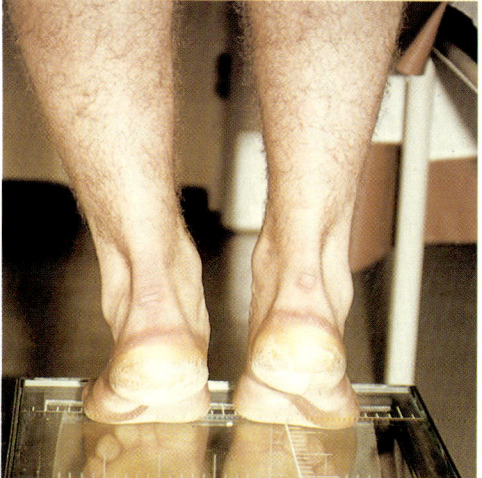

Abb. 153: Druckschwielen an den beiden Achillessehnen und Hyperkeratose an beiden Fersen

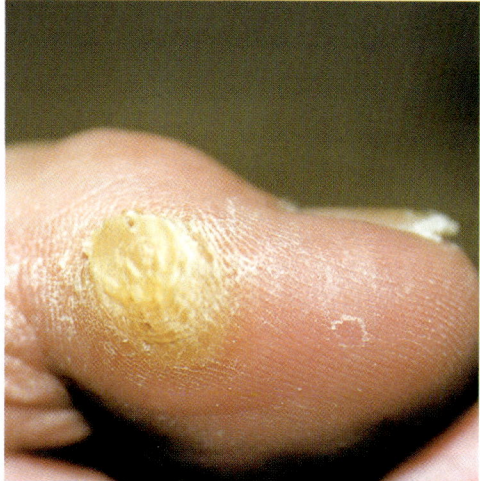

Abb. 154: Druckschwiele durch den Schuh an der Großzehe

Hauthorn (Cornu cutaneum)

Das *Cornu cutaneum* (Hauthorn) **(Abb. 152)** sitzt in der Regel im Gesicht, meist auf der Nase, weniger an den Händen und ist eine kegelförmig bis krallenartige Hornwucherung, die bösartig werden kann.

Schwiele (lateinisch = Callositas oder Callus, griechisch = Tyloma)

Die Schwiele ist eine verstärkte, flächige Verhornung der Haut im Sinne einer Keratose. Sie entsteht in der Regel durch mechanischen Druck und Reibung. Man findet sie als Begleitreaktion nach Fehlbelastung an vielen Stellen des Fußes: über den Achillessehnen **(Abb. 153)**, an der Fußsohle, als Berufsschwiele an der Hand auch speziell bei Melkern beschrieben.

Berufsbedingt sitzt die Schwiele zumeist an der Handfläche, statisch bedingt in der Regel an der Fußsohle (Tylosis = Schwielenbildung) und an exponierten Stellen der Zehen **(Abb. 154)**.

Lichtschwielen, hervorgerufen durch vermehrte Sonnenbestrahlung, sind als Präkanzerosen einzustufen.

Bei der Schwiele kommt es zu einer Verdickung der normalen Hornschicht der Epidermis, wobei die dabei entstehende Hornplatte fest anhaftet.

Sie äußert sich am Fuß in einer eigenen Sonderform, die man Hühnerauge nennt.

Hühnerauge (lateinisch = Clavus, griechisch = Heloma)

Diese reaktive, lokale Hyperkeratose, die mehrere Varianten hat, entsteht in der Regel an Druckstellen, meist auf oder zwischen den Zehen, jedoch auch an anderen Belastungsstellen, z. B. an der Fußsohle.

Der Produktionsreiz an den Basalzellen wird durch chronischen Druck, Zerrung, aber auch durch entzündliche Vorgänge über Mehrdurchblutung ausgelöst.

Für den praktischen Gebrauch und die Differenzierung in der podologischen Praxis unterscheiden wir folgende Arten von Hühneraugen (Mehrzahl = Clavi):

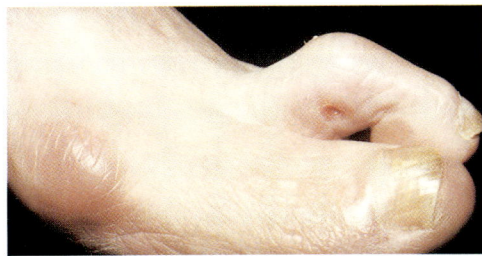

Abb. 155: Weiches Hühnerauge (Heloma molle)

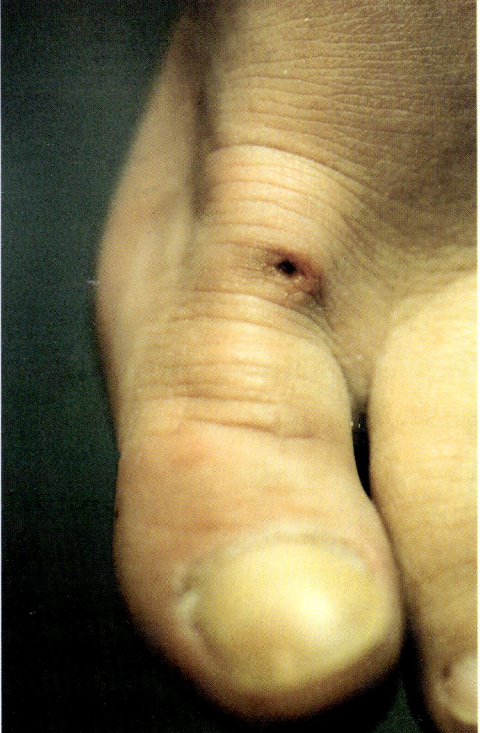

Abb. 156: Weiches Hühnerauge am Zehenrücken

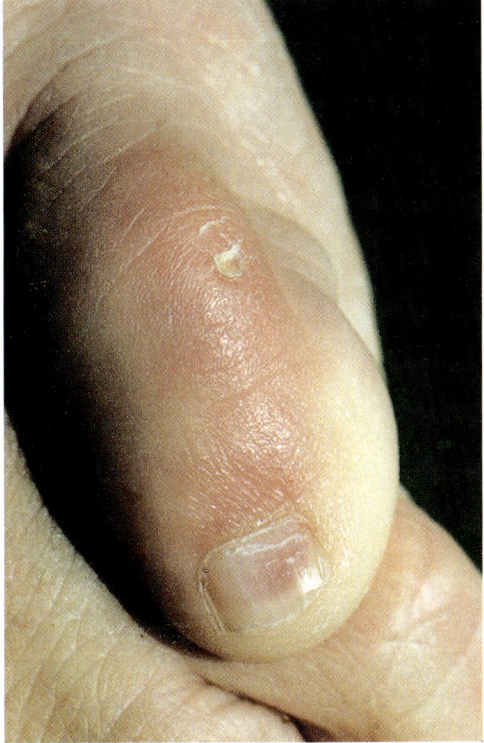

Abb. 157: Hartes Hühnerauge

Das weiche Hühnerauge (Heloma molle)

Man findet es zumeist zwischen den Zehen, eben dort, wo es unter Druck und Reibung durch Aufweichung der Haut, begünstigt durch Schweißsekretion zu typischen, teils geschwürsartigen Veränderungen gekommen ist (**Abb. 155 und Abb. 156**).

Das harte Hühnerauge (Heloma durum)

Definition: Lokale, auf Reiz entstandene, schmerzhafte Kallusbildung am Fuß mit zentralem, keratotischem Hornpropf.

Es entsteht reaktiv über den Zehengelenken (**Abb. 157**) auf den Kuppen als Spitzenclavus

• das weiche Hühnerauge (Heloma molle)
• das harte Hühnerauge (Heloma durum)
• Sonder- und Übergangsformen

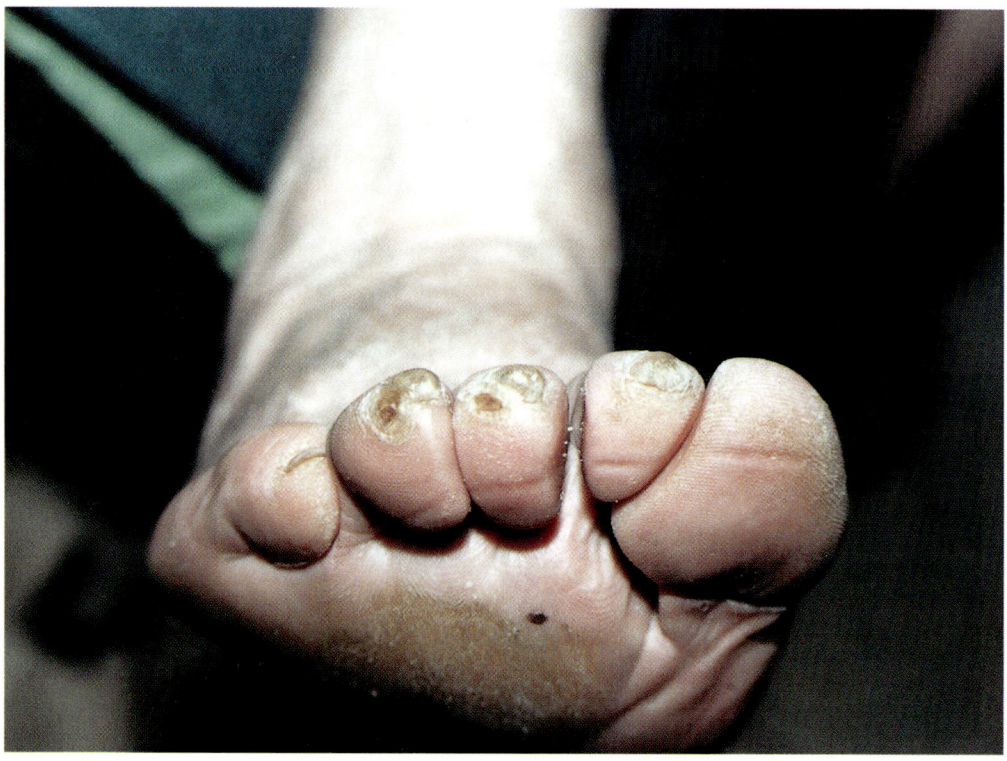

Abb. 158: Spitzenclavus an den Zehenkuppen

(**Abb. 158**), auch unter den Mittelfußköpfchen (**Abb. 159**) oder sonstigen druckexponierten Stellen (**Abb. 160**). Eine Sonderform des harten Hüh-

nerauges ist das Heloma spina, die Dornschwiele (**Abb. 161**):
Über den Druckstellen kann es unterhalb der Epi-

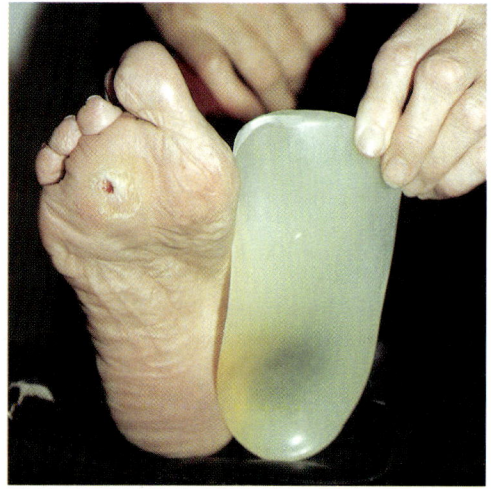

Abb. 159: Plantares Hühnerauge.
Nicht adäquate Einlagenversorgung

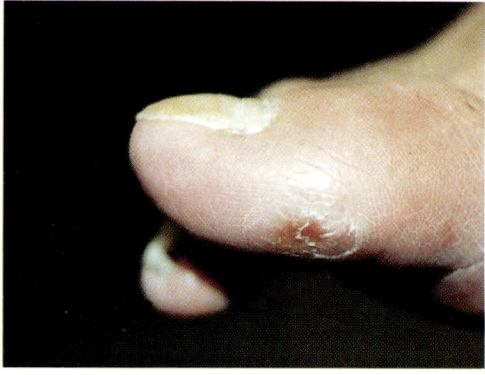

Abb. 160: Clavus der Großzehe

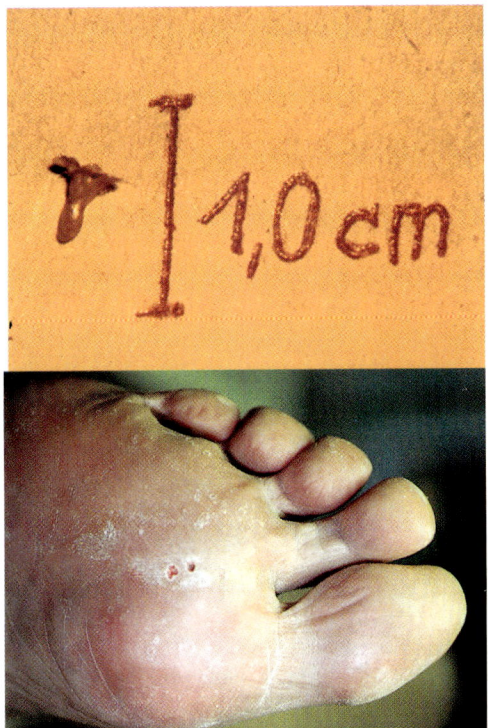

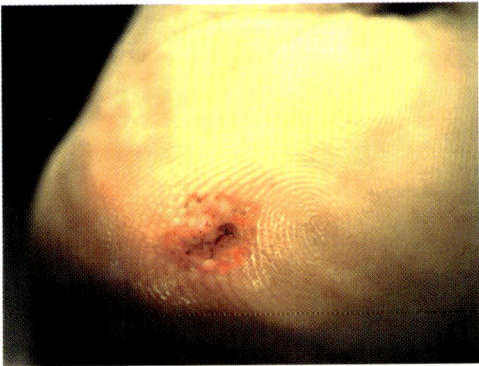

Abb. 163: Heloma vaskulare.
Blutgefäßreiches Hühnerauge, das gelegentlich eine
Anhäufung von freien Nervenenden aufweist und
dann histologisch als Heloma neurovaskulare be-
zeichnet wird.

Abb. 161: Dornschwielen an der Fußsohle mit ent-
ferntem Dorn

der Subcutis) kommen **(Abb. 162)**. Bei starken
traumatischen Schädigungen führt dies zu Einblutungen unter dem Hühnerauge **(Abb. 163)** und
bis zur Fistelung. Nicht selten entsteht eine Ver-
schmelzung des Hühnerauges mit der Gelenkkapsel.

Histologie

Im mikroskopischen Schnitt ist die Epidermis
akanthotisch verdickt. Man sieht bei noch flachen
Hühneraugen in der Schichtenfolge eine Hyper-
granulose sowie eine Hyperkeratose **(Abb. 164)**.

dermis, nämlich im Bindegewebe, das meist ödematös verdickt und entzündet ist, zu erheblichen
Veränderungen in der Lederhaut (aber auch in

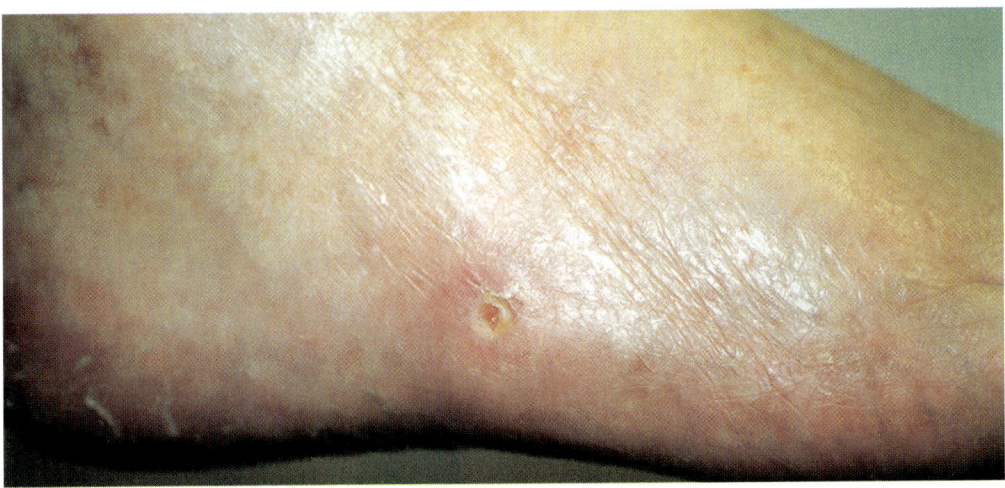

Abb. 162: Entzündung eines Clavus über der Basis des Metatarsale V

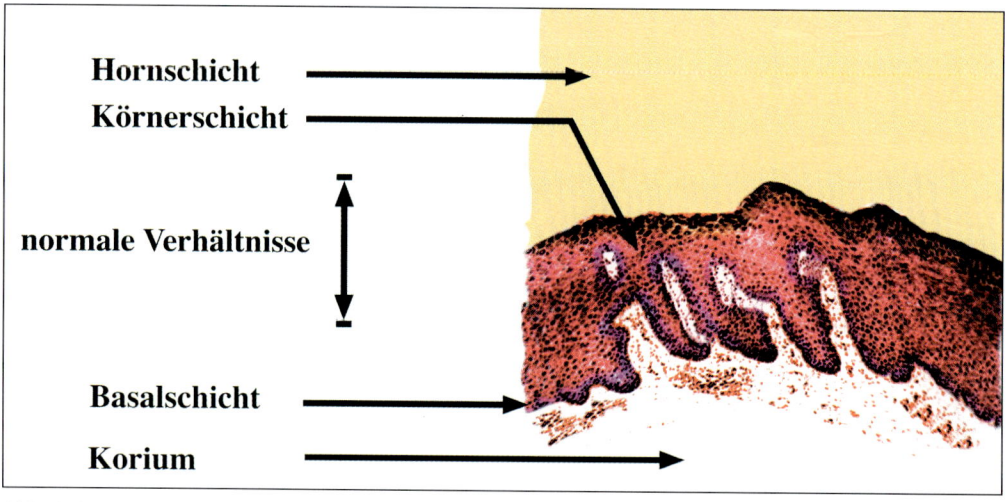

Hornschicht

Körnerschicht

normale Verhältnisse

Basalschicht

Korium

Abb. 164: Heloma durum (Mikrodarstellung).
Die Hornschicht ist verdickt. Es besteht eine Akanthose sowie eine Papillomatose mit Vergrößerung und Verlängerung der Papillen.

Der bis zum Dorn veränderte, mehr oder weniger ausgeprägte zentrale Keratosepropf führt durch den Dauerreiz zu Entzündungen, ödematöser Schwellung, zum Teil zu Gefäß- und Nervensprossung und zu degenerativen Veränderungen des Bindegewebes.

Behandlungsgrundzüge

Es kommen alle podologischen Maßnahmen zum Tragen:

Wichtig ist steriles Arbeiten.

Zunächst mechanisches Abtragen, Skalpellarbeit, Schleifen, Fräsen, je nach Befund und Ausdehnung. Alternativ und als Kombination Keratolyse.
Anschließend Druckentlastung.
Statische Korrekturen und Änderung der Biomechanik.
Beachtung einer Grunderkrankung, die eine Sklerosebildung begünstigt.
Letztendlich Hautpflege, um Rezidive zu vermeiden

Sonder- und Übergangsformen

Heloma papillare

Die Papillarschicht ist erheblich verdickt.

Nach dem mikroskopischen Feinbild, jedoch auch nach der Beschwerdeform, unterscheiden wir noch:

Heloma neurofibrosum

Es tritt an Grenzstellen auf, wo der Körper neben der Vermehrung der Hornzellen eine Kompensation der Überbelastung mit Bindegewebe (fibrösen Fasern) versucht. Dabei sind mikroskopisch eine Menge freier Nervenenden zu finden.

Ist es im Verlaufe der pathologischen Vorgänge zur Vermehrung von Blutgefäßen in der Papillarschicht gekommen, finden wir das gut durchblutete

Heloma vasculare

Gelegentlich kommt es wegen der mechanischen Einwirkungen zu größeren Einblutungen (**Abb. 163**) und wir finden punktförmige Blutaustritte

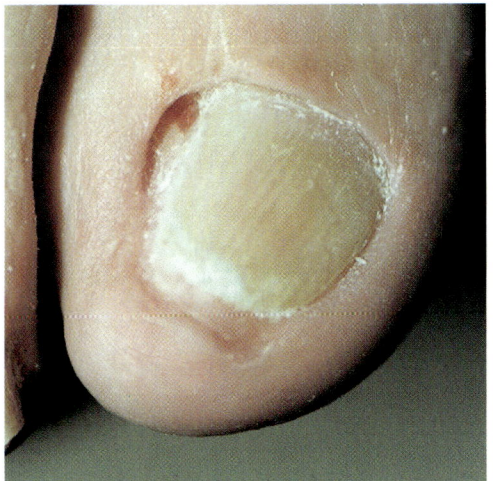

Abb. 165: Subunguales Hühnerauge nach podologischer Freilegung

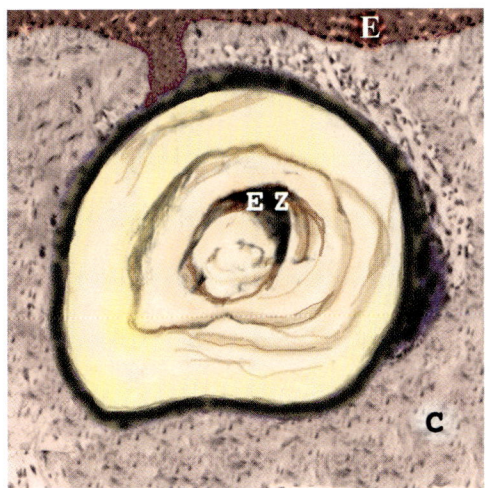

Abb. 166: Milienstruktur:
man erkennt den zystisch-keratotischen Aufbau
sowie die epitheliale Verbindung zur Epidermis.
E = Epidermis
EZ = Epithelzellen
C = Corium

als charakteristische Zeichen des Heloma vaskulare.

Ein sehr schmerzhaftes Hühnerauge ist das

Heloma neurovasculare

Es ist durchsetzt von vielen feinsten Blutgefäßen (Kapillaren) und Nervenenden. Schmerzhaft auf seitlichen Druck, blutet es bei der Behandlung leicht und ist eigentlich auch nur eine Mischform, die der Körper wegen der geänderten mechanischen Ansprüche und Erfordernisse produziert.

Eine Sonderform ist das

Heloma subunguale,

das sich durch Druck und Scherkräfte, zum Teil wegen lokaler Verhornungsstörungen unter dem Nagel ausbildet und sehr starke Schmerzen verursachen kann **(Abb. 165)**.

Hinweis

Das „Heloma miliare" wird heute nicht mehr den „echten" Hühneraugen zugeordnet. Die Namensgebung ist zudem unglücklich. Man unterscheidet heutzutage den Begriff **Milien**, die eigentlich den Hornzysten zugeordnet werden, von den **Miliaria**, die eine andere Ursache, nämlich den Verschluß der Schweißdrüsenausführungsgänge als Pathogenese haben.

Der Praktikabilität für die Praxis halber werden (unter Vernachlässigung der wissenschaftlichen Zuordnung) nachfolgend beschrieben:

Milien

Sie treten vor allem im Gesicht an den Wangen und um die Augenlider auf. Von der Systematik her gehören sie zu den Zysten, da sie im histologischen Bild häufig durch zwiebelschalenartige Hornzellen und rundlichen Aufbau charakterisiert sind **(Abb. 166)**. Die Zuordnung von disseminierten milienähnlichen Hornperlen an der Fußsohle

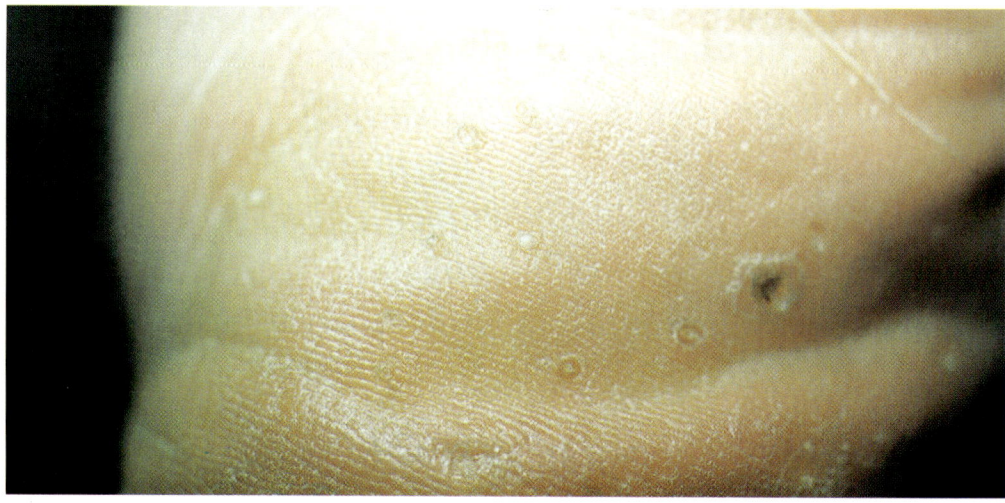

Abb. 167: „Heloma miliare".
Disseminierte Punktkeratose an der Fußsohle

(**Abb. 167**) ist eigentlich nur histologisch möglich.

Die Behandlung besteht im mechanischen Ausschälen mit dem Skalpell.

Miliaria

Miliaria ähneln zwar Hühneraugen, haben jedoch eine andere Ursache:
Durch Verlegung der Schweißdrüsenausgänge entstehen hirsekornartige Bläschen. Die Ursache ist meist verstärktes Schwitzen bei warmer Umgebung, bei Fieber, aber auch gelegentlich ein Saunabesuch. Je nach Lage der Schweißdrüsenverhaltung spricht man von einer *Miliaria cristallina* (Lage in der Hornschicht), *Miliaria rubra (roter Hund der Tropenfahrer)* (Lage in der unteren Epidermis), sowie *Miliaria profunda* (Lage suprabasal und im Papillenbereich der Lederhaut). In der Regel sind bei dieser Erkrankung das Gesicht, Handfläche und Fußsohle ausgenommen! (siehe auch Hyperhydrosis)

Pernionen (Frostbeulen)

Eine spezielle Erscheinungsform, die einem Clavus ähnelt, ist die Frostbeule. Im Laiengebrauch werden die stark vorspringenden und verhornten Grundgelenke an der Großzehe oft als Frostbeulen bezeichnet (**Abb. 168**). Früher waren die Bal-

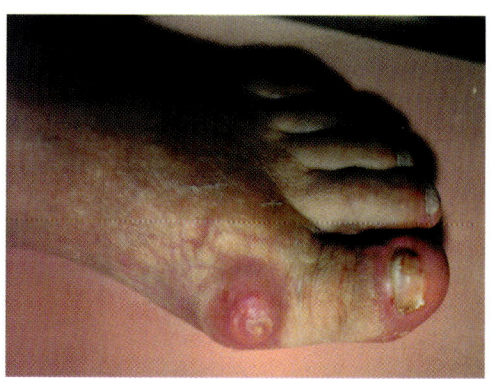

Abb. 168: Frostballen (pernio)

lenexostosen in der Tat vermehrt dem Frost ausgesetzt, da diese bei schlechtem Schuhwerk Löcher in das Schuhoberleder perforierten und es leicht zu echten lokalen Erfrierungen kam. Von der wissenschaftlichen Definition her rechnet man die Pernionen zu den Angiolopathien (siehe Gefäßkrankheiten).

Schwarze Ferse (black heel)

Sie ist keine primäre Hyperkeratose, erscheint aber meist in überbelasteten Zonen der Ferse. Charakterisiert ist der dunkle Fleck durch kleine

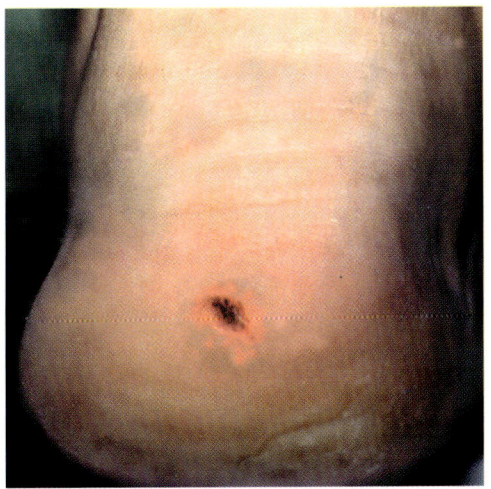

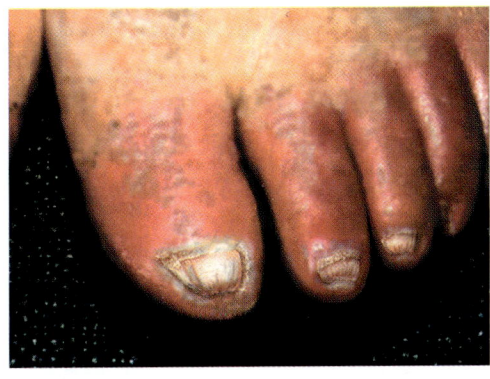

Abb 170. Sklerodermie.
Atrophie der Englieder und des Nagelbettes. Atrophische Verkürzung und Krümmung des Nagels

Abb. 169. Schwarze Ferse (Black Heel)

punktförmige Hautblutungen, Petechien genannt. Sie entstehen bei umschriebener Überanstrengung, meist sportlicher Betätigung im hinteren Bereich der Ferse. Durch mechanische lokale Schädigung zerreißen kapillare Blutgefäße im Papillenbereich und die Blutungsreste sind im histologischen Bild, vorwiegend im Stratum corneum als dunkelbraune Verfärbung zu sehen. Die „Schwarze Ferse" gehört eigentlich zu den traumatisch bedingten Dermatosen, ist jedoch durch das verzögerte Auftreten des klinischen Bildes an der Fersenoberhaut den degenerativen Hautveränderungen zugeordnet **(Abb. 169).**

Kollagenosen

Mit Kollagenosen wird eine Krankheitsgruppe bezeichnet, die durch Veränderungen im kollagenen Bindegewebe einhergeht. In der Regel kommt es zu einer Vermehrung der Zwischensubstanz, wahrscheinlich auf autoimmunologischer Ursache. Die Haut ist dabei sekundär beteiligt. Die degenerativen Veränderungen des Bindegewebes führen zu einem Quellzustand, wobei die Haut mit Schwellung, Verhärtung und Atrophie reagiert.

Bei einem Teil der Erkrankungen kommt es nicht nur zur Hautbeteiligung, sondern auch zur Miterkrankung innerer Organe, so bei Lupus erythematodes, der Sklerodermie sowie der Dermatomyositis. Letztere betrifft nicht nur die Haut,

sondern auch die Muskulatur, gelegentlich auch innere Organe.

Zu den wichtigsten Kollagenosen, die **Gegenstand der Fachliteratur** sind, gehören:

- **Systemische Sklerodermie**
- **Lupus erythematodes integumentalis**
- **Periarteriitis nodosa**
- **Dermatomyositis**

Systemische Sklerodermie

Hier sehen wir gelegentlich Veränderungen der Phalangen, weniger jedoch an den Zehen als an den Fingern **(Abb. 170).** Dabei kommt es zur Atrophie der Endphalangen und wegen Schrumpfung des Nagelbettes zur Krümmung des Nagels. Die Entzündung führt zur Verhärtung der Haut.

Lupus erythematodes (siehe auch Rheuma)

Diese Erkrankung des Gefäßbindegewebes mit unbekannter Ursache führt unbehandelt zum Tod. Das Wort Lupus steht für die zerstörende Eigenschaft der Erkrankung. Es sind fast alle Organe des Körpers, Herz, Nieren, Lunge mitbetroffen, auch Muskulatur, Gehirn und die Haut. An den Zehen und den Fingern finden wir an der Endgliedspitze und im Nagelfalz telangiektatische Blutgefäße. Dort entstehen mitunter lokale Blutungen, Entzündüngen (**Abb. 171**), die bis zur umschriebenen Gangrän führen können.

Dermatomyositis

An den Füßen sehen wir gelegentlich Veränderungen der Dermatomyositis. Speziell an den Nägeln tritt die Erkrankung im podologischen Fachgebiet in Erscheinung (siehe Kapitel über Nagelerkrankungen).

schmächtigung der Papillenschicht kommt.
Im wesentlichen zählt man zu den Atrophien des Bindegewebes folgende Erkrankungen:

- **Senile Hautatrophie (Altershaut)**
- **Striae distensae**
- **Kraurosis vulvae und penis**
- **Acrodermatitis chronica atrophicans HERXHEIMER**
- **Anetodermie**
- **Atrophodermia vermicularis DARIER**

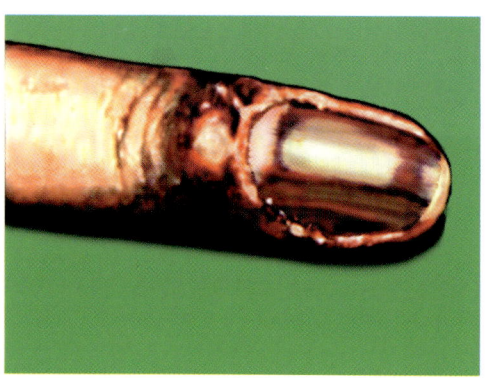

Abb. 171: Lupus erythematodes

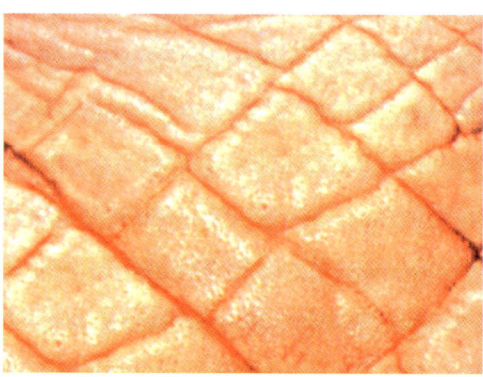

Abb. 172: Rhomboidenförmige Musterung der Haut

Periarteriitis nodosa

Periarteriitis nodosa ist eine Erkrankung der kleineren bis mittleren Arterien. Durch die Stratigraphie der Haut bedingt, treten entzündlich knotige Hautveränderungen, punktförmige Blutungen sowie eine Abblassung der Haut auf.

Atrophien

Atrophien (Atrophie = Verschmächtigung, Substanzminderung) der Haut betreffen zumeist das

Bindegewebe und das *Fettgewebe*.

Atrophien des Bindegewebes

Diese Veränderungen sind charakterisiert durch einen degenerativen Umbau der elastischen Bindegewebsfasern, durch Degeneration und Funktionsminderung der Talg- und Schweißdrüsen sowie durch Veränderungen an der Basis der Epidermis, bei der es zu einer Degeneration und Ver-

Diese Hauterkrankungen sind Gegenstand der speziellen Fachliteratur. Dem Laien geläufigste Erkrankungen aus dieser Gruppe sind:

Die senile Hautatrophie

Dabei kommt es an exponierten Stellen wie an Händen, Gesicht, Nacken zur Faltenbildung und Elastizitätsverlust. Am Hals sehen wir nicht selten eine rhomboidenförmige Musterung der Haut (**Abb. 172**).

Striae distensae

Die störenden Hautstreifen, die durch das Zerreißen von elastischen Fasern (meist in der Schwangerschaft) auftreten, sind eine verbreitete kosmetische Störung beim weiblichen Geschlecht. Man findet sie in der Regel am Bauch, weniger am Gesäß oder Oberschenkel.

Atrophien des Fettgewebes

Der Schwund des Fettgewebes geht zumeist mit narbigen Reaktionen und Bildung von Knoten in der Unterhaut einher.

Vom Befallmuster her unterscheidet man: Erkrankungen, vorwiegend mit Sklerosierung unter Mitbeteiligung der kleinen *Blutgefäße*, eine Verlaufsform mit Beteiligung der *Bindegewebssepten* der einzelnen Fettläppchen sowie eine

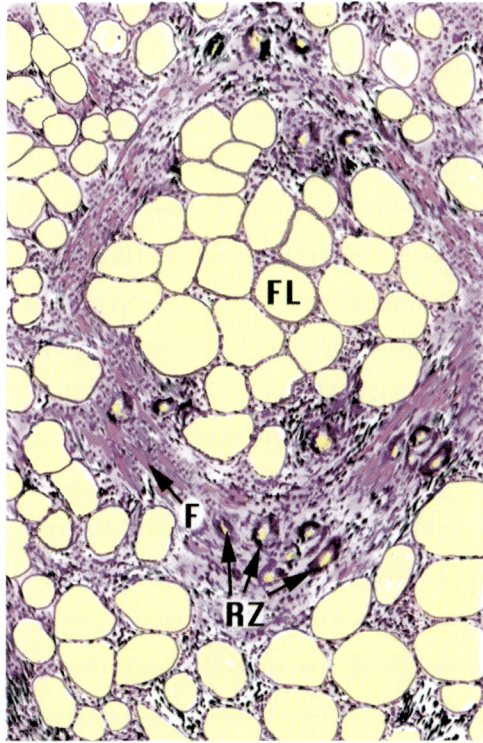

Abb. 173: Knotenförmige Fettgewebsentzündung (Panniculitis nodularis).
FL = Fettläppchen
RZ = Riesenzellen
F = Fibrineinlagerung

weitere Form mit Degeneration der *Fettläppchen selbst*, die zunehmend granulomartig verhärten.

Begleitet sind Fettgewebsdegenerationen oft von Entzündungen (Pannikulitiden). Diese Reaktionen werden unter anderen von Fettsäuren ausgelöst, die aus der zerfallenden Fettzelle selbst stammen.

An der Hautoberfläche erscheinen die Atrophien zum Teil als entzündliche, lokalisierte Knoten, aber auch als plattenförmige Verhärtungen, zum Teil mit herdförmiger blau-rötlicher Verfärbung.

Die podologisch wichtigsten Formen der Fettgewebserkrankungen (siehe auch Fachliteratur) sind:

- **Traumatogene Lipogranulome**

Diese entstehen in der Regel durch Fremdkörperverletzungen, Injektionen mit öligen Medikamenten, Silikon etc (**siehe Abb. 42**).

- **Panniculitis nodularis (knotenförmige Fettgewebsentzündung)**

Unter diesem Überbegriff werden mehrere Erkrankungen geführt.
Die Variante am Fuß beobachtet man gewöhnlich in der Nähe der Sprunggelenke:

- **Panniculitis subacuta nodosa migrans**

Es treten an einem oder beiden Beinen tiefsitzende $1/2$ bis 2 Zentimeter große rote Hautknoten auf, wie sie auch beim Erythema nodosum vorkommen. Sie bilden sich erst nach Monaten zurück. Die Erkrankung ist im Frühjahr und Sommer häufiger und fast nur beim weiblichen Geschlecht beschrieben.

Histologie: Die Septen zwischen den atrophischen Fettläppchen sind ödematös aufgetrieben und mit fibrinoiden Ablagerungen und Entzündungszellen durchsetzt (**Abb. 173**). Auffällig sind zahlreiche Riesenzellen.

- **Poststeroidpannikulitis**

Diese wird als knotige Pannikulitis bei Kindern beobachtet, die mit hohen Dosen Kortison behandelt worden sind.
Bei Erwachsenen kommt es am Fuß gelegentlich zu lokalen atrophischen Pannikulitiden nach örtlichen Kortisoninjektionen, die dann eine „Delle" in der Haut hinterlassen.

- **Lipogranulomatosis subcutanea**

Dabei handelt es sich um verschiebliche Knoten in der Subcutis, die relativ fest sind, mit der

Hautoberfläche nicht verbacken und in der Regel am Unterschenkel auftreten.

- **Fettgewebssklerose (verschiedene Formen, siehe Fachliteratur)**

- **Lipoatrophia semicircularis und anularis**

Diese Atrophie an den unteren Extremitäten ist als bandförmig-semizirkuläre Einschnürung am Oberschenkel zu beobachten. Sie stört kosmetisch, ist nicht entzündlich und therapeutisch nicht beeinflußbar.

Am Fuß ist nur bei Frauen die seltene anuläre Form beschrieben worden. Dabei kommt es um die Knöchel herum nach einem Vorstadium mit Schwellungen an beiden Knöcheln nach ein bis drei Wochen zu ringförmigen atrophischen Streifen des Fettgewebes. Ursachen sind nicht bekannt. Es wird jedoch ein Zusammenhang mit anderen Erkrankungen, zum Beispiel Lupus Erythematodes oder Gefäßentzündungen diskutiert.

Zellulitis

Nach übereinstimmender Meinung aller Experten handelt es sich dabei nicht um eine echte (-itis) Fettgewebsentzündung. Daher wird auch der Name **(Dermopanniculosis)** verwendet. Der Name Zellulitis ist eine kosmetische Umschreibung für Eindellungen und Vorwölbungen an der Hautoberfläche von meist „fülligen" Frauen, selten bei Männern. Es handelt sich dabei um normale, geschlechtstypische, vom Alter, auch vom Hormonstatus abhängige Strukturveränderungen in Haut und Unterhaut. Sie sind vorwiegend am Oberschenkel und Gesäß vorhanden und naturgemäß unter der „Arbeitsdiagnose" Zellulitis Ziel verschiedener Verschönerungsversuche.

Pigmentverschiebungen

Wissenschaftlich gesehen ist ihre Zuordnung zu den degenerativ bedingten Dermatosen nicht exakt. Pigmentierungen können durch zusätzliche Einflüsse gefördert werden, weswegen sie auch zu traumatischen oder zum Teil veranlagungsbedingten Dermatosen gerechnet werden.
Im wesentlichen unterscheidet man bei den Pigmentverschiebungen:

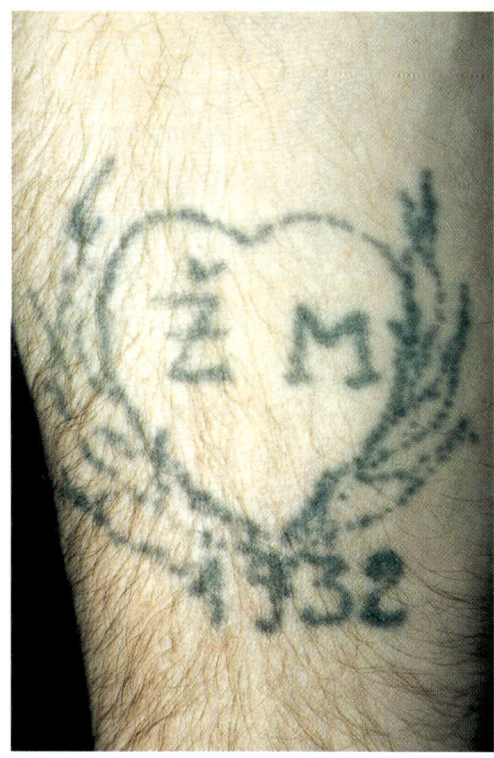

Abb. 174: Tätowierung am Unterarm, durchgeführt zur Namensidentifizierung bei einem Kriegsweisenkind

- **Pigmentdefekte**

- **Hyperpigmentierung**

Pigmenteinlagerungen der Haut entstehen durch äußere Einflüsse wie Tätowierung **(Abb. 174)**, Pulvereinsprengungen oder chemische Einwirkungen, zum Beispiel Arsen. Davon abzugrenzen sind Pigmentierungen durch interne Vorgänge, wie Ablagerung von Blutabbaustoffen (Hämosiderin) und Einlagerung von Melanin. Dieses entsteht als Bräunungspigment wie vorbeschrieben in den Mitochondrien der Melanozyten an der Basis der Epidermis.

Hyperpigmentierung

Man spricht von Hyperpigmentation, wenn es zu einer lokalen oder systematisierten Dunkelverfärbung der Haut gegenüber der Norm kommt. Verfärbungen, die anlagebedingt sind, wie *Pigmentnaevi (Muttermale)* oder *Epheliden (Sommer-*

sprossen) sind von der Definition her keine Hyperpigmentierungen.

Von erworbenen Hyperpigmentierungen spricht man, wenn zum Beispiel durch Entzündungen, Einwirkungen von Strahlen oder auch durch chemische Stoffe wie Teerdämpfe usw. dunkelfärbende Hautreaktionen entstehen (Melanodermitis toxica). Auch hormonelle Ursachen gibt es: Das im Hypophysenvorderlappen (Gehirnanhangsdrüse) erzeugte **MSH** (**M**elanozyten **s**timulierende **H**ormon), das bei einer Schwangerschaft oder auch bei einer Nebennierenrindeninsuffizienz vermehrt abgegeben wird, regt die Pigmenterzeugung in den Melanozyten an. Die hormonelle Mehrproduktion in der Schwangerschaft führt dabei zu einer fleckigen Pigmentierung, vorwiegend im Gesicht und am Bauch und wird als **Chloasma uterinum** bezeichnet. Bei Nebennierenrindeninsuffizienz erzeugt die Überproduktion des Hormons eine generalisierte Pigmentierung mit bräunlich schmutziger Hautfarbe (**Morbus Addison**).

Pigmentdefekte

Man unterscheidet bei den Defektpigmentierungen die anlagebedingten Formen wie **Albinismus** und **Vitiligo** sowie die erworbenen Pigmentdefekte, die in der Regel unter dem Begriff **Leukoderm** zusammengefaßt werden.

Anlagebedingte Pigmentdefekte sind:

Albinismus

Es handelt sich hier um einen erblichen Pigmentmangel. Die Betroffenen haben nicht nur eine weiße Haut und helle Haare, sondern auch rote Augen, was durch die durchscheinenden Blutgefäße des Augenhintergrundes verursacht wird.

Vitiligo

Hier besteht zwar eine Veranlagung, jedoch kein erblicher Pigmentierungsdefekt. Die Abblassung der Haut mit mehr oder weniger großen hellen Flecken nimmt im Verlauf des Lebens zu, tritt nicht nur am Hals, Gesicht, sondern auch an den Extremitäten auf (**siehe Abb. 21**).

Leukoderme

Diese erworbenen Depigmentierungen treten nach Abheilung von chronisch entzündlichen Hautprozessen auf, bei denen es zu einem wiederholten oder chronischen Verlust des Pigments Melanin kommt. Das klassische Beispiel dafür ist das **Leukoderma psoriaticum**, das bei der Schuppenflechte auftritt. Wir bekommen es in Form von helleren, zum Teil rötlichen Arealen, abgehoben von der dunkler gefärbten Umgebung zum Gesicht und zwar an jenen Stellen, wo die Psoriasiseffloreszenzen abgeheilt sind.

Blut- und Gefäßkrankheiten

Erkrankungen von Herz- und Kreislauforganen, einschließlich der Gefäße sowie des Blutes sind im eigentlichen Sinne keine Erkrankungen der Haut. Doch lösen diese Erkrankungen zum Teil erhebliche Veränderungen und Reaktionen an der Haut aus. Die Beschreibung der Grunderkrankungen sind spezieller Fachliteratur vorbehalten und gehört jedoch im wesentlichen in den Bereich der inneren Medizin.

Die Haut ist somit nur sekundär beteiligt. Von der systematischen Einteilung her unterscheiden wir:

- **Periphere Durchblutungsstörungen**

    a) arterielle

    b) venöse

- **Purpura**

Periphere Durchblutungsstörungen

Im Rahmen der Thematik dieses Buches interessiert insbesonders der Verlauf der Blutgefäße in den Extremitäten und deren Verästelung in die Haut. Bezüglich der Pathologie unterscheiden wir im wesentlichen:

- **Arterielle Gefäßerkrankungen**

- **Venöse Gefäßerkrankungen**

Arterielle Gefäßerkrankungen

Von der Krankheitsart her unterscheiden wir bei den arteriellen Durchblutungsstörungen die

- **Angiolopathien**

- **Angioneuropathien**

- **Angioorganopathien**

Angiolopathien

Zu dieser Gruppe zählt man eine Reihe Erkrankungen, die mit Veränderung der Hautdurchblutung einhergehen. Es kommt in der Regel dabei zu einer Verengung der Arteriolen, weniger der Kapillaren, wodurch auf der Oberfläche verschiedene Erscheinungen, zum Teil eigenartige Muster entstehen können.

Akrozyanose

An den Akren (Hände, Füße, Ohrläppchen, Nase), bevorzugt an den Füßen, tritt bei Kälte eine bläuliche Mangeldurchblutung (Zyanose) auf. In der Regel verursacht das keine besonderen Schmerzen.

Pernionen (Frostbeulen)

Pernionen werden im Volksgebrauch als Frostbeulen bezeichnet (**Abb. 168**).
Vorkommen: vorwiegend im Frühjahr und Herbst bei Jüngeren, vorwiegend im Pubertätsalter, meist bei übergewichtigen Personen, die in kalt-feuchter Umgebung arbeiten.
Betroffen sind vor allem Hände, Fußrücken und Haut über dem Großzehengrundgelenk, aber auch Unterschenkel und Knieinnenseite. Es kommt an den Extremitäten zur Mangeldurchblutung mit blau-rötlichen, fleckförmig- entzündlichen Schwellungen, oft mehrere Zentimeter groß, zum Teil auch zur Knotenbildung, Blutungen und Geschwüren.
Die Erscheinungsformen wechseln von Entzündung bis Blasenbildung und Ulkus.

Ursache: Akrozyanose. Mangelnde Temperaturanpassung und vegetative Störung der Gefäßregulierung ist anzunehmen. Echte Pernionen werden als Folge von organischen oder funktionellen Gefäßkrankheiten betrachtet. Histologisch findet man nicht eine Hyperkeratose, sondern meist eine Erweiterung der Kapillaren. Zudem beobachtet man Schäden der Gefäßinnenhaut (Intima) mit Fibrosen von Arterien und Venen.
In der Podologie sind Pernionen oft gleichzeitig mit Hallux-Ballenexostosen und engem Schuhwerk zu beobachten.

Therapie: Je nach Ursache der Gefäßstörung. Prophylaktisch Vermeidung von Kälteeinwirkung.
Früher nannte man die Ballenexostosen der armen Leute, die durch schlechtes Schuhwerk und perforiertes Oberleder blau anliefen, ebenfalls Frostbeulen.

Livedosyndrome

Eine Livedo entsteht in Hautbezirken mit einer niedrigen kapillaren Sauerstoffanreicherung.

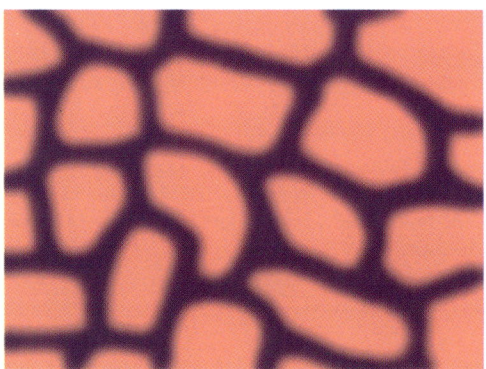

Abb. 175: Hautgefäßmuster bei Livedo reticularis

Nachdem Arteriolen immer nur ein kreisähnliches Teilgebiet der Haut versorgen (Kandelaberarterien!), ist die Blutversorgung zur Hautoberfläche wie ein Trichter ausgerichtet. Der Rand des Trichters ist die Gegend der schlechteren Oxygenierung, was dort zur leichten bläulichdunklen Verfärbung führt. Dadurch entstehen auffällige netzförmige Verfärbungen auf der Haut, von denen es zwei Varianten gibt:

Livedo reticularis
(*Cutis marmorata*)

Auffällig ist die als physikalisches Phänomen zu bezeichnende *Cutis marmorata*. Hier kommt es zu einer netzförmigen Verfärbung der Hautoberfläche, zum Teil unregelmäßig, meist aber mit geschlossenen Ringen, zum Teil sehr ausgedehnt, häufig an den unteren Extremitäten (**Abb. 175**). Das Erscheinungsbild der „marmorisierten Haut" wird meist durch Kälte ausgelöst, verschwindet bei Erwärmung und ist durch eine Anomalie der Kapillaren begründet.

Livedo racemosa

Diese rankenförmige Musterung der Haut entsteht durch eine Entzündung der kleinen Venen und Arteriolen und fällt in der Podologie vorwiegend an den Extremitäten auf **(Abb. 176)**. Die Musterung ist ranken- und nicht kreisförmig. Im Gegensatz zur physiologischen Livedo reticularis ist das Auftreten einer Livedo racemosa ein pathologisches Zeichen. Das Hautmuster verschwindet nicht bei Erwärmung.

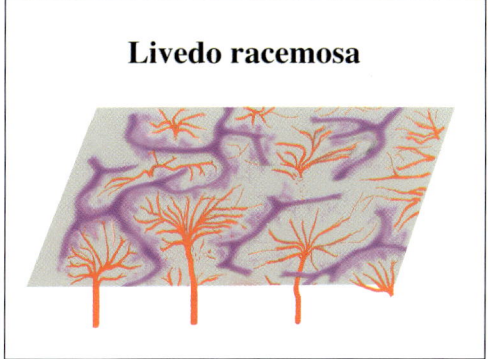

Abb. 176: Hautgefäßmuster und Schema der Blutversorgung bei Livedo racemosa

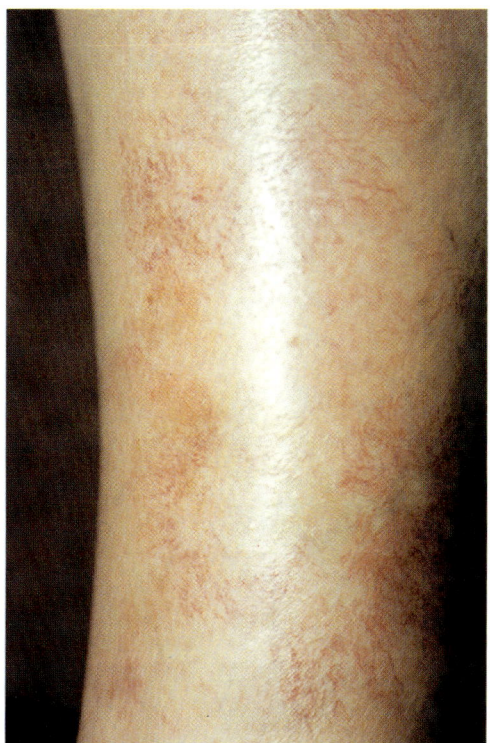

Abb. 177: Teleangiektasien („rote Besenreiser")

Erythromelalgie

Eine schmerzhafte Erkrankung, die anfallsweise auftritt und durch eine vermehrte Durchblutung (Hyperämie) mit Rötung, zum Teil auch mit vermehrter Schwellung an den Beinen gekennzeichnet ist. Anfälle können mit Wärmeanwendung oder muskulärer Energieproduktion provoziert werden.
Keine spezielle Ursache.
Therapie: Abkühlung. Suche nach einer Grundkrankheit

Teleangiektasien

Der Name ist ein Sammelbegriff für lokale arterielle Gefäßerweiterungen, die als feine *rote Besenreiser* **(Abb. 177)** erscheinen und aus der Ferne rote Flecke vortäuschen.
Schon von der roten Farbe her sollte man sie nicht mit **Venektasien** zu verwechseln, die als *blaue Besenreiser* **(Abb. 178)** durch lokal erweiterte Venengeflechte entstehen.

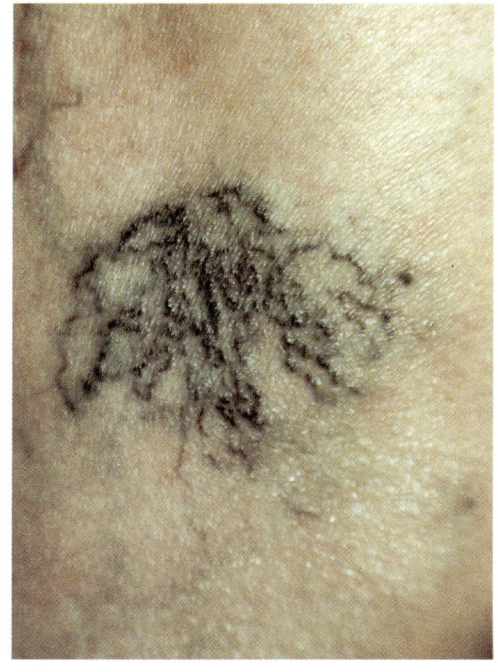

Abb. 178: „blaue Besenreiser"

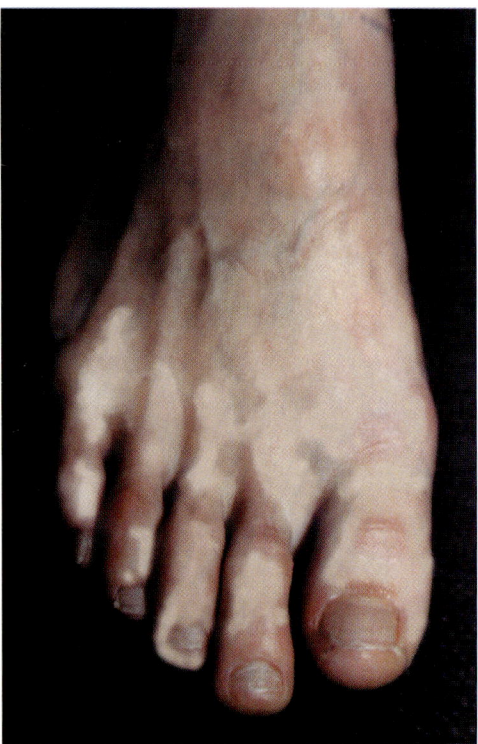

**Abb. 179: Morbus Raynaud.
Landkartenphänomen durch lokale Minderdurch-
blutung**

Angioneuropathien

Dabei handelt es sich um eine neurovegetative
Reaktion der Hautgefäße auf Kältereize, die zum
Teil mit Schmerzen, erheblicher Mangeldurch-
blutung, bzw. bläulich-weißer Verfärbung der
Finger und der Zehen auftritt. Es gibt mehrere
Theorien der Entstehung. Findet man keine spe-
zielle Ursache, spricht man von einem typischen
Morbus Raynaud.

Morbus RAYNAUD

Die Symptome dieser Erkrankung sind mangel-
durchblutete Bezirke durch arterielle Gefäßspas-
men im Bereich der Finger und der Zehen, aber
auch der Ohren. Auslöser ist oft ein Kältereiz.
Es kommt zu Anfällen (Synkopen) mit vorübergehender oder auch länger anhaltender Verminderung oder Sistieren der Blutströmung in den Zehenarterien, was zur auffälligen Abblassung der
unterversorgten Hautareale führt. Die Hautblässe

tritt dabei nicht unbedingt symmetrisch auf. Das
führt in ausgeprägten Fällen zu starken Schmerzen und zum Erscheinungsbild des digitus mor-
tuus und dem Landkartenphänomen (**Abb. 179**).

Der Anfall verläuft in drei Phasen:

1. Gefäßspasmus mit Weißfärbung der betroffenen Zehen

2. venöse dunkelblaue Verfärbung

3. arterielle, reaktive Hyperämie mit Rotfärbung

Bei der Abklärung forscht man nach Grundkrankheiten wie Gefäßleiden, neurologische Kompres-
sionssyndrome, chronische Vergiftungen, Sklerodermie, Traumen etc.
Therapie: Kälteschutz, warme Bäder, leichte
Massage, gefäßerweiternde Medikamente, zentral
dämpfende Mittel und Sympatholytika.

Malum perforans

Das Malum perforans ist Hauptfolge der diabetischen Neuropathie, aber auch bei anderen neuropathischen Krankheiten anzutreffen. Die Patienten sind durch die degenerativen Veränderungen
der Nerven gefühllos und bemerken Geschwürsbildungen an den Hauptauflastungsstellen an der
Fußsohle durch Mangeldurchblutung meist viel
zu spät. Die Folge sind zum Teil große, tiefe und
schlecht heilende Geschwüre (**Abb. 180**).

Morbus Sudeck
(Sympathische Reflexdystrophie)

Diese Begleiterkrankung und klassische Komplikation jeder Verletzung wird nicht selten auch bei
stumpfen Traumen und Frakturen am Fuß und
den Zehen beobachtet.
Bei dem typischen Ablauf in mehreren Stadien
sehen wir neben Schwellung, Schmerz und zunehmender Funktionseinschränkung auch das Erscheinungsbild der *Glanzhaut*. Sie ist nicht nur
Folge der Schwellung, sondern ein eigenes Symptom der neurogen überlagerten Verletzungs-
krankheit (**Abb. 181**).

Angioorganopathien

Zu diesen Erkrankungen zählt man Folgen von
Gefäßwandveränderungen. Sie verursachen zum

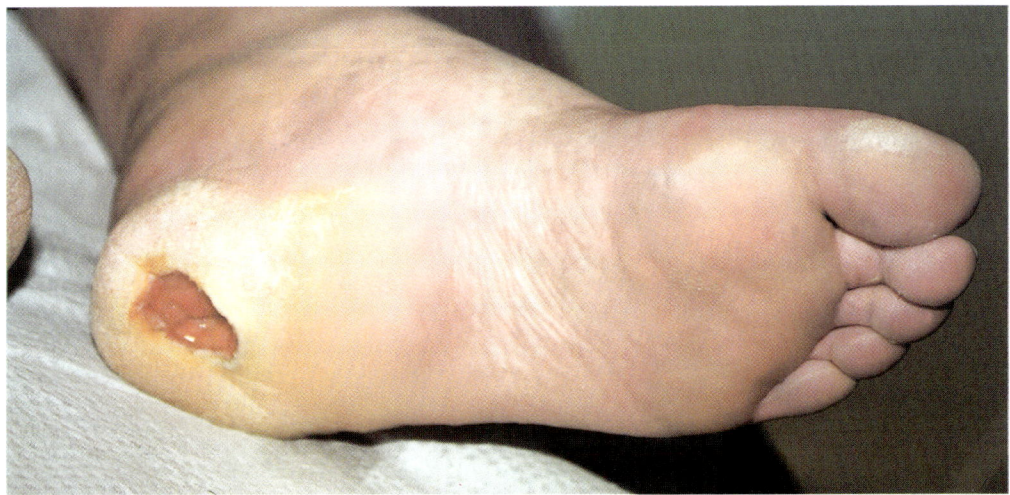

Abb. 180: Malum perforans an der Ferse bei Diabetes

Teil schwere Zirkulationsstörungen in der Peripherie, nicht zuletzt auch tiefe Geschwüre und Nekrosen an den Zehen.

Die Gefäßveränderungen entstehen nicht nur durch *degenerative* Prozesse, sondern auch durch *entzündliche* Ursachen (Vaskulitiden).

Von der Systematik her wird neuerdings die Einteilung nach der Pathogenese favorisiert:

Danach wird den *immunologisch überlagerten Vaskulitiden* immer mehr Bedeutung beigemessen, da die Forschung als Ursache der Vaskulitiden zunehmend Immungeschehen nachweist. Erwiesen ist die Einlagerung von Immunkomplexen in die Gefäßwände.

Daneben gelten als „klassische" Ursachen infektiöse Geschehen;

virusinduzierte (z.B. Zytomegalievirus),

bakteriell induzierte (z.B. Fleckfieber)

und *tumorinduzierte* (z.B. Haarzell-Leukämie, lymphomatoide Granulomatose)

Man unterscheidet praktiablerweise für den klinischen Gebrauch in *oberflächliche (superficielle Vaskulitiden)* und *tiefe (kutane und subkutane Vaskulitiden) Gefäßentzündungen*.

Entzündliche Gefäßerkrankungen (Vaskulitiden)

Je nach Ursache (Miterkrankung oder primäre Vaskulitis), Ausmaß und Lokalisation des Gefäßbefalles kommt es an der Haut zu Schäden, die sich als Ödem, fleckförmige, blutig-hämorrhagische, bläschenförmig-urtikarielle, knotig-papulöse oder geschwürsähnlich- ulzerative Läsionen

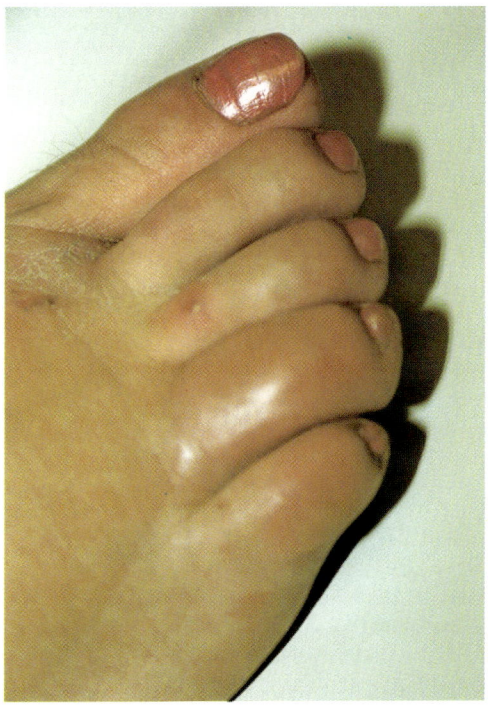

Abb. 181: Beginnender Morbus Sudeck an der Kleinzehe nach Fraktur. Schwellung, Rötung und Glanzhaut

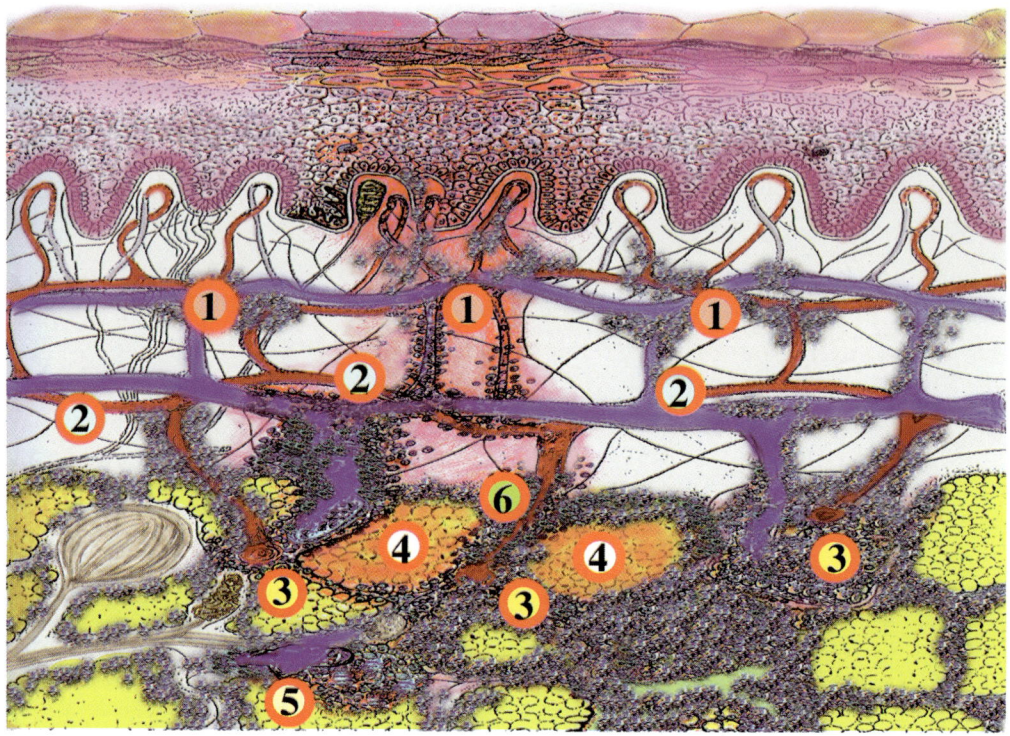

Abb. 182: Gefäßentzündungen und ihre stratigraphische Lage in der Haut: 1 = Vaskulitis allergica superficialis; 2 = Livedo racemosa; 3 = Vaskulitis allergica profunda; 4 = Erythema nodosum; 5 = Thrombophlebitis saltans; 6 = Periarteriitis nodosa cutanea

äußern können. Das Bild ist verschieden und der Schichtenlage entsprechend (**Abb. 182**).

Oberflächliche Gefäßentzündungen

Vaskulitis allergica

Kurzbeschreibung: Gefäßerkrankung im oberen Korium und auch tieferer Regionen und Organe. Ursache zu einem Drittel akute Infekte, chronische Herdgeschehen, Chemikalien und Medikamente. Blasig-hämorrhagische Papeln, meist am Unterschenkel (**Abb. 183**), zum Teil auch nekrotische, geschwürbildende Varianten. Abheilung meist nach akutem Schub, oft mit Nieren- und Gelenkentzündungen. Therapie: Ausschaltung der Ursache (Infektion, Allergene etc.)

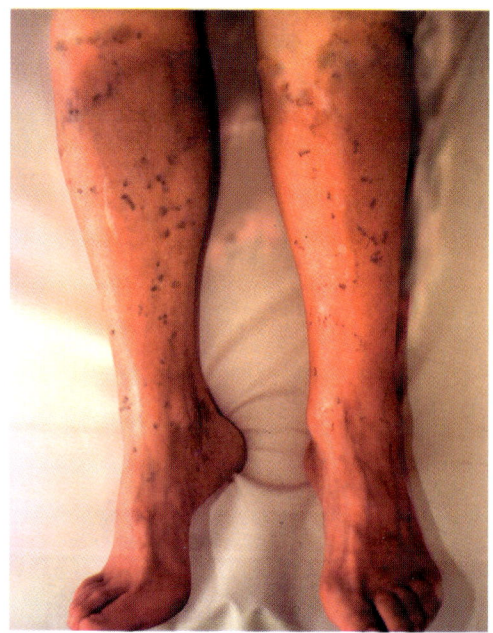

Abb. 183: Vaskulitis allergica superficialis

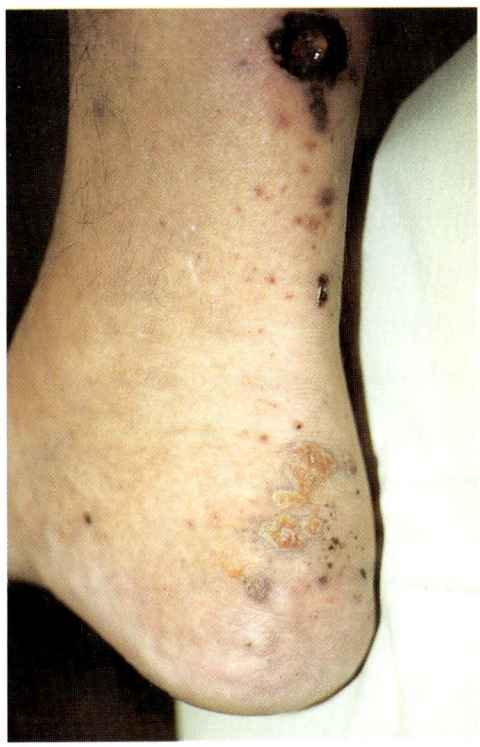

Abb. 184: Vaskulitis allergica profunda mit sekundären Pusteln und Ulzera

Pityriasis lichenoides
(siehe Fachliteratur)

Erythema elevatum et diutinum

Kurzbeschreibung: Entzündliche, chronische Gefäßerkrankung. Blasen, Knötchen und Plaques über der Haut, vor allem an den Streckseiten (Fußrücken). Ursache unbekannt, womöglich allergisch. Keine Schmerzen, gelegentlich Brennen und Jucken. Verlauf: Chronisch bis spontan abheilend.
Therapie: Antiphlogistika, lokal und systemisch Steroide.
Fokus- und Allergiefahndung.

Tiefe Gefäßentzündungen

Periarteriitis nodosa cutanea benigna

Kurzbeschreibung: Systemerkrankung der kleinen und mittleren Gefäße, nekrotisierend, oft mit Schmerzen einhergehend. Betrifft die mittleren und kleineren Arterien. Oft mit Fieber und anderen Organsymptomen. Hauterscheinung mit knotigen, rötlich entzündlichen Erythemen am ganzen Bein, bevorzugt am Unterschenkel.
Therapie schwierig. Versuche mit Antibiotika und Kortison. Heilungstendenz schlecht.

Vasculitis allergica profunda

Kurzbeschreibung: Entzündliche, gefäßbedingte Dermatose, meist an den Unterschenkeln jüngerer Frauen. Ursache: Allergische Reaktionen mit nachgewiesenen Immunglobulin- und Komplementeinlagerungen in der Gefäßwand **(siehe auch Abb. 47)**. Rötliche bis bläuliche Infiltrate, die wegen entstehender Ulcera und Superinfektionen oft nur narbig abheilen **(Abb. 184)**.
Früher ordnete man dazu auch das Erythema induratum (Bazin) ein: Es ist jedoch mit TBC assoziiert. Therapie: Ursachenausschaltung, Tuberkulostatika.

Zu den tiefen Gefäßerkrankungen gehören neben den obengenannten noch folgende Krankheitsbilder, die in der einschlägigen Fachliteratur näher beschrieben sind:

Arteriosklerose

Kurzbeschreibung: Zunehmende Verkalkung und Gefäßverengung (meist aufgrund von Stoffwechselstörungen und schädlicher Einwirkung auf die Gefäßwand).
Folge von Altersdegeneration, Diabetes, Nikotinmißbrauch, Hypertonus und anderen Erkrankungen **(Abb. 185)**.

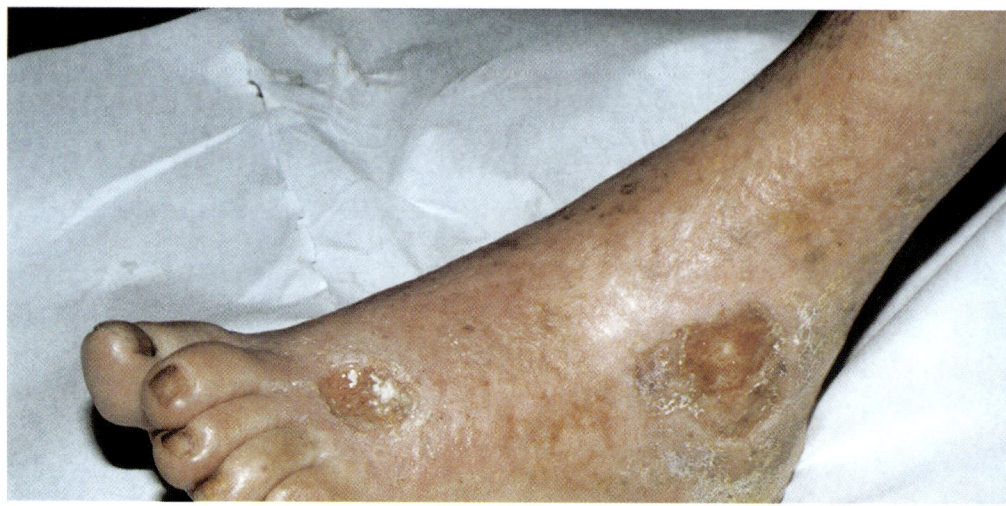

Abb. 185: Arteriosklerotische Ulzera mit chronischem Ödem und Induration der Haut

Endangiitis obliterans

(Altersbrand, Morbus Winiwarter-Buerger)
Kurzbeschreibung: zunehmende funktionelle Verengung der Gefäße, insbesondere der Finger- und Zehenarterien. Sehr schmerzhaft!
Klinik: Die Veränderungen beginnen meistens an den Zehen mit Blauverfärbung sowie Schwellung und enden mit zunehmend aufsteigendem Gefäßverschluß. Oft kommt es zur plötzlichen Ischämie, letztendlich zu Nekrosen und Gangrän.

Sonderformen:

Erythema nodosum (Knotenrose)

Gewöhnlich wird die Knotenrose als Komplikation bei verschiedenen Grunderkrankungen beobachtet. Sie tritt symmetrisch auf, bevorzugt an den Unterschenkeln bei jüngeren Frauen und dauert zirka drei bis sechs Wochen. Sie ist ein typisches Leitsymptom bei Streptokokkeninfektionen, TBC, auch Sarkoidose und allergische Begleitreaktion auf Medikamente.
Das klinische Erscheinungsbild sind rötliche Knoten an der Unterschenkelstreckseite, von kirsch- bis walnußgroß, bis zwanzig an der Zahl.
Histologisch handelt es sich um eine Gefäßerkrankung vorwiegend der Venolen, bei der es zu Entzündungen der Endothelien kommt. Typisch sind knotige Infiltrate der Septen und der Fettläppchen (**Abb. 173**), begleitet von Blutaustritten.

Diabetische Angiopathie

Sie ist eine gravierende Folge des Diabetes mellitus (Blutzuckererkrankung) im Blutgefäßsystem. Bei den Gefäßveränderungen unterscheidet man eine Mikroangiopathie und eine Makroangiopathie. Es kommt bei beiden Varianten zu Gefäßverengungen und letztendlich zu Verschlüssen.

Die *Mikroangiopathie* kommt vor allen Dingen in der Netzhaut des Auges und der Niere vor. Schon im Frühstadium entwickelt sich eine Verdickung und Intimaquellung der Blutgefäßwand, was zu einer Störung der Mikrozirkulation führt und die Ausbildung einer Neuropathie begünstigt.
Die *Makroangiopathie* führt zur Sklerose und Verengung bis zur Verkalkung und dem völligen Verschluß der Arterien und Arteriolen (**Abb. 186**).
Am Fuß führen diese Veränderungen zu Geschwüren und letztendlich zur diabetischen Nekrose oder Gangrän (**Abb 187**).
Die diabetische *Makroangiopathie* betrifft also den Gefäßverlauf bereits oberhalb des Fußes bis hin zur Degeneration der kleinsten Arteriolen im Endstromgebiet der Zehen. Die Gefäße werden verengt und verschließen sich. Im Gefolge kommt es in der äußeren Peripherie zur Mangeldurchblutung, was wir an den Zehenspitzen in Form von Schwellungen, Blaufärbungen und lokalisierten, kleineren Hautnekrosen bemerken (**Abb. 188 und 189**). Die Defekte heilen schlecht oder gar nicht und sind von Infektionen bedroht.

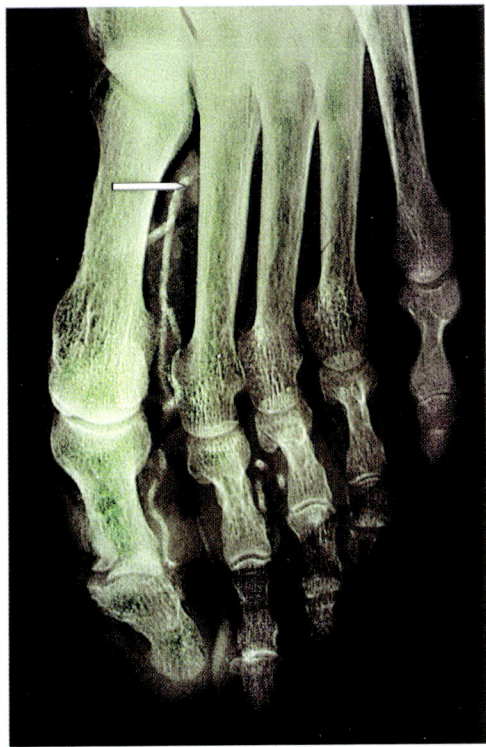

Abb. 186: Arteriosklerose bei Diabetes mit typischer frühzeitiger Verkalkung der ersten Mittelfußarterie

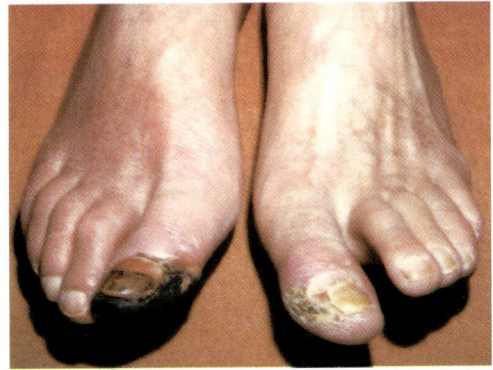

Abb. 187: Nekrose beider Großzehenspitzen. Durchblutungsstörung durch Arteriosklerose, rechts stärker links.

Hautblutungen (Purpura)

Purpura werden punktförmige, oberflächliche, bis kleinfleckige Hautblutungen genannt, die sich in roten bis braunroten kleinsten Flecken äußern.
Die Purpura der Haut darf nicht verwechselt wer-

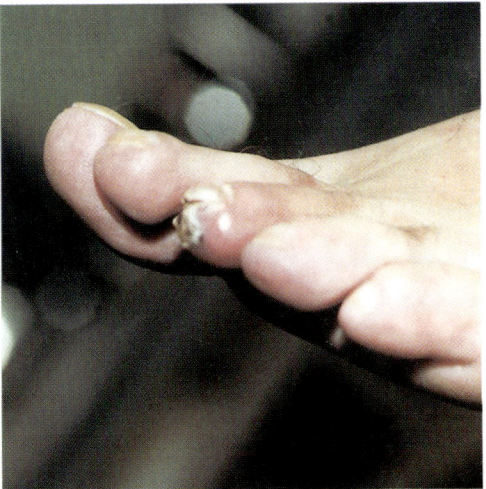

Abb. 188: Diabetische Angiopathie. Beginnende Spitzennekrose der dritten Zehe.

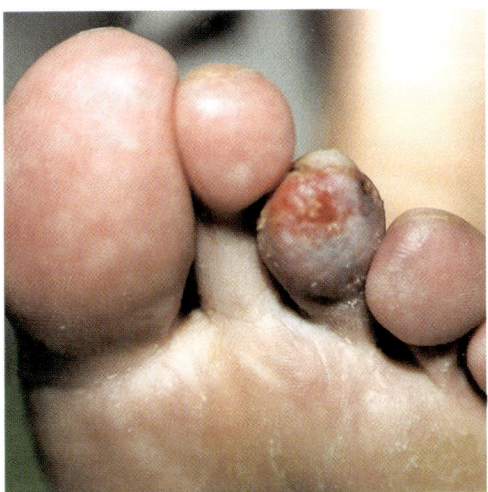

Abb. 189: Diabetische Angiopathie. Zehe aus Abb. 188 nach Entfernung der Nekrose.

den mit Hautblutungen tieferen Typs, wie beispielsweise einem Hämatom und Blutungen nach einer Verletzung.

In der täglichen Praxis des Fußtherapeuten ist die Vermeidung von unnötigen Zwischenfällen eine Sache der Sorgfalt. Zu den vermeidbaren Ereignissen gehört das Auftreten einer Blutung. Ursache ist unter anderem unvorsichtiges Hantieren an Patienten, die an einer Erkrankung des Blutes oder der Blutgefäße leiden. Eine genaue anamnestische Befragung des Patienten und die Kenntnis

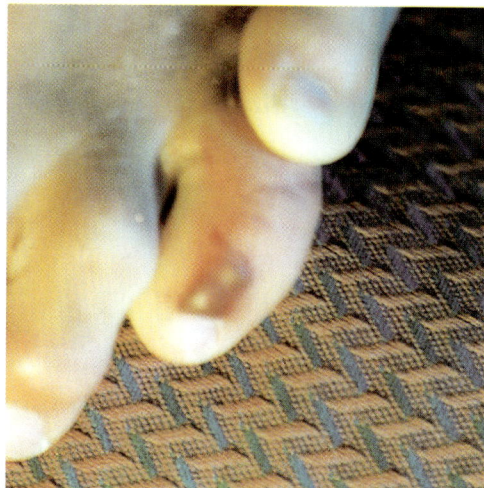

Abb. 190: Blutblase bei Markumarmedikation

Gibt ein Patient an, er nehme ein blutgerinnungs-hemmendes Medikament, so ist Vorsicht gebo-ten. Man frägt ihn dann, wie hoch der **Quick-Wert** ist. Dies ist der Wert für das Ausmaß der Blutverdünnung. Beträgt dieser Wert, den der Patient regelmäßig bestimmen lassen muß und der vom Arzt in einen Ausweis eingetragen wird, unter 15 Prozent, sollten wir eine Behandlung ab-lehnen. Der therapeutische Bereich der Blutver-dünnung liegt bei einem Quickwert zwischen 15 Prozent und 35 Prozent. Wenn er darüber liegt, zum Beispiel bei 50 Prozent, ist die Gefahr einer Blutung geringer.

Obwohl sich Hautblutungen vom äußeren Er-scheinungsbild her weitgehend ähnlich sehen, entstehen sie durch unterschiedliche Ursachen. Diese Ursachen sind in der Regel voneinander abgrenzbar, und zwar durch verschiedene diagno-stische Hilfsmittel:
Man differenziert den Blutungstyp mit Hilfe kli-nischer Tests zur Bestimmung der Gefäßfaktoren.
Ein weiterer Nachweis ist der **RUMPEL-LEEDE-Test:** bei Stauung durch eine Blutdruck-manschette entstehen Petechien (kleine, punkt-artige Blutungen).
Eine andere Methode ist das **Kneif-Phänomen,** wobei wir ebenfalls kleine punktförmige Blutun-gen in der Haut sehen als Ausdruck der Gefäß-brüchigkeit.
Andere Parameter sind die **Blutgerinnungszeit** und der **Quick-Wert**, die laborchemisch bestimmt

der Krankheitsbilder ist für den Podologen daher enorm wichtig.
Blutungsgefährdet sind vor allen Dingen Patien-ten, die nach einem Herzinfarkt, einer Thrombose oder Embolie, aber auch bei bestimmten Herz-rhythmusstörungen blutverdünnende Medikamente (Antikoagulantien wie Markumar) einnehmen müssen **(Abb. 190)**. Schon bei kleinsten Anlässen kommt es zur Blutung. Die Frage nach solchen Er-krankungen und Medikamenten ist vor dem Beginn einer medizinischen Fußbehandlung daher Pflicht.

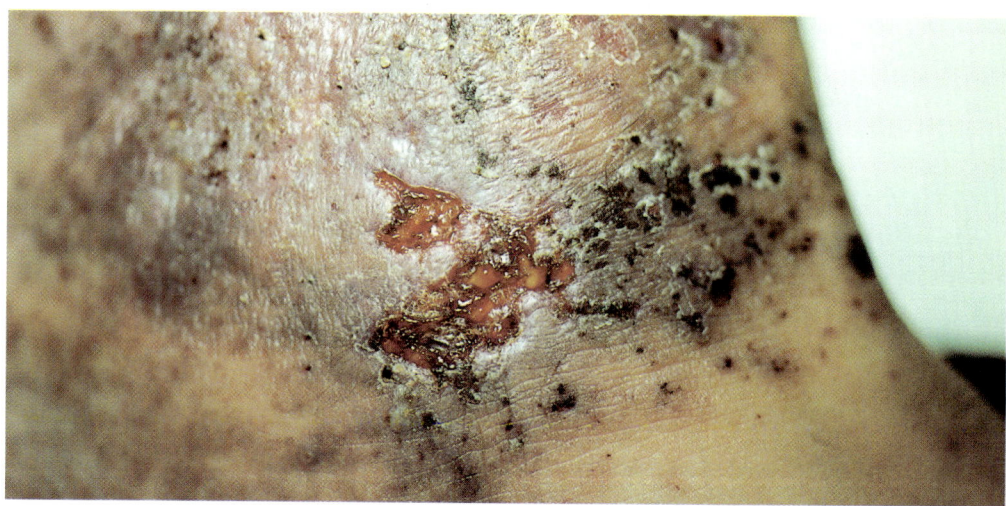

Abb. 191: Hautblutungen: Ekchymosen (fleckförmige) und Petechien (punktförmige) mit oberflächlicher Ulzerierung

werden oder auch die **Blutungszeit**, die man am Ort der Schädigung beobachten kann.

Bei den Blutungsursachen, die nicht durch Medikamente ausgelöst werden, unterscheidet man drei wesentliche Gruppen:

- thrombozytogene Blutungskrankheiten, die an Thrombzyten gebunden sind

- plasmogene Blutungskrankheiten, die an das Blutplasma gebunden sind

- vaskuläre Blutungskrankheiten, die an die Gefäße gekoppelt sind

Hautblutungen erkennt man leicht daran, daß die von ihnen verursachten Rötungen nicht durch einen Glasspatel weggedrückt werden können. Man unterscheidet
kleinfleckige (**Petechien**),
großfleckige (**Ekchymosen**) (**Abb. 191**),
ausgedehnte flächenhafte (**Suffusionen**),
streifenförmige (**Vibices**),
in der Tiefe liegende (**Hämatome**) (**Abb. 192**)
und flächenhafte **(Sugillationen)** Blutansammlungen.
Eine frische Blutung an der Oberfläche erscheint rot. Liegt sie in der Cutus oder Subcutis, schimmert sie blau durch. Eine ältere Blutung ist in der Regel braun, hervorgerufen durch Blutabbauprodukte wie Hämosiderin. Während des Abbaus wechseln die Farben jedoch oft über grün bis schwarz.

Entsteht die Purpura durch Thrombozytenveränderungen, sehen wir fleckförmige Hautblutungen (makulöse Petechien).
Entsteht die Purpura wegen Störungen im Blutplasma, haben wir als Blutungstyp Sugillation, Suffusion und Hämatome.
Entsteht die Purpura durch Gefäßschäden, sehen wir als Blutungstyp Papeln (Knötchen), Urticae (Quaddeln), außerdem Hämosiderinablagerungen mit Schuppungsneigung.

Thrombozytogene Blutungsursachen

Thrombozyten (Blutplättchen) spielen eine wichtige Rolle bei der Blutgerinnung. Kommt es zu Störungen in der Thrombozytenproduktion, insbesonders einer Herabsetzung der Thrombozytenzahl im Blut (= Thrombopenie, bedeutet Anzahl

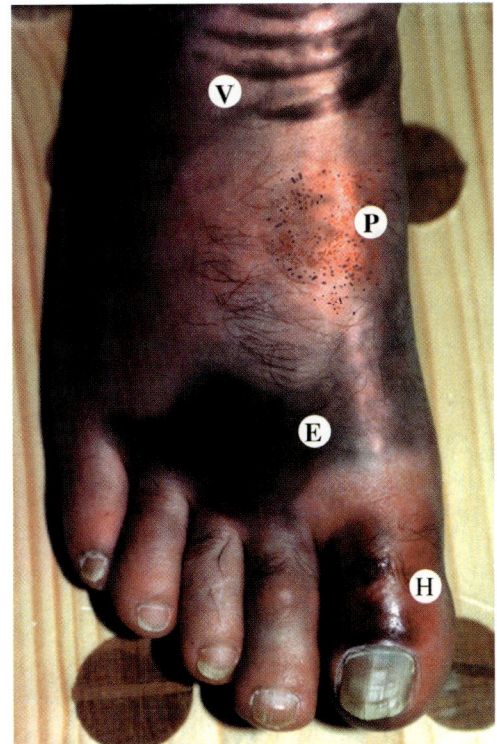

Abb. 192: Hautblutungen und ihre Varianten:
V = Vibices
P = Petechien
H = Hämatom
E = Ekchymosen

unter 10 000 pro Kubikmillimeter), treten Blutungen auf. Man unterscheidet Thrombopathien (Morbus GLANZMANN, Morbus WILLEBRAND-JÜRGENS) von den Thrombopenien (Morbus WERLHOF etc.) (Näheres siehe Fachliteratur).

Plasmogene Blutungsursachen (Koagulopathien)

Bei dieser Gruppe dominiert der Mangel an Gerinnungsfaktoren. So fehlen bei der typischen **Bluterkrankheit** (Hämophilie) wichtige Gerinnungsfaktoren: zum Beispiel bei Hämophilie A Faktor VIII und bei Hämophilie B Faktor IX. Für andere Erkrankungen ist der Mangel an Fibrinogen oder Prothrombin charakteristisch.
Bei künstlich erzeugter Blutverdünnung (mit Heparin oder Markumar) treten Blutungen schon bei leichten Irritationen wie lokalem Druck oder Reibung auf (**Abb. 190**).

Vaskuläre Blutungsursachen

Diese Blutungsübel sind an den Zustand der Blutgefäße gebunden. Trotz normaler Blutzusammensetzung kommt es zu Blutungen. Die Gefäßwand ist nicht mehr ausreichend dicht!
Wir unterscheiden grob in *entzündliche* und *nicht entzündliche* Formen vaskulärer Blutungsursachen.

Entzündliche Formen

Hauptvertreter der entzündlichen Formen sind:

Purpura rheumatica (SCHOENLEIN-HENOCH)

Sie wird auch als allergische Vasculitis (Gefäßentzündung) eingestuft. Ihr Auftreten an den Streckseiten der unteren Extremitäten ist typisch. Die Purpura rheumatica erscheint an den unteren Extremitäten als hämorrhagisches (blutunterlaufenes) Exanthem, wobei punkt- bis münzgroße Hautblutungen entstehen.

Purpura pigmentosa progressiva

Sie tritt an den unteren Extremitäten auf, zum Teil mit Petechien, Hämosiderinablagerungen und Teleangiektasien (Gefäßweiterungen).

Nichtentzündliche Formen

Ursache der nichtentzündlichen Formen der gefäßbedingten (vaskulären) Purpura sind vorwiegend degenerative Veränderungen in der Gefäßwand. Dabei tritt eine Brüchigkeit auch der feinsten Blutgefäße auf und es kommt zu einer Einlagerung von Blutabbauprodukten, insbesondere des Hämosiderin.
Wir sehen in der täglichen Praxis die *Purpura senilis* des älteren Menschen, bei der die Gefäßbrüchigkeit altersbedingt ist. Häufig ist auch die *Purpura orthostatika* (**Abb. 193**), bei der Hautblutungen infolge von Stauungen an den unteren Extremitäten auftreten. Inzwischen selten ist der *Morbus MÖLLER-BARLOW*, bei dem eine verminderte Gefäßabdichtung infolge Vitamin-C-Mangels vorhanden ist. Diese Erkrankung wird auch als *Skorbut* bezeichnet und war lange Zeit eine Geisel der christlichen Seefahrt, da es an Bord der Schiffe kein Vitamin C in ausreichender Menge gab.

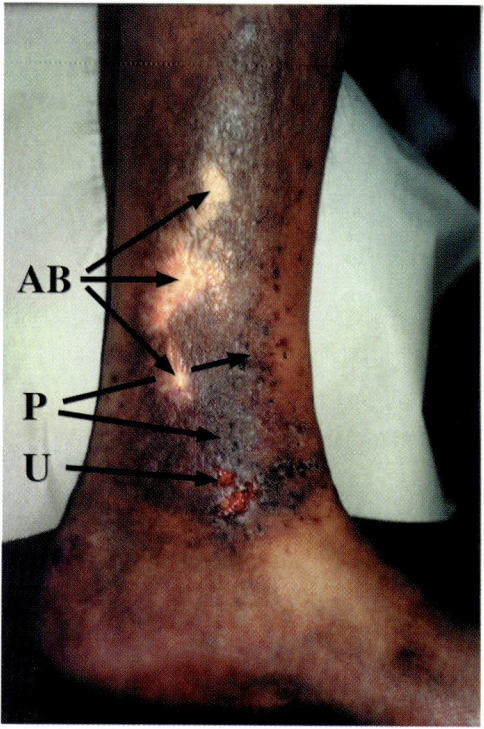

Abb. 193: Purpura orthostatika und Atrophie blanche. AB = Pigmentverlust bei Atrophie blanche

Weitere nichtentzündliche Formen:
Morbus OSLER, gekennzeichnet durch Teleangiektasien (Gefäßerweiterungen) mit erblicher Veranlagung.
Purpura makroglobulinämika WALDENSTRÖM
EHLERS-DANLOS-Syndrom mit der sogenannten Cutis laxa.

Pigmentpurpura, die durch zusätzliche Farbeinlagerungen entsteht, meist aufgrund des Konsums chininhaltiger und carbromalhaltiger Getränke.

Periphere venöse Gefäßerkrankungen

Unter Hinweis auf Band II des Kompendiums und der Fachliteratur teilen wir die venösen Durchblutungsstörungen dem Begriff **chronisch venöse Insuffizienz** zu, wobei geläufiger ist, in *primäre* und *sekundäre Varizen* zu unterscheiden. Am Bein finden wir mehrere Erscheinungsformen (**Abb. 194**):

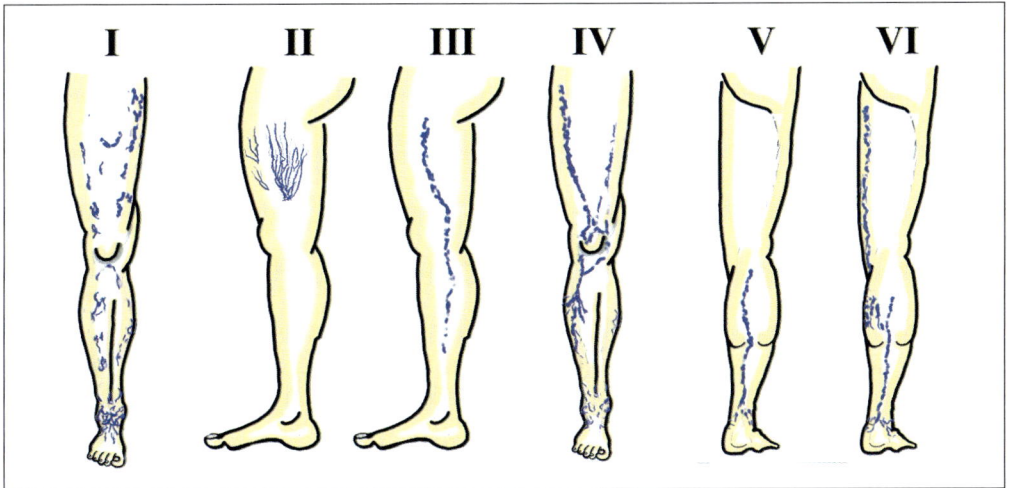

Abb. 194: Varianten der Varikosis am Bein: I = retikuläre Varikose; II = Besenreiser; III = einfache Varikose der Vena saphena magna; IV = semizirkuläre Varikose der Vena saphena magna; V = Varikose der Vena saphena parva; VI = kombinierte Varikose von Vena saphena magna und parva

- Besenreiservarizen (Spinnweben, englisch = hypher webs)
- retikuläre Varikose (**Abb. 195**)
- einfache Varikose im Stammgebiet der Vena saphena magna ohne Mündungsklappeninsuffizienz
- Varikose der Vena saphena magna mit Mündungsklappeninsuffizienz
- semizirkuläre Varikose der Vena saphena magna, oft mit Erweiterung der Vena saphena accessoria lateralis oder medialis
- Varikose der Vena saphena parva
- kombinierte variköse Insuffizienz der beiden Saphenasysteme

Primäre Varizen (Krampfadernleiden)

Hier besteht eine familiäre Veranlagung mit Bindegewebsschwäche, die zur Erweiterung der Venen und Undichtigkeit der Venenklappen führt. Die Erkrankung betrifft vorwiegend die Unterschenkel (**Abb. 196**) und Frauen. Begünstigt wird der Ausbruch des Leidens durch hormonelle Einflüsse, z. B. bei der Schwangerschaft und statisch ungünstige Einflüsse wie ständiges Stehen. Ein Mensch, der den ganzen Tag steht, muß bei Veranlagung mit einer Erkrankungswahrscheinlichkeit von 60 % rechnen, im Sitzen jedoch nur zu 30 %, im Gehen nur noch zu 10 %.

Sekundäre Varizen

Dieses Insuffizienzsyndrom ist meistens der Folgezustand einer Venenentzündung, vorwiegend der tiefen Venen. Sie befördern den Hauptanteil des Blutes aus den unteren Extremitäten in Richtung Herz. Die Erweiterung der oberflächlichen Venen führt zur Insuffizienz (Undichtwerden) der Venenklappen und es entstehen sekundäre Krampfadern. Durch die Erweiterung der Venen und die Insuffizienz der Klappen kommt es zu Knotenbildungen, entzündlichen Erscheinungen und Emboliegefahr. Die sekundären Varizen sind oft begleitet mit Brennen und krampfartigen Schmerzen (daher der Name Krampfadern), die meistens in der Nacht auftreten. Für den Podologen ist die Kenntnis der äußerlichen Erscheinungsform, insbesonders der chronischen venösen Insuffizienz, wichtig. Sie ist erkennbar an:

- Erweiterung der Venen im Knöchelbereich, zum Teil Verzweigungen im Sinne von Besenreiser. Kronenartige Verzweigung der

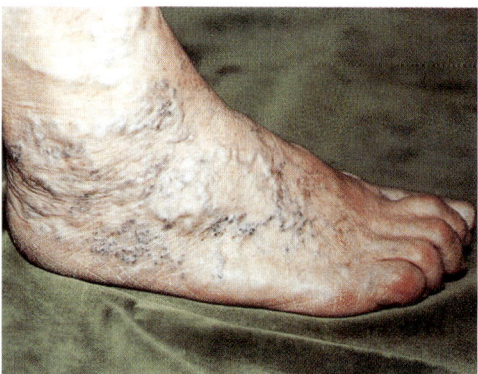

Abb. 195: Retikuläre Varikose am Sprunggelenk als Venenkrone (Corona phlebektatika) ausgeprägt

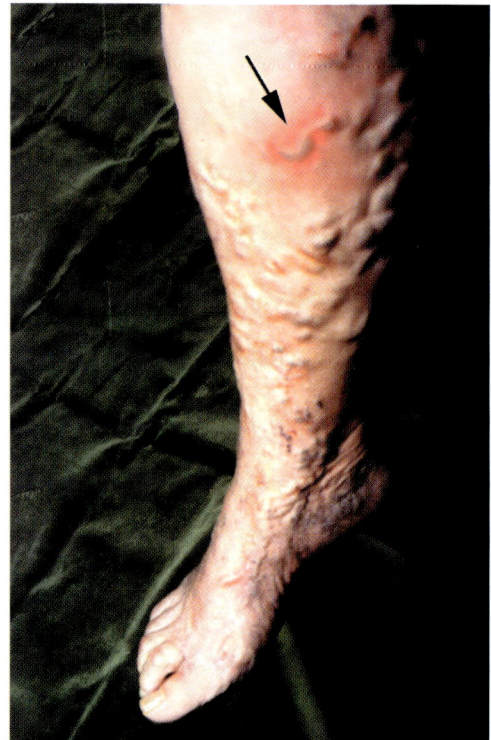

Abb. 196: Varikosis des Unterschenkels mit lokaler Entzündung

Venen um die Knöchel herum (Corona phlebectatica) **(Abb. 195)**.

- Knöchelödeme, die im Verlauf des Tages zunehmen;

- empfindliche Reaktion der Haut am Unterschenkel und um den Knöchel herum;

- Stauungsdermatitis mit Ausbildung eines chronischen Ekzems **(Abb. 197)**;

- lokale und punktförmige Hautblutungen mit bräunlichen Pigmenteinlagerungen (Hämosiderin = Blutabbauprodukt), die bis an das untere Drittel des Unterschenkels hinaufreichen **(Abb. 193)**;

- Verhärtung und Verschmächtigung des Unterschenkels als Folge der chronischen Entzündung **(Abb. 197)**;

- Unterschenkelgeschwür (Ulcus cruris) im Bereich des inneren Knöchels, ausgelöst durch die Insuffizienz der dort befindlichen Venenverbindungen (Cockettschen Venen) von der Oberfläche in die Tiefe.

Thrombophlebitis

Es handelt sich um eine primäre Entzündung der Venenwand, die in der Regel zu einer sekundären Thrombusbildung führt. Eine Thrombophlebitis ist in der Regel erkennbar an der schmerzhaften

Rötung über einer Krampfader, speziell über einem Varizenknoten. Nach Abheilung der Entzündung bleibt meist ein harter, tastbarer Knoten, manchmal auch ganze Stränge. Mit zunehmender entzündlicher Verengung der Krampfader kommt es an der betroffenen unteren Extremität zur Schwellung, die meist längere Zeit bleibt **(Abb. 198)**.

Eine spezielle Form ist die oberflächliche Thrombophlebitis saltans, die in der Tat von Ort zu Ort „springt" und an den unteren Extremitäten meist streckseitig vorkommt. Nach Tagen bis Wochen setzt die Rückbildung der entzündlichen Veränderungen an den oberflächlichen Venen ein, wobei meist keine Residuen bleiben.

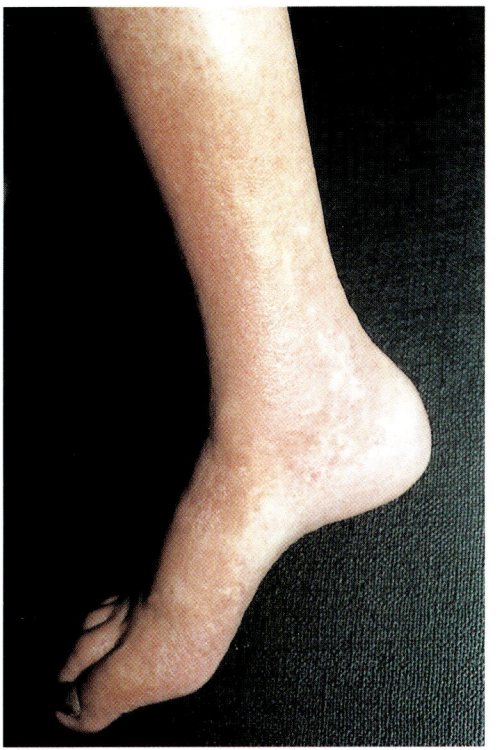

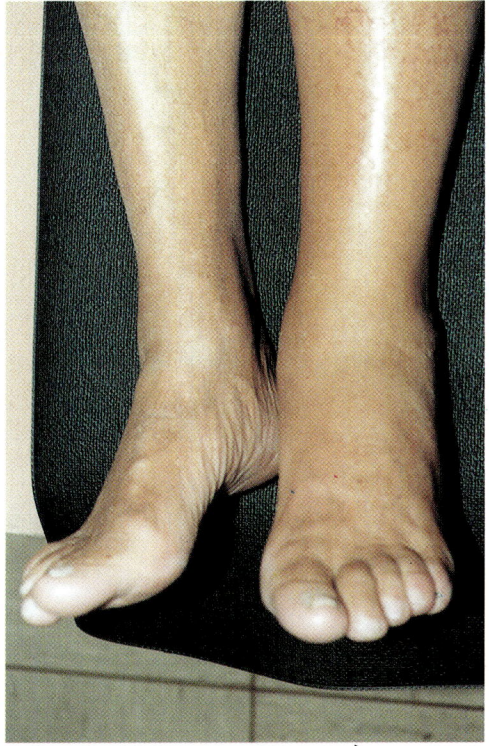

Abb. 197: Zustand nach chronischer Stauungsdermatitis mit Ekzem und zunehmender Atrophie der Haut

Abb. 198: Postthrombotische Schwellung des linken Unterschenkels nach tiefer Venenthrombose

Therapiegrundsätze bei Venenleiden

Die Therapie ist in Fachschriften (auch im Band II) ausreichend beschrieben. Es gelten folgende Grundsätze:

- Beseitigung der Schwellungszustände durch physikalische Maßnahmen, vorsichtige Streichmassage, Lymphdrainage des Ödems.
- Kompressionsverbände oder Gummistrümpfe
- Salben, auch orale Medikamente
- Umschläge, physikalische Maßnahmen (Lymphdrainage und Massage der Varizenknoten nicht erlaubt!)
- Therapie des Grundleidens, nämlich der Varizen durch Verödung, operative Maßnahmen etc.
- Thromboseprophylaxe

Lymphatische Störungen

Sie betreffen vorwiegend die unteren Extremitäten. Die Lymphgefäße sind für den Transport der extravasalen Stoffe (z.B. Eiweißkörper) zuständig. Bei lymphatischen Störungen kommt es daher zur Stase der Lymphe und als Folge zum Lymphödem.

Dabei unterscheiden wir praktikablerweise in *primäre und sekundäre Lymphödeme.*
Das klinische Leitbild ist die *Lymphatische Schwellung* mit Umfangvermehrung der betroffenen Extremität oder nur von deren Teilen. Es ist so möglich, daß nur der Fuß oder der Fußrücken geschwollen ist **(Abb. 199)**.

Primäre Lymphödeme

Sie sind relativ selten, zum Teil erbliche Veranlagung, aber auch sporadisch auftretend. Typisch manifestieren sie sich bereits bei jüngeren Patienten.

Im Vordergrund stehen auch hier die teigige Schwellung und die zunehmende Verhärtung der Haut (Pachydermie) durch die Stauung. Histologisch finden wir eine Papillomatose, auch eine Epidermishyperplasie, die sich warzenförmig darstellt. Nagelveränderungen mit Holznagelbil-

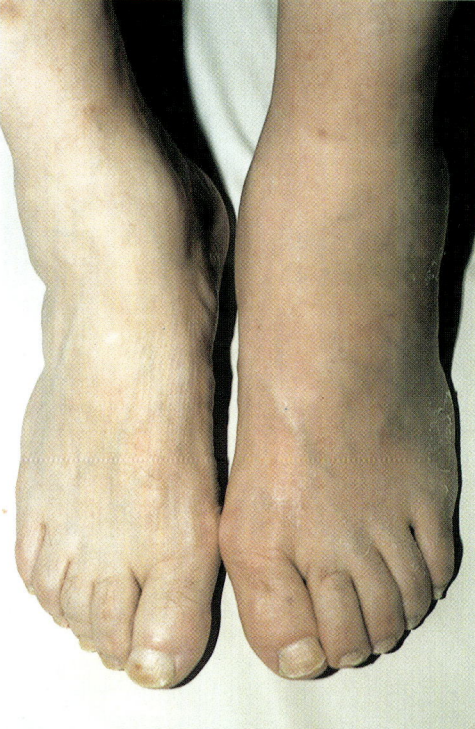

Abb. 199: Schwellung bei lymphatischer Zirkulationsstörung links

dung, Verfärbungen (Yellow-Nail-Syndrom) sind charakteristisch (siehe Fachliteratur unter Trophödem, hereditäres Lymphödem, Turner-Syndrom, Lymphödema praecox).

Sekundäre Lymphödeme

Sie finden wir in der podologischen Praxis häufiger. Ihre Ursache ist zum Teil entzündlicher Natur (lokale Infektionen) und stauungsbedingt.

Lymphangitis acuta

Sie entsteht im Gefolge von Infektionen der Haut oder des Unterhautgewebes **(Abb. 200)** und verläuft klinisch sichtbar als roter Streifen entlang der Lymphbahnen **(Abb. 201)**. Als Residuen finden wir noch längere Zeit oder auch für Dauer Schwellungszustände im betroffenen Gebiet.

Elephantiasis

Man bezeichnet so das voll ausgeprägte Krank-

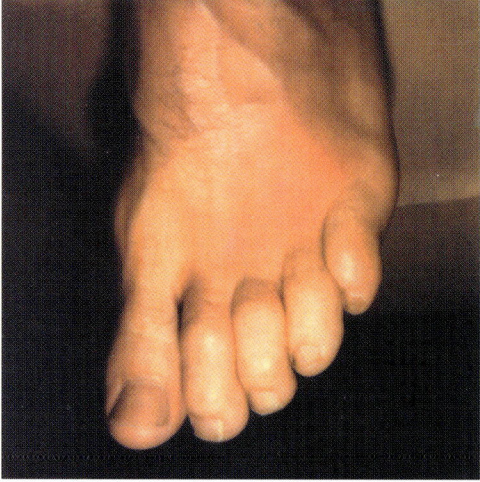

Abb. 200: Lymphangitis am Vorfuß nach Superinfektion einer Mykose an den Zehen

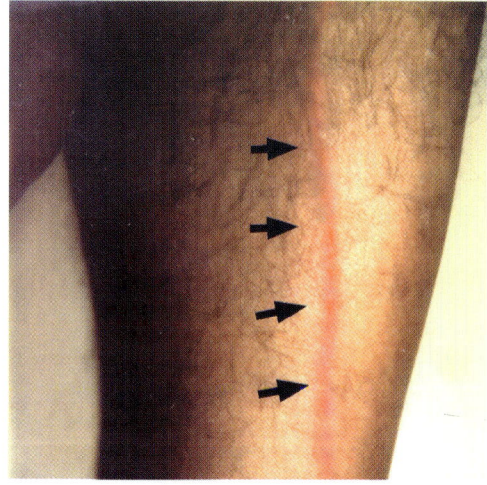

Abb. 201: Lymphangitis am Unterschenkel, sichtbar an dem roten Streifen am Unterschenkel

178

heitsbild der chronischen Lymphstauung. Die Extremität ist monströs geschwollen (Abb. 202), deformiert, die Haut derb, nur am Anfang noch elastisch eindrückbar. Eine Besserung ist kaum zu erwarten, meistens eine Zunahme der Schwellung nicht zu vermeiden.

Oft bestehen Grundkrankheiten wie Lymphogranulomatosis inguinalis, Tumoren, Operationsfolgen, rezidivierende Infektionen mit Schweinerotlauf, Filariasis und Herpes. Aber auch chronische Mykosen können Ursache sein. Histologisch sieht man eine Zunahme der fibrösen und der kolla-

Geschwüre (Ulzera) am Unterschenkel und Fuß

Die Ursachen von Geschwüren (Ulzera) am Fuß sind vielfältig. Auch die Namensgebung reicht von nüchterner Beschreibung bis folkloristischen Ausgestaltungen.

Venöse Ulzera

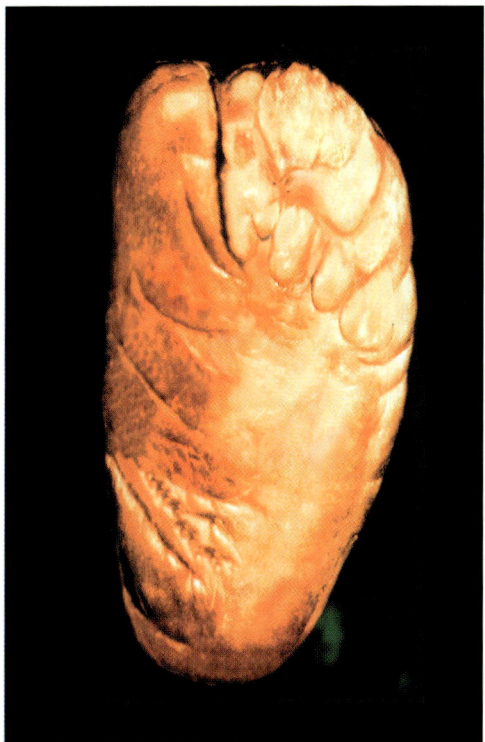

Abb. 202: Fußsohle bei Elephantiasis

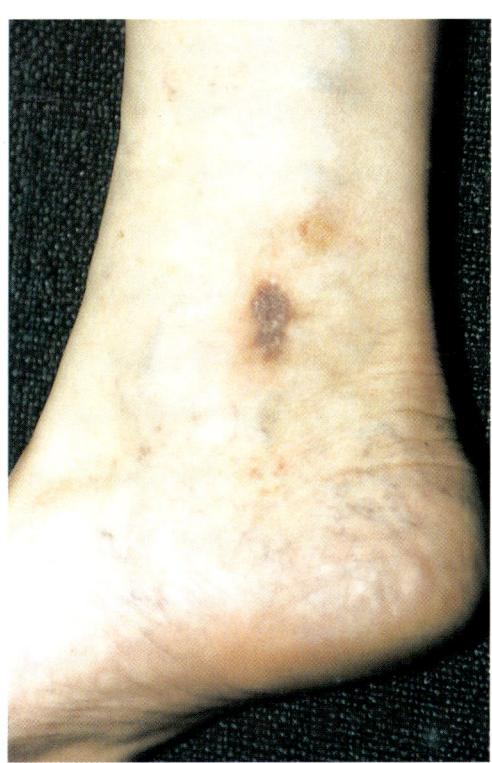

Abb. 203: Siderosklerotisches Ulkus bei chronischer venöser Insuffizienz

genen Fasern des Bindegewebes. Die Lymphgefäße zeigen Obliterierungen, Erweiterungen und entzündliche Infiltrate.

Therapeutisch ist neben der Grundkrankheit ein Vorgehen gegen die lokalen Veränderungen angezeigt: Sanierung der Infektionsstellen wie lokale Ulzera, Rhagaden, Mykoseherde.

Entstauungsbäder, Hautpflege, Lymphdrainage, Kompressionstherapie und operativ kosmetische Maßnahmen.

Oberflächenvenen

Nachstehende Geschwüre sind vorwiegend nach ihrer Erscheinungsform benannt:

Siderosklerotische Ulzera

Sie entstehen auf dem Boden von Blutaustritten und Petechien, wobei der ausgetretene Blutbestandteil Hämoglobin von stauungsbedingtem

Granulationsgewebe in den Farbstoff Hämosiderin umgewandelt wird.

Es kommt zur Hautatrophie und auch verstärkter Melaninbildung. Die Ulzera entstehen meist im Zentrum einer flächigen Retentionshyperkeratose mit zunächst nur kleinen Defekten **(Abb. 193)**.

Kallöse Ulzera

Ursache ist die Insuffizienz der Cockett-Venen. Zunächst nur ein Ödem zwischen Achillessehne und Innenknöchel (Bisgaard-Kulissenödem), bil-

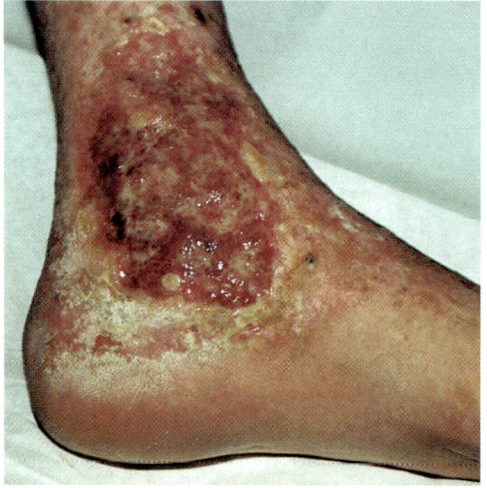

Abb. 204: Arteriosklerotisches Ulkus mit reaktiver hystrixartiger Hyperkeratose am unteren Ulkusrand

det sich dann das charakteristische ovale, senkrecht stehende Ulkus mit Venenendigung im oberen Pol unter derbem Rand. Das Ulkus wirkt wie von der Vene ausgeblasen (blow out ulcus).

Periphlebitische Ulzera

Geschwüre im Verlauf einer Vene. Zunächst meist nur eine Thrombophlebitis, in deren Gefolge die Haut über der Vene durch Entzündung, Zirkulationsstörung und Ödem aufbricht. Auf, unter und oberhalb des Innenknöchels als **(Knöchel- oder Kulissenulkus) (Abb. 204)** und am Fußrücken, auch in der oberen Hälfte des Unterschenkels.

Gamaschengeschwüre

Nehmen oft das ganze untere Drittel des Unterschenkels ein und entstehen aufgrund einer Zirkulationsstörung im venösen Netz des Unterhaut-

gewebes am distalen Unterschenkel. Sie sind sehr nässend und schreiten am Anfang fast unaufhaltsam fort.

Atrophie blanche *(weiße Atrophie)*

Unregelmäßige, bis handflächengroße, weißliche Hautatrophie mit oft punktförmigen Gefäßsprossen. Manchmal Vorstufe eines kleinen, aber schmerzhaften Geschwürs im Köchelbereich, tritt aber häufig als narbige Folge eines Ulkus auf **(Abb. 193)**.

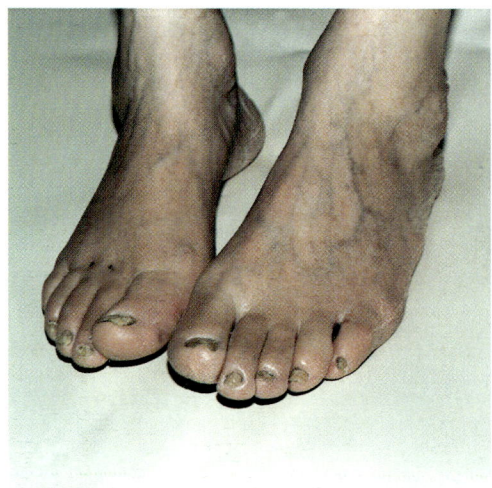

Abb. 205: Arterioklerotisches Ulkus an der Großzeheninnenseite

Tiefe Venen

Erosivulzera

Sie entstehen durch die chronisch gestaute Haut bei Insuffizienz der tiefen Venen, z.B der Becken- oder Oberschenkelvenen. Zunächst besteht nur ein Stauungsekzem, dann Schuppenbildung mit Hyperkeratose. Nach anschließender Mazeration Ausbildung von flachen, unregelmäßig wirkenden Ulzera. Heilungstendenz gut.

Verödungsulzera

Entstehen bei mißlungenen Venensklerosierungen, mit regionalem Over-Flow des Verödungsmittels. Toxische und embolische Ursache.

Therapiegrundzüge beim venösen Ulkus

Grundsatz: allgemeine Venentherapie

Kompressionsphase:
Hauptgewicht: Kompression mit beschichtetem oder salbenbestrichenem Verbandmull und Schaumgummipelotte.

Reinigungsphase:
mit Schutz der Umgebung z.B. mit Zinkpaste und Unguentum leniens.

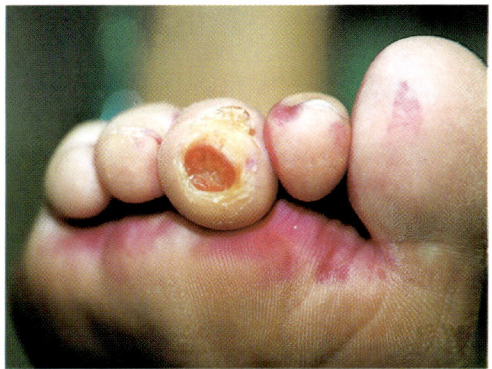

Abb. 206: Akrales Druckulkus mit arteriosklerotischer Genese

Keine allergisierenden Medikamente: Die bestehende Stauungsdermatose hat vermehrt Immunzellen (Langerhanszellen etc.) angelockt, die eine Allergisierung begünstigen. Vorsicht mit Perubalsam, Neomycin, Arnika, kein Penizillin. Hyperkeratosen abtragen.

Infizierte Ulzera (Geruchsprobe) mit Antiseptika behandeln. (Bäder mit $KMNO_4$ und Kamillosan, H_2O_2, enzymatische Präparate). Täglicher Verbandwechsel. Duschen erlaubt, Seifenwasser unschädlich, anschließend mit Kompresse abtupfen und fönen.

Granulationsphase:
bei sauberem Wundgrund mit feuchtem Milieu (Calciumalginat, Hydrogele oder Hydrokoloidverbände, NaCl-Lösung) unterstützen.

Angiopathische Ulzera

Arterielle Ulzera

Sie sind typische Zeichen einer Durchblutungsstörung, die ihren Sitz bereits in den zuführenden Arterien hat, also nicht in der Endstrombahn.

Arteriosklerose

Die Haut ist durchblutungsgestört, kühl, der Haarwuchs am Unterschenkel vermindert. Sitz: Spitzengebiete wie Zehenspitzen **(Abb. 205)**, Fußränder, aber auch über Unterschenkelknochen und Knöchel.
Begleitsymptome mit Schmerzen bei Belastung wie Claudicatio intermittens (Schaufensterkrankheit). Nekrosen und Freiliegen von Sehnen häufig. Fußpulse schwach oder nicht tastbar.
Begleitkrankheiten typisch:
Nikotinmißbrauch, Diabetes, Gicht, Bluthochdruck.

Angiolopathische Ulzera

Sie entstehen im Bereich der Endstrombahn der Gefäße (Arteriolen, Venolen), also vor Ort und sind an den Akren häufig **(Abb. 206)**.

Diabetische angiolopathische Gangrän

Meist kombiniert mit Arteriosklerose, aber mit typisch flächigen, braunroten, schmerzhaften Ödemen am Anfang auf der Unterschenkelvorderseite, wobei sich eine hämorrhagische Blase bildet. Diese erodiert und es entsteht ein kleine braunschwarze Nekrose. Sekundärulkus selten, da meist gute Abheilung.

Ulkus hypertonikum

Meist rund, schmerzhaft, bei weiblichen Hypertoniekranken. Altershäufigkeit: 40–60 Jahre. Sitz: charakteristisch an Unterschenkelaußenseite. Bis Handtellergröße, meist symmetrisch. Histologische Ursache: Intimawucherung der Gefäße.

Vaskulitische Ulzera
(siehe auch oben unter Vaskulitiden)

Sommerulzera
Periarteriitis nodosa
Panarteriitis

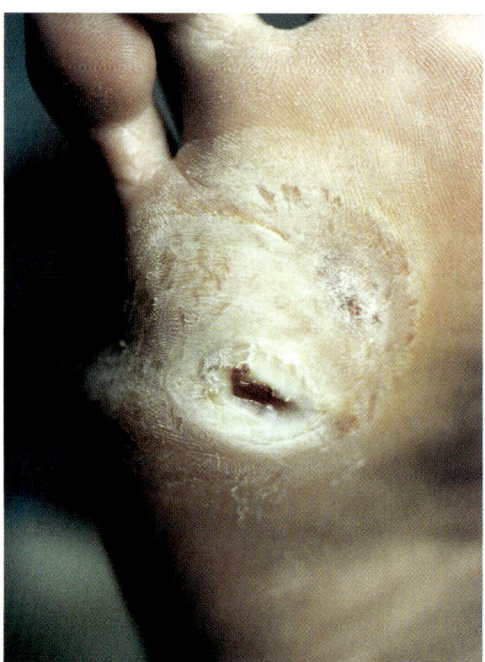

Abb. 207: Malum perforans
Das Ulkus ist unter der Belastungszone und hat
einen typisch hyperkeratotischen Randsaum

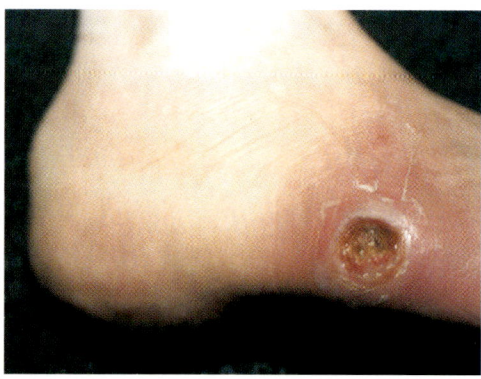

Abb. 208: Neuropathisches Ulkus bei Spina bifida

Ergotismus

Mangeldurchblutung in der Endstrombahn durch chronische Medikamenteneinnahme, zum Beispiel Schmerz bzw. Migränemittel mit Ergotamin.

Pernionenulzera

Nicht mehr häufig. Entstehung durch lokale Überlastung und Druck auf die Frostballen in schlechtem Schuhwerk.

Lymphatische Ulzera

Man sieht sie vor allen Dingen bei Elephantiasis, wo die Haut derb ist und zunächst durch Einrisse zu Rhagaden neigt. Im Gefolge entstehen lokale Infekte, die die Ausbildung von Geschwüren begünstigen.

Hämatogene Ulzera

Es sind Geschwüre ohne erhebliche Ödembildung mit nur geringen Entzündungszeichen.
Ursache: Störungen in der Zusammensetzung des Blutes, z.B. Dysproteinämien, perniziöse Anämie. Sitz: Knöchel, Unterschenkelvorderseite. Der Ulkusgrund ist höckerig, bräunlich rötlich. Rand wulstartig, meist dunkel und blaurot.

Neuropathische Ulzera

Im Gefolge diabetischer Stoffwechsel-Lage kommt es nicht nur zur Ausbildung arterioklerotischer Ulzera sondern auch zur Neuropathie mit Gefühllosigkeit. Das führt an exponierten Stellen zu neuropathischen Geschwüren; es entsteht das *Malum perforans* (**Abb. 207**).

Wir sehen das neuropathische Ulkus allerdings auch bei anderen neurologischen Störungen, z.B. Lahmungen (**Poliomyelitis**) oder Fehlanlagen an der Wirbelsäule wie Spina Bifida, Zystozelen etc. (**Abb. 208**).

Im Gegensatz zum angiopathischen Ulkus ist beim Malum perforans ein eher warmer Fuß zu erwarten, oft begleitet von einem Fußrückenödem. Das Ulkus findet sich an der Druckstelle der Sohle und nicht als akrale Affektion. Die Fußpulse sind meist gut tastbar, die Sensibilität ist besonders für Vibrationsempfindung und Wärme herabgesetzt. Der Reflexstatus ist je nach Stadium des Diabetes oder der genuinen Neuropathie gestört.
Der Lokalbefund des neuropathischen Ulkus zeigt ebenfalls einige Besonderheiten:

- Der Hautdefekt ist in der Belastungszone
- Das Ulkus hat meist einen hyperkeratotischen Randsaum ohne wesentliche Umgebungsrötung.
- Der Ulkusgrund ist meist nicht eitrig sezernierend, sondern eher atrophisch fibrinös, schmierig belegt.

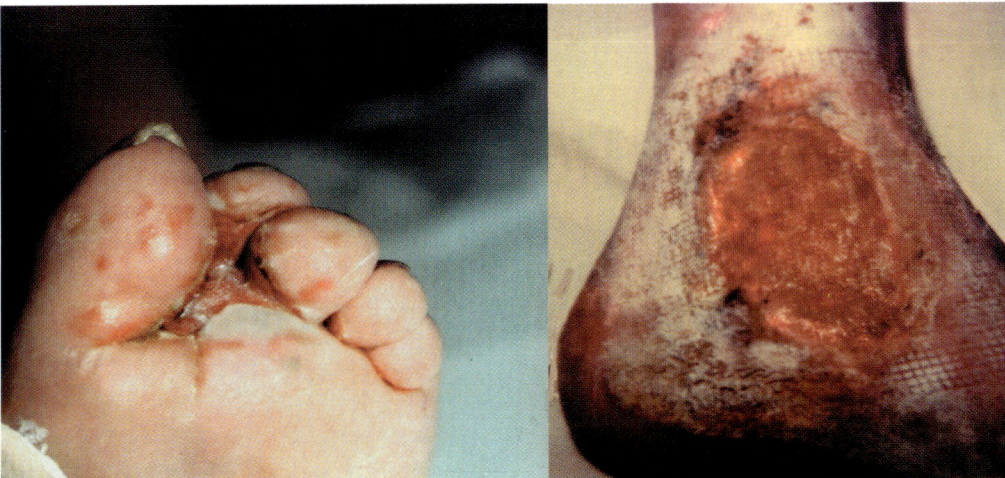

Abb. 209: Ekzematisierte arteriosklerotische Ulzera

Endokrine Ulzera

Sie werden gelegentlich beobachtet bei :

Klinefelter-Syndrom
Nekrobiosis lipoidica
Morgagni-Syndrom

Lokalisation: an der Unterschenkelvorderseite und in der Knöchelregion (siehe Fachliteratur).

Diabetisches Ulkus

Sekundärulkus im Gefolge des diabetischen Fußsyndroms auf dem Boden einer Angiopathie oder Neuropathie (siehe unten).

Allergische Ulzera:

Ekzemulzera

70 bis 80 Prozent der chronisch Ulkuskranken sind gegen irgend einen Salbenbestandteil sensibilisiert. Erkennbar unter anderem durch die Rötung der Haut um das Ulkus (Kontaktdermatitis). Bei chronischen Formen ist der Rand des Ulkus entzündlich mazeriert **(Abb. 209)**.

Pyoderma gangränosum:

Hautdefizit mit wallartigen Rändern, blaurot, oft begleitet von Darmentzündung (Colitis ulcerosa). Es wird heute bei den Autoimmunerkrankungen eingeordnet.

Infektiöse Ulzera

Die gestaute Haut ist anfällig für Infekte. Unabhängig davon können sich Ulzera auf dem Boden jeder Infektion entwickeln.

Erysipel

Führt in der Haut zu knotigen, ödematösen, teilweise flächenhaft entzündlichen Infiltraten, die als Hypodermitis bezeichnet werden **(siehe Abb. 109)**. Im Gefolge kommt es zur Fibrose des Koriums und zu tiefen Granulationen, die einschmelzen und aufbrechen können. Sitz: seitlich und dorsal. Begrenzung scharf, Ulkusgrund schmierig, tief. Heilungstendenz gut, solang noch keine Hautatrophie besteht.

Ekthymata

Zu Beginn meist nur kleine Eiterpusteln, die sich zu scharfrandigen Geschwüren ausbilden **(siehe Abb. 107)**.
Ekthyma gangränosum, hervorgerufen durch Pseudomonas aeruginosa.

Mykotisches Ulkus

Auf der Basis einer Mykose kommt es durch enzymatische Einflüsse, Mazeration etc. auch durch Mykotisationen zu Hautschäden mit Ulkusbildung **(Abb. 210)**.

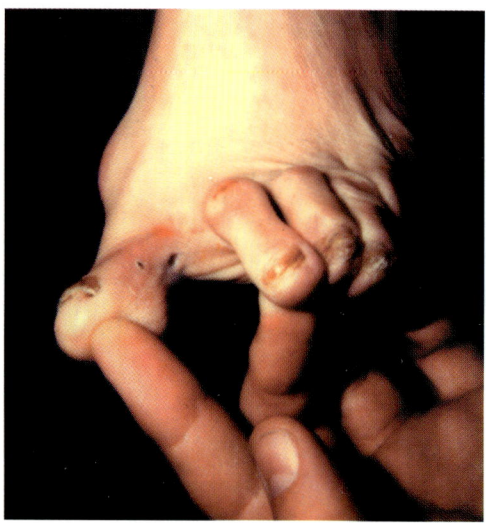

Abb. 210: Ulkus im Gefolge einer Interdigitalmykose

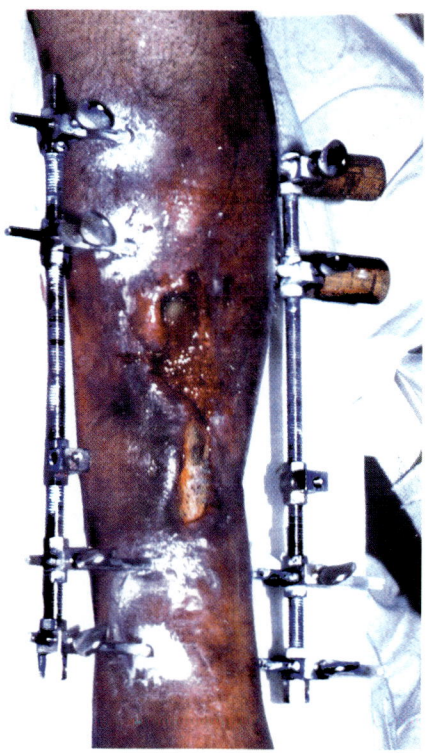

Abb. 211: Osteomyelitis: Die Knocheneiterung nach offener Unterschenkelfraktur hat bereits zur Nekrotisierung des freiliegenden Schienbeins geführt. Der Bruch ist mit äußeren Spannern fixiert.

Osteomyelitis

Tiefe, schlecht heilende, oft schmierig bis nekrotische Ulzera als Ausdruck einer chronischen Knochenmarkeiterung (**Abb. 211**). Von der Hautoberfläche führt meistens eine mehr oder weniger große, offene oder sich immer wieder verschließende Fistel bis zum infizierten Knochen. Nicht selten liegt der Knochen frei.

Lues

Gummöse, knotig bis ulzerierende Beteiligung der Haut bei Lues III.

TBC

Meist an der Wade, selten über dem Knöchel aufbrechende, zum Teil knotige Verhärtung der Haut.

Druckulzera

Dekubitus

Diese Geschwüre entstehen durch Druck auf einen regional begrenzten Bezirk, was zu einer ischämischen Nekrose führt. Betroffen sind vor allen Dingen bettlägerige Patienten wie Neuropathiker ohne Lagerungsgefühl. Begünstigt wird ein Dekubitus naturgemäß durch reduzierten Allgemeinzustand und schlechter Durchblutung. Die Druckgeschwüre sind streng auf die Auflagestellen des Körpers wie Gesäß, Kreuzbeingegend und Fersen begrenzt.

Bei jüngeren Patienten, die z.B einen Gipsverband tragen oder durch einen zu engen Verband an einer Druckstelle ein Dekubitus bekommen, spricht man von einem traumatischen Druckgeschwür oder Druckulkus (**Abb. 212**).

Fisteln

Meist durch Infektionen oder Fremdkörperreaktionen entstandene, z.Teil verzweigte Gänge im Gewebe. Prototyp ist die chirurgische Fadenfistel nach Operationen (**Abb. 213**).

Dystrophisches Ulkus

Entsteht auf der Basis von schlecht heilenden

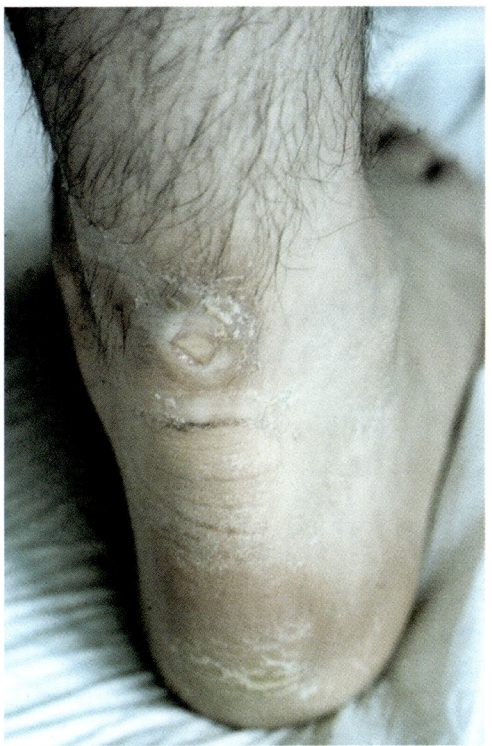

Abb. 212: Druckulkus nach Gipsverband

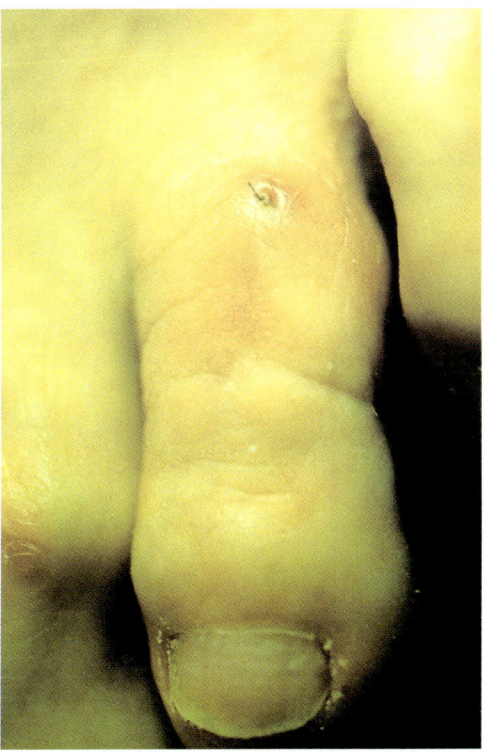

Abb. 213: Fadenfistel nach Grundgliedosteotomie

Wunden, aufgebrochenen Narben oder Keloiden. Meist zusätzlich Kalkstoffwechselstörung **(Abb. 214).**

Rheumatische Ulzera

Sie entstehen auf dem Boden rheumatischer Hautveränderungen, aber auch durch die Miterkrankung von Weichteilgewebe. Deren Folgen sind unter anderem: Schleimbeutelentzündungen, Sehnenscheidenentzündungen, Periostitiden, Vaskulitiden. Orthopädische Veränderungen wie Krallenzehen, Exostosen mit Schwielen und Hühneraugen sind mechanische Prädispositionspunkte für Ulkusbildung.

Karzinomulzera

Sie sind nicht selten das Ergebnis einer Metastasierung in der Haut. In der Podologie sehen wir aber auch primäre Ulzerea wie beim malignen Melanom am Fuß.

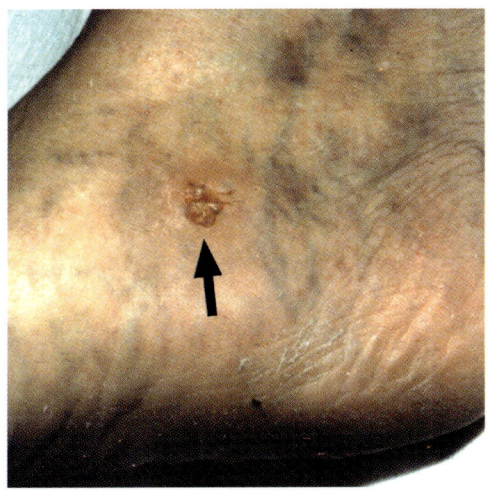

Abb. 214: Kalzinös dystrophisches Ulkus nach Kahnbeinknöcheloperation

Strahlenulzera

Sie sind in der Regel nicht durch „Verbrennungen" entstanden, sondern das Ergebnis von massiven Schäden der zuführenden Gefäße, einschließlich der Kapillaren. Deswegen ist ihre Heilungstendenz sehr schlecht und Rezidive häufig.

Behandlungsgrundsätze von Ulzera

Die Behandlung unterscheidet man grob in eine **Kausaltherapie**, die gegen die Entstehungsursache (z.B. Diabetes) gerichtet ist und einer **Basistherapie**, die am Ulkus selbst ansetzt und die dortigen allgemeinen pathologischen Veränderungen berücksichtigt.

Dabei werden alle Methoden der modernen Medizin angewandt: Medikamentöse, diätetische, chirurgische und physikalische Maßnahmen.

Zu letzteren zählt man auch die podologische Therapie mit Hochlagerung, Entstauungs- und Reflexmassagen, Muskeltrainung zur venösen Stabilisierung, Lymphdrainage, Kneipp-Methoden, Wärme, Kälte und Elektrotherapie.

Speziell in der Podologie ist die externe Therapie ein Stützpfeiler der Ulkusbehandlung.
In der täglichen Praxis sehen wir von der Häufigkeit her diabetische und angiopathische Geschwüre, weniger echt neuropathische. Diabetische sind je nach Stadium meist eine Mischung von angio- und neuropathischen Ulzera.

Kausaltherapeutische Maßnahmen :

- Konsequente Therapie des Diabetes bei diabetischem Ulkus
- Venenchirurgie und Venentherapie mit Kompressionsmethode bei venösem Ulkus
- Unterschiedlich dazu geht man bei arteriellen (angiopathischen) Ulzera vor, wo die Kompressionstherapie eher schaden würde. Hier steht die Förderung der Angiogenese mit Entlastung im Vordergrund, einschließlich gefäßchirurgischer Rekanalisierung.
- Beim neuropathischen Ulkus ist darüber hinaus eine großzügigere Indikation zu chirurgischen Maßnahmen erlaubt: Defektdeckung mit Lappenplastiken etc., Debridement.
- Bei einem Dekubitus, vorwiegend zu seiner Prophylaxe, ist die Wechsellagerung oder Verwendung von Dekubitusmatratzen (pneumatische Druckverlagerung) angezeigt.
- Vaskulitisches Ulkus: Behandlung der Vaskulitis einschließlich deren Ursachen wie Rheuma, Allergien, akute Infekte.
- Karzinomatöse Ulzera verlangen natürlich die onkologische kausale Behandlung der Grundkrankheit, sind aber nicht selten Folge der Strahlentherapie. Deswegen ist vor einer solchen Therapie größte Sorgfalt bei der Indikation geboten.

Basistherapie

Generell gelten für alle Ulzera die allgemeinen Prinzipien der Wundbehandlung. Sie besteht im wesentlichen aus drei Stützpfeilern:

1. Vermeidung weiterer Hautschäden
2. Ausschaltung von Störfaktoren
3. Bereitstellung eines geigneten Milieus

Vermeidung weiterer Hautschäden
Es gilt die alte Weisheit „Nihil nocere", nach der alles vermieden werden muß, was weiteren Schaden anrichten kann. Allgemeine unschädliche Maßnahmen sind:

- Ruhigstellung
- Druckverlagerung und Entlastung
- steriles Vorgehen
- Schonung der Wundränder
- Schonung der Granulation
- regelmäßiger und vorsichtiger Verbandwechsel

Die Ausschaltung von Störfaktoren
ist ein weiterer wichtiger Behandlungspfeiler:

- Nekrosen abtragen
- Fibrinkrusten entfernen
- Vermeidung von Sekundärinfektionen
- Reinigung der Wunden
- Behandlung von Hypergranulationen
- keine zytotoxischen Substanzen
- bei chronischem Entzündungssaum Allergieteste der eingesetzten Medikamente
- bei Therapieresistenz Wechsel der Strategie oder des Therapeutikums
- Entstauung der Extremität
- Sekretabfluß (je nach Situation feuchte oder indizierte trockene Behandlung)

Bereitstellung eines geigneten Milieus

Es helfen nicht nur Maßnahmen wie die geeignete Lagerung und Entlastung im Verband, sondern auch der Einsatz technischer und medikamentöser Hilfsmittel. Behandlungsziel ist dabei:

- Herstellung eines physiologischen Heilklimas
- Anregung der Gefäßeinsprossung
- Anregung der Granulation
- Anregung der Epithelbildung
- Vermeidung von Hautsklerosen

Die Schaffung eines günstigen Milieus zur Reparation ist eine der Hauptgegenstände der klinischen Forschung geworden. So hat die Produktion neuer Wundauflagen (Hydrogele) die Untersuchungen über die Vorteile einer Feuchtbehandlung der chronischen Wunde neu belebt. Soweit aus heutiger Sicht beurteilbar, ist sie besser als die Trockenbehandlung:

- sie lindert den Schmerz
- schafft ein günstiges Milieu für Zellproliferation
- wirkt reinigend auf die Wunde
- verhindert Verklebung und Abreißen neugebildeter Epithelzellen
- keine Austrocknung und Vernichtung von Abwehrzellen
- schont Immunstoffe und Wachstumsfaktoren

Die empirische Erfahrung aus der Vergangenheit, insbesonders dem letzten Krieg, die oft genug eine Frage der Ausstattung und der Kosten war, hat gezeigt, daß auch die einfache und preisgünstige Wundbehandlung zum Erfolg führen kann. Einfacher Wundzucker ist nicht immer schlechter als Kunststoffgranulat. Perubalsam ist nicht grundsätzlich abzulehnen, weil er manchmal allergisiert. Ringer-Lösung kann man bevorzugen, da sie mehr Spurenelemente enthält als physiologische Kochsalzlösung.

Die sterile Trockenbehandlung hat durchaus noch ihre Existenzberechtigung. Trocken zu Trocken ist immer noch richtig. Der heute übliche Aktivismus mit zu häufiger Anwendung von Lokalantibiotika allergisiert oft nur, verschmiert mit Salbenanwendung die Wunde und mazeriert die Wundränder durch Überfeuchtung.

Kontraindiziert ist die Feuchtbehandlung bei:
mazerierter Haut
Mykosen
starker Sekretabsonderung
verschiedenen Dermatosen
Infektionen mit Anaerobiern
schlechten hygienischen Verhältnissen

Zudem sind bei der „Milieugestaltung" ebenso wie bei der Rezidivprophylaxe noch die allgemeinen Grundsätze der podologischen Fußprophylaxe gültig:

- Regelmäßige Befundkontrolle, insbesonders bei Neuropathikern und Pflegefällen
- Fahndung nach Bagatellverletzungen am Fuß
- Mykoseprophylaxe
- Nagelpflege
- Hautpflege
- Nachbehandlung der Narben und Hyperkeratosen
- Hornhautausdünnung, Rhagadenabflachung
- indizierte medizinische Bäder
- Lymphdrainagen
- Bewegungs- und Durchblutungstraining
- Fußschweißprophylaxe
- Bequemes Schuhwerk

Wundheilung

Die Wundheilung läuft in einem zum Teil sehr komplexen System ab. Die medizinische Forschung kennt noch nicht alle pathophysiologischen Mechanismen. Soviel steht aber bereits fest:

Wird eine Wunde gesetzt, z.B. eine Schnittwunde, kommt es zunächst zur Blutgerinnung, wobei hier nicht nur der Blutgerinnungsmechanismus eine Rolle spielt, sondern auch mechanische Vorgänge wie die Retraktion der Wundränder und der Blutgefäße, die damit ihr Lumen verengen.

Die nach dem Sistieren der Blutung entstandene Kruste erfährt daraufhin einen Um- und Abbau, der unter normalen Umständen zum Verschluß der Wunde und zur Vernarbung führt. Wird der normale Ablauf der Wundheilung gestört, z.B. durch Infektion, Fremdkörper, mechanische Irritation oder gar durch krankheitsbedingte Einflüsse wie Durchblutungsstörung, kommt es zur verzögerten Wundheilung oder gar zum Geschwür. Besondere Verhältnisse liegen vor, wenn es zu oberflächlichen Hautdefekten wie bei einer Blase kommt. Hier ist die normale Wundheilung in ihren Phasen modifiziert (**Abb. 215**).

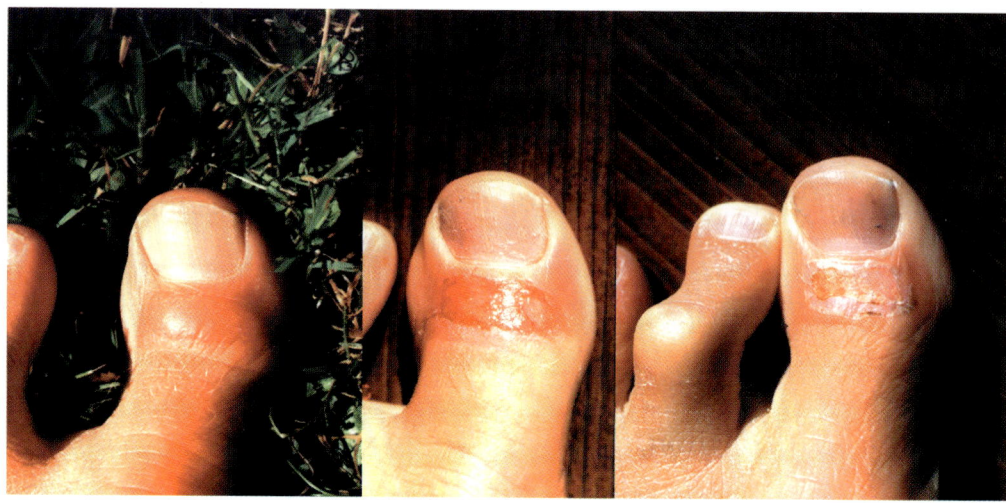

Abb. 215: Marschblase an der Großzehe mit verzögerter Abheilung. Verschiedene Stadien der Wundheilung: Blase, sezernierende Phase und Epithelialisierungsphase

Primäre Wundheilung

Der morphologische Ablauf der Wundheilung ist bei verschiedenen Wunden nahezu identisch:
In den ersten Tagen setzt eine ödematöse Schwellung des Gewebes ein; auch die Blutgefäße verquellen. Es kommt zur Ansammlung von Zellen wie Monozyten und T-Lymphozyten (Helferzellen). Ergänzt werden diese durch phagozytierende Zellen wie Makrophagen, die vor allem den Heilungsablauf steuern und Granulozyten, die als Abräumzellen für das Wundmaterial fungieren.
In den folgenden Tagen sammeln sich in und um die Gefäße eine Menge Granulozyten. Sie werden wie die Makrophagen durch chemotaktische Substanzen (Kallikrein, Fibrinderivate, Leukotriene etc.) der Wunde angezogen. Zudem steigt die Zellteilungsrate der Bindegewebszellen (Fibroblasten) und Gefäßendothelzellen (Angioblasten) erheblich an (zweite Woche). Durch letztere kommt es (dritte Woche) zur Aussprossung von Gefäßkapillaren (Angiogenese). Fast querverlaufend dazu entstehen Bindegewebsfasern, welche das Narbengewebe darstellen. Dieses wird schließlich von einem Plattenepithel überzogen, womit die Wundheilung vollständig ist.

Grob vereinfacht folgt die primäre Wundheilung demnach folgendem Schema:

Wundabdichtung
Ödem
Zellanreicherung
Abbau Wundmaterial
Kapillareinsprossung
Bindegewebseinsprossung
Wundschluß durch Epithelialisierung

Sekundäre Wundheilung und Ulzera

Die primäre Wundheilung ist maßgeblich von der Stoffwechsel-Lage und den Durchblutungsverhältnissen abhängig. Sind diese Voraussetzungen über längere Zeit gestört, entsteht ein Ulkus. Daneben gibt es noch eine weitere Reihe von Störquellen:

Kommt es zur Wundinfektion, ist die Phase der Zellanreicherung mit Granulozyten erheblich verlängert und die Wundheilung verzögert sich.

Das ist auch der Fall, wenn die räumliche Anordnung und Verteilung der Reparaturzellen nicht harmoniert. Beispiel ist eine Überhäufung der Wunde mit T-Helferzellen und T-Killerzellen (beides Lymphozyten), die beide Interferon-Gamma produzieren, was die Angiogenese behindert.

Wichtig ist die Makrophageneinwanderung. Makrophagen sind vor ihrem Austritt aus dem Blutgefäß als Monozyten unterwegs und schütten Mediatoren aus. Das sind Peptide, die als Zytokine und Wachstumsfaktoren wirken und das Zellwachstum stimulieren oder hemmen, also den Heilungsablauf regulieren.

Sind Allergene (z.B. Lokalantibiotika) vorhanden, treten im Wundbereich zu viele Langerhanszellen auf. Dadurch wird die Immunabwehr überaktiv und das Wundsekret ist zu stark mit Immunsubstanzen (Zytokine, Immunglobuline wie IgA und IgM, Interferon) angereichert. Das verhindert den normalem Ablauf des Gewebeaufbaus durch die Fibroblasten (Bindegewebe), Angioblasten (Gefäße) und Epithelzellen.

Auch Wachstumsfakoren spielen bei der Wundheilung eine große Rolle. Man schenkt ihnen deswegen in jüngerer Zeit wissenschaftlich größte Aufmerksamkeit. Man erhofft sich durchschlagende Erfolge bei deren lokaler Anwendung. Man kennt bereits einige Wachstumsfaktoren, die man zum Teil auch schon pharmazeutisch herstellen kann. Beispiele sind:
epidermale Wachstumsfaktoren EGF (= EPIDERMAL GROWTH FAKTOR),
bindegewebsstimulierende Wachstumsfaktoren FGF (= FIBROBLAST GROWTH FAKTOR) und
VEGF (= VASOAKTIV ENDOTHELIAL GROWTH FAKTOR), der das Gefäßwachstum stimuliert.

Vereinfacht betrachtet ist in der chronischen Wunde die systematische Anordnung der Zellen und der benötigten Stoffe sowie der zeitliche Ablauf der primären Wundheilung in Unordnung geraten und es existiert ein heilloses Durcheinander. Deswegen ist die theoretische Überlegung gerechtfertigt, durch chirurgische Entfernung (Debridement) des Ulkusgewebes der Haut eine Chance zum „Neuanfang" zu geben.

Überschießende Wundheilung

Man weiß heute, daß es bei einer vermehrten Angiogenese, aus welchen Gründen immer, zu einer überschießenden Wundheilung kommt. Diese äußert sich in Hypergranulationen in der Wunde, auch in verstärkter Bindegewebeproduktion und Epithelbildung, was zu Keloiden führt. Durch die Anhäufung von Gefäßen erscheinen frische Narben noch gerötet. Mit der Zeit werden die Blutgefäße in der Wunde auf ein normales Maß reduziert und die Narbe blaßt ab. Bleibt die Zahl der Lymphozyten in der Wunde und anschließend in der Narbe hoch, muß mit einer hypertrophen Narbe (Keloid) gerechnet werden. Ursache sind möglicherweise Zytokine, die von den Lymphozyten produziert werden.

Weitere Ursachen für eine überschießende Wundheilung sind außer einer gewissen Veranlagung auch chronische Reize auf die Wunde, die eine vermehrte Durchblutung fördern. Die genauen pathophysiologischen Vorgänge sind hier noch nicht geklärt.

Dermatosen bei Stoffwechselstörungen

Die wichtigsten Stoffwechselstörungen, die sich auf die Haut auswirken, sind in mehrere Gruppen zu unterteilen:

- **Vitaminmangelerkrankungen (Avitaminosen)**
- **Speicherkrankheiten (Thesaurismosen)**
- **Diabetes mellitus**

Vitaminmangelerscheinungen (Avitaminosen)

Die meisten Hauterscheinungen, die bei Vitaminmangelerkrankungen zu beobachten sind, treten auf beim Mangel folgender Vitamine:
Vitamin A, B, C

Vitamin A

Der Bedarf von 1,5 mg an Vitamin A wird in der Regel durch die Nahrung gedeckt, insbesondere mit Gemüse wie gelbe Rüben etc. Kommt es durch einen Mangel an Vitamin A zu Veränderungen an der Haut, so bemerken wir Hyperkeratosen, z.B. an der Hornhaut des Auges, auch Leukoplakien im Bereich der Mund- und Genitalschleimhäute sowie Nachtblindheit.

Vitamin B

Beim Vitamin B handelt es sich um verschiedene Stoffe, so z. B. *Vitamin B$_2$ (Riboflavin), B$_3$ (Nikotinsäureamid), B$_6$ (Pyridoxin)* und *B$_{12}$ (Cyanocobalamin)*.

Fehlt Vitamin B$_2$ (Tagesbedarf 1,5 mg bis 2,5 mg), kommt es zu Rhagaden, die vorwiegend im Bereich der Lippen, der Zunge und der Mundwinkel, weniger im Skrotalbereich auftreten.
Fehlt Nikotinsäureamid (B$_3$) (Tagesbedarf 10 mg bis 20 mg), tritt die Mangelkrankheit *Pellagra* auf. Neben den Hauterscheinungen am Hals (pigmentierte Hyperkeratosen) finden wir auch

Krankheitszeichen an Hand- und Fußrücken sowie anderen lichtexponierten Stellen.
Fehlt das Vitamin B_6 (Tagesbedarf 2 mg bis 4 mg), entsteht ein Pellagroid, ein der Pellagra ähnliches Krankheitsbild mit denselben Hauterscheinungen.
Fehlt Vitamin B_{12}, treten entzündliche Veränderungen an der Zunge auf, die man *HUNTERsche Glossitis* nennt.

Vitamin C (Ascorbinsäure, Tagesbedarf 30 mg bis 75 mg)

Die typische Mangelerkrankung bei Vitamin-C-Defiziten ist eine vaskuläre (gefäßbedingte) *Purpura*, die zu Blutungen an der Mundschleimhaut und in die Gelenke führt. Diese in den historischen Zeiten der Seeschiff-Fahrt früher häufige Erkrankung nennt man bei Erwachsenen *Skorbut*, bei Kindern *Morbus MÖLLER-BARLOFF*.
Allen Vitaminmangelerkrankungen liegt zunächst einmal eine falsche oder einseitige Ernährung zugrunde. In wenigen Fällen ist die Ursache eine Stoffwechselstörung mit mangelnder Resorption oder Aufnahme des Vitamins in den Körper.
Heutzutage sind sämtliche Vitamine als medikamentöser Ersatz oder als Fertigprodukte im Handel erhältlich.

Speicherkrankheiten (Thesaurismosen)

Die in der Dermatologie wichtigsten Speicherkrankheiten gehen mit Einlagerung von Stoffwechselprodukten in die Haut einher. Im wesentlichen handelt es sich um folgende Krankheiten:

- Lipoidspeicherkrankheiten (Fettstoffwechsel)
- Amyloidose (Pathoprotein-Krankheit)
- Gicht (Purinstoffwechselstörung mit Harnsäureerhöhung)
- Kalzinosen (Kalziumstoffwechselstörung)
- Myxodermie (Bindegewebserkrankung)

Lipoidspeicherkrankheiten

Die Störungen des Fettstoffwechsels werden in Hinblick auf den Fettgehalt des Serums eingeteilt.
So unterscheidet man Fettstoffwechselerkrankungen mit normalen Serumlipiden **(Lipoidosen)** von Fettspeicherkrankheiten, bei denen es zu einer Erhöhung der Blutfette kommt **(Xanthomatosen)**.

In der Podologie sind Lipoidspeicherkrankheiten kein Hauptproblem. Gelegentlich finden wir an den Streckseiten der Extremitäten, z. B. am Fußrücken, kleine eruptive verteilte Knötchen, das *Xanthoma tuberosum* (Abb. 216). (Weitere Angaben in der Fachliteratur).

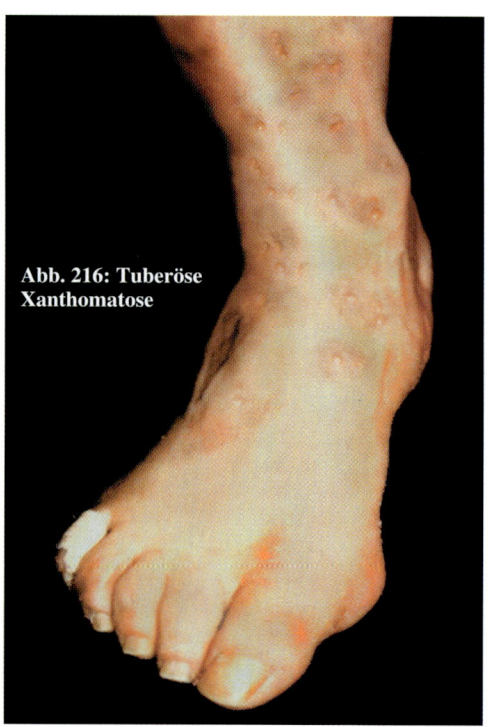

Abb. 216: Tuberöse Xanthomatose

Amyloidose

Amyloid nennt man einen speziellen Eiweißkörper (ein Globulin mit einem Polysaccharid gekoppelt), der in die Haut eingelagert wird, wenn im Organismus eine chronische Entzündung (Eiterung, Osteomyelitis) besteht. Man kennt jedoch auch eine primäre Amyloidose, daß heißt ein Auftreten der Erkrankung ohne erkennbare Grundkrankheit.
Die *primäre Amyloidose* führt z. B. am Unterschenkel zu hautfarbigen Knötchen mit hyperkeratotischer Oberfläche, die zum Teil stark jucken. Die Krankheit wird wegen der lichenoiden Konfiguration *Lichen amyloidosus* genannt. Eine andere Spielart der primären Amyloidose betrifft Häute, Schleimhäute, Muskulatur und Magen-

Darm-Trakt mit punktförmigen Blutungen, Knötchen und Verhärtungen. Von einer *sekundären Amyloidose* spricht man, wenn diese nach chronisch entzündlichen (eitrigen) Prozessen auftritt. In der Regel ist dies eine Osteomyelitis, manchmal aber auch eine Tbc. Die postinfektiöse Amyloidose ist im Bereich der Haut selten, da sie vorwiegend Organe wie Milz, Leber, Niere und Blutgefäße befällt. Nachweis: laborchemisch.

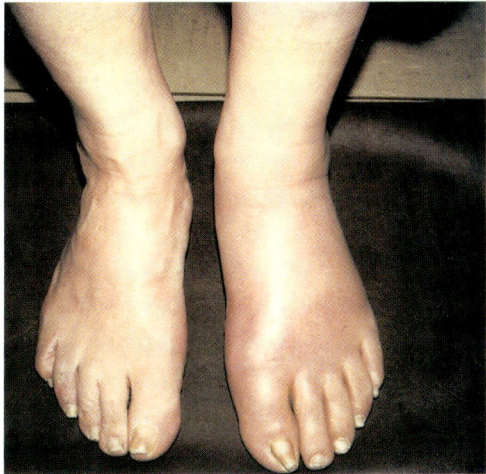

Abb. 217. Gicht: Von der Großzehe ausgehend, hat sich die Entzündung auf den ganzen Fuß ausgebreitet.

Gicht

Die Gicht ist eine anlagebedingte Störung des Purinstoffwechsels, bei der im Blut die Harnsäurekonzentration steigt, was widerum zu Ausfällung von Harnsäurekristallen in den größeren Gelenken, aber auch im Bereich der Haut (Ohrmuscheln) führt. Man nennt diese schimmernden, zum Teil perlenartig aussehenden, gelblichweißen Gichtknötchen Tophy. Nur im akuten Gichtanfall, nämlich dann, wenn die Harnsäurekonzentration im Blut über 7,2 mg% angestiegen ist, kommt es zu einer schmerzhaften Rötung und Schwellung der Haut (**Abb. 217**), aber auch der Gelenke. Die wiederkehrende Gicht am Großzehengrundgelenk, die oft mit nächtlichen Schmerzattacken einhergeht, nennt man *Podagra*. Mit Fortschreiten einer chronischen Gichterkrankung kommt es neben den Deformierungen durch die *Gicht-Tophy (Abb. 218)* auch zu Schäden am Knorpel und am Gelenk, einschließlich der Gelenkkapsel, was zu deutlichen Deformationen führt.

Kalzinosen

Die Ablagerung von Kalzium ist die eigentliche Ursache dieser Erkrankungen. Kalzium wird meistens in seinen Verbindungen, zum Beispiel Karbonat oder Phosphat, entweder als Folge eines gestörten Kalziumstoffwechsels oder im Verlaufe von chronisch entzündlichen, meist lokalen Prozessen in die Haut abgelagert (**Abb. 219**). Man

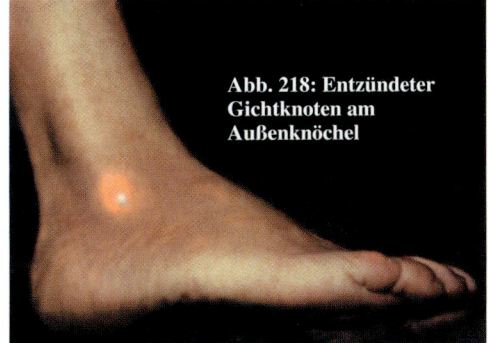

Abb. 218: Entzündeter Gichtknoten am Außenknöchel

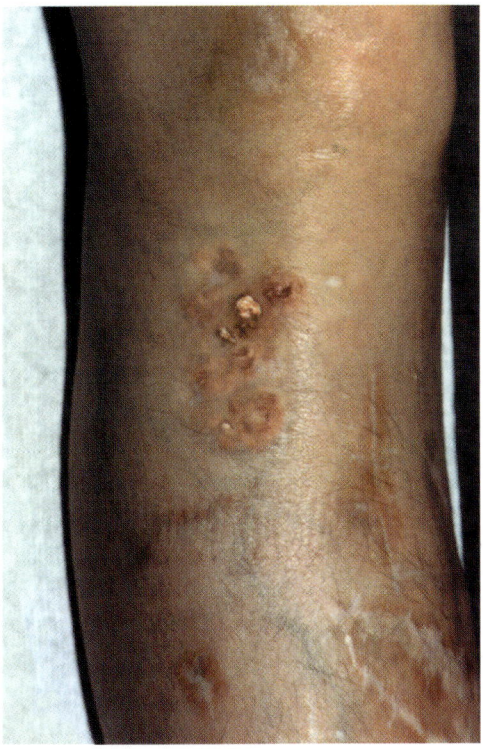

Abb. 219: Kalzinose nach chronischer Fistelung am Unterschenkel

191

findet sie unter anderen bei Dermatomyositis und Sklerodermie und unterscheidet im wesentlichen drei Formen:

Primäre Kalzinose (Calcinosis metabolica)

Diese tritt einmal ganz umschrieben auf, das heißt lokalisiert im Bereich der Finger- oder Zehengelenke, zum anderen generalisiert, wobei fast in allen größeren Gelenken, insbesondere der Kapseln und den Muskeln plattenartige Verkalkungen auftreten, die nicht selten herauseitern. Von der Lebenserwartung her haben die Träger dieser Krankheit eine schlechte Prognose. Die Ursache der metabolischen Kalzinose ist unbekannt, der Kalziumstoffwechsel laborchemisch normal.

Calcinosis metastatica

Eine weitere Spielart der Kalzinose ist die Calcinosis metastatica, bei der eine Störung des Kalziumstoffwechsels mit Hyperkalzämie zu beobachten ist. Sie tritt oft auf bei Nebenschilddrüsentumoren, Nierenerkrankungen oder Knochenumbauprozessen.

Calcinosis dystrophica

Es ist eine weitere Kalkstoffwechselstörung, die insbesondere dann auftritt, wenn entzündlich veränderte und degenerierte Gewebe wie Narben oder tumoröse Veränderungen vorliegen. Man findet diese Verkalkung an Körperauswüchsen und Narben (**Abb. 214 und 219**), jedoch auch an Injektionsstellen in Form von weißlichen Kalkknötchen, die sich auch im Röntgenbild gut darstellen.

Myxodermie

Dies ist eine Erkrankung vorwiegend des Bindegewebes, bei der die Grundsubstanz vermehrt wird und derbe Schwellungen der Haut entstehen. Im Gegensatz zu einem echtem Ödem bilden die Myxodermien keine Dellen, wenn man die Daumenkuppe in die Haut preßt. Die Ursache der Myxodermien sind Störungen des Schilddrüsenhaushaltes (Myxödem, M. BASEDOW) sowie der Leberfunktion (Dysproteinämien). Das *echte Myxödem* tritt bei einer Schilddrüsenunterfunktion auf. Die Myxodermie im Sinne eines *M. BASEDOW* sieht man gelegentlich bei einer Schilddrüsenüberfunktion. Auffällig ist neben den Veränderungen im Gesicht und dem Hervortreten der Augen auch eine prätibiale (Tibia = Schienbein) Anschwellung der Haut am Unterschenkel, wobei nicht selten eine vermehrte Behaarung und Verhärtung zu beobachten ist.

Hautschwellungen im Sinne von Myxodermien sieht man auch bei Dysproteinämien. Diese entstehen im Gefolge eines Leberschadens und sind gekennzeichnet durch eine falsche Eiweißzusammensetzung des Blutes. Es entwickelt sich allmählich eine elephantiasisähnliche Verdickung der Haut. Andere sichtbare Veränderungen bei einem Leberschaden sind Flecken und Knötchen, die man nicht nur am Körper, sondern auch an den Extremitäten findet.

Die Blutzuckererkrankung (Diabetes mellitus)

Diabetes mellitus ist, wie man heute weiß, eine komplexe Stoffwechselerkrankung und führt nicht nur zu einer Störung des Kohlenhydrat-, bzw. Zuckerstoffwechsels, sondern auch zur Störung des Fettstoffwechsels. Die Hauptursache ist eine Erkrankung der Beta-Zellen in den Inselorganen der Bauchspeicheldrüse, die das Insulin produzieren.

Ca. 4 bis 5 Prozent der Bevölkerung leiden an Diabetes, – viele wissen es nicht.

Man unterscheidet zwei Typen von Diabetes.

Typ I
Nur 10% aller Diabetiker haben einen Typ-I-Diabetes, genannt auch jugendlicher (juveniler) Diabetes. Er beginnt meist im Kindesalter, regelmäßig aber vor dem 40. Lebensjahr. Die Ursache ist ein Versagen der Insulinproduktion der Langerhans-Inselzellen in der Bauchspeicheldrüse. Wie man heute weiß, werden diese durch eine anlagebedingte Fehlreaktion des Immunsystems geschädigt und zerstört. Sind ca. 80 % der Inselzellen betroffen, bricht die Krankheit voll aus. Der Blutzucker steigt an (Hyperglykämie) und ab einer Konzentration von ca. 180 mg/dl beginnt die Niere, Glukose auszuscheiden, die im Urin mit Teststreifen nachweisbar ist. Es kommt zu den typischen Krankheitserscheinungen:

Durst
Ausscheiden großer Harnmengen
Müdigkeit
Krankheitsgefühl

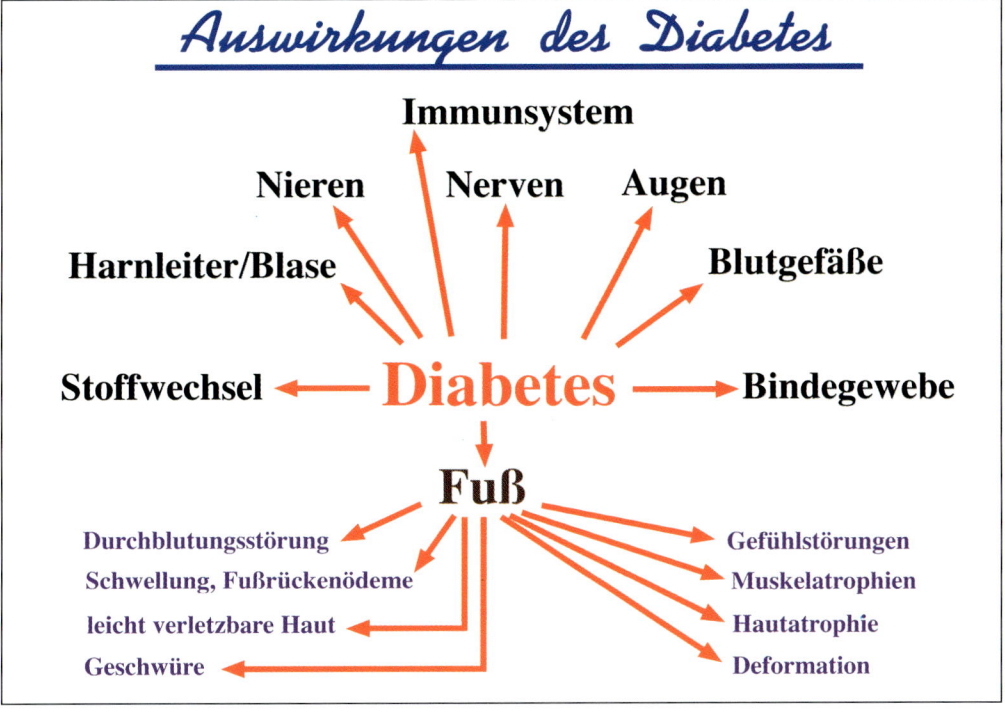

Auswirkungen des Diabetes

Immunsystem

Nieren   **Nerven**   **Augen**

Harnleiter/Blase   **Blutgefäße**

Stoffwechsel ← **Diabetes** → **Bindegewebe**

Fuß

Durchblutungsstörung   Gefühlstörungen
Schwellung, Fußrückenödeme   Muskelatrophien
leicht verletzbare Haut   Hautatrophie
Geschwüre   Deformation

Abb. 220: Diabetes und seine Folgen

Sehstörungen
Hautirritation mit Juckreiz
Eine sofortige Behandlung durch Substitution (Injektionen etc.) mit Insulin ist dann notwendig.
Ohne Behandlung kommt es zur Übersäuerung des Blutes, was zur Ketoacidose und schließlich zum lebensgefährlichen Bewußtseinsverlust (Koma) führt.

Typ II
Bei dieser Art des Diabetes sinkt die Insulinproduktion durch das zunehmende Alter (Altersdiabetes) oder die Produktion und Wirkung des glukosewirksamen Insulins ist durch Übergewicht und zu reichlicher Nahrungsaufnahme nicht ausreichend.
Kompliziert wird die Stoffwechsellage dadurch, daß teilweise sogar zuviel Insulin vorhanden ist, sich aber eine Insulinresistenz im Glukosestoffwechsel ausgebildet hat.
Dann findet man das Bild eines metabolischen Syndroms mit bauch- und hüftbetontem Übergewicht, hohem Blutdruck, Erhöhung der „Fettwerte" wie Triglyceride und des Cholesterins sowie Leberverfettung.

Der Therapieansatz ist hier auf jeden Fall Gewichtsreduzierung mit Diät und Bewegungstherapie. Nachdem beim Typ II zum Teil zu hohe, aber nicht wirksame Insulinspiegel nachweisbar sind, besteht der medikamentöse Therapieansatz darin, dem dicken Typ-II-Diabetiker sogenannte Biguanide (in Tablettenform z.B. Metformin) zu geben, die die Aufnahme von Glukose im Zielgewebe vermehren und die Produktion von Glukose in der Leber hemmen. Schlanke Typ-II-Diabetiker hingegen werden bevorzugt mit Sulfonylharnstoffen behandelt, weil diese die Insulinsekretion steigern.

Das diabetische Fußsyndrom

Auch in der Podologie beschäftigen uns die wichtigsten Spätfolgen des Diabetes:

Es gibt Autoren, die von einem **diabetischen Fußsyndrom** sprechen und fordern, bei Diabetikern am Fuß ebenso ein regelmäßiges Screening durchzuführen wie zur Verhinderung von diabetischen Augen- und Nierenschäden. Der diabetische Fuß entsteht zwar auf dem Boden einer arte-

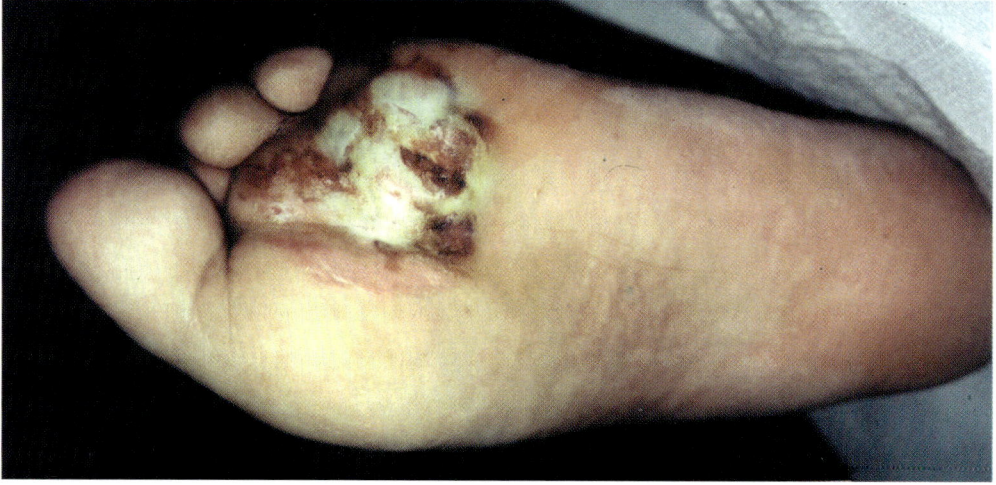

Abb. 221a: Diabetisches Ulkus. Keine Heilung nach Stichverletzung an der Fußsohle durch einen Nagel

riellen Verschlußkrankheit und der diabetischen Neuropathie, umfaßt jedoch noch weitere Komplexe **(Abb. 220)**:

- akrale Durchblutungsstörungen (Ischämie) an den Zehenspitzen oder der Ferse
- kaum tastbare Fußpulse
- Hautatrophie
- leicht verletzbare Haut
- schlecht heilende Wunden
- Schwellung, Fußrückenödeme
- Neuropathien (Gefühlstörungen)
- Atrophien der Muskulatur (motorische Mononeuropathien)
- atrophische Paresen
- Infektionen wie Furunkulose, Mykose, Soor (Candidainfektion)
- diabetisches Ulcus cruris (Unterschenkelgeschwür)
- Juckreiz, später Gefühlstörungen, besonders

Störung des Vibrationsempfindens, sowie der Unterscheidung von spitz und stumpf und kalt und warm
- Osteo- und Arthropathie (Charcot-Fuß) mit zunehmender Deformierung des Fußes

Die komplexe Gesamterkrankung erscheint mit vielen Symptomen. So ist die Kombination arterieller mit venösen Störungen häufig. In der podologischen Praxis sind die ulzerösen Folgen der Durchblutungsstörung am häufigsten vertreten. Die Anfangssymptome sind diskret und tückisch für den Behandler, wenn es zu kleinen, schlecht heilenden Wunden kommt. Nicht selten stellen sich Patienten vor, deren fortgeschrittener Zustand erschreckend ist, aber dessen Behandlung dennoch eine große und mühevolle Aufgabe darstellt **(Abb. 221a und Abb. 221b)**.

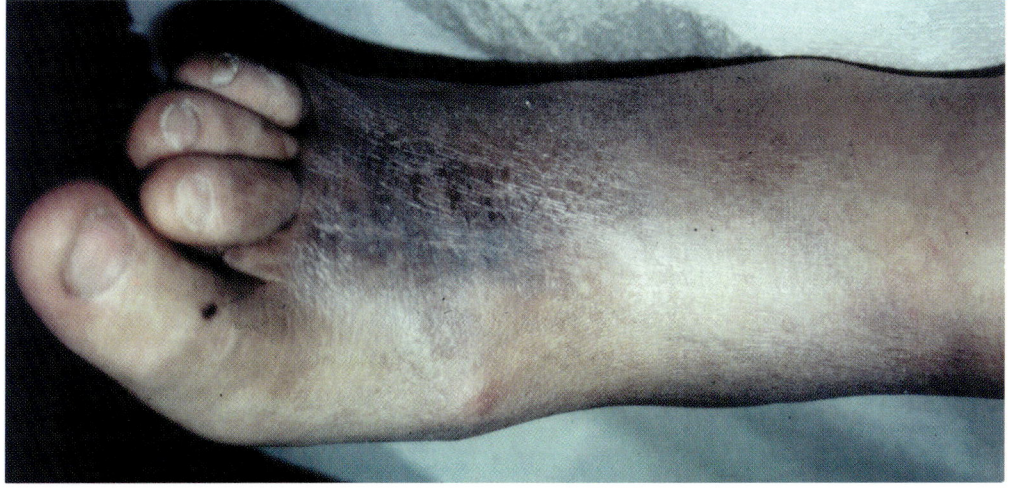

Abb. 221b: Diabetischer Fuß mit Zirkulationsstörung, Fußrückenödem, Hautatrophie. Derselbe Fuß wie in Abb. 221a.

Die Behandlung erfordert eine interdisziplinäre Komplexstrategie der medizinischen Fachrichtungen:

Orthopädie
Innere Medizin
Dermatologie
Neurologie

Zudem sind folgende Medizinalberufe gefordert:

Podologie
Schuhtechnik
Krankengymnastik
Medizinische Bademeister

Für die Podologie gelten dieselben Behandlungsgrundsätze, wie sie für die Behandlung der Ulzera dargestellt sind. Auf die Problematik wurde bereits an anderer Stelle eingegangen. Die besonderen Aspekte der Pathophysiologie bei Diabetes sind jedoch zu berücksichtigen und eine podologische Therapie nur unter fachärztlicher Kontrolle durchzuführen.

VIII C. Traumatisch bedingte Hauterkrankungen

Die traumatisch bedingten Hautschäden unterteilen wir in zwei große Gruppen:

- **Dermatosen mit physikalischer Ursache**
- **Dermatosen mit chemischer Ursache**

Wir verstehen darunter Hautschädigungen durch Einwirkungen auf die Haut von außen.

Hautschäden (Dermatosen) mit physikalischer Ursache

Hier sind im wesentlichen drei Haupteinwirkungen zu unterscheiden:

- **mechanische**

- **thermische (durch Wärme und Kälte)**

- **aktinische (durch Licht und Strahlen)**

Mechanisch verursachte Dermatosen

Es kommen hauptsächlich Wunden, Verletzungen und Druckschäden in Frage.
Wunden und Verletzungen betreffen den Fachbereich der Chirurgie: Dort unterscheidet man vier Grundtypen der *Wunde:*

- Schnittwunde
- Riß-, Quetsch- und Platzwunde
- Stichwunde
- Schußwunde

In der Chirurgie sind Schnittwunden am günstigsten zu versorgen, da glatte Wundränder bestehen und die Infektionsgefahr nach Reinigen und Ausspülen der Wunde am geringsten ist. Riß-, Quetsch- und Platzwunden können in der chirurgischen Erstversorgung durch die sogenannte „Friedrichsche Wundumschneidung" in glatte, gut heilende Schnittwunden umgewandelt werden, womit die Heilungsaussicht steigt und die Infektionsgefahr sinkt. Stichwunden sind schwierig zu versorgen und je nach Größe des Stichkanales sowie des perforierenden Gegenstandes mehr oder weniger infektionsgefährdet. Auch Schußwunden sind von der Heilung her ungünstig, da sie meist unscharfe Ränder haben, zum Teil verschmutzt oder auch mit Pulverdampf (Schmauch) versengt sind.

Sonderformen

Zu den traumatischen Schädigungen der Haut zählt man *Hämatome*, die durch direkten Schlag entstehen. *Schürfwunden*, *Ablederungen*, auch *Skalpierung* und *Schindung* sowie *Marschblasen*

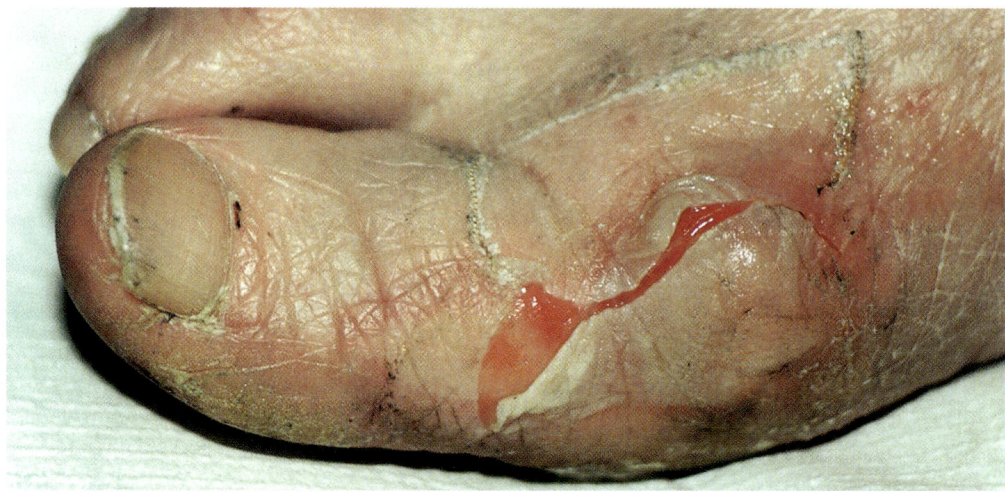

Abb. 222: Marschblase

(**Abb. 222**) zählt man zu den Sonderformen der traumatischen Hautschäden. Die *Pfählungsverletzung* ist meist kombiniert mit Schäden tieferer Organe.

Druckschäden

Im wesentlichen gehören dazu:
Die akute Hautdruckschädigung in Form einer Druckblase oder eines entzündlichen Druckulkus (**Abb. 223**).
Schädigung durch Dauerdruck, der einen Dekubitus verursacht. Der chronische Druck führt zu Hautreaktionen wie Hyperkeratosen. Sie finden wir beim Callus (Druckschwiele) und dem Clavus (Hühnerauge). Nicht zu vergessen sind auch Schäden im Bereich der Hornhaut, die auf chronische Überbeanspruchung bricht und so zu tiefen Rhagaden führen kann. Aus der traumatologischen Praxis sind uns auch die typischen „Druckstellen" im Gipsverband nicht unbekannt.

Physikalisch-thermische Hautschäden

Verbrennung

Wesentlicher Wärmeschaden ist die *Verbrennung* der Haut (*Combustio*). Sie wird je nach ihrem Schweregrad in drei Stufen eingeteilt. Die Gradeinteilung berücksichtigt im wesentlichen das Ausmaß der Verbrennung in der Tiefe und auch die dementsprechenden Aussichten auf Heilung.

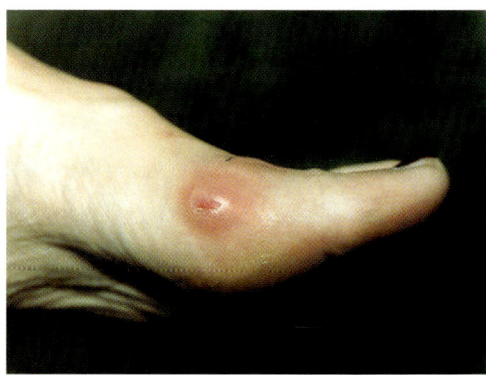

Abb. 223: Entzündetes Druckulkus über dem Schleimbeutel des Großzehenballens

Verbrennung ersten Grades

Wir sehen auf der Hautoberfläche ein *Erythem*, das heißt eine Rötung, wie sie beim normalen Sonnenbrand entsteht. Die Rötung, auch der oft auftretende Schmerz, klingt in einigen Tagen wieder ab, wobei die Ausheilung ohne Narben erfolgt.

Verbrennung zweiten Grades

Hier finden wir bereits *Blasen* (**Abb. 224**) und ein entzündliches *Ödem* mit *Schwellung* der ge-

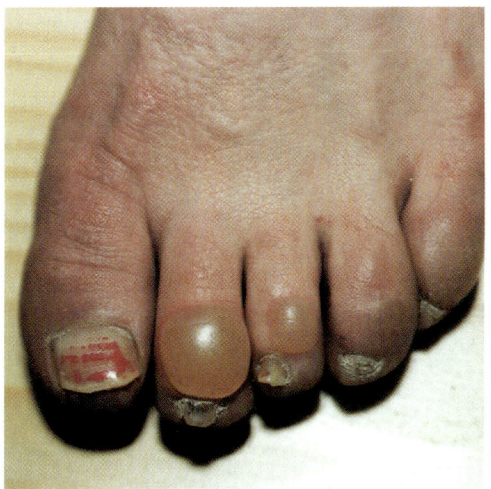

Abb. 224: Brandblasen durch heißen Kaffee

samten Haut. Auch hier ist die Ausheilung in den Normalzustand gewährleistet, jedoch auch abhängig von dem Ausmaß der Verbrennung. Bei der Therapie müssen wir auf eine sterile Behandlung der Blasen achten, auf abschwellende Maßnahmen und, was ganz wichtig ist, auf einen ausreichenden Füssigkeitsersatz, da sich die Kreislaufverhältnisse destabilisieren können.

Verbrennung dritten Grades

Die Ausdehnung des thermischen Schadens reicht bis in die Subcutis. Auch hier kommt es zunächst zur erheblichen Rötung, Blasenbildung und Ödembildung, letztendlich zur Nekrose. Es treten Flüssigkeitsverluste auf, was bei großen Flächen auch möglicherweise zum Kreislaufversagen führt. Ausgedehnte Verbrennungen dritten Grades müssen mit Antibiotika behandelt werden. Eine großflächige Verbrennung erfordert unbedingt die Behandlung in einer Klinik. Auch größere Ausdehnungen der Hautschädigung zweiten Grades sollten in der Klinik behandelt werden, da die Unterscheidung vom zweiten und dritten Grad, besonders in der Anfangsphase sehr schwierig ist und erst nach 24 Stunden die klare Symptomatik unterscheidbar wird.
Im Augenblick nach der Verbrennung kann ein Teil des Schadens oft durch sofortige Abkühlung mit kaltem Wasser, Eis oder Eisspray verhindert werden. Bei größeren Schäden versucht man

durch Beurteilung der Schwere, also mit Einschätzung des Grades und der Ausdehnung eine Prognose: Man benutzt dabei die
Neuner-Regel nach WALLACE:
Kopf und Arme werden mit je neun Prozent der Körperoberfläche berechnet, Beine jeweils mit 18 Prozent, der Rumpf mit 36 Prozent. Zusätzlich ist es erforderlich, Puls, Blutdruck, Bewußtseinslage und die Durchblutung der Extremitäten zu beurteilen: Ist die Haut mit einer Oberfläche ab 10 Prozent Ausbreitung geschädigt und handelt es sich mindestens um eine Verbrennung zweiten Grades, ist eine Infusion zum Ausgleich des Flüssigkeitsverlustes und zur Vermeidung des Verbrennungsschockes erforderlich. Durch diese Folgeerscheinungen spricht man heutzutage von einer ***Verbrennungskrankheit***, da sie eine zum Teil lebensbedrohliche Reaktion des Organismus auf Verbrennungen darstellt. Die Behandlung ist von Spezialisten durchzuführen.

Chronischer Wärmeschaden (Erythema ab igne)

Ist die Haut chronischer und länger andauernder Wärmeeinwirkung ausgesetzt, zum Beispiel an Heizkörpern, Kaminfeuer oder auch Heizdecken, Wärmflaschen, so kommt es zu einer chronischen Gefäßerweiterung, die im Endeffekt zu unscharf begrenzten, netzartigen Pigmentverfärbungen an den betroffenen Hautpartien führt.

Schäden durch Elektrizität

Die elektrische Verletzung entsteht in der Regel durch elektrischen Strom oder Blitzschlag.
Der elektrische Schaden wird verursacht durch die lokale hochgradige Wärmeeinwirkung im Sinne einer umschriebenen Verbrennung in Kombination mit dem Stromschaden, der meist eine Strommarke an der Eintrittstelle hinterläßt.
Der Blitzschaden hinterläßt oft ein bizarres Oberflächenmuster auf der Haut, das sowohl nur eine Rötung als auch eine komplette Verkohlung sein kann.
Erhebliche Hautschäden durch Elektrizität heilen schlecht. Bei starker Stromeinwirkung steht jedoch in der Regel der Schaden an lebenswichtigen Organen wie Herz, Gehirn, Nerven im Vordergrund.

Strommarken sieht man in der Podologie gelegentlich als Folge unsachgemäßer physikalischer

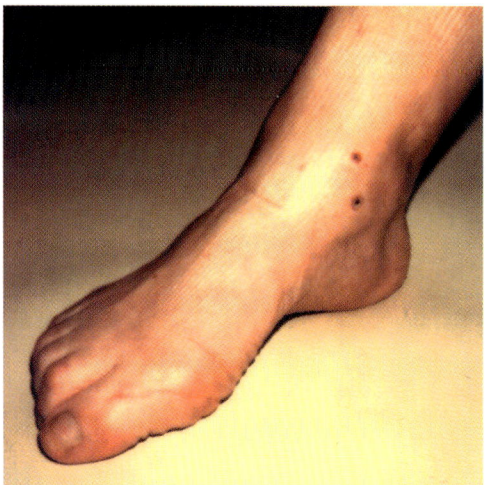

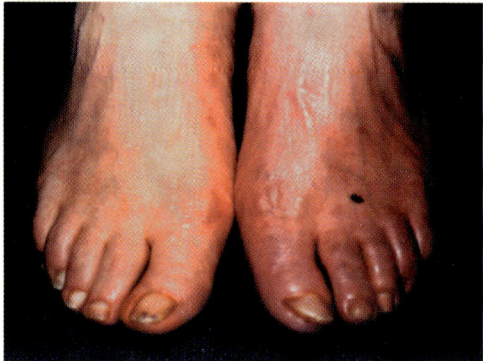

Abb. 226: Zustand nach Erfrierung des linken Fußes. Bläuliche Verfärbung als Zeichen der bleibenden trophischen Störung.

Abb. 225: Elektroschaden. Zwei Strommarken über dem Innenknöchel nach Jontophorese

Behandlungsmaßnahmen **(Abb. 225)**. Die Heilungstendenz ist schlecht. Die sichtbare Strommarke zeigt nur einen Teil des geschädigten Gewebes und der zuführenden Blutgefäße.

Kälteschäden der Haut (Congelatio)

Kälteschäden der Haut sind, ähnlich denen der Wärmeschäden, ebenfalls in drei verschiedene Grade einzuteilen.

Erfrierung ersten Grades

Dabei beobachtet man eine Verblassung der Haut mit *Ischämie*. Narben oder größere Schäden entstehen in der Regel nicht. Die Therapie besteht in langsamer Anwärmung. Hausmittel, wie kalte Abreibungen mit Schnee etc. sind umstritten. Sie sollen als reaktive, therapeutische Wirkung den vermehrten Anreiz zur Hautdurchblutung haben.

Erfrierung zweiten Grades

Hier sieht man bereits *Blasen* und *Blutungen (Hämorrhagien)*. Eine Abheilung ohne Narbenbildung ist hier noch zu erwarten. Therapeutisch steht die Eröffnung und sterile Behandlung der Blasen im Vordergrund sowie die langsame Anwärmung des betroffenen Körperteils.

Erfrierung dritten Grades

Im vollausgebildeten Stadium sieht man hier *Nekrosen* mit der *Schwarzen Gangrän*. Erfrierungen dritten Grades führen nur ausnahmsweise zur Narbenbildung. Spätschäden sind allerdings zum Teil erhebliche trophische Störungen **(Abb. 226)**. Die Soforthilfe ist eine langsame, stufenweise Erwärmung, wobei zu beachten ist, ob der Verletzte insgesamt unterkühlt ist. Bei Unterkühlung des Gesamtkörpers ist eine lokale Wärmeanwendung nicht ratsam: Unterkühlte Personen sind langsam anzuwärmen, Bewegungsübungen zu unterlassen, da sonst das unterkühlte Blutvolumen der Extremitäten zu einem Abfall der *Kerntemperatur* führt, die der Körper zum Schutz der wichtigen Organe Gehirn, Herz etc. braucht. Erfrierungen dritten Grades, logischerweise auch sämtliche Unterkühlungen eines Patienten, müssen in der Klinik behandelt werden.

Nach neuester Lehrmeinung soll man örtliche Erfrierungen so rasch wie möglich auftauen. Ein Anheben der sogenannten Kerntemperatur mit heißen Getränken unterstützt die Erwärmung von innen. Die Körpertemperatur hebt auch die HIEBLER-Packung der Bergwacht, wo der Patient in eine Wärmepackung eingewickelt wird.

Für das schnelle lokale Auftauen sprechen pathophysiologische Gründe:

Bei Kälteeinwirkung kommt es zunächst als erste Hautreaktion zu einer reflektorischen Mehrdurchblutung. Dieser wiederum folgt eine Gefäßverengung, wobei die betroffene Extremität sich bläulich-weiß verfärbt. Erst danach kommt es bei minus zwei Grad bis minus zehn Grad Celsius zu einem völligen Einfrieren des Gewebes. Kurz davor steigen die Konzentrationen der Elektrolyte und es kommt zu einem Ausfall der Enzyme. Dies führt wiederum zu einem toxischem Gewebeschaden.

Man weiß heute, daß dieser Gewebeschaden teilweise wieder behoben werden kann, sofern mit warmem Wasser schnell aufgetaut wird. Dieses rasche Auftauen ist zum Teil sehr schmerzhaft, führt aber zu einem erhöhten Sauerstoffverbrauch des Gewebes. Der dadurch bedingte Schaden ist jedoch geringer als der toxische Gewebeschaden durch den Ausfall der Enzymsysteme.

Die lokalen Erfrierungen verursachen Schmerzen, weil die Mastzellen beim Zugrundegehen Schmerzmediatoren (Histamin) freisetzen.

Sonderformen des Kälteschadens

Perniosis (Frostbeulenkrankheit)

Diese Erkrankung entsteht meist unter chronischer Kälteeinwirkung, wird jedoch durch eine periphere Durchblutungsstörung verursacht. Diese Zirkulationsstörung heißt **Acrozyanose** und ist eine Angiolopathie (siehe Gefäßerkrankungen).

Erythrocyanosis crurum puellarum

Diese Erscheinung ist kein eigentlicher Kälteschaden. Durch Kälteeinwirkung kommt es aber zu einer beidseitigen Blaufärbung mit Mangeldurchblutung und Herabsetzung der Sauerstoffversorgung im unteren Drittel der Unterschenkel. Beobachtet werden die Symptome dieser Krankheit vorwiegend bei jungen Mädchen, wobei nicht selten eine umschriebene Keratose der Haarfollikel zu beobachten ist.

Aktinische Dermatosen
(Hautschäden durch Licht- und Strahleneinwirkung)

Lichtdermatosen (Hauterkrankungen durch Lichteinwirkung)

Bei den Lichtdermatosen unterscheiden wir schädigende Einwirkungen durch:

- **Sonnenlicht**
- **UV-Strahlen**

Vorgänge in der Haut durch Licht

Wir unterscheiden unsichtbares vom sichtbaren Licht, dessen Spektrum vom UV-Bereich 290 Nanometer (nm) bis zirka 400 nm reicht. Die Einwirkung von ultraviolettem Licht führt in der Haut schon im normalen Zustand zu folgenden Reaktionen:

Es kommt zur Änderung des Zellstoffwechsels, der Zellstruktur, aber auch der Funktionsmodulation der einzelnen Zellen. Schon nach Stunden sind Veränderungen im Zellstoffwechsel, in der Blutzirkulation und in der Melaninproduktion nachweisbar. In der Feinstruktur führt die im Sonnenlicht enthaltene UV-Strahlung fast bei allen Zellen zu Schäden. Als einziger positiver Effekt ist die Vitamin-D_3-Bildung bekannt. In der Haut selbst bleibt bei Lichteinstrahlung lediglich die Hornschicht unverändert, welche als Filter wirkt, insbesonders nach Ausbildung einer Lichtschwiele. Als weitere Schutzfaktoren wirken das Pigment Melanin und verschiedene Zellbestandteile, die zur Streuung des Lichts an der Hautoberfläche dienen und dadurch die Eindringtiefe vermindern. Diese ist bei UV-B-Strahlen bis zum Stratum spinosum nur geringfügig, – etwa zehn Prozent bis in die obere Lederhautschicht. Das UV-A-Licht und unser sichtbares Sonnenlicht dringen jedoch bis zu 50 Prozent in die obere Lederhaut ein.

Im Immunsystem erzeugt das UV-Licht vorübergehend eine Immunschwäche (***Photoimmunologie***). Die Ursache dafür ist eine zeitweilige Schwäche der Langerhans-Zellen, die vorübergehend keine Fähigkeit mehr zur Antigenpräsentation haben. Verschiedene Mechanismen sind hier erforscht. Eine ganze Reihe Fragen sind noch offen.

UV-Strahlen mit ihrem kurzwelligen Anteil (UV-B um 280 nm) und einem langwelligen Anteil (UV-A bis zu 400 nm) sind auch ein Bestandteil des Sonnenlichts. Sie erzeugen wie die Strahlenquellen in den sogenannten Sonnenstudios unterschiedliche Reaktionen:

Eine kürzere Einwirkung von UV-B führt zu einer Rötung (Erythem) der Haut und zu einer Proliferation von Hornhaut.

Längere, chronische Einwirkung durch das UV-A führt zu einer Hyperkeratose und zur verstärkten Pigmentation (Hautbräunung). Diese Hyperkeratose, vergesellschaftet mit einer Braunfärbung der

Haut ist eine natürliche Reaktion des Körpers auf starke UV-A-Einwirkung und wird als physiologischer Strahlenschutz angesehen. Man nennt diese Hautveränderung auch **Lichtschwiele**.

Die Hautschädigung durch das UV-Licht geschieht auf zwei Wegen:

phototraumatisch (direkt) und

photodynamisch (indirekt).

Phototraumatische Reaktionen

Darunter versteht man akute Lichteinwirkungen, die zu einem Sonnenbrand (*Dermatitis solaris*) führen. Die Erscheinungen des Sonnenbrandes sind zunächst Hautrötung, auch Blasen, zunehmende Braunfärbung der Haut, möglicherweise begleitet von starken Schmerzen und Allgemeinreaktionen wie Kreislaufstörungen durch Flüssigkeitsdefizit. Bei einem Sonnenbrand unterscheiden wir, ebenso wie bei einer normalen Verbrennung, den ersten und den zweiten Grad. Chronische Lichteinwirkungen, insbesondere mit Beteiligung von UV-A-Strahlen, führen zu vorzeitigen Alterserscheinungen (Land- und Seemannshaut). Am Hals von Landarbeitern, die der Sonne ausgesetzt sind, finden wir oft die *Cutis rhomboidalis nuchae*. In seltenen Fällen können durch chronische Lichteinwirkung sogar bösartige Hauterkrankungen entstehen (*Spinaliom*, *Malignes Melanom*).

Photodynamische Reaktionen

Photodynamische Reaktionen sind gekennzeichnet durch Hautverfärbungen oder Schäden, die durch Lichteinwirkung entstehen. Die Reaktion erfolgt erst dann, wenn der Mensch mit Substanzen in Kontakt kommt oder diese aufnimmt, die durch Lichteinwirkung chemisch verändert werden. Es kommt zu Hautveränderungen, die man entweder als toxisch oder allergisch bezeichnet.

Phototoxische Reaktionen

Sie entstehen bei der ersten Lichtexposition von Menschen, die Kontakt mit bestimmten Substanzen haben. Zu solchen akuten toxischen Hautveränderungen kommt es beispielsweise nach Kontakt mit bestimmten Farbstoffen wie Rivanol und anderen Desinfektionsmitteln (Akridin). Auch Lippenstiftfarben (Eosin) können eine phototoxische Reaktion hervorrufen. In der Fußpflege angewandte ätherische Pflanzenöle (Furocumarine) können ebenfalls phototoxisch wirken. Dazu gehören Bergamottöl und Riesenbeerenklau. Bekannt ist auch die Wiesengräser-Dermatitis (Dermatitis pratensis), die gelegentlich nach dem Sonnenbaden im Gras auftritt. Nicht selten sieht man toxische Hautveränderungen nach Teerkontakt, zum Teil bei Salbenanwendungen (Ichthyol).

Eine andere Spielart ist auch die Berloque-Dermatitis, die nach Anwendung bestimmter Parfüme auftritt, welche ätherische Öle enthalten. Diese berloque-(Uhrgehänge)-ähnlichen Hauterscheinungen entstehen dadurch, daß das Parfüm an den Patienten herabläuft und die dadurch entstehenden Hautflecken wie Uhrgehänge aussehen. Die Hautverfärbungen sind gerötet, erscheinen auch als lokales Ödem mit Blasen und sind je nach Kontaktfläche scharf begrenzt.

Photoallergische Reaktionen

Diese entstehen gemäß der Definition nur bei photosensibilisierten Menschen nach Zweitkontakt. Das setzt voraus, daß der betroffene Patient bereits einmal einen Kontakt mit einer sensibilisierenden Substanz hatte und es zu einer Antigen/Antikörperreaktion gekommen ist. Werden dadurch Antikörper produziert, kommt es beim zweiten Kontakt mit derselben Substanz zu einer allergischen Reaktion unter Einfluß der Bestrahlung.

Auslösende Substanzen sind zum Teil Medikamente wie Sulfonamide, Antibiotika, Tetracycline, Antimycetica (Pilzmittel wie Griseofulvin), Medikamente gegen Blutzucker (Tolbutamid), Phenothiazine (Megaphen) sowie Saluretica (Hydrochlorothiazid) zur Wasserausscheidung. Nicht nur Medikamente lösen photoallergische Reaktionen aus, sondern auch Stoffwechselprodukte und Abbauprodukte des Blutbestandteiles Hämoglobin. Dazu gehören die *Porphyrien*, zumeist ausgelöst durch das Hämatoporphyrin. Gesichert als Auslöser ist auch das Stoffwechselprodukt Indolylakrilsäure. Andere, zum Teil unbekannte Substanzen werden noch diskutiert. Zu den allergischen Hauterkrankungen, die durch Belichtung ausgelöst werden, ordnet man auch die Lichturticaria zu. Chronische Lichtdermatosen sind das *Ekzema solare* (*summer-eruption*) und die *Sommer-Prurigo-HUTCHINSON*.

Porphyrien

Ursache von Porphyrien ist eine Störung im Hämoglobinstoffwechsel. Die betroffenen Patienten haben entweder einen gestörten Aufbau des Hämoglobins oder einen verminderten Porphyrinabbau, wie er durch Leberschäden verursacht wird. Die eigentlichen Hautsymptome entstehen durch die Reaktion der Porphyrine auf UV-Licht, wobei Pigmentierungen auftreten, aber auch Blasen mit Blutungsneigung. Man unterscheidet bei der Porphyrie drei Formen: eine, die im Kindesalter auftritt und vorwiegend durch Blutbildungsstörungen entsteht und zwei andere, wobei die eine mehr Männer und die andere mehr Frauen betrifft. Ursache bei beiden Geschlechtern: Leberschaden.

Die Therapie der Porphyrien besteht im wesentlichen darin, Hautschäden durch Lichteinwirkung zu vermeiden, außerdem die Grundkrankheit zu beheben oder zu mildern.

Sonnenbrand (Erythema solare, ausgeprägt auch Dermatitis Solaris)

Dieser wird verursacht durch das gewöhnliche Sonnenlicht und künstliches UV-B. Die Symptome bestehen in einer Rötung der Haut (Erythem), die meist schon während der Sonneneinstrahlung einsetzt und nach 12 bis 24 Stunden sehr unangenehm wird. Erst nach zwei, drei Tagen klingt dieses Symptom ab. Die Empfindlichkeit auf Sonneneinstrahlung hängt vom Grad der Pigmentierung und der Dicke der Hornschicht des jeweiligen Individuums ab. Dabei gibt es auch noch Unterschiede in der Reaktion, die vom jeweiligen rassischen Typ, hellhäutig oder dunkelhäutig, bestimmt wird.

Auch am Fuß, speziell am Fußrücken, ist der Sonnenbrand durchaus Realität. Der Selbstschutz des Körpers, durch Hautdicke und Pigmentierung bedingt, ist von der Bestrahlungsdauer und dem Hauttyp abhängig. Als Faustregel gelten folgende Einwirkzeiten starker Sonnenstrahlung, die von der Haut ohne Schutzmittel folgenlos ertragen werden:

- Typ I: helle Haut, blonde oder hellrote Haare – 10 Minuten
- Typ II: helle Haut, helle Augenfarbe, blonde bis brunette Haare – 20 Minuten
- Typ III: dunkle Haare, braune Augen, pigmentierte Haut – 30 Minuten

- Typ IV: von Natur aus dunkle Haut, braune Augen, dunkle oder schwarze Haare – 45 Minuten

In der Regel wird der Sonnenbrand vom kurzwelligen Licht verursacht (290 bis 320 nm). Ein Sonnenbrand mit UV-A-Licht wird nur dann ausgelöst, wenn erhebliche Energiedosen auf die Haut treffen.

Der Sonnenbrand, die Rotfärbung der Haut, darf nicht verwechselt werden mit der Sofortbräunung. Sie tritt sofort während der UV-Bestrahlung auf und bildet sich über Nacht wieder zurück. Der genaue Mechanismus der Sofortbräunung ist nicht bekannt, wird aber auf Oxidationsvorgänge von Melanin-Vorstufen zurückgeführt. Von den vorgenannten Farbveränderungen der Haut zu unterscheiden ist auch die normale Sonnenbräune, die erst nach einigen Tagen einsetzt und durch die Steigerung der Pigmentproduktion (Melanin) zustande kommt (siehe Kap. I). Chronische Strahlenschäden der Haut entstehen erst nach zehn bis zwanzig Jahren.

Sonderformen

Es gibt bestimmte Hauterkrankungen, die durch Lichteinwirkung beeinflußt werden. Einige führen zu einer erhöhten Empfindlichkeit auf Licht und dessen Wirkung. Dazu gehören:

- **Morbus DARIER**
- **Pellagra**
- **Lupus erythematodes**
- **Xeroderma pigmentosum**
(Näheres siehe Fachliteratur)

Strahlenschäden

Von strahleninduzierten Dermatosen spricht man, wenn diese durch ionisierende Strahlen entstehen. Dazu gehören im wesentlichen *Röntgenstrahlen* und *radioaktive Strahlen*.

In der Regel sehen wir einen chronischen Schaden, den man als Radiodermatitis bezeichnet und der erst nach zirka einer Woche auftritt. Die Schädigung erfolgt hauptsächlich durch Beta- und Gammastrahlen. Auch der Strahlenschaden der Haut wird in drei Grade eingeteilt:

- Grad 1 mit Rötung, Ödem, Pigmentation und starkem Juckreiz
- Grad 2 mit Rötung, Ödem und Bläschenbildung

- Grad 3 mit Schädigung der gesamten Hautschicht und Ulkusbildung (meist auf die Stelle der Strahleneinwirkung begrenzt)

Allen Strahlenschäden ist gemeinsam, daß es zum Haarausfall kommt, wobei im Stadium 2 und 3 keine vollkommene Ausheilung mehr zu erwarten ist und sogar Talg- und Schweißdrüsen verschwinden.

Dermatosen mit chemischer Ursache

Hier unterscheiden wir Verätzungen mit

Säuren und

Laugen.

Die Verätzung mit Säuren

Die wichtigsten Säureverletzungen entstehen durch *anorganischen Säuren:*
HCl (Salzsäure)
HNO_3 (Salpetersäure)
H_2SO_4 (Schwefelsäure)

Die Wirkung von Säureverätzungen besteht in der *Ausfällung* von Eiweiß und Bildung von *Koagulationsnekrosen.* Die Ausmaße der Verletzung sind auf den Einwirkungsort der Säure beschränkt, meist oberflächlich und scharf begrenzt. Die Heilungsaussichten sind relativ günstig, da die Schadenswirkung der Säure in der Regel eine scharfe Begrenzung hat.

Neben diesen gibt es auch noch Verletzungen durch *organische Säuren.*

Zur Therapie werden in der Podologie Säuren in

Form von Trichloressigsäure, Sulfonsäure (Albothyl) sowie Acetylsalicylsäure verwendet. Salze von Säuren benutzen wir bei Ätzstiften.

Die Verätzung mit Laugen

Schäden werden vorwiegend durch folgende Laugen verursacht:
NaOH (Natriumlauge),
KOH (Kalilauge),
NH_4OH (Stickstoff) und kalkhaltige Verbindungen.
Die Verätzungswirkung bei Laugen ist nicht Eiweiß*ausfällung*, sondern Eiweiß*auflösung*! Es entstehen sogenannte Kolliquationsnekrosen, die tief in die Haut reichen, auch zumeist unscharf begrenzt sind. Die Heilungstendenz von Laugenverletzungen ist ungünstiger als bei Säureverletzungen, da durch die Eiweißauflösung das Areal der Schädigung nicht scharf abgegrenzt, sondern infiltrativ ausgedehnt wird.

Die jeweilige Soforttherapie der Verätzungen ist Abspülung und Verdünnung der chemischen Noxen mit reichlich Wasser, wenn keine speziellen Behandlungschemikalien zur Verfügung stehen. Ansonsten werden Verätzungen durch Säuren und Laugen weiterbehandelt wie Verbrennungen.

VIII D. Hauterkrankungen mit Geschwulstbildung
(Tumorös bedingte Dermatosen)

Die Einteilung der tumorösen Hauterkrankungen erfolgt nach zweierlei Gesichtspunkten.

1. Einteilung nach Tumorart
2. Einteilung nach Tumorabstammung

Von der klinischen Betrachtung her unterscheiden wir

- **benigne Tumore** (gutartige Geschwülste)

- **maligne Tumore** (bösartige Geschwülste)

- **semimaligne Tumore** (Geschwülste mit zerstörendem Wachstum ohne Bildung von Tochtergeschwülsten)

Eine andere Zuordnung ist die zum Keimblatt, also der embryonalen Entwicklung entsprechend. Bei dieser Form der Einteilung gliedern wir nach der Abstammung der Tumorzellen aus den drei embryonalen Keimblättern:

- **ektodermale Tumore**

- **neurektodermale Tumore**

- **mesodermale Tumore**

Gutartige Geschwülste (benigne Tumore) der Haut

Diese Tumoren sind gekennzeichnet durch ein lokal abgegrenztes Wachstum. Der Tumor breitet sich jedoch räumlich aus. Er hat einen regelmäßigen Gewebsaufbau, wobei keine Tochterzellen oder Metastasen gebildet werden und das Tumorgewebe nicht in andere Gewebe oder Organe penetriert. Die Prognose der gutartigen Tumoren ist in der Regel günstig. Schreitet ihr Wachstum zu

schnell fort und verdrängt andere Organe, was lebensgefährlich werden könnte, genügt die operative Entfernung.

In der Gruppe der gutartigen Geschwülste unterscheiden wir die *erworbenen* und die *angeborenen Tumore*:

Angeborene, gutartige Geschwülste (Hamartome) der Haut

Dazu gehören:

- **ektodermale angeborene Tumore**, z.B. epitheliale Naevi

- **neurektodermale benigne Tumore**, z. B. Naevuszell-Naevi

- **mesodermale benigne Tumore**, z. B. Hämangiome

Erworbene, gutartige Geschwülste der Haut

Auch hier unterscheiden wir *ektodermale, neurektodermale* und *mesodermale Tumoren*.

Ektodermale, gutartige, erworbene Tumore

Der Hauptvertreter, den wir in der Dermatologie finden, ist die

Verruca seborrhoica

Sie erscheint vielfältig, oft in der Mehrzahl als flache, gelblich-bräunlich verfärbte Erhebung, die bis münzgroß werden kann. Ihre Konsistenz ist weich, die Oberfläche ist zum Teil flach, die Ränder und die umgebende Haut reizlos. Die Verruca seborrhoica tritt vorwiegend bei älteren

Männern auf und sitzt am Rumpf (**Abb. 227**), auch an den Extremitäten, weniger im Gesicht und Halsbereich.

Bei der mikroskopischen Untersuchung finden wir einen papillomatösen, harmlosen Tumor, mit Melanin pigmentiert, akanthotisch verbreitert. In der Tiefe bilden sich Hornperlen aus abgeschilferten Epithelzellen, die talgähnlich aussehen und daher die Namensgebung beeinflußt haben. Der Name Verruca seborrhoica erscheint unglücklich, da es sich weder um eine Warze, noch um eine Art Seborrhoe handelt.

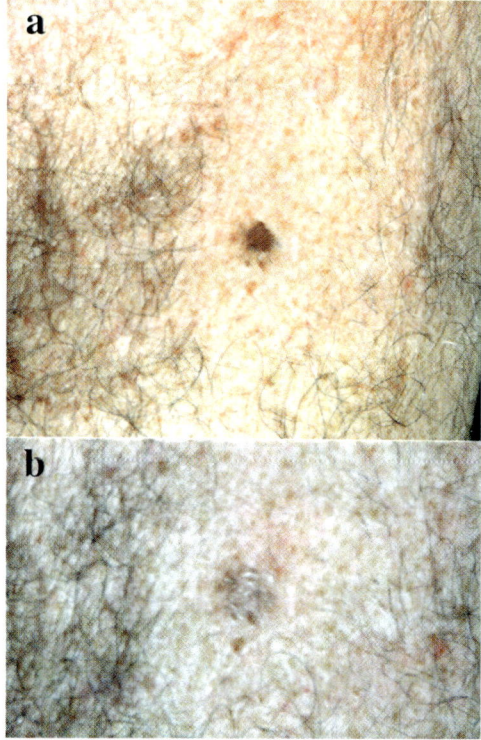

Abb. 227: Verruca seborrhoica:
a) Zustand vor –
b) Zustand nach Abkratzen der Hyperkeratose mit dem Fingernagel

Im Anfangsstadium kann man die seborrhoische Warze abkratzen, ohne daß es zur Blutung kommt. Am Fuß ist die Verruca seborrhoica selten. Bei vereinzeltem Auftreten sollte man sie hochtourig ausfräsen, ausräumen oder auch durch den Arzt ausschneiden lassen. Podologen in Übersee wenden hier die Vereisung an. Ein therapeutisches Vorgehen sollte jedoch nicht ohne vorherige ärztliche Konsultation geschehen, da das klinische Erscheinungsbild mit einem pigmentierten Basaliom, also einem bösartigen Tumor verwechselt werden kann.

Stukkokeratosen

Alterserscheinung, wahrscheinlich seborrhoische Warzen. Männer bevorzugt. Lokalisation vorwiegend an den Beinen, speziell am Fußrücken, Achillesehne, Innen- und Außenknöchel. Weißlich flache, abkratzbare Papeln, bis linsengroß (**Abb. 228**).

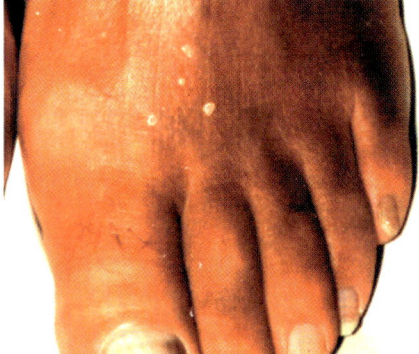

Abb. 228: Stukkokeratosen

Keratoakanthom (Molluscum sebaceum/ pseudocarcinomatosum)

Es handelt sich um halbkugelförmige, zum Teil kirschgroße Knoten mit einem Randwall und einem zentralen Krater, der mit keratotischem Material gefüllt ist. Wir sehen das Keratoakanthom zumeist im Gesicht, weniger am Hand- und Fußrücken.

Histologisch handelt es sich um einen nach außen wachsenden Tumor mit Parakeratose und Akanthose sowie einem randständigen Zellinfiltrat im Sinne von einem Entzündungsvorgang. Unter dem Mikroskop sind beim Keratoakanthom vereinzelt Mitosen, das heißt Zellteilungen erkennbar, die auf eine mögliche maligne Entartung hinweisen. Auch hier ist die Namensgebung Molluscum pseudocarcinomatosum irreführend, da das Keratoakanthom mit dem Molluscum contagiosum nichts zu tun hat.

Therapeutisch wird, sofern es nicht spontan verschwindet, eine operative Entfernung empfohlen.

Papillom

Das Papillom spielt in der Fußpflege keine Rolle, da es vorwiegend als weicher, erbsgroßer Tumor in der Mundschleimhaut vorkommt und sich farblich nicht abhebt.

Neurektodermale gutartige Tumore

Hauptvertreter ist hier das juvenile Melanom (siehe Fachliteratur).

Mesodermale gutartige Tumore

Zu dieser Gruppe von Tumoren zählen wir:

- **fibromatöse Tumore**, z.B. Fibrom
- **lipomatöse Tumore**, z.B.Lipom
- **myomatöse Tumore**, z.B. Myom
- **angiomatöse Tumore**, z.B. Angiom

Erkrankungen von Zellsystemen

Man ordnete früher diese Erkrankungen in die sogenannten Retikulosen ein. Retikulumzellen wurden als Stammzellen bezeichnet, von der aus sich weitere Zellen ableiten, zum Beispiel Zellen des Blutes: Knochenmarkszellen, Granulozyten, Erythrozyten, Thrombozyten sowie die Zellen der lympatischen Organe (Milz und der Lymphknoten) und die Lymphozyten.
Wissenschaftlich ließ sich dieser Begriff nicht mehr halten, so daß andere Begriffe definiert wurden. Im wesentlichen sind das:

- *Mastozytosen*
- *Histiozytosen*
- *Lymphome und Pseudolymphome*

Mastozytosen

Bei dieser Erkrankung kommt es zur Anhäufung von Mastzellen in verschiedenen Organen. Man unterscheidet grob in kutane Mastozytosen (der Haut) und systemische Mastozytosen.
Die *Mastzelle* ist eine Bindegewebszelle, die wir hauptsächlich im Bereich der Papillenschicht (Stratum papillare) der Haut finden. Die Mastzelle speichert Heparin und Histamin und besitzt

Immunglobulin-E-Membranrezeptoren. Sie reagiert auf Antigene, auf bakterielle Gifte, pharmakologische Reize (Medikamente), aber auch auf Hitzeeinwirkung. Die Reizantwort der Mastzelle ist die Ausschüttung von Mediatoren, vor allem Histamin. Dieses ist bei sämtlichen allergischen Reaktionen beteiligt und verursacht nicht nur Hautsymptome, sondern auch Wirkungen an Herz, Kreislauf sowie Gastrointestinaltrakt.

Urticaria pigmentosa

Sie ist die häufigste der drei generalisierten Mastozytosen. Es handelt sich um eine tumoröse Hauterkrankung, die meist am Stamm sitzt und aus kleinen, flachen Knötchen mit braun-gelber Farbe besteht. Histologisch handelt es sich dabei um ein Infiltrat von Mastzellen und Histiozyten, die in der Haut vermehrt angereichert sind. Werden diese durch einen mechanischen oder anderen Reiz aktiviert, entleeren sie Histamin und Heparin, was wiederum zur Urticaria (Nesselsucht) führen kann.

Diffuse Mastozytosen

Im wesentlichen handelt es sich dabei um die *Urticaria pigmentosa* mit elefantenhautartiger Verdickung.

Histiozytosen

Diese Erkrankungen sind gekennzeichnet durch eine Anhäufung und Veränderung von Histiozyten in verschiedenen Geweben, auch der Haut. Dort sind nicht selten die ersten Anzeichen der vielschichtig auftretenden Erkrankungen erkennbar, zumeist schon im Kindesalter. Man unterscheidet in benigne und maligne Histiozytosen.
Histiozyten sind undifferenzierte Bindegewebszellen. Sie gelangen als Monozyten ins Blut und verlassen dann die Blutbahn als Histiozyten. Neben ihrer Fähigkeit zur Phagozytose (als Makrophagen) können sie sich in Riesenzellen umwandeln, welche Fremdkörper aufnehmen oder auch als Langerhanszellen fungieren. Sie speichern unter anderem Fett- und Eisenpartikel, Pigmentgranula, Farbstoffe und Silberionen. Durch ihre Anordnung entlang der Blut- und Lymphstrombahnen erfüllen sie eine gewisse Säuberungsfunktion. Sie sind in unseren körpereigenen Abwehrmechanismus eingebaut (siehe Fachliteratur).

Benigne Histiozytosen sind zum Beispiel:

- **Histiozytom (Dermatofibroma lenticularis)**
- **Retikulohistiozytom**
- **Juveniles Xanthogranulom**
- **Lymphome und Pseudolymphome**

Fibromatöse Tumore

Eine weitere Gruppe der mesodermalen Tumore sind die *Fibromatosen:*

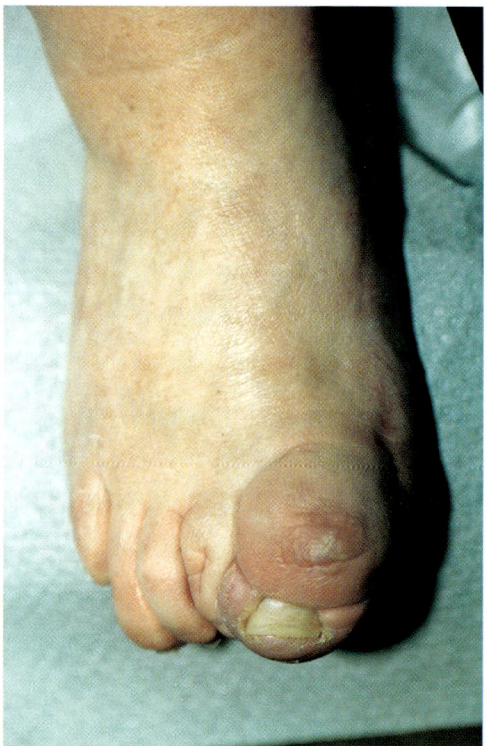

Abb. 229: Höckerfibrom

Dabei handelt es sich um Proliferationen des Bindegewebes. Es kommt zur Ausbildung von lokal begrenzten Gewebeansammlungen. Die wichtigsten dieser fibromatösen Tumoren sind *Fibrome* und *Keloide*.

Fibrome

Bei den Fibromen unterscheidet man das weiche Fibrom (Fibroma molle) und das harte Fibrom (fibroma durum). Sonderformen sind das digitale Fibrom sowie Angiofibrome.

Weiches Fibrom

Dieses sitzt in der Regel am Rumpf, im Bereich der Achsel und am Hals, ist hautfarben, oberflächlich gefältelt, weich, über die Hautoberfläche erhaben (*Fibroma prominens*) oder auch gestielt (*Fibroma pendulans*). Diese Fibrome bestehen feingeweblich aus lockerem Bindegewebe,

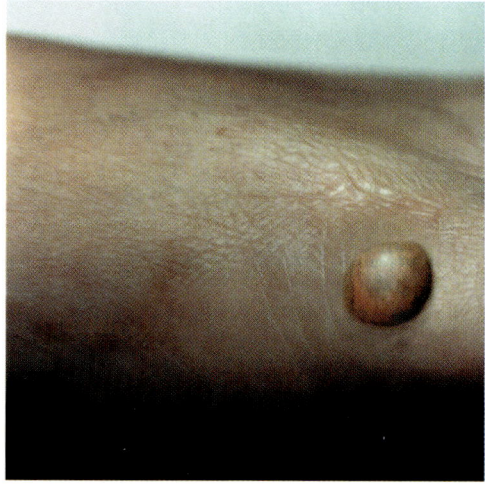

Abb. 230: Hartes Fibrom

wobei auch gemischte Formen bekannt sind, die Fett enthalten.

Das weiche Fibrom ist relativ selten, bis mehrere Zentimeter groß und erscheint oft als sackartiger, weicher Tumor (**Abb. 229**). Die Spielart ist das Fibroma pendulans, wobei dieses sich in Grüppchen gehäuft, oft in Achseln und Leistenbeugen findet. Es sind kleine Hautanhängsel.

Die Therapie der weichen Fibrome besteht in chirurgischer Abtragung.

Hartes Fibrom (Synonym: Fibroma durum, Dermatofibrom)

Dies ist einer der häufigsten, benignen Bindegewebstumoren, den wir in der Haut finden.

Man tastet die harten Fibrome als Knötchen auf, in, oder unter der Haut, oft kreisrund, glatt, millimeter- bis zentimetergroß, meist mit der Epidermis verwachsen (**Abb. 230**). Drückt man ein Fibrom von beiden Seiten zusammen, weicht es in der Regel in die Tiefe aus und es kommt zur Eindellung der Haut. Eine Pigmentierung ist nicht immer vorhanden. Nicht selten ist die Farbe des harten Fibroms hell- bis dunkelbraun. Fibrome treten in jedem Alter auf, machen keine Beschwerden, verschwinden oft von selbst.

Im Feingewebeschnitt (Histologie) setzt sich das Fibrom aus zahlreichen Bindegewebsfasern (Kollagen) zusammen, zum Teil jedoch auch aus einer Anhäufung von Histiozyten.

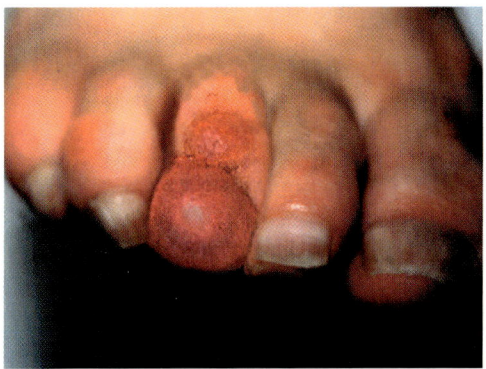

Abb. 231: Zehenfibrom

Digitale Fibrome (Finger- und Zehenfibrome)

Diese Sonderform ist zwar selten, tritt jedoch an Finger- und Zehenendgliedern auf.
Wir unterscheiden eine jugendliche Form von einer Spätform, die sich bei Erwachsenen bildet (**Abb. 231**).

Angiofibrome (gefäßreiche Fibrome)

Hier unterscheidet man im wesentlichen einzelstehende (solitäre) Angiofibrome von gehäuften (multiplen) Angiofibromen.
Angiofibrome sind charakterisiert als hautfarbene Knötchen mit Gefäßerweiterungen. Spezielle Formen sind das *Adenoma sebaceum* sowie der *Morbus Pringle*, dessen Erscheinungsbild durch helle, eschenlaubähnliche Flecken, (Chagranflecken) sowie *Koenen-Tumore* (Knoten an den Zehen- und Fingerendgliedern, speziell um die Nägel) gekennzeichnet ist (**Abb. 76**).

Polyfibromatosen

Unter diesem Begriff faßt man weitere Erkrankungen des fibrösen Bindegewebes zusammen. Die wesentlichen Krankheitsbilder sind:

Dupuytrensche Kontraktur

Dabei handelt es sich um eine Fibromatose der Palmaraponeurose an der Hand, die zu einer Beugekontraktur, vorwiegend des vierten und fünften Fingers führt. An der Handfläche sieht man dabei

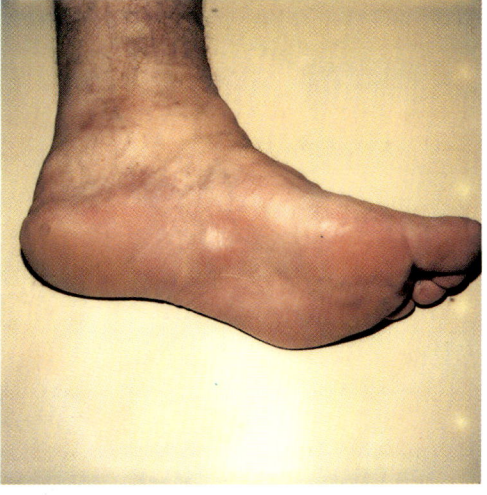

Abb. 232: Umschriebener Morbus Ledderhose

derbe Strangbildungen mit Einziehungen der Haut unter den betroffenen Metacarpalstrahlen.
An der Fußsohle ist diese Fibromatose ebenfalls leicht erkennbar und in der Literatur zuweilen als *Morbus Ledderhose* beschrieben (**Abb. 232**). Auch dort ist das Krankheitsbild gekennzeichnet durch eine knotige Verdickung und Kontraktur mit Hyperproliferation der plantaren Aponeurose.

Fingerknöchelpolster

Im angloamerikanischen Schrifttum werden diese fibromatösen Veränderungen als *Knuckle pads* bezeichnet. Man findet diese lokalen, knotigen Veränderungen an der Streckseite der mittleren Fingergelenke des Fingers II bis V. Es handelt sich dabei um eine Orthohyperkeratose, vergesellschaftet mit einer Fibromatose. An den Zehen ist diese Veränderung noch nicht ausreichend dokumentiert.

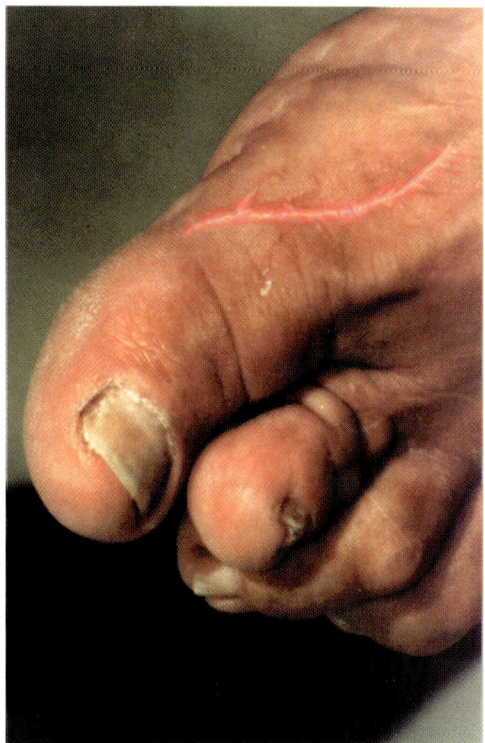

Abb. 233: Narbenkeloid

Keloide

Auch Keloide zählt man zu den Fibromen, genauer zu den harten Fibromen. Sie haben oft die Form von Krebsscheren (Kele = griechisch Krebsschere). Wir unterscheiden primäre Keloide und sekundäre Keloide.

Primäre Keloide

Diese treten oft spontan auf. Die Ursache ist meist unbekannt oder kann nicht eruiert werden. Die Schwarzhäutigen sind dabei mehr betroffen. Der bevorzugte Sitz ist über dem Brustbein.

Sekundäre Keloide

Dabei handelt es sich in der Regel um Narben mit überschießender Bindegewebsreaktion nach Verletzungen. Traumen können sein: Schnittverletzungen, Operationen, Verbrennungen, Verätzungen, jedoch auch Abszesse und Akne. Keloide

sitzen zumeist im verletzten Gebiet, sind bei Kindern und Schwarzen eher verbreitet. Sie treten nach entzündlichen Hautverletzungen wie Pocken oder Verbrennungen eher auf als bei glatten Schnittwunden. Im Gegensatz zur normalen Vernarbung kommt es bei Keloidbildungen zu einer überschießenden Reaktion im Heilungsverlauf. Keloide überschreiten in der Regel die Grenzen des verletzten Gebietes (**Abb. 233**).

Bei genauer Betrachtung sieht man wulstartige, erhabene, harte und prall wirkende breite Linien auf der Haut, die zunächst hellrot sind, im späteren Verlauf, auch nach Sonneneinstrahlung, abblassen.

Im feingeweblichen Schnitt ist die Dermis stark verbreitert, durchsetzt mit Fibroblasten und vermehrten Kollagenfibrillen.

Die Therapie der bereits ausgebildeten Keloide besteht in Weichteilröntgenbestrahlung und Abschleifen. Ausschneiden bringt wenig, da Rezidivgefahr besteht. Bei einem Menschen mit Veranlagung zur Keloidbildung sollte man zur Vorsorge lokale Injektionen mit Kortison durchführen, Druckverbände und Narbensalben verwenden. Auffällig ist, daß sich Keloide nach Jahren zurückbilden können.

Lipomatöse Tumore (gutartige Fettgeschwülste)

Zu diesen Geschwülsten gehören die echten *Lipome,* die *Lipomatosen* sowie *Mischformen* wie *Fibrolipome* und *Angiolipome*.

Lipom

Ein Lipom ist ein gutartiger, zum Teil gelappter, subcutaner Fettgewebetumor, der vorwiegend an den Extremitäten und am Rumpf auftritt. Die darüberliegende Haut wird zumeist leicht vorgewölbt. Die Größe ist auf Zentimeter beschränkt. Beschwerden machen Lipome in der Regel nicht.

Lipomatose

Darunter versteht man eine generalisierte, also auf den ganzen Körper verstreute Anzahl von vielen, zum Teil kleinen und größeren Fettgeschwülsten.

Fibrolipom

Dies ist eine Mischform mit Proliferationen von

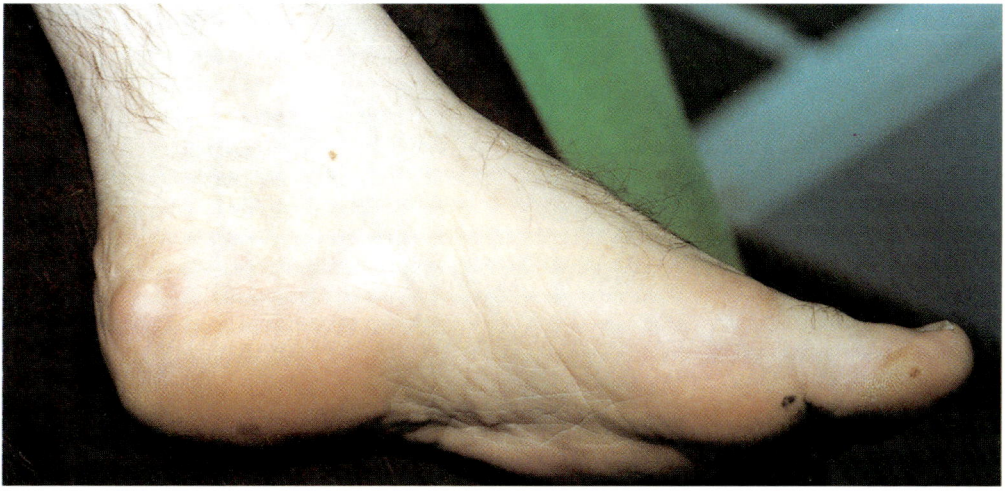

Abb. 234: Piezogener Knoten an der Ferse

Bindegewebe und Fettgewebe, die sich ebenfalls als subcutaner Tumor abgrenzen läßt.

Piezogene Knötchen

Es sind erbsgroße Vorwölbungen, die in der Regel nur an der Ferse richtig sichtbar werden **(Abb. 234)**. Eigentlich handelt es sich um Fettknötchen, die durch Brüchigkeit der Trennsepten in der Fettmatratze der Fußsohle entstehen. Das ausgetretene bzw. herausgepreßte Fett bereitet nur selten Beschwerden. Der Befund wird beim Stehen durch Druckerhöhung deutlicher sichtbar.

Angiolipom

Das gefäßreiche Lipom ist eine Mischform. Angiolipome unterliegen wegen ihres Gefäßreichtums einer wechselnden Durchblutung und können gelegentlich Schmerzen bereiten. Bei gehäuftem Auftreten spricht man dann von einer *Adipositas dolorosa*. Die Therapie der Lipome besteht in ihrer Extirpation.

Sonderform

Hibernom (Tumor mit braunen Fettzellen, vorwiegend am Rücken)

Myomatöse Tumoren (Tumoren des Muskelgewebes)

Leiomyom

Es handelt sich dabei um einen gutartigen Tumor des glatten Muskelgewebes. Wir finden diese glatte Muskulatur im Bereich der Haarmuskeln (Mm. Arrectores pilorum). Man unterscheidet multiple von solitären Leiomyomen. Klinisch lassen sich kugelige, mäßig derbe, rötlich-braune Knoten tasten. Bei gehäuftem Auftreten sind sie bis etwa einen Zentimeter groß und mit der Haut verbacken, jedoch über der Unterlage frei verschieblich.

Im histologischen Gewebeschnitt erkennt man viele kleine Faszikeln von glatten Muskeln in dem deutlich abgegrenzten Tumor.

Angiomatöse Tumoren (gefäßreiche, gutartige Blutgefäßgeschwülste)

Zu den gutartigen vaskulären Tumoren gehören eine Reihe gut durchbluteter Geschwülste:

Das **Hämangiom**, das **Lymphangiom** sowie Mischformen wie der **Glomustumor** *und das* **Granuloma pediculatum** (Pyogenicum).

Glomustumoren sieht man an Fingern und Zehen, da dort die Glomusorgane gehäuft angelegt sind. Das **Granuloma pyogenicum** entwickelt sich nicht selten aus einer chronischen Infektion im Bereich des Nagelfalzes (siehe unten).

Bösartige Geschwülste (maligne Tumoren) der Haut

Bösartige Geschwülste der Haut sind wie alle malignen Tumoren prognostisch ungünstig und charakterisiert durch ein ungehemmtes Wachstum, das Organgrenzen durchdringt (infiltriert), Organe zerstört und außerdem zu *Tochtergeschwülsten (Metastasen)* führt. Diese Metastasen entstehen durch Tumorzellen, die entlang der Lymphbahnen oder auf dem Blutwege verstreut werden. Zu den bösartigen Hauttumoren zählt man natürlich auch jene, die selbst eine Metastase (Vorkommen zirka fünf Prozent) eines anderen Primärtumors sind.

Das Gewebe selbst zeigt histologisch im Feingewebeschnitt ein polymorphes Zellbild, das heißt eine Anordnung von unreifen Gewebszellen.

Nach neuerer Auffassung ist die Krebsentstehung (Karzinogenese) der Haut eng an die Einwirkung verschiedener Reize gebunden: Licht, physikalische, chemische Reize, auch Einwirkung von Viren und Erbanlagen spielen hier eine Rolle. Wird die Haut geschädigt, so steht den Zellen ein Reparationssystem zur Verfügung. Kommt es in diesem Reparationssystem zu einem Defekt, entsteht eine Mutation. Diese veränderte Zelle wird nach den neuesten Erkenntnissen durch weitere Reize oder Änderungen in eine Krebszelle umgewandelt, so daß es zu einem unkontrollierten Wachstum kommt. Zwischen den einzelnen Stufen der Zellveränderungen können Jahre liegen. Von der medizinischen Erfahrung her ist der allgemeine Hinweis erforderlich, daß das UV-Licht einer der Hauptauslösefaktoren des Plattenepithelkarzinoms (Spinaliom) der Haut ist. Hellhäutige sind hier sehr viel anfälliger als Dunkelhäutige, bei denen nur ganz selten Hautkrebs festzustellen ist.

Gemäß der in diesem Buch angewandten Systematik werden auch die bösartigen Hautgeschwülste eingeteilt in

- **neurektodermale bösartige Tumoren**
- **ektodermale bösartige Tumoren**
- **mesodermale bösartige Tumoren**

Ektodermale bösartige Tumoren der Haut

Hier unterscheiden wir primäre bösartige Geschwülste, zum Beispiel Krebsgeschwülste (*Karzinome*) sowie ihre sekundären Geschwülste, die Metastasen (Tochtergeschwülste).

Die ektodermalen Tumoren entwickeln sich aus den Stammzellen des äußeren Keimblattes, das bei der embryonalen Entwicklung des Menschen eine wichtige Rolle spielt. Nach der durchaus nachvollziehbaren PEK-Theorie entsteht ein ektodermaler Tumor (z.B. das Basaliom) aus Epithelzellen, die im embryonalen Zustand der menschlichen Haut in der Epidermis liegen und im Laufe des Lebens plötzlich zu wachsen beginnen. Die Ursprungszellen sind beispielsweise beim Basaliom Epithelzellen, die man als pluripotent bezeichnet.

Zu den primären ektodermalen Krebsgeschwülsten zählt man:

- **das Basaliom**
- **das Spinaliom (spinozelluläres oder Plattenepithelkarzinom)**
- **das Schleimhautkarzinom**
- **das Talgdrüsenkarzinom**
- **das Schweißdrüsenkarzinom**
- **Sonderformen: Präkanzerosen**

Basaliom (Epithelioma basozellulare)

Basaliome sind die häufigsten Geschwülste der Haut. Sie gehören streng genommen zu den semimalignen Tumoren, weil sie lokal destruierend wachsen und nur selten Tochtergeschwülste setzen. Trotzdem kann das Basaliom durch das örtliche, zerstörende Wachstum lebenswichtige Organe wie das Rückenmark oder große Gewebsstrukturen wie Arterien zerstören und so zum Tode führen. Daher zählt man Basaliome zu den bösartigen Tumoren.

Der Name Basaliom rührt daher, weil man früher dachte, es handelt sich um ein ausuferndes Wachstum von Zellen aus der Basalreihe der Epidermis. Nach neueren Erkenntnissen leiten sich jedoch Basaliome von Zellen ab, die in den Haarfollikeln und Talgdrüsen liegen. Man hat nämlich festgestellt, daß Basaliome nie an unbehaarten Körperstellen wie Handflächen und Fußsohlen auftreten. Basaliome reagieren von der Entstehung her auf Lichteinwirkung, insbesondere UV-Licht, kommen daher im Gesicht am häufigsten vor.

Histologie: Die Zellen des Basalioms sind nicht gekennzeichnet durch unreife Zellhaufen. Sie wachsen nur lokal destruierend und zeigen in der Regel keine Metastasierung. Im Feingewebeschnitt sehen wir Stränge von Basalzellen, die bis in das Korium (Lederhaut) reichen, außerdem typische zystische Hyperkeratosen.

nävoide Basaliom. Es entwickelt sich unter anderem auch an den Fußsohlen aus anlagebedingten nävoiden Hautveränderungen, die vorher jahrelang gutartig waren.

Unter den über zwanzig beschriebenen Sonderformen des Basalioms finden wir neben dem *soliden Typ* auch den *kerato-pilären Typ*, der sich im Bereich der Haarfollikel ausbreitet.

Spinaliom (Carcinoma spinozellulare; synonym: Plattenepithelkarzinom)

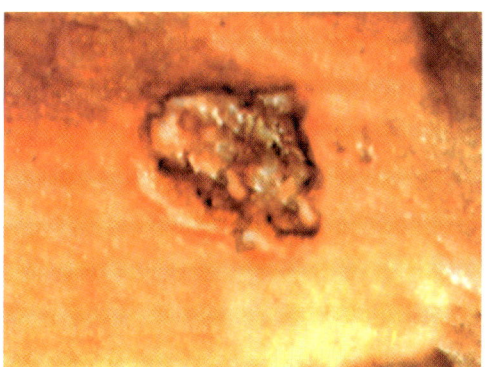

Abb. 235: Basaliom im Gesicht

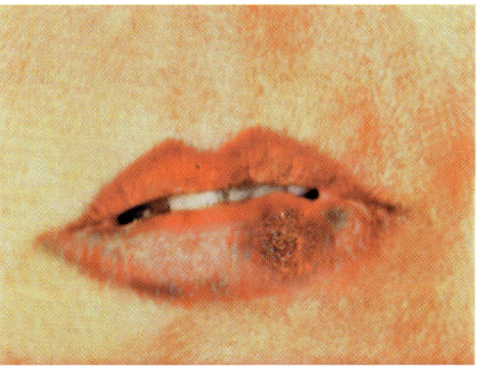

Abb. 236: Spinaliom an der Unterlippe

Basaliome erscheinen zunächst als einzelne alabasterfarbene Knötchen in der Haut mit einem Randwall, das im Zentrum verkrustete Narben, zum Teil auch kleine Geschwürsbildungen aufweist. Es sitzt zumeist im Gesicht, spielt also in der Podologie außer dem Nävobasaliom keine große Rolle.

Therapie: Exzision, Elektrokürettage. Die Verätzung mit 50prozentiger Chlor-Zink-Lösung sowie Zytostatikagabe ist obsolet. In Frage kommen noch Kryotherapie, Retinoide sowie eine fraktionierte Röntgentherapie, die in der Regel ausreicht. Man rechnet mit keiner Metastasierung, sondern nur mit einer lokalen, destruierenden Tumorausbreitung.

Beim Basaliom unterscheidet man oberflächliche Formen und tiefe Formen:

Zu den oberflächlichen Formen gehört das knötchenförmige, zentral geschwürsbildende Basaliom (**Abb. 235**) sowie das sklerodermieforme Basaliom. Zu den tieferen Formen zählt das *Ulcus rodens* (sich seitwärts ausbreitend) sowie das *Ulcus terebrans* (sich in die Tiefe ausbreitend).

In der Podologie sehen wir gelegentlich das

Spinaliome (Plattenepithelkarzinome) entstehen im Gegensatz zum Basaliom fast immer nur dann auf der Haut, wenn diese entweder chronisch entzündlich vorgeschädigt, degeneriert oder im Sinne einer Präkanzerose verändert ist.

Diese Krebsformen sind im Alter sehr häufig, insbesondere ab 60 Jahren. Ihre Ursache ist zumeist ein chronischer UV-Lichtschaden, womit die vermehrte Häufigkeit des Auftretens im Gesicht und Handrücken erklärt wird.

Das Spinaliom ist ein echter bösartiger Hautkrebs mit den typischen Zeichen:

- Unreife Zellen im feingeweblichen Schnitt
- Infiltrativ zerstörendes Wachstum
  und
- Tochtergeschwürsbildung zunächst über den Lymphweg, später über den Blutweg.

Das Plattenepithelkarzinom sitzt gewöhnlich im Gesicht (**Abb. 236**), aber auch an Extremitäten. Es ist zunächst ein kleines hyperkeratotisches Knötchen, welches rasch wächst, keine Schmerzen bereitet, zentrale Geschwürsbildung aufweist und metastasiert. Es entsteht meist auf der Basis eines Keratoms.

Von der äußeren Form her unterscheiden wir knotig scheibenförmige Erscheinungsformen von zottenförmigen Tumoren.

Histologie: Im feingeweblichen Schnitt ist das Spinaliom gekennzeichnet durch unreife und entartete Zellen des Stratum spinosum, welche noch innerhalb der Epidermis konzentrisch geschichtete Hornperlen bilden.

Therapie:

Therapeutisch muß beim Spinaliom die Metastasierung berücksichtigt werden. Es ist daher notwendig, die regionalen Lymphknoten mit zu behandeln (entfernen oder bestrahlen). Des weiteren setzt man die klassischen Methoden der Immun- oder Chemotherapie ein.

Schleimhautkarzinom

Dieses Karzinom metastasiert leicht. Die wichtigsten Arten sind in der Podologie praktisch nicht vertreten:

Lippen-, Zungen-, Mandelkarzinom,

Peniskarzinom,

Vulvakarzinom (siehe Fachliteratur).

Talgdrüsenkarzinom

Dieser bösartige Tumor metastasiert sehr schnell und ist am Fuß sehr selten. Er entwickelt sich aus den Zellen der Talgdrüsen. Eine spezielle Ursache ist nicht bekannt.

Schweißdrüsenkarzinom

Es geht nicht nur von den ekkrinen, sondern auch von den apokrinen Drüsen der Haut aus. Es ist insgesamt selten, bevorzugt im Gesicht, aber auch schon an der Fußsohle beschrieben.

Präkanzerosen

Präkanzerosen sind Hautveränderungen und auch Hautschäden, die jahrelang bestehen und irgendwann zu einem Plattenepithelkarzinom führen. Dabei unterscheiden wir *obligate Präkanzerosen,* bei denen die Entstehung eines Plattenepithelkarzinoms höchstwahrscheinlich ist und *fakultative Präkanzerosen*, bei denen die Entartung in ein Plattenepithelkarzinom zumeist durch zusätzliche Reize entstehen kann.

Obligate Präkanzerosen

Dazu zählt man:

- *aktinische Keratosen*
- *M. PAGET*
- *M. BOWEN*
- *Erythroplasie*
- *Melanosis circumscripta*
- *verruköse Leukoplakie*

(siehe auch Fachliteratur)

Aktinische Keratosen

Durch die Verminderung der Ozonschicht und die vermehrte Lichtexposition der Bevölkerung werden die aktinischen Keratosen häufiger. Es handelt sich dabei um Hautveränderungen, die auf chronisch UV-geschädigter Haut auftreten. Zunächst bestehen flache Keratosen, die mit der Zeit höckerige Gestalt annehmen und später wie Tumorzapfen in der Dermis haften.

Aktinische Keratosen behandelt man durch Elektrokürettage, Exzision oder Podophyllotoxin. Früher verwendete man hohe Dosen Vitamin A und Vitamin E sowie Nachtkerzen- und Borretschöl.

Morbus Bowen

Diese Präkanzerose erscheint sowohl an der Haut des Stamms als auch an Fingern und Zehen (**Abb. 237**) zum Teil perungual.

Es zeigen sich zunächst oberflächliche, schuppende, rötlich-braune, scharf begrenzte Krankheitsherde, die größer werden und konfluieren.

Nicht abheilende Keratosen sollten daher immer auf eine Präkanzerose hin abgeklärt werden.

Andere Präkanzerosen

Weitere obligate Präkanzerosen sind die *verruköse Leukoplakie* der Mundschleimhaut sowie

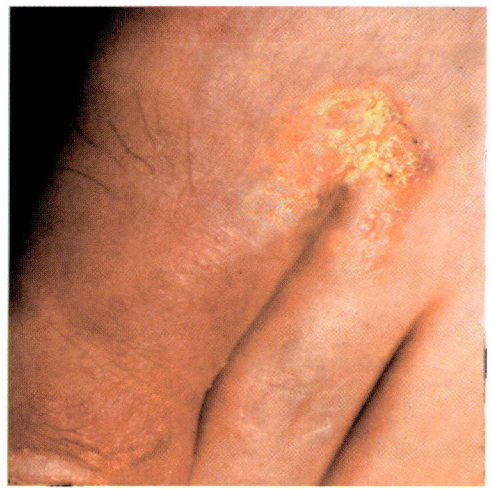

Abb. 237: Morbus Bowen

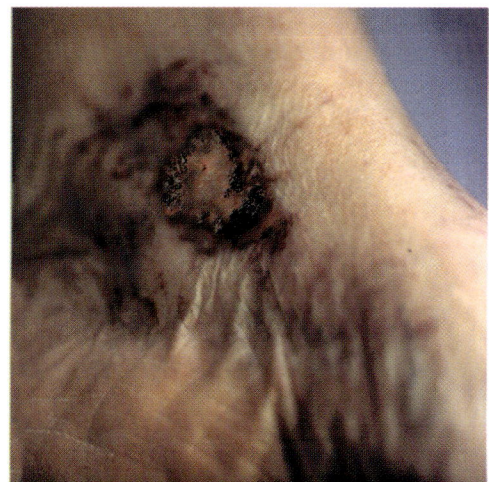

Abb. 238: Malignes Melanom Typ SSM

Hyperkeratosen, die durch Einwirkung von Röntgenstrahlen entstanden sind. Bei Kontakt mit Handflächen und Fußsohlen kommen als Auslösefaktor zusätzlich Teer und Arsen in Frage.

Fakultative Präkanzerosen

Man versteht darunter Hautveränderungen, die aufgrund von chronischen Entzündungen, Narbenbildungen oder entzündlichen Prozessen unterschiedlichster Ursache entstehen.
Plattenepithelkarzinome entstehen in bestimmten Arealen der Haut (z.B. aus Narben), die zusätzlichen Belastungen wie vermehrter Gewebsspannung oder Atrophien ausgesetzt sind.

Vorkommen bei:

**Lupus vulgaris
Verbrennungen
Chronisches Ulkus cruris (Unterschenkelgeschwür)**

Neurektodermale bösartige Tumoren

Malignes Melanom

Dieser Tumor ist die bösartigste Geschwulst von Haut- und Schleimhaut (**Abb. 238**). Auffällig ist, daß sie in Regionen mit intensiver Sonneneinstrahlung besonders weit verbreitet ist.

Das maligne Melanom leitet sich von den Melanozyten, also den Pigmentzellen der Haut ab. Wie beim Basaliom oder dem Plattenzellkarzinom sind Neger davor relativ sicher; in Ausnahmefällen sieht man sie an Handflächen und Fußsohlen, die ja auch bei der dunklen Rasse weniger Filterpigmente haben. Bezüglich der Veranlagung oder des Risikos, an einem malignen Melanom zu erkranken, spricht man von Prädisposition. Diese ist abhängig von Rasse (Weiße bevorzugt), familiärer erblicher Belastung sowie dem Geschlecht: Männer/Frauen im Verhältnis 40 zu 60. In bezug auf die Prognose haben sich die Einteilungen nach **CLARK (Schichtenbefall)** und **Breslow (Tumordicke)** bewährt (**Abb. 245).** Grobe Faustregel: je tiefer die Zellen eingedrungen sind, je mehr Schichten sie befallen haben und je größer der Tumor ist, um so schlechter ist die Prognose.

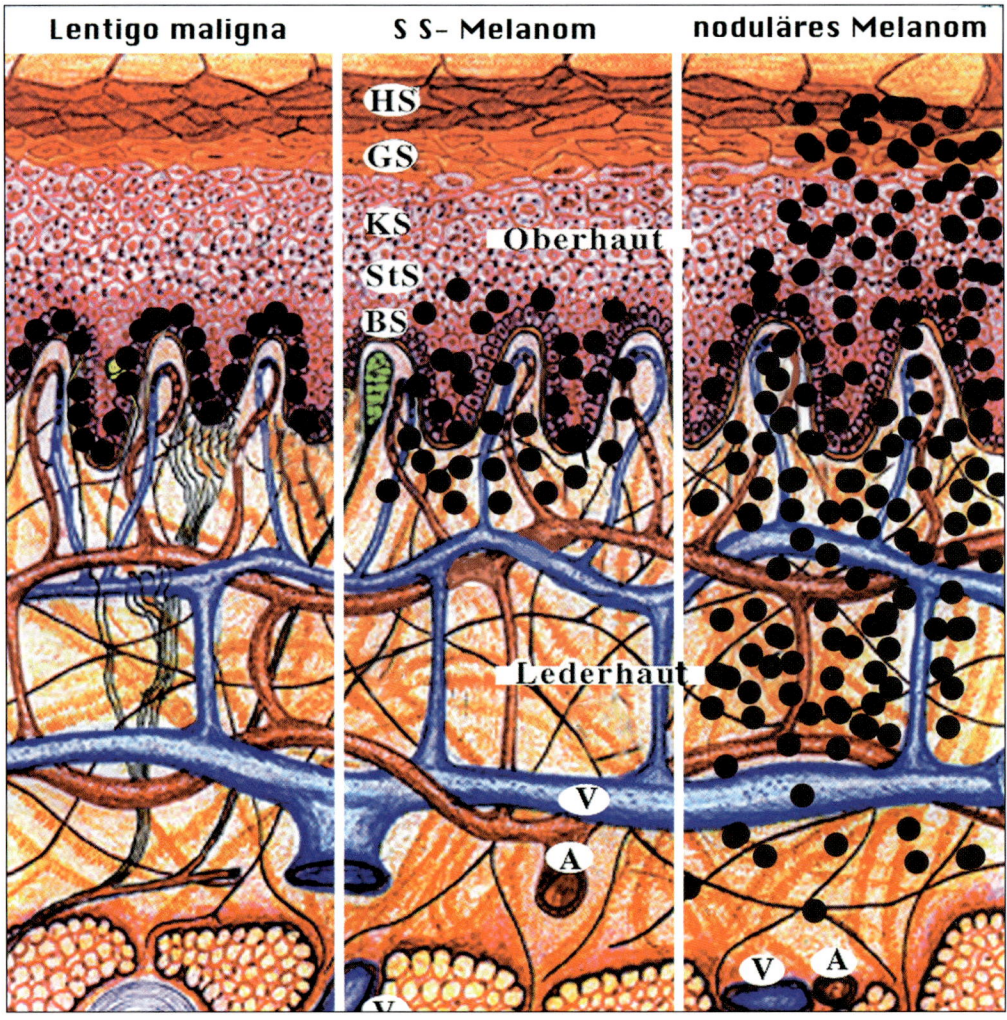

Abb. 239: Melanomtypisierung nach der stratigraphischen Lage der Tumorzellen

Wir unterscheiden grob **drei** Formen **(Abb. 239)**. Die Unterscheidungsmerkmale sind im wesentlichen von der Lage der Melanintumorzellen in den Hautschichten, speziell im Bereich der Basalmembran bestimmt. Wichtig ist auch das Wachstum sowie die Ausbreitung der Tumorzellen. Man beurteilt nach der **ABCD-Regel:**

A = Asymmetrie
B = Begrenzung
C = Color (Farbe)
D = Durchmesser

Folgende klinische Namen werden für die einzelnen Formen verwendet:

1. **Lentigo maligna Melanom**
2. **Superficial spreading melanoma (SSM)**
3. **Noduläres Melanom**
4. **Akral-lentiginöses Melanom (ALM)**

1. Lentigo maligna Melanom

Dieses ist ein **fleckförmiges Melanom**, das zunächst keine Ausbreitungstendenz hat. Erst im Alter wird es durch Reize, insbesondere Lichtein-

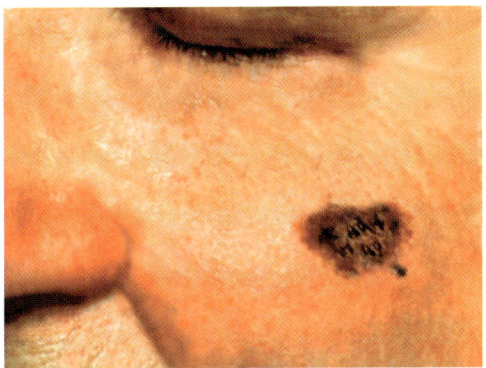

Abb. 240: Lentigo maligna Melanom

Das klinische Bild ist zunächst ein bräunlich bis schwarzer Fleck, zunehmend von scheckigem Aussehen, wobei die Gestalt unregelmäßig und das Gebilde nicht solide zu tasten ist.

Histologie: Im Gewebeschnitt findet man in der Basalschicht in der Regel nur eine einschichtige Reihe von pigmentierten Zellen, aber mit deutlich sichtbaren, unreifen Zellen unterschiedlicher Entwicklungs- und Kernteilungsstadien. Auch in den Haarfollikeln sind dabei eingewanderte, entartete Melanozyten zu finden.

Zu verwechseln ist die Lentigo maligna insbesondere mit flachen, pigmentierten seborrhoischen Warzen, aktinischen (lichtbedingten) Keratosen sowie der Lentigo simplex.

wirkung aktiv (**Abb. 240**). Breiten sich die Melanomzellen zunächst nur flächenhaft aus und durchstoßen weder die Basalmembran, folgen auch nicht der normalen Zelldifferenzierung in Richtung Hornschicht, so spricht man von einem präinvasiven Melanoma in situ. In diesem Fall handelt es sich noch nicht um ein eigentliches Melanom; deswegen die Bezeichnung Lentigo maligna. Erst, wenn die Tumorzellen die Basal-Lamina durchbrechen und die Hautoberfläche Knötchen und Oberflächenrauhigkeiten zeigt, spricht man von einem Lentigo-maligna-Melanom. Die Ausbreitung dieser Art des Melanoms geschieht nicht nur horizontal, sondern auch vertikal nach oben in Richtung Hornschicht und nach unten in Richtung Korium.

2. Superficial spreading melanoma (SSM)

Von der Klassifizierung her verstehen wir darunter ein sich **oberflächlich ausbreitendes Melanom**, dessen pigmentierte Zellen aber die Basalmembran bereits durchbrochen haben und sich beetartig, sowohl in Richtung Hautoberfläche, als auch in Richtung Unterhautgewebe ausbreiten (**Abb. 241**). Die Hautoberfläche wirkt dabei erhaben. Die tastbaren Tumornester sind dunkelbraun bis schwarz, haben eine Größe von Millimetern bis Zentimetern. Ihre Begrenzung ist zum Teil unregelmäßig, aber in der Regel scharf. Die Oberfläche der Haut, bzw. der Tumoren ist unregelmäßig (im Gegensatz zum gutartigen Naevus). Die Pigmentierung ist nicht gleichmäßig, da die verschiedene Lage und Ausbreitung der pigmen-

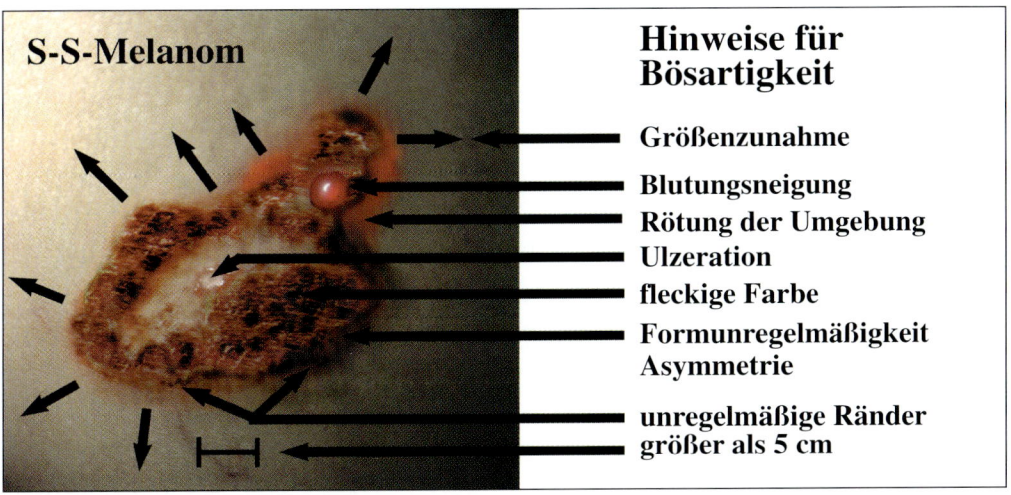

Abb. 241: S-S-Melanom. Hinweise für Bösartigkeit

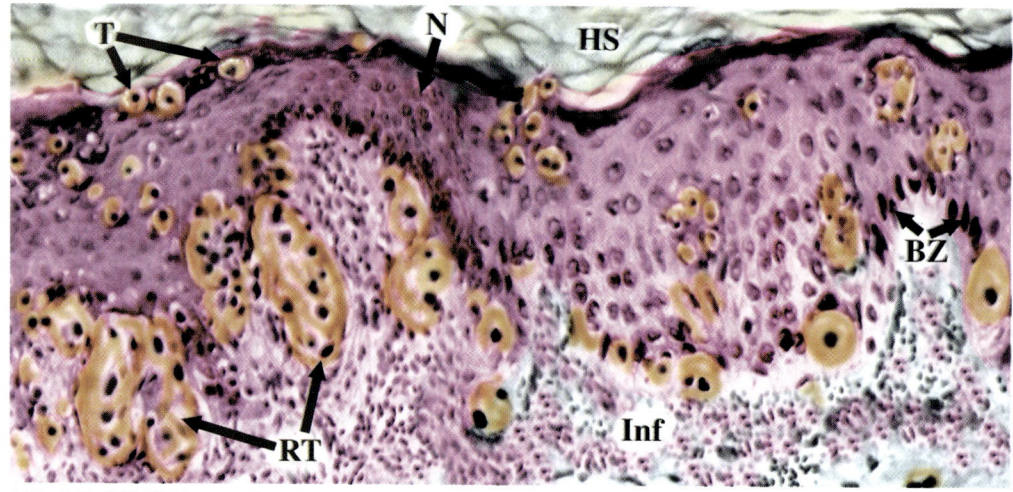

Abb. 242: SSM Melanom. Stratigraphie der Tumorzellen
T = Tumorzellen, N = normaler Schichtaufbau, HS = Hornschicht, BZ = Reste der Basalschicht und ihrer Zellen in Palisadenstellung, RT = Riesentumorzellen, Inf = Infiltrate

tierten Tumorzellen und die Vermehrung von Kapillargefäßen einen unregelmäßigen Farbschatten an der Hautoberfläche ergeben.

Histologie: die Tumorzellen sind teils oberhalb, teils unterhalb der Basalmembran ausgebreitet. Die pigmentierten Tumorzellen verlagern sich im Gefolge des Keratinozytenzyklus in Richtung Hornschicht (**Abb. 242**).

Zu verwechseln ist das SSM mit einer seborrhoischen Warze, einem pigmentierten Basaliom oder einem einfachen Junktionsnaevus. Es wächst relativ rasch, nicht nur horizontal, sondern auch vertikal in der Epidermis.

3. Noduläres (knotiges) Melanom

Dieser pigmentierte Hauttumor ist die aggressivste Form. Er wächst rasch, nicht wie die vorgenannten Melanome zunächst horizontal, sondern in der Regel gleich vertikal, insbesondere in Richtung Epidermis, die halbkugelförmig knotig verdrängt wird. Die Knoten sind millimeter- bis zentimetergroß, zumeist braunschwarz, aber auch in den Farbstufungen gemischt (**Abb. 244**). Bei mechanischer Reizung, Kratzen oder ähnlichem, blutet es leicht.

Im Feingewebeschnitt sieht man, daß die Melanomzellen die Epidermis halbkugelig nach oben verdrängen. Übergangsformen sind beschrieben.

4. Akral-lentiginöses Melanom

Dieses Melanom spielt in der Podologie eine Sonderrolle. Es findet sich in der physiologisch verdickten Epidermis, wie wir sie an den Handflächen und Fußsohlen haben, aber auch an den Finger- und Zehenendgliedern. In der Podologie ist es gelegentlich auch unter den Nägeln (subungual) oder auch in der Nagelmatrix zu finden. Dann sieht man im Nagel einen länglichen braunen Strich, der durch Einlagerung von Melanin in der Nagelplatte entsteht (**Abb. 243**).

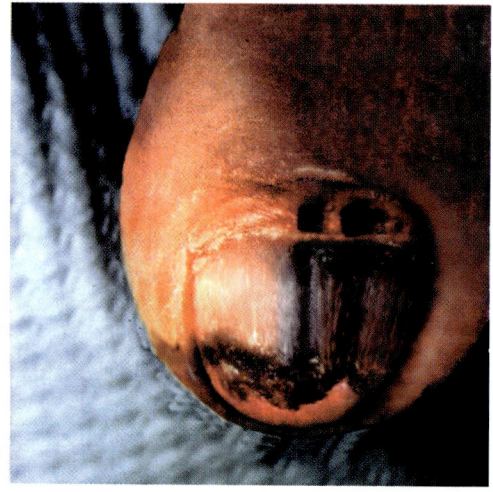

Abb. 243: Akral-lentiginöses Melanom

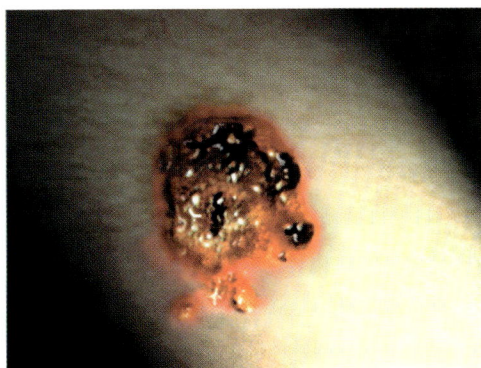

Abb. 244: Noduläres (knotiges) Melanom

Die klinische Erscheinungsform ist ein dunkelbrauner bis schwarzer Fleck, zum Teil unregelmäßig konfiguriert. Erhabenheiten finden wir wegen der spezifischen Hornhautbildung an den Fußsohlen oder an den Nägeln nicht.

Im feingeweblichen Schnitt sieht man, daß die Melanomzellen die unteren Schichten der Epidermis durchdringen.

Die Heilungstendenz des akral-lentiginösen Melanoms ist schlechter als die des Lentigo-maligna-Melanoms und des SSM (Superficial-spreading-Melanom).

Weitere Formen

Nicht jedes Melanom ist hyperpigmentiert. Es gibt auch Formen mit einem Pigmentdefizit **(depigmentiertes Melanom)**. Auch Rückbildungen eines Melanoms sind beobachtet worden. Eine spezielle Art ist das **desmoplastische Melanom** (siehe Fachliteratur).

Diagnostik des malignen Melanoms

Leider ist es unbestrittene Tatsache, daß viele Patienten immer noch an einem malignen Melanom sterben. Nicht wenige Patienten haben den rechtzeitigen Gang zum Arzt versäumt, zum Teil aus Unwissenheit, Nachlässigkeit, zum Teil auch aus Angst vor dieser schwerwiegenden Diagnose.

In der podologischen Praxis besteht daher Gelegenheit, Patienten, die verdächtige Symptome aufweisen, auf unklare Befunde hinzuweisen und sie rechtzeitig zum Arzt zu schicken. Wer sonst als der Fußtherapeut betrachtet die Füße eines Patienten längere Zeit und kann entscheidende Be-

obachtungen machen, entsprechende Fragen stellen und Hinweise geben.

Grundsätzlich ist jeder Tumor, der verdächtig ist auf ein malignes Melanom, solange als ein solches zu betrachten, bis der Gegenbeweis erbracht ist.

In der Podologenpraxis sollte man im Verdachtsfall folgende Fragen stellen:

- **Ist der Fleck in letzter Zeit gewachsen? Wie schnell?**
- **Hat er die Farbe gewechselt?**
- **Blutet er leicht?**
- **Sind Schmerzen vorhanden?**
- **Juckt der Fleck?**

Zu klären ist per Augenschein (**Abb. 241**):

- ob der Fleck größer ist als fünf Millimeter
- ob die Farbe unregelmäßig, fleckig ist
- ob die Umgebung entzündlich gerötet ist
- ob die Begrenzung unscharf ist
- ob die Hautveränderung höckerig ist
- ob eine Ulzeration besteht

Bei positiver Beantwortung dieser Fragen ist der Patient schnellstens zum Arzt zu schicken.

Zur ärztlichen, insbesondere dermatologischen Diagnostik, gehört die weitere Abklärung.

Der Arzt beurteilt zunächst vom Aspekt her, ob obengenannte Befunde zutreffen, palpiert die Konsistenz und ob in der Tiefe ein *Infiltrat* zu tasten ist. Sichere Anzeichen wären bereits stecknadelkopfgroße örtliche *Hautmetastasen* mit *Lymphknotenschwellungen* oder auch hämatogene *Metastasen in Organen* wie Lunge, Leber, Gehirn und der Haut sowie der Knochen.

Die Diagnostik umfaßt heutzutage *histologische Untersuchungen* nach *Exzision* des Tumors, wobei der Schnitt des Skalpells weit im Gesunden erfolgen sollte.

Prognose des Melanoms

Die Heilungsaussichten und somit die Überlebenschancen des Patienten hängen nicht nur vom Typ des Melanoms ab, sondern auch wie bei jedem anderen bösartigen Tumor vom Stadium der Entwicklung. Befindet sich der Patient im Stadium I (Tumor ohne Metastasenbildung), be-

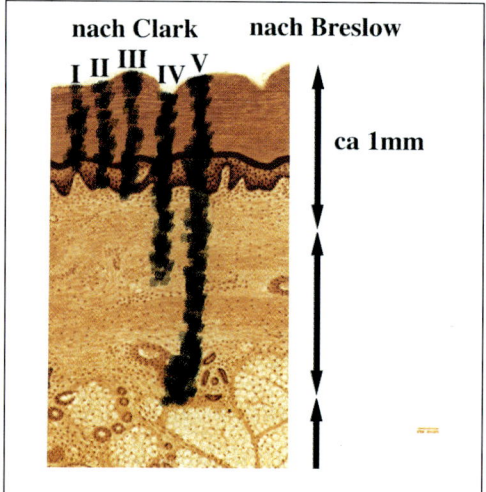

Abb. 245: Malignes Melanom. Einteilung der Tumorausbreitung nach Clark und nach Breslow

trägt die Überlebenschance 70 Prozent innerhalb von fünf Jahren. Im Stadium II, wenn regionäre Lymphknotenmetastasen vorliegen, ist die Überlebensaussicht innerhalb von fünf Jahren nur noch 20 Prozent. Im Stadium III, in dem bereits Fernmetastasen bestehen, ist die Überlebensrate praktisch null. Die Fernmetastasen entstehen nicht nur durch Verschleppung der Tumorzellen auf dem Lymphwege, sondern werden auch auf dem Blutwege verbreitet.

Eine weitere Bedeutung in der Prognose haben verschiedene Anhaltspunkte:

Handelt es sich bei dem Patienten um eine Frau oder um einen Mann?
Hat das Melanom einen Ulkus gebildet?
Wie dick ist der Tumor?

Wie tief ist er bereits in das Gewebe eingedrungen?
Wie ist die allgemeine Abwehrlage des Körpers?

Einteilungsmodifizierungen sind nach ***CLARK*** und nach ***BRESLOW*** eingeführt worden **(Abb. 245)**.

Therapie des Melanoms

Im Vordergrund steht die chirurgische Entfernung unter Mitnahme der Lymphknoten. Je nach Stadium werden desweiteren durchgeführt: Chemotherapie, Radiotherapie und Verbesserung der Immunsituation mit Zytokinen, regionale Zytostatikaanwendung (siehe Fachliteratur).

Mesodermale maligne Tumoren der Haut

Unter diesem Gesamtbegriff ordnet man jene bösartigen Erkrankungen ein, welche sich von Zellen des Mesoderms (mittleres Keimblatt der embryonalen Entwicklung) ableiten. Man unterscheidet Tumoren der äußeren von denen der inneren Weichteile, wobei letztere ebenfalls in die Haut infiltrieren können. Die wichtigsten Arten, für die auf die Fachliteratur verwiesen wird, sind

Sarkome:

Fibrosarkom
Liposarkom
Angiosarkom
Lymphosarkom
Kaposisarkom
malignes Histiozytom
Myosarkom
Neurofibrosarkom

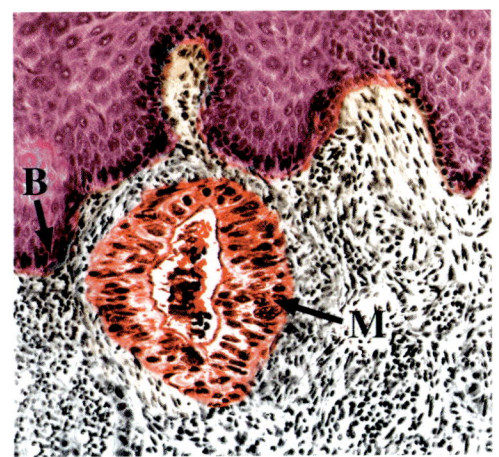

Abb. 246: Hautmetastase eines Adenokarzinoms

Hautmetastasen

Alle bösartigen Tumore innerer Organe, auch des Skeletts, die zu Metastasen fähig sind, können auch Hautmetastasen setzen. Sie erscheinen daher je nach Primärtumor in den verschiedensten Formen und Ausdehnungen auf der Haut.
In letzter Zeit tritt gehäuft das Kaposisarkom (Tumorstadium von AIDS) mit seinen fleckigen Hauterscheinungen auf. Bekannt sind auch Hautmetastasen von Schleimhautkarzinomen (**Abb. 246**).

Erkrankungen von Zellsystemen

Anmerkung:
Schwierigkeiten in der systematischen Zuordnung machen Erkrankungen, die früher als Retikulosen bezeichnet wurden. Nach der Fachliteratur wird neuerdings eine Klassifizierung in *maligne Lymphome der Haut* vorgenommen, ein Teil der systemischen Zellerkrankungen auch in das *MPS-System* eingeordnet.

Auch dem ***MPS-System*** (***M***ononukleäres Makro***P***hagen***S***ystem), gekennzeichnet durch Monozyten, Histiozyten und Makrophagen, werden maligne Erkrankungen zugeordnet:
Die **Histiozytose X** (früher unter retikulären Lipidspeicherkrankheiten geführt) und die **Monozytenleukämie**. Man zählt sie auch zu den malignen Histiozytosen.

Maligne Histiozytosen

Dazu (siehe auch Fachliteratur) werden gezählt:

Histiozytose X
Monozytenleukämie
maligne Histiozytose
Retikulosarkom

Histiozytose X

Man ordnet unter diesem Begriff einige Erkrankungen unbekannter Ursache ein, die früher als Speicherkrankheiten bezeichnet wurden. Es gibt drei Gruppen:

1. Eosinophiles Granulom mit Knochenbeteiligung (leichte Form, noch benigne!)
2. E.G. Typ HAND-SCHÜLLER-CHRISTIAN
3. E.G. Typ ABT-LETTERER-SIWE

Maligne Lymphome der Haut

Vereinfacht dargestellt, handelt es sich um pathologische Neubildungen des Immunsystems. Sie spielen in der Podologie keine Rolle.

Maligne Mastozytosen
Dazu gehört die Mastzellenleukämie. Diese bösartige Erkrankung ist ebenfalls kein erwähnenswertes Thema im Fachgebiet Podologie.

IX. Erkrankung des Drüsengewebe

Krankheiten der Hautanhangsgebilde

Aus Gründen der Systematik überschreiten die nachfolgenden zwei Kapitel den Fachbereich Podologie. Damit soll die notwendige Übersicht über die Erkrankungen der Hautanhangsgebilde erreicht werden.

Die grobe Einteilung der Hautanhangsgebilde erfolgt nach nachstehendem Schema:

Drüsengewebe:	Keratinsubstanz:
Talgdrüsen	Haare
Schweißdrüsen	Nägel
Duftdrüsen	

Neben *funktionellen* (zum Teil vegetativ bedingten) Störungen gibt es auch *morphologische* (organbedingte) Drüsenkrankheiten.

Hier teilen wir ein in:

Talgdrüsen
Schweißdrüsen (Abb. 14) und ferner in
Duftdrüsen

Die Hautanhangsgebilde Drüsen unterscheidet man histologisch in *holokrine Drüsen* (Hauptvertreter Talgdrüsen), von *ekkrinen Drüsen* (zum Beispiel Schweißdrüsen).

Bei den *holokrinen Drüsen* wandelt sich die ganze Zelle in Sekret um.

Ekkrine Drüsen geben keine Zellbestandteile sondern nur Sekrete ab.

Apokrine Drüsen (Duftdrüsen) geben nur den lu-menwärts gerichteten Teil der Zelle ab. Letztere kommen überwiegend nur bei Tieren vor. Beim Menschen werden die Duftdrüsen (an Achsel- und Schamhaaren) erst in der Pubertät aktiviert. (Milchdrüsen: siehe Fachliteratur)

Holokrine Drüsen

Talgdrüsen

Wir finden sie im Bereich des Haarfollikels, vergesellschaftet mit dem Haupthaar und in der Schweißrinne, aber auch als freie Talgdrüsen im Gesicht und im Anu-Genitalbereich.

Erkrankungen der Talgdrüsen bestehen aus funktionellen und organischen Störungen. Die beiden funktionellen Störungen sind:

Überfunktion (Seborrhoe)
Hauptvertreter: Akne, Rosacea

Unterfunktion (Sebostase)
Hauptvertreter: Pityriasis simplex

Talgdrüsenüberfunktion (Seborrhoe)

Die Überfunktion ist zwanzigmal häufiger als die Unterfunktion. Erstere wird durch eine Reihe Faktoren beeinflußt: Hormone (Androgene), Veranlagung, Vegetativum (Parasympaticus), Klima (Sommerhitze). Seborrhoische Haut-Typen neigen leicht zu fettiger Haut und seborrhoischen Ekzemen. Sebostatische Haut-Typen sind prädisponiert für trockene Haut und sebostatische Ekzeme. Die hormonellen Störungen durch androgene Hormone (fördern die Zellteilung in den Talgdrüsen) führen zu typischen Erkrankungen der einzelnen Lebensabschnitte: *Kopfgneis* im Säuglingsalter (durch mütterliche Androgene), *Akne*

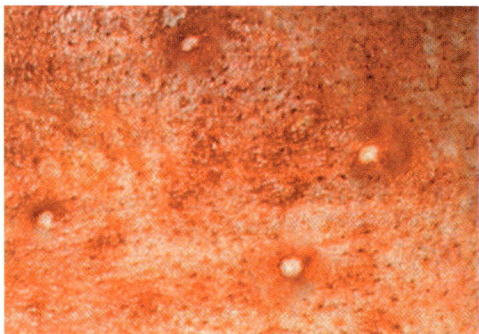

Abb. 247: Akne vulgaris

(in der Pubertät durch vermehrte Produktion der Androgene), *Seborrhoe* im Erwachsenenalter.

Akne vulgaris

Ihre Ursache ist die Aktivierung der Talgdrüsen durch androgene Hormone in der Pubertät. Sie erscheint in verschiedenen klinischen Formen (Akne comedonica, Akne papulosa und pustulosa, Akne indurata und conglobata), je nach Ausdehnung und Sitz der Störungen (**Abb. 247**).
In der Regel finden wir entzündete Knötchen in Bereich der Follikel am Rücken, im Gesicht, auch an Nacken und Brust, oft mit zentralen Eiterpusteln, da zumeist eine Infektion mit dem Corynebakterium acnes besteht (Akne papulopustulosa). Gelegentlich entsteht eine Superinfektion mit Staphylkokken. Andererseits beherrschen das klinische Bild **Komedonen** (Mitesser, bei Akne comedonica), das sind durch Schmutz oder Melanin dunkelgefärbte Hornpfröpfe, welche aus einer Oxidationsverbindung von Keratin und Lipoiden bestehen und die Eingänge der Follikel verschließen.
Histologie: Im Gewebeschnitt zeigt sich eine entzündliche Reaktion um die Follikel, die einerseits auf die bakterielle Besiedlung, andererseits auf die Gewebereizung durch den Talg (freie Fettsäuren, erzeugt durch Lipasefermente der Bakterien) zurückgeführt wird. Charakteristisch ist auch die Hyperkeratose des Follikeleingangs, der damit zu einer Engstelle wird. Die vermehrte Produktion von Keratin und Talg und die dadurch verursachte Pfropfbildung führt zu talggefüllten Verhaltungszysten. Platzen diese Zysten und ergießt sich das Gemisch aus Talg, Fettsäuren, Bakterien und Eiter in das Gewebe der Umgebung, kann es zu knotigen Abszessen und Furunkeln (Akne indurata und conglobata) mit ausgedehnter Narbenbildung kommen.

Sonderformen der Akne: siehe Fachliteratur

Therapie

Obwohl nicht zum Bereich des Fachgebiets Podologie gehörig, wird die Therapie der Akne aus didaktischen Gründen kurz erwähnt:

Früher polypragmatisch mit allerlei Methoden praktiziert, ist das Vorgehen nach neuesten Erkenntnissen nunmehr auf mehreren logischen Schritten aufgebaut:

Systemische Therapie

- Hemmung der Talgproduktion mit Retinoiden (Isotretinoin, verkleinert die Talgdrüsen und die Talgproduktion)
- Hormone (Antiandrogene bei Frauen)
- Hemmung der Entzündung mit Tetrazyklinen (wirkt gegen Corynebakterien und gegen deren Fettspaltenzyme)
- Antibiotika (bei furunkulöser Superinfektion mit Staphylokokken)

Lokale Therapie

Die lokale Therapie kann bei ausgeprägter Akne nie ein systemisch-medikamentöses Vorgehen ersetzen. Grundsätze sind:

- Hemmung der Hyperkeratose mit Vitamin-A-Säure (hemmt die Keratinbildung und löst die Hornpfröpfe auf)
- Benzoyl-Peroxid, welches nicht nur komedolytisch wirkt, sondern auch antibakteriell
- Hautentfettung (Syndets)
- Keine Salben
- Schälmittel (Kombination Resorcin-Spiritus dil. 2 Prozent und Leukomycin 0,5 Prozent aber auch Ichthyol 5 Prozent, Schwefelpuder und Schüttelmixtur Sulfuricum praecipitatum 2 bis 10 Prozent). Schälmittel sind meist ohne Dauererfolg und dienen nur kurzfristigen kosmetischen Bedürfnissen
- Entfernung der Komedonen mit Spezialinstrumentarium ohne Verletzung der Follikel (Komedonenquetsche)
- Eröffnung von Eiterpusteln mit sterilen Injektionsnadeln ohne Blutung und Gefahr des erneuten Verschlusses (Umwandlung eines geschlossenen in einen offenen Komedo durch Eröffnung und Austrocknen)

- Lokale antiphlogistische Pusteltherapie (desinfizierende und abschwellende Gels)

Kupferfinne (Rosacea)

Diese auch als *Couperose* bezeichnete Dermatose mit unbekannter Ursache ist vergesellschaftet mit Veranlagung zur Seborrhoe. Die Hautveränderungen sind nicht an Follikel gebunden. Man sieht insbesondere im Gesicht, vorwiegend an der Nase, zunächst Gefäßerweiterungen (Teleangiektasien), später knotig rötliche Hautverdichtungen, die sich zum Teil in Pusteln umgestalten. Letztendlich resultiert eine Vergrößerung der Talgdrüsen, die der Nase eine knollige Gestalt geben *(Rhinophym = Knollennase)*.

Talgdrüsenunterfunktion (Sebostase)

Man verwendet diesen Begriff für Erkrankungen, die meist eine Unterfunktion der Talgdrüsen als Begleitsymptom aufweisen.
Das führt in der Regel zu einem kleieartigen, schuppigen Bild der Hautoberfläche. Daher auch der Name *Pityriasis* (pityra = Kleie). Dabei ist zu beachten, daß der Begriff Pityriasis auch bei anderen Dermatosen gebräuchlich ist, die mit Sebostase zunächst nichts zu tun haben, wie zum Beispiel *Pityriasis versicolor* (= Pilzerkrankung). Ursachen der Sebostase, die bei den meisten Dermatosen nur eines von mehreren Krankheitssymptomen ist, können sein:

- Vererbung: bei Ichthyosis vulgaris, Neurodermitis diffusa, Pityriasis simplex
- Degeneration: durch Alter oder Krankheit bedingte Verkleinerung (Involution) der Talgdrüsen, insbesondere an den Extremitäten (Fettungsdefizit)
- Falsche Körperpflege: häufiges Entfetten durch Waschvorgänge (Beruf) und durch ungeeignete Reinigungsmittel (Seifen)

Therapie: rückfettende Cremes, regelmäßige Hautpflege. Waschen mit sauren Syndets (Seifen), um ein Exsikkationsekzem zu vermeiden.

Anomalien der Talgdrüsen (Sonderformen)

Es handelt sich dabei um seltene, harmlose Veränderungen, die nur der Systematik wegen erwähnt werden sollten:

- Senile (altersbedingte) *Talgdrüsenhyperplasie (Vergrößerung)* *LEWANDOWSKI-JADASSOHN*, meist an der Stirn
- *Status FOX-FORDYCE*, dystopische Talgdrüsen der Wangenschleimhaut

Zysten

Echte Zysten sind definiert als Hohlräume, die mit Epithel ausgekleidet sind. Der Inhalt ist flüssig, gelegentlich gallertig oder teigig fest; ihre Ursache und Herkunft ist verschieden. So entstehen Zysten durch Anlageanomalien (Dermoidzysten), durch Epidermisverlagerung in die Dermis oder Subcutis (traumatische Epithel oder Hornzyste). Versprengte Zellnester sind ebenso ursächlich wie ganz einfache mechanische oder durch Verhornungsstörungen hervorgerufene Verlegungen von Drüsenausführungsgängen oder Haarfollikel. Wegen der verschiedenartigen Entstehungsgeschichte (Genese) der Zysten ist der Name Retentionszysten bei Talginhalt umstritten, für systematische Zuordnungen aber praktikabler.

Zysten, die mit Talg gefüllt sind, finden wir an der Haut nicht selten. Sie treten einzeln (solitär) und auch gehäuft (multipel) auf. Man unterscheidet zwei Formen:

Steatome

Es handelt sich um einzelne, weiche Talgzysten, die bis kirschgroß werden. Sie sind vorwiegend am Kopf (Ohr) zu finden und vereitern gelegentlich. Man sollte sie nicht verwechseln mit *Atheromen* (pralle, abgekapselte Epidermoidzysten mit anderer Ursache) oder mit primären *Milien* (Hautgries), welche hirsekorngroße, horngefüllte Talgdrüsenhamartome sind (siehe unten).

Steatocystoma multiplex

Bei dieser vererbbaren Dermatose sieht man multiple Talgzysten von Erbs- bis Kirschgröße, die zum Teil am ganzen Körper verteilt sind.
Histologisch findet man die Talgdrüsenläppchen in die Zystenwände eingelagert, neben reinem Talg auch gelegentlich Haare und Hornmaterial. Histogenetisch wird die Erkrankung von einigen Autoren zu den nävoiden zystischen Tumoren gerechnet. Sie erscheinen an der Hautoberfläche durch ihre verschiedene Tiefenlokalisation unterschiedlich gefärbt, von rötlich bis blau-gelblich.

Sonderformen, die eine Talgdrüsenstörung vortäuschen:

Riesenpore (Dilated pore)

Die Ursache ist ein erweiterter Follikelausgang, der einen großen Hornpfropf enthält. Ein echter *Komedo* (Mitesser) liegt meistens nicht vor, sondern ein verzweigter Gangaufbau, der mit Hornsubstanz gefüllt ist. Manipulationen wie Ausdrücken etc. helfen hier nicht, sondern nur die chirurgische Entfernung.
Riesenporen entwickeln sich auch bei der zirkumskripten senilen Talgdrüsenhyperplasie.

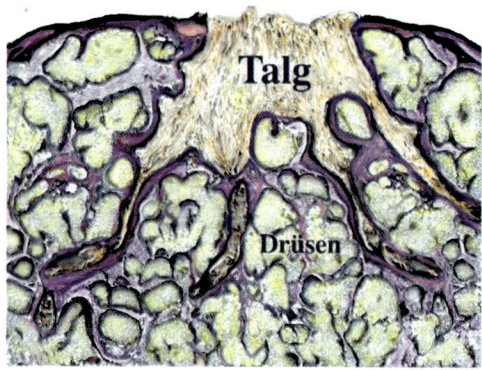

Abb. 248: Riesenpore (dilated pore) bei Talgdrüsenhyperplasie (Mikrodarstellung). In die riesige, mit Talg- und Hornmassen ausgefüllte Pore münden mehrere Gänge.

Auch hier sieht man zum Teil verzweigte Gänge, die in einem großen Ausführungsgang münden **(Abb. 248)**.

Riesenkomedonen (auch traumatische Epithelzysten)

Es sind unechte Mitesser. Sie entstehen durch Einstülpung der Epidermis meist nach Hautverletzungen (z. B. nach einem Nadelstich). Die verlagerte Hornschicht bildet danach durch Überproduktion Hornpfröpfe (ohne Talg), die mit Melanin (Pigment) angefärbt sind. „Ausdrücken" hilft in der Regel nicht, sondern nur die Exzision.

Ekkrine und apokrine Schweißdrüsen

Ekkrine Schweißdrüsen

Diese schlauchförmigen Drüsen verlaufen in der Dermis und Epidermis eher gestreckt und bilden aber Knäuel in der Subcutis. Als wichtigste Funktion obliegt ihnen die Regulierung des Wärmehaushaltes und die Bildung eines Säureschutzmantels für die Haut.
Ihre apokrinen Varianten, die Duftdrüsen, finden wir vorwiegend an Brustwarzen, am Genitale und in der Achsel.
Ekkriner normaler Schweiß ist geruchlos, klar, wäßrig. Er enthält als wesentliche Bestandteile Natrium-, Chlor-, Kalium-, Calcium- und Magnesiumionen, zusätzlich jedoch auch Ausscheidungsprodukte wie Milchsäure, Harnstoff etc.

Bestimmte Erkrankungen können die normale Zusammensetzung des Schweißes verändern: Urämie (Harnstoff), Aldosteronismus und Morbus Cushing (NaCl und Kalium).

Erkrankungen der Schweißdrüsen haben zwei wesentliche Ursachen:

Funktionelle Störungen und
organische Erkrankungen.

Funktionelle Störungen

Hyperhidrosis

Definition: Vermehrte Schweißsekretion, die generalisiert (bei Fieber, Hitze, Thyreotoxikose) oder auch nur lokalisiert (Achsel, Hand, Fußsohle) auftreten kann. Eine genuine Hyperhidrosis tritt auf bei vegetativ labilen Menschen, ausgelöst durch Schmerz, Angst oder andere Streßreaktionen, auch nach Nikotin- oder Coffeingenuß. Eine seltene Erscheinung ist die lokale gustatorische Hyperhidrose im Gesicht, zum Beispiel an der Nase oder Stirn, die nach Genuß von scharfen Speisen auftritt und als Normvariante gilt. Die symptomatische Hyperhidrosis, die nur einseitig auftreten kann, sehen wir in der Regel bei inneren Erkrankungen wie Diabetes, Schilddrüsenüberfunktion, Störungen der Hirnanhangdrüse, neurologischen Erkrankungen, aber auch bei Kompression peripherer Nerven (Karpal- und Tarsaltunnelsyndrom). Auch im Unfallschock beobachten wir Hyperhidrosen.
Sonderformen: Hyperhidrosis axillaris, Hyperhidrosis manuum, Hyperhidrosis pedum

Hypo- und Anhidrosis

Darunter versteht man ein verminderte oder völlig sistierende Schweißsekretion, wie wir sie als Begleitsymptom bei Genodermatosen (Ichthyosis) und der Erythrodermie finden. Fehlen die Schweißdrüsen ganz (meist anlagebedingt), sprechen wir von Anhidrosis. Schweißverminderung sehen wir in Begleitung von endokrinen Erkrankungen (Morbus Addison, Niereninsuffizienz).

Bromhidrosis

Schweißzersetzung vorwiegend in den Achseln, jedoch auch am Fuß, mit unangenehmem penetrantem Geruch durch stäbchenförmige Coryne-Bakterien. Die Bakterien verändern die geruchsaktiven Substanzen der ekkrinen und der axillären Duftdrüsen.
Mikrokokken und Staphylokokken erzeugen im normalen ekkrinen Schweiß der Fußsohlen nur einen säuerlichen Geruch.

Osmhidrosis

Spezieller Geruch bei Nierenerkrankungen

Chromhidrosis

Verfärbung des Schweißes bei Vergiftungen und Medikamentenanwendung, zum Beispiel Jod, Indoxyl

Hämhidrosis

Schweißfärbung bei Malaria

Dyshidrosis (Podopompholyx)

Keine reine Funktionsstörung; Abflußbehinderung des Schweißes, vergesellschaftet mit spongiotischer Dermatitis und Ausbildung von juckenden Papeln. Wird beobachtet beim dyshidrisiformen Ekzem im Gefolge einer Fußmykose. Auffälliges Krankheitsbild: *Dyshidrose der Hände* als Mykid *bei akuter Fußmykose* durch hyperergische Reaktion (Fußpilze und ihre Toxine wirken als starke Allergene). Sie verschwindet nach Abheilen des Fußpilzes.

Organische Erkrankungen
Apokrine Schweißdrüsen

Schweißdrüsenabszeß (Hidradenitis suppurativa)

Die apokrinen (Duft-)Drüsen der Axilla erkranken oft an bakteriellen Infektionen. Es entstehen letztendlich Furunkel und Karbunkel, die nicht selten operativ angegangen werden müssen.

Morbus FOX-FORDYCE

Juckende, aber nach der Pubertät spontan abheilende Erkrankung vorwiegend der Achsel und Brustwarzengegend von jungen Mädchen mit hautfarbenen Papeln. Durch Verstopfung der Drüsenausgänge entstehen kleine Zysten, lokale Eiterherde sowie Verlust der regionalen Haare.

Apokrine Chromhidrosis

Durch Anhäufung des Farbstoffs Lipofuszin in den Schweißdrüsen nimmt (bevorzugt) der axilläre Schweiß eine blau-grüne bis schwarze Farbe an. Weitere Verfärbungen werden diskutiert, wobei die Zuordnung zur Ursache oft unklar ist. So wird die Farbgebung des Schweißes an den Händen Bakterien zugeschrieben, die Farbstoffe produzieren. Die Rotfärbung des Schweißes durch Stoffwechselporphyrine ist schon nachgewiesen worden.

Ekkrine Schweißdrüsen

Aurikulotemporales Syndrom

Fehlschaltung von gustatorischen Nerven mit Schweißsekretion der Wange im Gefolge von Operationen an der Ohrspeicheldrüse. Tritt dann auf, wenn bei Nahrungsaufnahme die Ohrspeicheldrüse arbeitet.

Granulosa rubra nasi

Vermehrte Schweißbildung an der Nase in der Pubertät mit Ausbildung von körnigen Krusten.

Miliaria

Darunter versteht man Entzündungen im Bereich der Schweißausführungsgänge mit Schweißver-

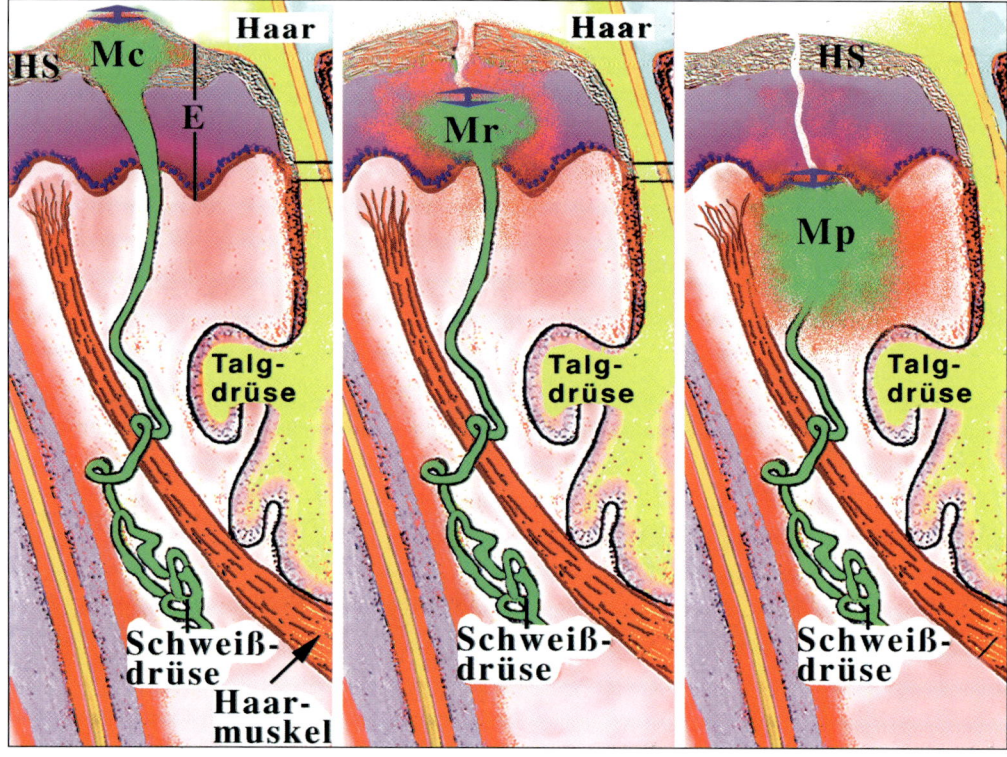

**Abb. 249: Schweißfrieseln (Miliaria). Schema der Pathogenese und Höhenlokalisation der Störungen.
Mc = Miliaria cristallina, Mr = Miliaria rubra, Mp = Miliaria profunda**

haltung in verschiedenen Abschnitten **(Abb. 249)**. Es gibt mehrere Varianten:

Miliaria cristallina

Diese auch als Schweißfrieseln bekannte Erscheinung tritt im Gefolge von Fieber auf und wird durch die Verstopfung der Drüsenausführungsgänge verursacht. Es entstehen dabei Bläschen in der Hornschicht der Epidermis, da die Verlegung der Drüsengänge in dieser Etage erfolgt. Der Vorgang führt nicht zu einer Entzündung, sondern nur zur Bildung von mikroskopisch kleinen klaren Bläschen.

Miliaria rubra

Die Seeleute nannten diese in der tropisch feuchten Hitze auftretende, stark juckende Erkrankung den *„roten Hund"*. Auch hier ist die Retention von Schweiß unter der durch die Kleidung

schlecht belüfteten Haut die Ursache. Deswegen findet man sie selten im Gesicht, auch nicht an Handflächen und an der Fußsohle. Im Gegensatz zur Miliaria cristallina ist die Verlegung des Drüsenausgangs bei der miliaria rubra eine Etage tiefer (in der Körnerschicht). Der gestaute Schweiß diffundiert durch die Basalmembran bis in die Lederhaut und führt dort zur Entzündung. Die Folge ist das Auftreten roter entzündlicher Knötchen, die aber ein kleines zentrales Bläschen zeigen. Die Miliaria rubra heilt nach zwei bis drei Wochen von selbst, da die Schweißproduktion durch die Entzündung nachläßt und die verstopften Ausführungsgänge der Drüsen sich durch physiologische Abschilferung von selbst reinigen.

Miliaria profunda

Sie hat fast die gleiche Sympomatik wie die Miliaria rubra. Die Verlegung der Drüsengänge erfolgt aber noch eine weitere Etage tiefer, nämlich in der Lederhaut.

Anhidrosis hypotrichotica

Auf diese seltene, vererbbare Erkrankung, bei der die ekkrinen Schweißdrüsen fehlen, sei deswegen hingewiesen, weil sie aufzeigt, was passiert, wenn der Schweiß als Regler der Körpertemperatur wegfällt:
Die Patienten leiden enorm unter Hitze, haben Herzjagen und Kreislaufbeschwerden sowie Atemnot (hächeln wie ein Hund). Nachdem alle Drüsen (einschließlich der apokrinen) reduziert sind, kommt es im Nasen-Rachenraum und auch am Auge zu chronischen Entzündungen durch Austrocken.

Sonderformen der Hyperhidrosis

Hyperhidrosis axillaris

Gehäuft bei vegetativ stigmatisierten Menschen kommt es in bestimmten Situationen, meist nervlicher Anspannung, zu massiver Schweißsekretion der ekkrinen Schweißdrüsen in der Achsel. Der Schweiß läuft bis zu den Ellenbogen, tropft dort herab, wenn er nicht durch die Kleidung aufgesaugt wird.
Diese lästige Veranlagung führt dazu, daß die Betroffenen oft mit sämtlichen zur Verfügung stehenden äußerlichen Mittel versuchen, diese Hyperhidrosis zu beseitigen. Nicht selten führt dies zu allergischen Hautreaktionen oder chronischen Schädigungen in der Achsel.
Die spezielle Therapie der Hyperhidrosis axillaris besteht in einer peniblen Achselhöhlensäuberung mit desodorierenden Seifen (Rexona, Bac, 8x4, Sixtus vierfach-Seife) oder Syndets (Dermowas, Sebamed). Die Kleidung muß atmungsaktiv und feuchtigkeitsabsorbierend sein. Synthetische Fasern sind verboten. Günstig sind Desodorants als Stifte, Sprays und kosmetische Puder zur Beseitigung des unangenehmen Geruchs. Zusätzlich sind erlaubt: Anticholinergika (Hydonan), Aluminiumsalze (Hydonan, Hidrofugal, Ansudor, Alsol, Sudospray) sowie Formalinverbindungen (Antihydral, Lenicet-Formalin). Die Beseitigung von Hautoberflächenbakterien, die für die Geruchsbildung verantwortlich sind, sollte zusätzlich vorgenommen werden. Es empfiehlt sich dabei Aluminiumchlorid- Hexahydrat 25 Prozent. Tritt gelegentlich zu der vermehrten Schweißse-

kretion auch noch eine Infektion hinzu, ist die operative Ausschneidung großer Schweißdrüsenareale zu empfehlen.

Hyperhidrosis manuum

Diese Erkrankung tritt vorwiegend bei jüngeren Mädchen auf. Bevorzugt sind Berufe, bei denen es wiederholt Reize durch manuellen Kontakt der Hautoberflächen mit verschiedenen Chemikalien oder anderen Substanzen gibt (Friseusen). Die Hyperhidrose führt zunächst auf den Handflächen zur extremen Sekretion von Schweiß, so daß dieser zum Teil herabtropft und bei Berührung von Papier oder Gegenständen ständig nasse Stellen hinterläßt. Die Handflächen und Fingerbeugeseiten sind in der Regel leicht gerötet, erscheinen jedoch minderdurchblutet und kühl (vermehrte Temperaturabgabe durch Verdunstung). In ausgeprägten Fällen bilden sich Schweißperlen auch auf dem Handrücken und den Fingerstreckseiten.

Schweißfuß (Hyperhidrosis pedum)

Die vermehrte Fußschweißbildung ist eine sehr weit verbreitete Erscheinung. Die Ursache ist eine verstärkte, meist funktionelle Überfunktion der ekkrinen Schweißdrüsen, die wir an der Fußsohle ebenso wie an den Handflächen vorfinden. Begünstigt wird die Fußschweißbildung und ihre negativen Begleiterscheinungen durch geschlossenes Schuhwerk, Kunststoffsocken und mangelnde Luftzirkulation. Die dadurch verursachte Retention von Flüssigkeit im Bereich der Fußsohlenhaut führt letztendlich zur Mazeration, wodurch die Hornschicht der Epidermis sich livide (weiß-gelblich) verfärbt. Zu den äußeren ungünstigen Umständen kommt die Besiedelung mit Keimen, zunächst Mikrokokken und Kokken, die dem Fußschweiß einen säuerlichen Geruch verleihen. Treten Koryne-Bakterien dazu, wird der Geruch des Fußschweißes erheblich penetranter. Die Bakterien zersetzen die übernäßte Hornschicht der Fußsohle und die freigesetzten Substanzen verursachen einen üblen Geruch (Bromhidrose). Das Ergebnis ist eine arrodierte, mazerierte und zerfressen aussehende Fußsohlenhaut (Keratoma sulcatum). Logischerweise ist diese vorgeschädigte Fußsohlenhaut kein natürlicher Schutz mehr und begünstig die Infektion mit Fußpilzen und anderen Bakterien **(Abb. 250)**.

Therapiegrundsätze beim Schweißfuß

Die Therapie erfolgt wie bei allen podologischen Maßnahmen in drei Stufen.

Erste Stufe: Maßnahmen durch den Patienten

Zweite Stufe: Maßnahmen durch den Podologen

Dritte Stufe: Ärztliche Maßnahmen

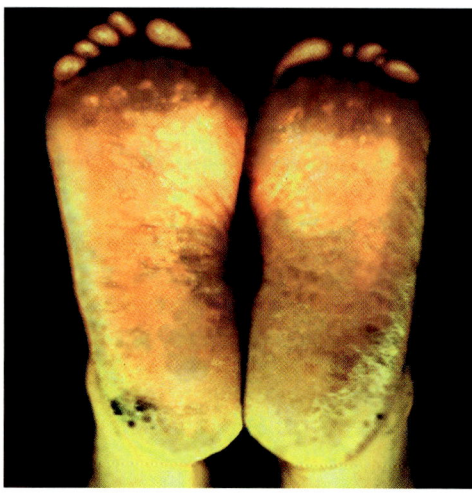

Abb. 250: Schweißfuß

Therapieansätze

Theoretisch ist zu unterscheiden zwischen einer äußerlichen und einer inneren Therapie.

Die *äußerliche Therapie* besteht in podologischen und ärztlichen Maßnahmen unter Mithilfe des Patienten.
Die angewandten Medikamente sind grob in folgende Gruppen einzuteilen:

- **Antiperspirantien: Anticholinergika, Aluminiumsalze**
- **Formalinverbindungen**
- **Adstringierende Substanzen: Aldehyde, Säuren**
- **Desodorantien: Duftstoffe, Parfums, in Kombination mit Puder, Sprays und Saugstoffen**

Die *innere Therapie* besteht in der Verabfolgung

von Medikamenten, die die Schweißdrüsen neurologisch-vegetativ beeinflussen. Sie obliegt dem Arzt.

podologische Maßnahmen:
- mechanische Reinigung, Anwendung von äußeren Mitteln
- mechanische Blockierung der Schweißdrüsenausführungsgänge
- Hygienemaßnahmen

ärztliche Maßnahmen:
operative Beseitigung von Schweißdrüsenarealen (eigentlich nur an der Axilla üblich)
- Durchtrennung von vegetativen Nerven (Sympathikusextirpation)
- Pharmakologische Therapie

Spezielle Therapie des Schweißfuß

Erste Stufe

Häusliche Selbstbehandlungsmaßnahmen:

- Fußwaschungen mit sauren Syndets, desodorierenden Seifen (bevorzugt kalte bis lauwarme Fußwaschungen), Kaltwaschungen, Eisabreibungen, ansteigende Bäder
- Vermeidung von Streßreaktionen
- Tragen luftigen Schuhwerks (Ledersohlen, perforiertes Oberleder)
- Lüften und Wechseln des Schuhwerks
- Täglicher Strumpfwechsel mit Bevorzugung von Baumwolle oder Wolle, keine Nylonstrümpfe
- Benutzung von antihidrotischen Badezusätzen (Roßkastanien, Eichenrinde, Obstessigzusätze, Meersalz, ätherische Öle, Heublumen- und Kamillenextrakte, stark verdünnte Formalinbäder)
- Absorption des Schweißes durch Tragen von Saugeinlegesohlen (Kohlebasis), Puder
- Fußgymnastik zum Wechsel der Durchblutungsverhältnisse
- Autogenes Training ist in einzelnen Fällen bereits erfolgreich durchgeführt worden.

Zweite Stufe

Podologische Therapie:
Sie besteht zunächst einmal in einer eingehenden Beratung des Patienten und Anleitung zu den vorgenannten Selbstmaßnahmen.

Speziell podologische Maßnahmen sind:

- Entfernung mazerierter Hornhaut
- Verabreichung von Fußbädern, wobei das gesamte Spektrum der vorhandenen Möglichkeiten, einschließlich der Badezusätze, ausgeschöpft werden soll, auch unter Berücksichtigung der vom Arzt verordneten Medikamente
- Beseitigung von Hornhäuten, insbesondere Hornhauttaschen und Säuberung des Nagelfalzes, einschließlich Behandlung der Nägel.
- Lokale Behandlung von großen Hautdefekten,

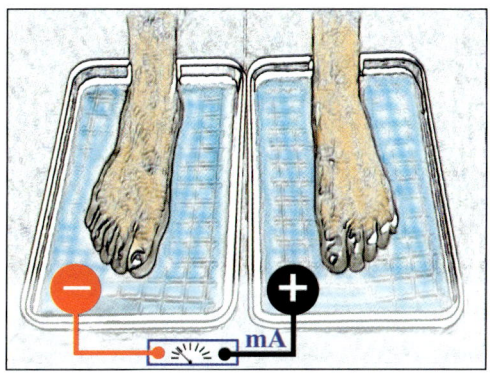

Abb. 251a: Schweißfußtherapie. Leitungswasser-Jontophorese

eventuell mit Heilsalben, auch prophylaktische Maßnahmen zur Vermeidung des Fußpilzes

- Lokale physiotherapeutische Maßnahmen mit Dehnungsübungen, Behandlung von Spreizfußkontrakturen, Metatarsalgien, Gelenklockerungen und leichte Bindegewebsmassagen zur Entstauung bei Kompressionssyndromen (z.B. Morton-Neuralgie, Tarsaltunnelsyndrom)
- Paramedizinische Maßnahmen wie Reflexzonentherapie, in Sonderfällen auch Akupunktur, Hypnose
- Physikalische Maßnahmen mit Leitungswasser-Jontophorese:

Dabei wird ein schwacher Gleichstrom durch die Fußsohlen geleitet. Eine flache, mit Wasser gefüllte Plastikwanne und Edelstahlplatten als Elektroden dienen dazu, einen schwachen Gleichstrom (15 bis 20 Milliampere) direkt an die Fußsohle zu leiten (**Abb. 251a**). Die Füße stehen dabei auf einem Gitter, um die Umspülung zu gewährleisten. Diese Therapie wird zunächst täglich

30 Minuten durchgeführt, nach zwei bis drei Wochen jedoch mindestens dreimal, später wöchentlich einmal. Der Erfolg sollte schon nach zehn Sitzungen zumindestens teilweise eintreten. Eine Erhaltungstherapie ist jedoch notwendig und zwar mindestens einmal in der Woche, da nach Absetzen dieser Jontophoresebehandlung ein Dauereffekt nur für drei bis vier Wochen zu erwarten ist.

Um die Therapie in der Fußpflegepraxis auch tagsüber durchführen zu können, wird auch eine normale Jontophorese mit Badezusätzen in ange-

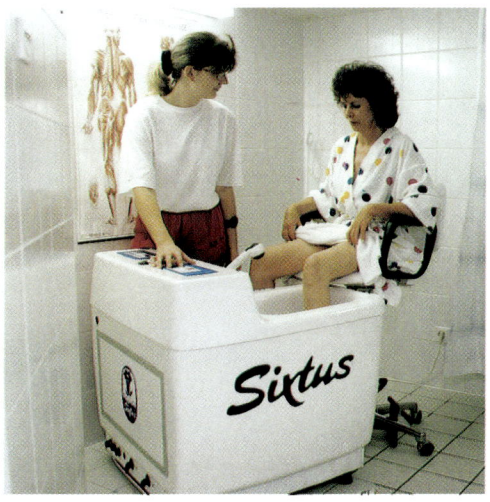

Abb. 251b: Schweißfußtherapie. Hydroelektrisches Bad

feuchteten Schwämmen durchgeführt. Diese Therapieform bedarf jedoch einiger Erfahrung, da die verwendeten Substanzen oft allergische Reaktionen auslösen können.

Des weiteren werden auch hydroelektische Bäder angewandt (**Abb. 251b**). Hier ist jedoch zu beachten, daß es durch den physikalisch-elektrischen Reiz nicht zu einer vermehrten Reizung der cholinergen Nervenfasern kommt, was die Schweißsekretion eher verstärken würde.

- Fußsohlenmassage, zum Teil mit Verwendung von sekretionshemmenden Substanzen und Antiperspirantien
- Einreibungen mit Desodorantien. Es werden Puder, Sprays, auch Feststifte und Cremes zur vorübergehenden Überdeckung des unangenehmen Schweißgeruches verwendet.

Dritte Stufe

Ärztliche Therapie

Die Domäne der ärztlichen Maßnahmen ist zunächst die differentialdiagnostische Abklärung und die Aufstellung eines Therapieplans, letztendlich die Verordnung von Medikamenten:

Wir unterscheiden Medikamente, die oral in Form von Tabletten eingenommen werden und systemisch wirken sowie Medikamente, die äußerlich angewandt werden.

Systemisch wirkende, oral einzunehmende Medikamente sind vor allen Dingen Anticholinergika. Das sind Substanzen, die die Innervation der Schweißdrüsen hemmen (Anticholinergika blockieren die neurochemische Überleitung am peripheren Endstück, die dem der motorischen Endplatte entspricht). In oraler Form sind Anticholinergika oft mit Sedativa (Beruhigungsmitteln) und Tranquilizern vermischt. Bekannte Fertig-Zubereitungen sind Belladonna-Alkaloide, Ergotamintartrat sowie Phenobarbital (Präparate: Bellergal, Ansuderal). Bei Verordnung dieser Medikamente muß jedoch berücksichtigt werden, daß sie nicht wenige Nebenwirkungen haben, wobei es vor allen Dingen zur Ruhigstellung (Sedierung) des Patienten kommt.

Lokal angewandte Anticholinergika werden sehr zahlreich eingesetzt. Auch sie verursachen allgemeine Nebenwirkungen (Mundtrockenheit, Herzjagen), da sie durch die Haut resorbiert werden. Äußerlich angewandte Anticholinergika sind:

Atropinsalze und ihre Derivate, Skopolamin, Skopolaminsalze, Skopolaminesther (Polidinmethosulfat, Hexopyroniumbromid, Propanthelinbromid, außerdem weitere Substanzen wie Buscopan, Panthal, Probanten, Amnitrinyl).

Auch Metallsalze erzeugen eine Schweißhemmung. Es sind dabei besonders wirksam: Vanadium, Gallium, Zirkonium sowie Aluminum. Letzteres wird in Form von Aluminiumchlorid als Okklusionsverband in der Nacht an den Fußsohlen angewandt. Die Zubereitung erfolgt durch den Apotheker in Form eines wäßrigen Gels; Grundlage ist einprozentige Methylzellulose, aufgelöst in Aqua destillata. Es werden 15 Prozent bis 25 Prozent Aluminiumchlorid ($AlCl_3$, 6 x H_2O) zugegeben.

Als Fertigprodukte werden heute angewandt: Sudospray, Ansudor, Alsol, Hydonan. Letzteres ist ein Kombinationspräparat aus Aluminiumhydroxichlorid und Propanthylinbromid. Der Wirkungsmechanismus der Metallsalze besteht darin, daß er das Epithel der Drüsenschläuche toxisch schädigt. Aufgrund einer Komplexbildung von Zellbestandteilen und Metallionen kommt es zu einer Verlegung des Drüsenausganges, die Tage bis Wochen anhält. Die Wirkung läßt erst dann wieder nach, wenn sich die Drüsenepithelien neu regeneriert haben. Damit die Aluminiumsalze tief in die Drüsenporen eindringen können, wird die Therapie in der Nacht durchgeführt, wo die Schweißdrüsenfunktion naturgemäß herabgesetzt ist.

Bei der Verwendung von Aldehyden (Formaldehyd, auch Glutaralaldehyd) ist die Gefahr einer Kontaktallergie und Bildung eines nachfolgenden Kontaktekzems nicht selten. Der Erfolg der Aldehydanwendung, insbesondere von Bädern, auch Pudern und Salben (Antihydral, Fontenal, Lenicit-Formalin) beruht darauf, daß die oberflächlichen Hornzellen eine Keratinolyse erleiden und durch diese Auflösungsprodukte des Keratins ein Verschluß der Schweißdrüsenporen erzeugt wird. Naturgemäß verliert sich die Wirkung der Aldehyde, wenn sich die Zellen der Drüse und ihre verhornten Eingänge durch normale Regeneration wieder erholen.

Zu den ärztlich verordneten, innerlich angewandten Präparaten gehören neben Belladonna-Akaloiden auch Meprobamat und Johimbinsäure (Fertigpräparat Sedapon). Weitere Fertigpräparate sind: Ansuderal (enthält Atropin, Metonitrat, Dihydroergotamintartrat, Agarizinsäure, Amobarbital, Calciumpanthothenat). Harmlosere Anwendungsformen sind Medikamente wie Salbeitropfen, Salbeiextrakt (Salvysat) sowie Kombinationspräparate wie Sweatosan (enthält Salbeiextrakt, Camphersäure, Calciumlaktat).
Als Badezusätze bei Fußschweiß wirken auch bestimmte Säuren: Trichloressigsäure, Gerbsäure und Eichenrindenpräparate.

Neben der Verordnung von rezeptpflichtigen Substanzen besteht die ärztliche Therapie in der Ausschaltung von Sympathikus-Nervenverbindungen. So kann mit Betäubungsmittelinjektionen die Ausschaltung von peripheren Nerven durchgeführt werden, was jedoch zur Immobilität des Patienten über mehrere Stunden führt. Operative Entfernungen des Sympathikus-Grenzstranges im lumbalen Bereich wären zwar theoretisch möglich, werden aber nicht als praktikabel angesehen. Im Bereich des Halses wurden sie jedoch zur Ausschaltung des vermehrten Handschweißes schon durchgeführt. Die operative Entfernung eines Schweißdrüsenareals an der Fußsohle kommt wegen der zu erwartenden erheblichen Narbenbildung nicht in Frage und birgt die Gefahr mit sich, daß letzendlich noch eine Hauttransplantation erfolgen muß. Drüsenextirpationen sind daher nur im Bereich der oberen Extremität (Achsel) praktikabel.

233

X. Erkrankungen der Haare

Erkrankungen der Haare spielen in der Fußpflege eine untergeordnete Rolle. Viele Hauterkrankungen sind jedoch an die Haarfollikel gebunden, so daß die Kenntnis der wichtigsten Störungen notwendig ist. Genauere Darstellungen bleiben der Fachliteratur überlassen.

Vorbemerkung:

Der Haarfollikel ist, vereinfacht gesehen, eine Einstülpung der Epidermis, an deren Schlauchende die Papille als Matrix des Haares sitzt. Das Wachstum des Haares beim Menschen erfolgt im Gegensatz zu den Tieren azyklisch, also ohne gemeinsame Erneuerung zu bestimmten Zeiten, zum Beispiel im Herbst, wo die meisten Tiere einen Winterpelz bilden. Die Haarauskämmrate des Erwachsenen beträgt normal 70 Haare pro Tag, bei einer Gesamtzahl von zirka 100 000 Haaren.

Effluvium

Den normalen Haarausfall nennen wir *physiologisches Effluvium*. Überschreitet der Haarausfall 100 Haare pro Tag, sprechen wir von einem *pathologischen Effluvium*. Ist es bereits zur Haarlosigkeit gekommen, wird der Begriff *Alopezie* gebraucht.

Wir unterscheiden die Krankheitsgruppen:

> **Veränderungen der Haarfarbe**
> **Störungen des Haarwachstums**
> **Veränderungen des Haarschafts**

Veränderung der Haarfarbe

Früher nahm man an, daß sich die Haare durch Eintreten von Luftbläschen in den Haarschaft grau oder weiß verfärben. Heute gilt als gesichert, daß sich die Haare grau färben, wenn die Pigmenteinlagerung (Melanin) mit dem Alter oder auch durch andere Einflüsse abnimmt. Lokalisierte Entfärbung nennt man *Poliosis*.

Die Grau- oder Weißfärbung als Alterserscheinung wird als *Canities* bezeichnet.

Entfärbungen sehen wir auch bei Jüngeren unter bestimmten Bedingungen und Einflüssen, zum Beispiel beim *Albinismus (*Weißhäutigkeit).

Poliose: angeborene Pigmentlosigkeit einer Haarlocke.

Heterochromie: verschiedene Haarfarben bei ein- und demselben Individuum als Folge von Veranlagung oder chemischer Einflüssen.

Veränderungen des Haarwachstums

Jedes Menschenhaar hat seinen eigenen Zyklus, der in drei Phasen verläuft:

- **Anagene Phase** (aktive, über Jahre dauernde Wachstumsphase)
- **Katagene Phase** (Übergangphase, dauert nur Tage)
- **Telogene Phase** (Ruhephase, dauert zirka zwei Monate, abgeschlossen durch Ausfallsphase)

Im Trichogramm (= Haarwurzelstatus, [Bestimmung von Verhältnis Anagen/Katagen/Telogenhaare]) wird der Zustand der Follikel beurteilt, was auch eine Prognose des Haarausfalls erlaubt. Je nachdem, in welchem Stadium die ausgefallenen Haare eben sind, spricht man vom Früh-Typ (anagene Haare) oder vom Spät-Typ (telogene Haare) der Alopezie.

Alopezie (Haarlosigkeit)

Verschwindet die Papille und somit auch die Follikelöffnung, gibt es kein erneutes Wachstum des Haares und wir sprechen von *permanenter Alopezie* (Haarlosigkeit).

Ist die Follikelöffnung weiterhin vorhanden, wird das Haar wieder wachsen und wir sprechen von *temporärer* (zeitweiliger) *Alopezie*. Dieser Zustand des zeitweiligen Minderwachstums wird auch als *temporäres Effluvium* bezeichnet.

Temporäre Alopezie

Wir unterscheiden zusätzlich zwei Formen, nämlich die zirkumskripte und die diffuse Form.

Zirkumskripte (herdförmige) Formen entstehen durch physikalische Einwirkungen wie Aufliegen bei Säuglingen, Haarzupfen (Trichotillomanie), durch Farben, Infektionen, (Mykosen, Furunkel, Typhus), aber auch durch unbekannte Mechanismen wie bei der *Alopeziea areata* (*pelade*).

Diffuse Formen entstehen bei Infektionen, hormonellen Störungen (nach der Schwangerschaft), chronischen Krankheiten (Diabetes, Eisenmangel), Vergiftungen (Rattengift) und durch Medikamente (Zytostatika bei Krebstherapie).

Permanente Alopezien

Sie beruhen darauf, daß Haarfollikel fehlen oder im Verlaufe des Lebens aus irgend einem Grund absterben, beziehungsweise atrophieren. Auch permanente Haarausfälle kommen diffus oder zirkumskript vor. Es gibt von jedem Befallmuster mehrere Spielarten. So kennen wir kongenitale (anlagebedingte) Alopezien und *Hypotrichosen* (Minderbehaarung).

Komplette Haarausfälle (Glatzenbildung) sehen wir am häufigsten bei der *Alopezia androgenetica* des Mannes, die erblich veranlagt ist und durch Sexualhormone (Androgene) verursacht wird. Dabei wird der Haarfollikel jedoch nicht völlig zerstört, sondern in einen stark verkleinerten Vellusfollikel umgewandelt, der nur noch farbloses Wollhaar produziert. Ein peripherer Haarkranz bleibt jedoch immer bestehen.

Hypertrichose

Darunter versteht man einen verstärkten Haarwuchs. Die Ursachen sind verschieden; es kön-

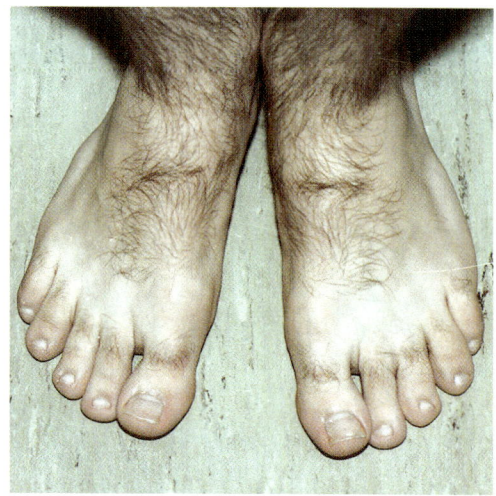

Abb. 252: Stark behaarter Fußrücken (Hypertrichose)

nen Mißbildungen sein (spina bifida), Medikamenteneinnahme (Hydantoin, Kortison), Stoffwechselstörungen (Porphyrie), Reizungen (Gipse, Pflaster) und auch hormonelle Störungen (durch Hirnanhangdrüse, Nebennnierenrinde, Ovarien). Spielarten der Natur führen auch ohne Grundkrankheiten zu verstärktem Haarwuchs. Er ist selten am Fußrücken (**Abb. 252**).

Hirsutismus

Darunter versteht man eine Vermehrung der Behaarung bei Frauen und Kindern mit typisch männlichem Behaarungsmuster (Brusthaare, Damenbart) unter dem Einfluß von männlichen Hormonen (Androgenen).

Veränderungen des Haarschafts

Mechanisch-äußerliche Schäden

Schon durch zu starkes Auskämmen oder Bürsten kann ein Schaden am Haar entstehen. Auch zu häufiges Waschen, Färben oder Bleichen kann durch mechanische und chemische Einflüsse (Sprengung der Disulfidbrücken des Keratins bei der Kaltwelle) zu Schäden führen. Diese können sein:

- *Trichoklasie*: abnorme Brüchigkeit ohne vorherige Knotenbildung am Haarschaft mit

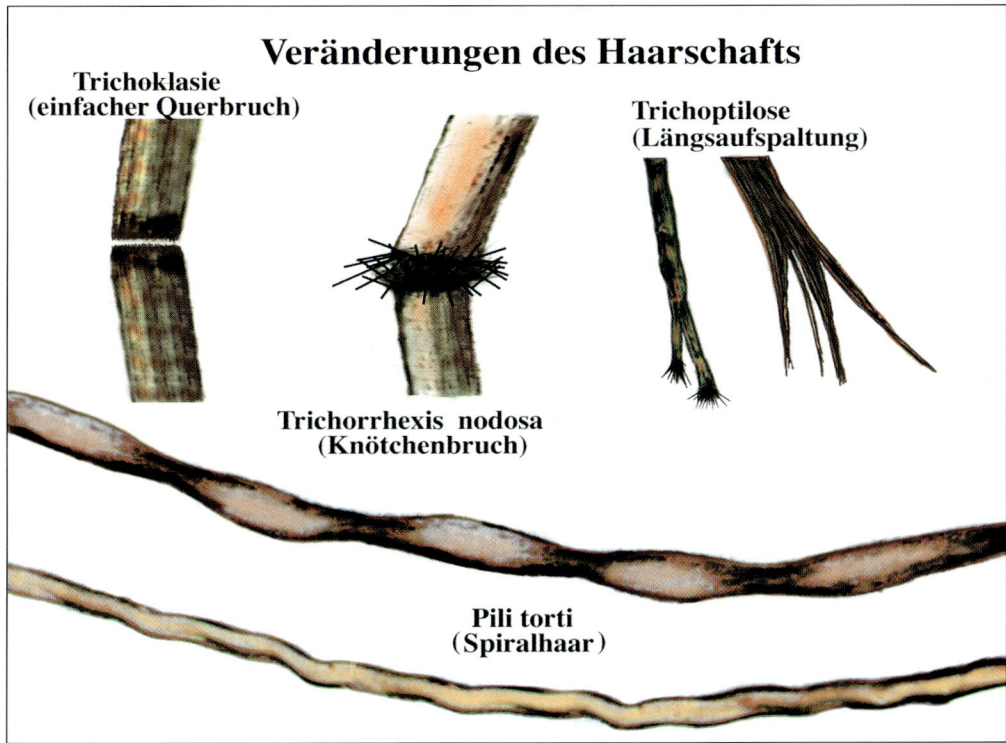

Veränderungen des Haarschafts

Trichoklasie
(einfacher Querbruch)

Trichoptilose
(Längsaufspaltung)

Trichorrhexis nodosa
(Knötchenbruch)

Pili torti
(Spiralhaar)

Abb. 253: Veränderungen am Haarschaft

Schräg- und Querbrüchen (Einwirkung von Kosmetika).

- **Trichonodosis**: Knotenbildung im Haarschaft nach Schlingenbildung durch zu starkes Bearbeiten des Haares. Mikroskopisch als borstenartige Aufsplitterung zu finden.

- **Trichoptilosis**: büschelförmige Aufsplitterung des Haares vom freien Ende her. Ursache unter anderen: zu starkes Kämmen **(Abb. 253)**.

Idiopathische Schäden

Sie sind zum Teil vererbt, treten gelegentlich als anlagebedingte Störung erst später auf. Beispiele sind:

- **Trichorrhexis nodosa**: als angeborene (T.n. congenita) Störung bekannt (Längspaltung mit knotigen Verdickungen)

- **Monilethrix** (Spindelhaar): anlagebedingte Verhornungsanomalie mit rhythmischen Einschnürungen

- **Pili torti** (Spiralhaare, twistet hairs): spiralenförmige Achsendrehung des Haarschaftes, zum Teil anlagebedingt, aber auch durch Kosmetika etc. verursacht **(Abb. 253)**

- **Cheveux incoiffables** (unkämmbare Haare): erbliche Fehlform der Haare, rauh, gekräuselt mit unregelmäßig verformten, furchigen, nierenförmigen oder dreieckigen Querschnitten.

Therapie von Haarerkrankungen:
Spezielle therapeutische Anleitungen sind nicht Thema dieses podologischen Kompendiums und bleiben der Fachliteratur vorbehalten.

XI. Erkrankungen der Nägel

Veränderungen am Nagel sind Hauptgegenstand podologischer Diagnostik und Therapie. Nagelveränderungen sind höchst mannigfaltig, ebenso ihre Ursache und auch dementsprechend das therapeutische Vorgehen. Bei der systematischen Gliederung von Nagelerkrankungen bieten sich zwei große Einteilungen an:

1. Die Einteilung nach der *Lokalisation*:

• **Erkrankungen der Nagelplatte**

• **Erkrankungen des Nagelbettes**

• **Erkrankungen der Nagelumgebung**

2. Einteilung nach der *Pathogenese*:

Sie berücksichtigt die Ursachen der Nagelveränderungen.

In der Praxis wird man zum besseren Verständnis sowohl die Systematik der äußeren Erscheinungsformen benutzen als auch die Ursache einer Nagelveränderung berücksichtigen müssen, um richtige therapeutische Ansätze zu finden.

Für den Fußtherapeuten und seine Arbeit am Nagel ist die Kenntnis der anatomischen Verhältnisse ein unbedingtes Erfordernis.

Der größte Teil der Fachliteratur über den menschlichen Nagel beschäftigt sich mit dem Fingernagel, wohl aus naheliegenden, wahrscheinlich hauptsächlich kosmetischen Gründen. Natürlich gelten grundlegende Erkenntnisse über Anatomie, Wachstum und Erkrankungen der Fingernägel auch für die Zehennägel. Genau betrachtet sind bei letzteren aber die Verhältnisse etwas anders: der Stoffwechsel ist verlangsamt.

In den Schuhen herrscht ein anderes Milieu. Insofern ergibt sich bei den Patienten, die sich in der Praxis des Fußtherapeuten einfinden, ein Übergewicht bestimmter Erkrankungen wie Nagelmykosen, eingewachsene Zehennägel und Schwielen. Ältere Leute weisen durch Durchblutungsminderung vermehrt Nagelerkrankungen auf und nicht selten krankhafte Gebrauchsspuren schlechten Schuhwerks.

Ursachen von Nagelveränderungen und Nagelkrankheiten

Nagelveränderungen bei Fehlbildungen

Bei den Veränderungen der Nägel sind auch Zehenanomalien zu berücksichtigen, da diese in der Regel zu Verformungen des Nagelbettes und nachfolgend des Nagel selbst führen. Im weiteren gehören zu den Fehlbildungen auch die eigentlichen Nagelanomalien sowie Begleitanomalien anderer Erkrankungen.

Zehenanomalien

Bei Zehendysplasien, Doppelanlagen, Anomalien oder auch Hyperplasien, also angeborenen Störungen, sehen wir adäquate Folgen. Vergrößerte Zehen haben auch vergrößerte oder veränderte Nägel. Zehenminderwuchs führt zur Verkleinerung der Zehennägel oder auch gar zu völligem Fehlen. Versteckte Doppelanlagen in einer

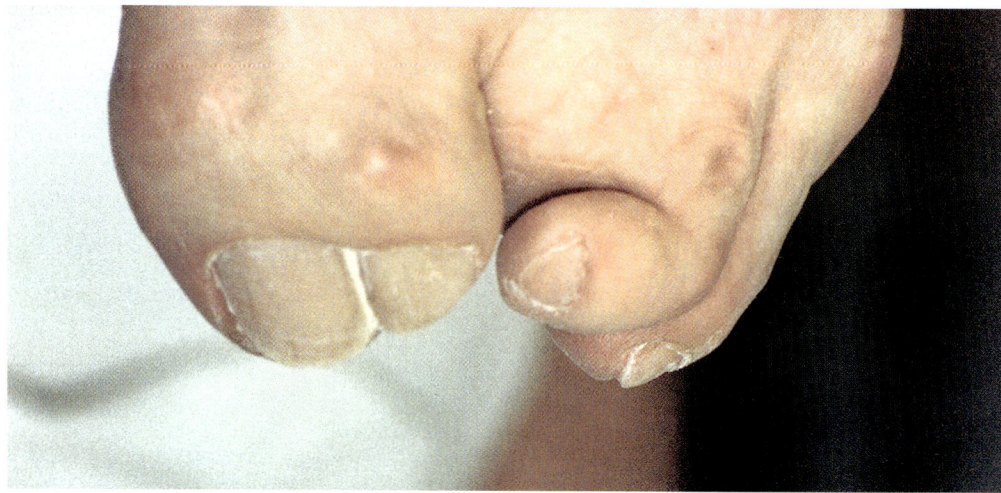

Abb. 254: Doppelanlage des Nagels bei Syndaktilie der Zehen I und II

Zehe verursachen in der Regel eine Doppelanlage des Nagels auf einer einzelnen Zehe **(Abb. 254)**, nur selten eine Vergrößerung des Nagels.

Nagelveränderungen bei geistigen und körperlichen Veränderungen

Chromosomenveränderungen

Trisomie 21 (Down-Syndrom)
Bei dieser Erkrankung ist das Chromosom Nummer 21 dreifach angelegt. An Fuß sehen wir einen Minderwuchs des Nagels (Mykroonychie) oder auch eine Verkürzung (Brachyonychie).

Desgleichen gibt es Nagelveränderungen bei *Monosomie 4*. Hier kann die Lunula völlig fehlen. Zusätzlich beobachtet man Anomalien der Phalangen, insbesondere im Bereich der Finger. Letztere erscheinen zugespitzt. Die Bänder sind überdehnbar. Begleitsymptome sind auch lokale Splitterblutungen (Petechien).
Finger- und Zehenabweichungen sowie Nagelverformungen sind bei der *Trisomie 8* und *Monosomie 9* beschrieben.

Nagel-Patella-Syndrom

Dabei handelt es sich um eine Fehlanlage des Nagels und der Kniescheibe. Man findet entweder einen Kniescheibenminderwuchs oder ein völli-

ges Fehlen der Kniescheibe. Das „Nail-Patella-Syndrom" ist oft begleitet durch eine Fehlanlage am Arm (Radiusköpfchen-Hypoplasie), was zu einer Verrenkung der Speiche führen kann. Auch Nierenanomalien, eine palmoplantare Hyperhidrose sowie Veränderungen an den Hüftknochen (Exostosen) werden bei dieser Anlagestörung beschrieben.
Der Nagel ist verkleinert, meist gespalten, fehlt halbseitig oder völlig. Die Lunula fehlt gelegentlich, ist alternativ auch dreieckig verfärbt **(Abb. 255)**.

Dyskeratosis congenita

Man sieht hier eine Aufsplitterung der Nägel mit unterschiedlicher Ausbildung der Nagelplatte. Vergesellschaftet ist diese Erkrankung oft mit vermehrter Schweißbildung im Bereich des Handtellers und der Fußsohle, außerdem einer Pigmentstörung an Hals und Extremitäten. Weitere Symptome können sein: eine Weißfärbung (Leukoplakie) der Mundhöhlenschleimhaut und eine Blutgerinnungsstörung.

Geistige Behinderungen

Neben den oben genannten Chromosomenstörungen sind Nagelveränderungen auch bei allgemeinen geistigen Behinderungen vorhanden. Deswegen sollte sich der geschulte Blick des Podologen vor allen Dingen bei solchen Patienten auf folgende Symptome richten:

Mittelteilverlust	V- förmige Lunula	Teilnagel

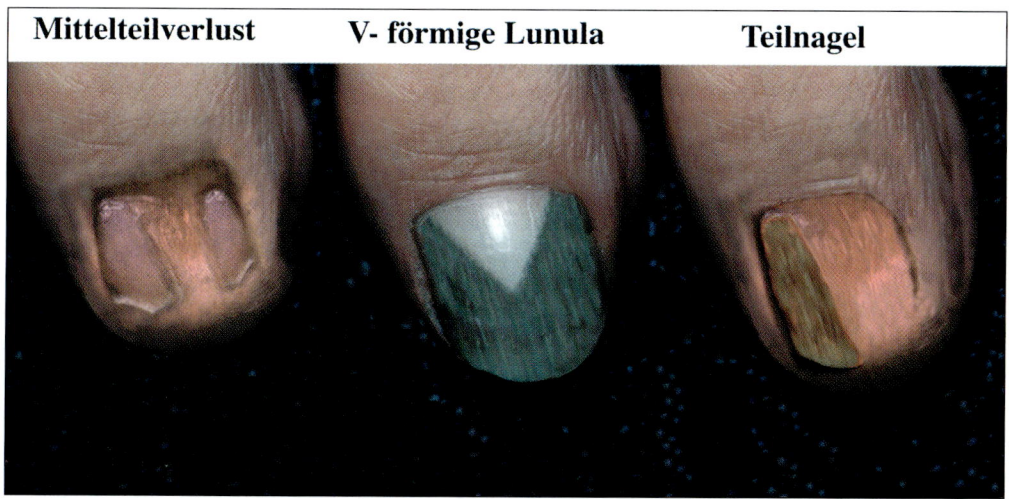

Abb. 255: Nagel-Kniescheiben-Syndrom (Nail-Patella-Syndrom)

- Verdrehte Endglieder der Zehen und auch der Finger, insbesonders am fünften Strahl

- Kurze Nägel (Brachyonychie)

- Verkleinerte Nägel (Mikroonychie)

- Rackett-Nägel (Tennisschlägernägel)

- Zusammengewachsene Nägel

- Syndaktylie (zusammengewachsene Zehen oder Finger)

- Fehlen der Lunula

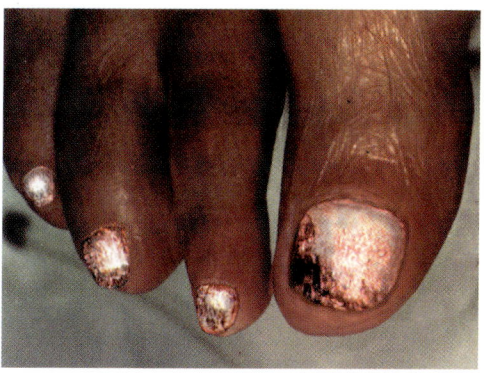

Abb. 256: Pachyonychia congenita

Pachyonychia congenita (heriditäre ektodermale Dysplasie)

Diese seltene Erkrankung betrifft nicht nur die Finger, sondern auch die Zehen (**Abb. 256**). Vom Nagelfalz bis zum distalen Rand sind die Nägel stark verdickt und verengen sich zum hochgestellten freien Rand hin, so daß man gelegentlich von einem Pinzettennagel spricht. Begleitet ist diese Erkrankung von erheblichen Hyperkeratosen in den Handflächen und an den Fußsohlen, jedoch auch durch starke Verhornungen an Ellbogen, Knien, Knöcheln und sogar im Achsel- und Genitalbereich. Dabei kommt es zu einer krallenartigen Verdickung der Nägel, zu Verhor-

nungsstörungen an Haut, Haaren, Schleimhäuten und auch an der Hornhaut des Auges.

Histopathologisch finden wir dabei eine Parakeratose und Dyskeratose mit Ödemen der Epidermis sowie eine Akantohyperkeratose mit follikulären Verhornungsstörungen. Am Nagel selbst zeigt sich die typische Onychogrypose mit Verdickung und Zersplitterung, zum Teil Krallenbildung und zwar an sämtlichen Zehennägeln. An den Fußsohlen beobachten wir eine vermehrte Schweißbildung mit streifenförmigen Verhornungen. Die Zehen und die angrenzende Fußsohle sind entzündet. Die übrige Körperhaut verändert sich fischhautartig (Ichthyosis). Die Mundschleimhaut zeigt weiße Flecken und neigt zum Austrocknen. Auch am Auge finden sich in der

Hornhaut dyskeratotische Veränderungen, die zur Trübung und Sehminderung führen.

Da die Erkrankung erblich ist, fällt schon bei der Geburt eine Pachyonychie auf. Ist diese vergesellschaftet mit Keratosen an den Händen und an den Fußsohlen, mit Veränderungen an den Schleimhäuten und an den Augen, muß unbedingt eine nähere Diagnostik durchgeführt werden.

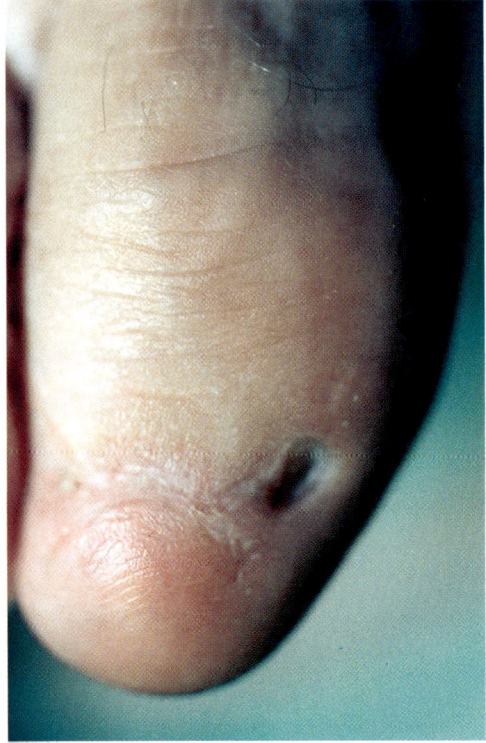

Abb. 257: Anonychie nach operativem Eingriff. Am medialen Rand ist ein Matrixrest verblieben, der einen rezidivierenden Hautdorn verursacht. Er muß regelmäßig entfernt werden.

Angeborene Nagelveränderungen

Angeborene Nagelveränderungen kommen in der Regel in Begleitung anderer Fehlanlagen und Erkrankungen vor.
Bei diesen ist typisch, daß sie sich entweder am Nagelbett und direkt an der Nagelplatte oder im Bereich des Hyponychiums manifestieren.

Die wichtigsten angeborenen Nagelveränderungen sind:

Anonychie

Bei dieser Entwicklungsstörung fehlt die Nagelplatte (**Abb. 257**). Als Ersatz wächst an dem ursprünglich vorgesehenen Platz der Nagelplatte ein weiches, schuppiges, weißliches bis gelbliches Gewebe. Das Nagelbett und die Matrix sind zumeist angelegt. Man findet auch die üblichen Schichten der Epidermis, wobei statt der typischen Nagelzellen normale Hornzellen der Haut vorhanden sind.

Eine spezielle Variante der Anonychie ist die *Anonychia tarda*, bei der sich erst mit zunehmendem Alter der Nagel in ein weiches Gebilde von Epidermis umwandelt.

Selten ist die *Anonychia atrophica solitaria*, eine Veranlagungsstörung, bei der nur an einem Finger oder an einer einzigen Zehe der Nagel fehlt. Auch hier kommt es zur Umwandlung oder Veranlagung der Nagelplatte in Ersatzgewebe, wobei dieses an der ursprünglichen Nagelposition zu einer kleinen, grubenförmigen Einziehung führt.

Pachyonychia congenita (JADASSOHN-LEWANDOWSKI)

Sämtliche Nägel sind nicht nur an den Fingern, sondern auch an den Zehen verdickt. Zum freien Rand hin läuft der Nagel tütenförmig spitz zu und schaut sozusagen in den „Himmel". Als Begleitsymptom finden wir am Fuß auffällige Verhornungen.

Kongenitale ektodermale Dysplasie

Diese Nagelerkrankung ist gekennzeichnet durch einen langsam wachsenden, zum Teil erheblich verunstalteten und verkürzten Nagel, dessen Platte oft häßlich schmutzig-gelb verfärbt ist. Es entsteht der Eindruck, daß sich der Nagel in jeder Sekunde lösen könnte. Die Verdickung der Platte führt oft zur Onychogrypose. Als zusätzliche Symptome findet man eine trockene Haut, eine Minderanlage von Talgdrüsen und Haaren. Die Schweißdrüsen fehlen.

Sonstige

Dyskeratosis congenita

Digitus supranumeralis (überzählige Zehe)

Rackett-Nägel (siehe unten)

Ektodermale Dysplasie

Polyonychie

Leukonychia hereditaria totalis

Unguis duplex

Nagelveränderungen bei Systemerkrankungen

Begleitsymptome der Nägel sehen wir insbesondere bei folgenden Erkrankungen:

- **Herz- und Kreislaufsystem, Herz-Lungen-erkrankungen**
- **Magen-Darmerkrankungen**
- **Endokrine Störungen**
- **Blut- und Allgemeinerkrankungen**
- **Hauterkrankungen (Dermatosen)**

Kardio-vaskuläre Erkrankungen (Herz-Kreislauferkrankungen)

Es bilden sich typische Veränderungen:

Trommelschlegelzehen- und Finger

Analog den bekannten Veränderungen an den Fingern verändern sich auch die Zehen trommelschlegelartig **(Abb. 258)**. Zusätzlich entstehen *Uhrglasnägel* (Unguis hippocratici). Die betroffenen Zehennägel zeigen quere und längliche Strukturlinien, die sich gitterförmig überlagern. Gemeinsam ist allen ungualen Folgen einer Kreislaufstörung in der Regel die *Zyanose* (Mangeldurchblutung) des Nagelbettes sowie im weiteren Verlauf die Dystrophie der Nägel. So finden sich bei chronischen Herzerkrankungen, zum Beispiel einer Herzinsuffizienz, neben zyanotischen Nägeln Onycholysen, bei Krankheitsschüben quere Beau-Reil-Linien, eine Abblassung oder gar das Verschwinden der Lunula und die Abflachung des körpernahen Nagelfalzes.

Als Stimulus für die Trommelschlegeldeformierung diskutiert man eine Veränderung der Zehen oder Fingerbeere durch zirkulierende Gefäßaktivstoffe (Kinine). Als Auslöser dafür kommen nicht nur Herz-Kreislauferkrankungen in Frage, sondern auch mangelnde Sauerstoffversorgung durch Lungenerkrankungen. Leberkrankheiten, durch die das Nagelbett wachstumsverändernde Eiweißstoffe erhält, werden ebenfalls als Ursache angeschuldigt. Am Anfang steht nur die Verdickung des Nagelfalzes. Dieser formt sich in eine Schnabelkontur am vorderen freien Nagelrand. Hinzu

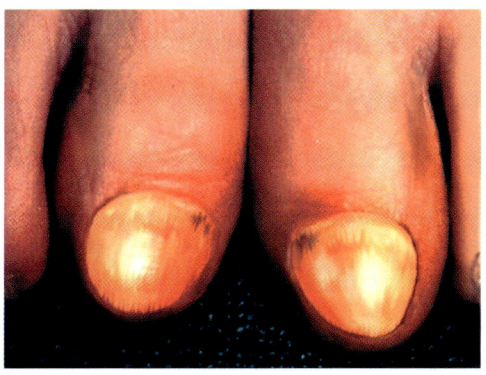

Abb. 258: Trommelschlegelzehen mit Uhrglasnägeln

kommt eine Verdickung der Finger- oder Zehenbeere, zunächst sohlenwärts, im Endzustand auch eine seitliche Verbreiterung des Zehenendgliedes. Trommelschlegelfinger und Trommelschlegelzehen sollten schon in ihren Anfangsstadien erkannt werden, da sie ja auf eine gravierende Systemerkrankung hinweisen.

Uhrglasnägel charakterisieren eine chronische Lungenerkrankung. Durch die anfänglichen leichten Wachstumsstörungen entsteht zunächst eine uhrglasförmige Veränderung des Nagels. Es kommt zur Abflachung und Auffüllung des Nagelfalzes, wobei das Gewebe über dem Nagelfalz und auch der Matrix spröde wird. Dadurch ist es möglich, mit dem Nagel Wippbewegungen auszuführen, was manche Autoren als klinisches Zeichen werten. Die Uhrglasbildung ist heute meßbar; standardisierte Meßmethoden im Röntgenbild liegen vor.

Speziell bei Lungenerkrankungen wie Bronchitis, Bronchiektasien und auch Lymphgefäßveränderungen entsteht das Syndrom des gelben Nagels (englisch: *Yellow-Nail-Syndrom*). An den Zehennägeln sieht man das Yellow-Nail-Syndrom in der Regel bei Lymphabflußstörungen. Die Nagelplatten sind gelblich, gelb-grünlich oder bräunlich verfärbt, wachsen langsam und erheblich verdickt. Die Lunula fehlt. Bei weiterem Fortschreiten kommt es zur Nagellösung. Erwähnenswert ist, daß diese Erscheinungen sich wieder normalisieren können, ohne daß sich die Grunderkrankung an der Lunge oder im lymphatischen Bereich zurückbildet (siehe auch Farbveränderungen des Nagels).

Nicht selten werden *Halb-und-halb-Nägel* (Half-and-half-Nails) nach **TERRY** beschrieben. Sie sieht man häufig bei Leberschäden. Es imponiert eine Zweiteilung der Nagelfarbe. Im proximalen, körpernahen Anteil fehlt oft die Lunula. Dieser Nagelteil ist in der Regel weißlich gefärbt, während der distale, körperferne Nagelanteil bis zum freien Rand hin mehr rötlich erscheint. Vergesellschaftet sind die Halb-und-halb-Nägel oft mit weißen Bändern nach **MUEHRKE**.

Magen-Darmerkrankungen

Auffälliges Zeichen bei Magen-Darmerkrankungen, auch bei Leberzirrhose und Erkrankungen anderer innerer Organe, ist das Fehlen der Lunulae. Hinzu gesellt sich ein Doppelstreifen von weißen Bändern, die parallel zur Lunula verlaufen. Sie wachsen aus, werden üblicherweise *MEES-Querstreifen* genannt. Zudem zeigt sich bei Dünndarmerkrankungen gelegentlich eine seitliche Nagellösung nach Eintrübung und Körnung der Nagelplatte. Die Lunula ist verkleinert und fehlt oft.

Endokrine Störungen und Nagelveränderungen

Man sieht besonders bei *Schilddrüsenüberfunktion* (Hyperthyreose) Nagelteillösungen am freien Ende und Perlschnurbildungen, auch Regentropfenphänomen genannt.
Andere endokrine Störungen (z.B. *Hyperparathyreoidismus*) führen zur Kurznagelbildung, die mit einer Schrumpfung des Endgliedes vergesellschaftet ist. Bei *Diabetes* mellitus ist zudem ein gehäufter Befall an Nagelinfektionen (Mykosen, bakterielle Paronychien) zu beobachten. Beim *Morbus Addison* sehen wir im fortgeschrittenen Stadium eine Dunkelfärbung des Nagelbettes.

Urogenitalsystem und Nagelveränderungen

Bei Nierenerkrankungen sind Veränderungen an den Nägeln häufig. Prototyp ist der Halb-und-halb-Nagel mit seinen beiden unterschiedlich gefärbten Nagelteilen. Der distale Nagelteil ist zumeist leicht blaß-bräunlich oder rosa gefärbt, der proximale weiß, wobei durch die matte Farbstruktur die Lunula nicht mehr zu erkennen ist. Bei Nierenversagen sehen wir oberhalb des freien Nagelrandes oft nur eine schmale dunkelbraune Linie, wobei sich die Weißfärbung (Leukonychie) des übrigen Nagels je nach Ausmaß der Grunderkrankung weiter ausbreitet.

Blut- und Allgemeinerkrankungen und Nagelveränderungen

Blutungen

Logischerweise sehen wir bei Störungen der *Blutgerinnung* auch gehäuft Blutungen unter der Nagelplatte. Dies trifft nicht nur zu bei den klassischen Bluterkrankheiten, sondern auch bei Blutungen durch thrombozyteninduzierte Gerinnungsstörungen. Auch *Medikamente* wie Marcumar, Butazolidin und überhöhte Dosen von Aspirin können Blutungen perungual oder subungual im Nagelbett auslösen. Die häufigste Blutungsursache ist jedoch nach wie vor das *Trauma*.

Anämien

Auch bei Anämie (Blutarmut) sieht man eine Veränderung der gesamten Zehenbeere. Auch ein Wippen des Nagelbettes ist gelegentlich als eindeutig diagnostisches Zeichen erkennbar. Der proximale Nagelfalz nimmt zu, der Sulcus verschwindet.

Hauterkrankungen (Dermatosen) und Nagelveränderungen

Ausgesprochen häufig treten Nagelveränderungen als Begleiterkrankung bei Dermatosen auf, zum Beispiel bei Psoriasis, Ichthyosis, bei Ekzemen, Lichen ruber planus, Sklerodermie etc.

Schuppenflechte (Psoriasis)

Es gibt typische Zeichen der Psoriasis an den Nägeln. Sie können schon befallen sein, bevor die Krankheitsherde an der behaarten Kopfhaut, den Ellbogen und den Kniegelenken sichtbar werden. Die Psoriasis hinterläßt am Nagel Veränderungen, die sich nach einem gewissen Muster manifestieren. Es hängt davon ab, welcher Teil des

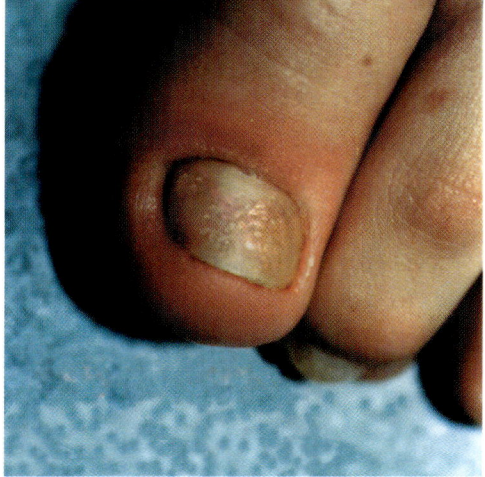

Abb. 259: Tüpfel bei Psoriasis

Nagels stärker befallen ist: Die Nagelmatrix oder das Nagelbett.

Befallmuster:

Bei überwiegendem **Befall der Nagelmatrix:**

- Ein **fehlerhafter Aufbau der Nagelplatte**, wobei diese einer Parakeratose unterliegt. Zudem vermißt man oft das Verschwinden der Zellkerne in den oberen Nagelschichten, so daß bei Aufsicht fleckige oder auch weiche Stellen sichtbar werden (**Abb. 259**).

- **Tüpfelbildung** an der Nagelplatte, die als feine Grübchen imponieren und nichts anderes darstellen, als herausgelöste Keratinozyten von minderer, parakeratotischer Qualität. So entstehen an der Nageloberfläche Punkte oder Tüpfel.

Bei überwiegendem **Befall des Nagelbetts:**

- Eine allgemeine oder umschriebene **Verdickung des Nagelbetts**

- Die **Ölfleckbildung**

- Die **Onycholyse**. Sie betrifft bei der Psoriasis

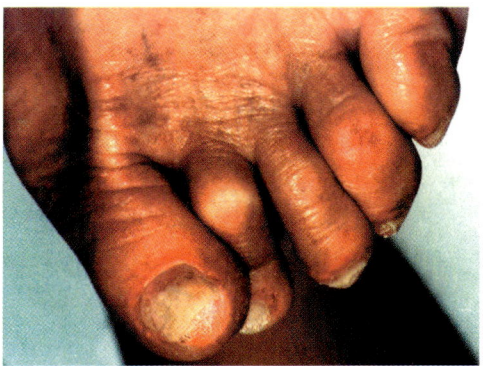

Abb. 260: Nagelbettpsoriasis mit Onycholyse

in der Regel den körperfernen Rand, kann jedoch auch seitlich auftreten (**Abb. 260**).

Bei **Befall von Matrix und Nagelbett**

- Es kommt zur **Onycholyse** und **Krümelnagelbildung**

Pathophysiologie:
Die Differenzierungsgeschwindigkeit ist in den einzelnen Zellschichten erhöht. Die Keratinozyten gelangen nicht im normalen Zeitraum von drei bis vier Wochen von der Basalschicht aus bis an die Hautoberfläche sondern werden ähnlich wie bei einem Vulkan schon in drei bis vier Tagen hochgeschleudert. Diese oft bis siebenfach beschleunigte Zellwanderung an die Oberfläche führt dazu, daß dort Zellen erscheinen, die ihre normale Differenzierung, das heißt ihren Umwandlungszyklus nicht durchlaufen haben. So erscheinen sie als unreife Zellen, zum Teil noch mit Zellkernen, an der Oberfläche.
Die Schichten des Nagels sind somit bei der Schuppenflechte nicht regelmäßig aufgebaut. Diese als Parakeratose bezeichnete Erscheinung führt nicht nur zu einer Verdickung des Nagelbettes, sondern auch des gesamten Nagels. Die oberste Nagelschicht wird dadurch nicht ausreichend

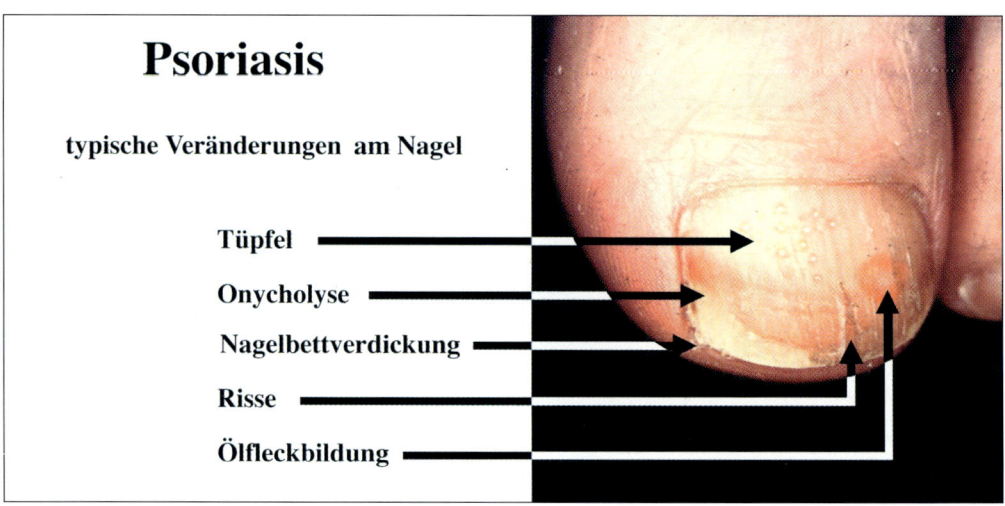

Psoriasis

typische Veränderungen am Nagel

Tüpfel

Onycholyse

Nagelbettverdickung

Risse

Ölfleckbildung

Abb. 261: Typische Nagelveränderungen bei Psoriasis

hart. Es lösen sich Hornzellen und erzeugen so Tüpfel. Auch die Verhaftung mit dem Nagelbett ist nicht fest.

Man nennt die Parakeratose am Nagel *Parony- chose.* Durch die Parakeratose oder Paronychose der Matrix ist die Entstehung der Tüpfel vorgegeben. Diese entstehen als Wachstumsstörung schon in der Matrix. Ist die ganze Matrix betroffen, kann die ganze Nageloberfläche verändert sein.

Selten ist die *leukopathische Form* der Nagelpsoriasis: Dabei ist der mittlere Anteil der drei Nagelschichten von der Psoriasis befallen, die Oberfläche aber intakt. Es entsteht somit eine weiße, fleckige Nagelerscheinung. Liegt der Schwerpunkt der psoriatischen Veränderungen im *Nagelbett,* kommt es zur Ausziehung und Verlängerung der Papillen. Das führt zu lokalen, auch punktförmigen Mikroblutungen. Sind diese Blutungen fleckförmig oder erscheinen die verlängerten Papillenspitzen als rotes Flächenmuster an der Nageloberfläche, spricht man von einer subungualen papulösen Psoriasis und nennt dies *Ölfleckbildung* **(Abb. 261).** Hauptindiz ist, daß diese Ölflecken unscharf sind. Sie wachsen in der Regel bei leichteren Fällen mit dem Nagel aus. Nach-

* Hinweis: als Hyponychium wird im deutschsprachigen Bereich nur der distale Anteil des Nagelbettes, soweit das Sohlenhorn reicht, bezeichnet.

dem nicht nur die Matrix des Nagels der Parakeratose (Paronychose) anheimfällt, sondern auch das Hyponychium*, führt die Hypertrophie des Nagelbettes zum fleckförmigen, zunächst teilweisen und letztendlich totalen Abheben der Platte.

Eine Sonderform, die **Psoriasis pustulosa,** die oft an der Großzehe beginnt **(siehe Abb. 141),** zeigt die gesamte Kombination und letztendlich das fortgeschrittene Ausmaß der Nagelzerstörung durch die Psoriasis.

Ekzem

Chronische Ekzeme, insbesondere allergische Kontaktekzeme, auch Fußekzeme, sind häufig der Auslöser von Erkrankungen der Nagelplatte. Voran geht die Ausbreitung des Ekzems in den Nagelfalz und in die Nagelmatrix. Dadurch entsteht eine Reihe von Nagelveränderungen: Unregelmäßigkeiten an der Oberfläche, Querrillen, Längsfurchen, Tüpfel, Aufsplitterungen, Verdickung der Nagelplatte, perunguale Entzündungen einschließlich Nagellösungen und Farbveränderungen.

Histologie: mikroskopisch sichtbare massive Strukturveränderungen der Nagelplatte. Risse, Tüpfel (durch Herauslösen von Nagelzellen). Querlinien sind in der Regel Anzeichen von Wachstumsstörungen oder vorübergehenden Wachstumshemmnissen in der Matrix. Das Nagelbett (Hyponychium) ist oft verdickt. Die Ver-

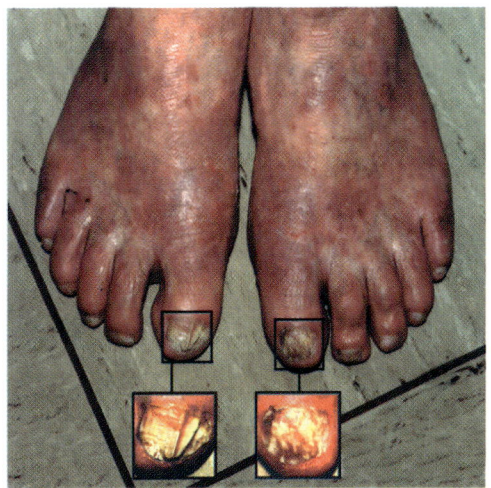

Abb. 262: Nägel bei Ekzem

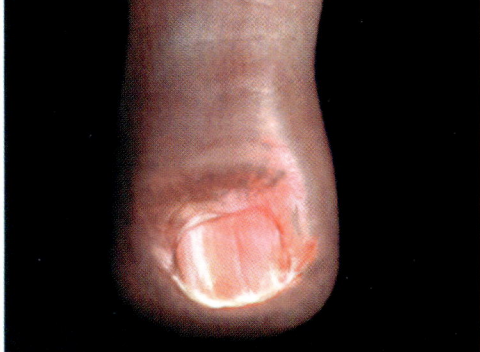

Abb. 263: Nagel bei Lichen ruber, atrophische Form

haftungszone Nagelplatte/Nagelbett ist je nach Ausmaß stark verändert; Nagellösungen sind möglich (**Abb. 262**). Das Erscheinungsbild täuscht oft einen Pilzbefall vor. Der ekzematöse Reiz wird oft durch falsch eingesetzte Antimykotika verstärkt, insbesonders wenn die korrekte Diagnostik fehlt. Schuppige Veränderungen an der Nageloberfläche stammen meist vom Eponychium.

Lichen ruber planus

Auch bei dieser Erkrankung treten Nagelveränderungen auf, die sowohl durch Mitbefall der Matrix und des Nagelbettes als auch des distalen Anteiles (Hyponychium) charakterisiert sind. Die drei wesentlichen Nagelveränderungen bei Lichen ruber planus sind:

1. Die atrophische Form

Hier fehlt gelegentlich die Nagelplatte oder ist durch Narbengewebe völlig oder teilweise ersetzt. Dieses imponiert in der Regel als Pterygium (**Abb. 263**). Häufig sind nur die Großzehen befallen. Der Nagelverlust ist irreversibel (nicht mehr ersetzbar), weil die Matrix vernarbt und funktionsunfähig ist.

2. Die onychoptotische Form

Hier löst sich der Nagel, wächst jedoch nach.

3. Die onychorrhektische Form

Beim Lichen ruber planus am häufigsten vertreten. Es kommt zur Zersplitterung und Aufbrechen der Nägel. Die Spaltbildungen entstehen durch einen gestörten Ablauf der Hornbildung, wobei sich die Interzellularbrücken der Keratinozyten lösen. Die Bildung von Furchen ist die Folge.

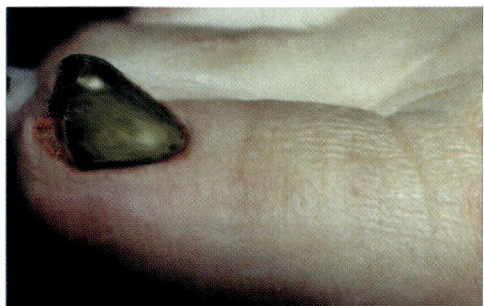

Abb. 264: Nagel bei bullöser Dermatose

Bullöse Dermatosen

Blasenbildende Erkrankungen wie Pemphigus, bullöses Pemphigoid, Morbus DUHRING etc., können ebenfalls zu Nagelveränderungen führen. Kommt es durch diese Erkrankungen zur Zerstörung der Matrix (wie beim bullösen Arzneiexanthem), ist ein erneutes Wachstum des Nagels nach Onycholyse nicht möglich. Ist das Nagelbett befallen, führt die Bläschenbildung zur distalen Onycholyse, sodaß die Nägel „in den Himmel" wachsen (**Abb. 264**).

Sklerodermie

Im Anfangsstadium bleiben die Nägel normal.

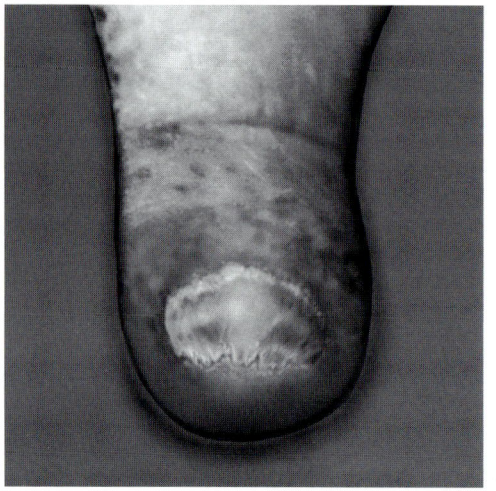

Abb. 265: Sklerodermie. Zunehmende Nagelver-schmächtigung, Krümmung und Ausfransung

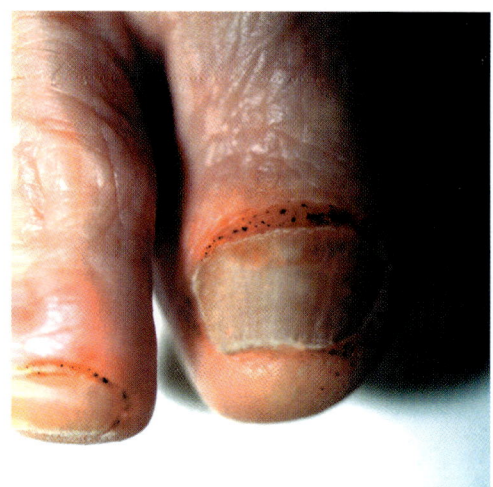

Abb. 266: Nagel bei Dermatomyositis

Erst wenn es zum Schwund der Haut kommt, krümmt sich die Nagelplatte und es kommt zu einer Art Krallennagel (Inflexio unguis) **(Abb. 265)**. Zusätzlich verjüngen sich die Nägel bis zum freien Rand. Durch die Grundkrankheit bedingt, können Nekrosen der Zehenkuppen auftreten, auch eine Verschmälerung der Zehen nach distal. Durch den weitgehenden Schwund des Gewebes beziehungsweise der Unterlage des Nagels (einschließlich Zehenbeere und Teile des Nagelbettes) kommt es zu lokalen Überbleibseln von Matrixresten, die wiederum hornartige oder höckerartige Nagelstümpfe produzieren. Die Wölbung der distalen Nagelplatte ist in erster Linie die Folge der Schrumpfung der Zehenkuppenweichteile. Auffällig ist die Ausbildung von Angiektasien (Gefäßveränderungen am Nagelfalz).

Alopecia areata

Vergesellschaftet mit dieser Art des Haarausfalles sind als häufigste Veränderungen grübchenförmige Defekte an der Nageloberfläche. Sie sind aber nicht durch Parakeratose verursacht. Die Nagelplatte ist in der Regel ausgedünnt. Zusätzlich beobachtet man Längsrillen und schuppenartige rauhe Oberflächen. Gelegentlich erscheint die Lunula gefleckt (Mondflecke).

Morbus DARIER

Die Nagelveränderungen beim Morbus Darier sind typisch. Sie sind relativ häufig und haben als Hauptsymptomatik längliche, grau-weiße, subunguale Streifen von unterschiedlicher Breite. Proximal verlaufen sie durch die Lunula. Distal enden sie V-förmig als subunguale Hyperkeratose.

Ichthyosis

Auch bei der Genodermatose Ichthyosis („Fischhaut") **(siehe Abb. 63)** ist das Auftreten einer Hyperkeratose im Bereich des Nagels und des Nagelbettes möglich. Die dabei entstehende Hyperkeratose ist unterschiedlich, begleitet von einer vermehrten Brüchigkeit des Nagels. Auch Pigmentstörungen wurden beschrieben.

Pityriasis rubra pilaris

Bei dieser Form der Pityriasis treten teilweise massive Hyperkeratosen im Bereich des Nagelbettes auf, die letztendlich zur Onycholysis führen. Das Erscheinungsbild am Nagel selbst ähnelt oft dem der Psoriasis, ist jedoch histologisch einwandfrei abzugrenzen.

Lupus erythematodes

Bei dieser rheumatoiden Erkrankung, aber auch bei anderen Autoimmunerkrankungen, sehen wir gelegentlich eine auffällige Nagelplatte sowie pathologische Veränderungen im Falz. Sie äußern sich mit einer streifigen Zeichnung (Ursache: rheumatische Vaskulitis), vermehrter Brüchigkeit und auffälligerweise durch eine Verfärbung im oberen Nagelfalz. Dort kommt es zu einer roten, zum Teil bläulich-violetten randständigen Verfärbung, die durch schmerzhafte Teleangiektasien (Gefäßerweiterungen) verursacht wird.

Dermatomyositis

Auch diese Erkrankung rheumatischer Genese zeigt charakteristische Auffälligkeiten: Nagelfalzeinblutungen durch die rheumatoide Gefäßentzündung, rote Lunulaverfärbung und Eponychiumsklerose. Gelegentlich sieht man auch Kalzinosen in der Haut der Zehenbeere **(Abb. 266)**.

Chronische Polyarthritis und Gicht

Bei beiden Krankheiten können unspezifische Nagelveränderungen auftreten. Typische Zuordnungen sind nicht vorhanden.

Die üblichen Formveränderungen bei der chronischen Polyarthritis (cP) wirken sich naturgemäß auch auf die Nagelform aus.

Die Gicht erzeugt in extremen Fällen knotenförmige Veränderungen in den Endgelenken und verursacht mechanische Irritationen auf das Wachstum der Nägel.

Nagelveränderungen bei Gefäßkrankheiten

Nagelveränderungen sieht man beim Morbus Raynaud, der venösen Hyperämie sowie der Ischämie des Nagels und gefäßbedingten Hämorrhagien im Nagelbereich. Auffällig ist das Yellow-Nail-Syndrom bei den Lymphabflußstörungen der unteren Extremitäten.

Venöse Störungen

Hier kommt es im wesentlichen zu einer blaßbläulichen, zyanotischen Verfärbung des Nagels durch die venöse Stauung in den Papillargefäßen. Die zyanotische Verfärbung tritt vor allen Dingen im distalen Anteil des Nagels auf. Zudem gesellen sich bei chronisch-venösen Stauungen die üblichen, unspezifischen und allgemeinen Nagelveränderungen. Auch eine Rotfärbung ist gelegentlich zu sehen (bei Hämangiomen).
Beim Krankheitsbild der Dermatomyositis verändern sich die Gefäße insbesonders in Perionychium im Sinne von Angioektasien. Auch diese führen zu bläulich-rötlichen Veränderungen des Nagelwalles und auch des angrenzenden Nagelbettes.

Arterielle Störungen

Eine Mangeldurchblutung des Nagelbettes (Ischämie) tritt vor allen Dingen im Gefolge von Gefäßverengungen auf.
Hier steht an erster Stelle die Volkskrankheit Arteriosklerose. Mit zunehmendem Alter steigt die Zahl der Erkrankungen. Mangeldurchblutungen gibt es auch bei einer Gefäßentzündung (Vaskulitis) und Veränderungen im Gefolge der Lues III (fortgeschrittenes Stadium der Syphilis).
Charakteristisch sind die Veränderungen beim Morbus Raynaud. Hier kommt es neben einer Verfärbung der Zehen nach chronischer Kälteeinwirkung zur Veränderung in der Nagelform im Sinne von Keilnägeln. Auch Perlschnurbildung und vollkommener Nagelverlust ist bereits beschrieben. Auffällig ist, daß bei Durchblutungsstörungen der Extremitäten die Veränderungen an den Zehennägeln bei den Männern häufiger sind, während bei Frauen die Auswirkungen der Zirkulationsstörungen eher an den Fingernägeln auftreten.

Allgemeine Durchblutungsstörungen, zum Beispiel die Arteriosklerose, manifestieren sich am Nagel wie folgt **(Abb. 267)**:

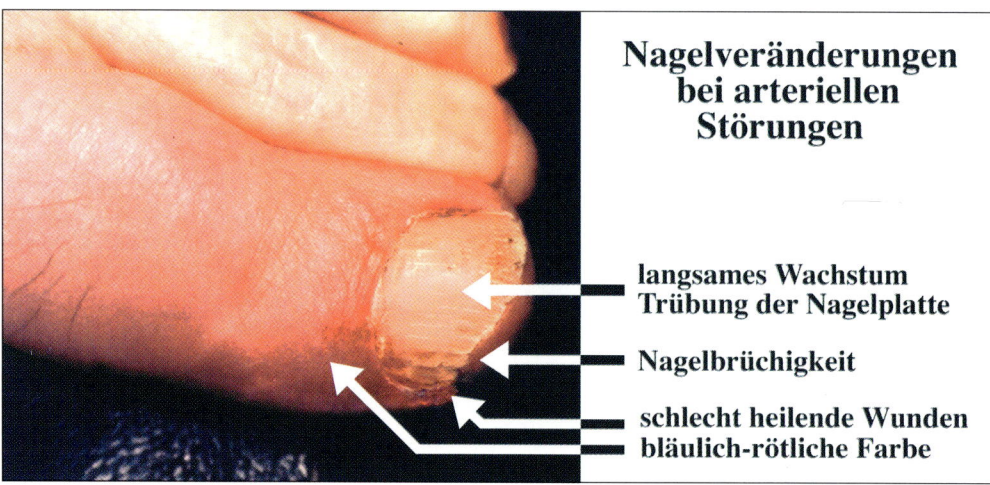

Abb. 267: Nagelveränderungen bei arteriellen Störungen

- Langsames Wachstum
- Trübung der Nagelplatte
- Nagelbrüchigkeit
- Blau-rötliche Verfärbung der Zehe mit anfänglicher Schwellung
- Schlecht heilende Gelegenheitswunden

Je nach Durchblutungszustand und allgemeiner Therapie sind auch Beau-Reil-Linien und Leistenbildungen zu sehen.
Von den typischen Symptomen her sind den einzelnen Erkrankungen zuzuordnen:

Lymphatische Zirkulationsstörungen: Yellow-Nail-Syndrom

Gefäßsklerose (Arteriosklerose): Trübung, Brüchigkeit, zunehmende Onycholyse

Raynaud-Syndrom: Brüchigkeit, Onycholyse, Pterygiumausbildung, Längsriffelung

Sklerodermie: Mitbefall der Weichteile einschließlich der Zehenendglieder

Lymphatische Störungen und Nagelveränderungen

Der typische Befund bei Lymphabflußstörungen ist das *Yellow-Nail-Syndrom* **(Abb. 268)**. Weitere Charakteristika sind verdickte Nagelplatten. Die Farbe ist oft nicht nur gelb, sondern auch

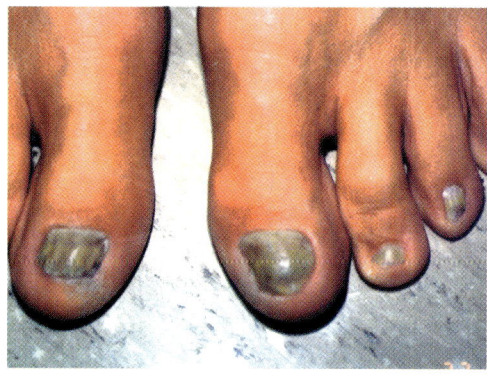

Abb. 268: Gelbnagelsyndrom (Yellow-Nail-Syndrom)

gelblich-grünlich. Das Nagelwachstum ist verlangsamt, die Lunula nicht mehr sichtbar. Eine vom freien Rand her beginnende Nagellösung ist wiederholt beschrieben worden.

Blutungen (Hämorrhagien) im Nagelbereich und Nagelveränderungen

Abgesehen vom traumatischen Nagelhämatom treten durch Gefäßerkrankungen, bei denen die Papillargefäße und die Nagelfalzgefäße geschädigt sind, Farbveränderungen des Nagels auf. Sie entstehen durch die teilweise nur kleinen Blutungen aus den veränderten Gefäßen.
Gefäßschäden innerhalb der Matrix führen zu

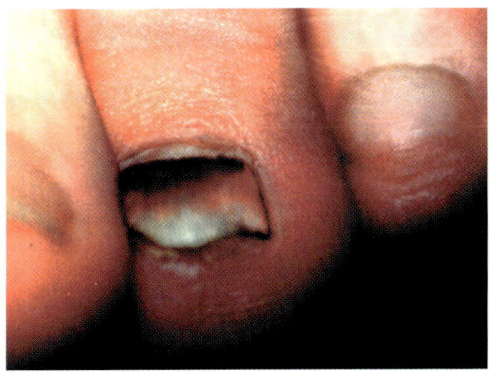

Abb. 269: Nagelbettblutung. Distaler Anteil wird zunehmend unscharf

Farbeinlagerungen in der Nagelplatte selbst. Dabei erkennt man über der ehemaligen Blutungsstelle zumeist immer auch einen weißen Depigmentierungsherd des Nagels (fleckförmige Leukonychie). Durch das Wachstum des Nagels bedingt, liegt der proximale Teil der Blutung meist oberflächlich und der distale Teil in den tieferen Nagelschichten. Von oben betrachtet, nimmt daher die Farbe der Intensität nach distal ab **(Abb. 269)**. Diese Erscheinung fehlt zum Beispiel beim malignen Melanom, ebenso bei der fleckförmigen echten Leukonychie.

Bei Bluterkrankungen, Vergiftungen mit Jod, Brom und Phosphor, auch bei Scharlach, die mit Gefäßschäden einhergehen, entstehen weitere Verfärbungen des Nagels durch Hämorrhagien.

Auch Rheuma führt wegen der Vaskulitiden zu Blutungen.

Punktförmige und **strichförmige Blutungen (Abb. 270)** kommen vor bei Blutvergiftungen, Trichinosis, Endokarditis und bei Störungen der Nebenschilddrüsen. Auch Nagelmykosen, Psoriasis, bösartige Tumoren sowie schwere Schädigungen der Nagelmatrix und des Nagelbettes durch Röntgenstrahlen, führen zu Blutungen. Sie erscheinen oft nur punkt- oder strichförmig. (weitere Blutungen: siehe Traumen)

Mechanische Schäden

Nagelveränderungen durch Traumen
Bei den traumatischen Nagelveränderungen unterscheidet man **direkte, akute Schädigungen** mechanischer Art von den **chronischen und physikalisch-chemischen Traumata**. Bekannt sind auch aktinische Schäden durch Röntgenstrahlen sowie biologische Traumen.

Akuter mechanischer Schaden

Der Prototyp des *akuten Traumas* ist die Verletzung. Vom Mechanismus her entsteht zum einen eine direkte Trennung der Nageloberfläche und Schädigung des Nagelbettes oder die kurzzeitige Quetschung, bei der die Kapillaren einreißen und das umliegende und subunguale Gewebe geschädigt wird **(Abb. 271)**.

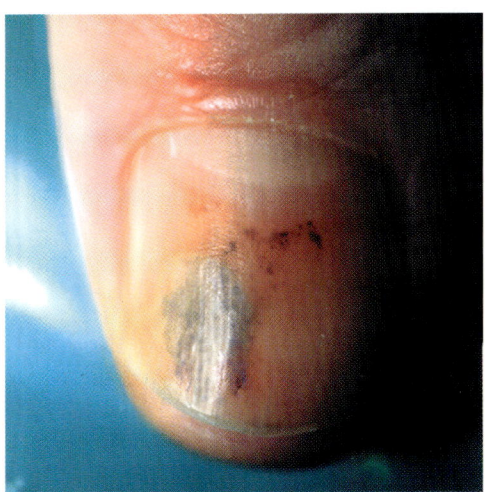

Abb. 270: Punktförmige und flächenhafte tiefe subunguale Blutungen

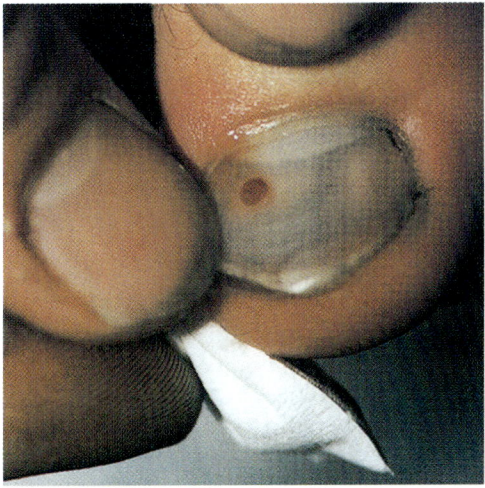

Abb. 271: Subunguales Hämatom. Entlastungsbohrung wegen persistierender Schmerzen

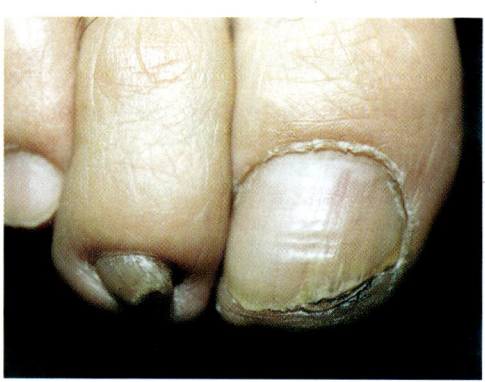

Abb. 272: Chronisch mechanische Schäden. Beginnende Nagelmykose der Großzehe am aufgesplitterten freien Rand (Onychoschisis), Beau- Reil-Querlinien, Längsrillen, Nageldeviation an der zweiten Zehe

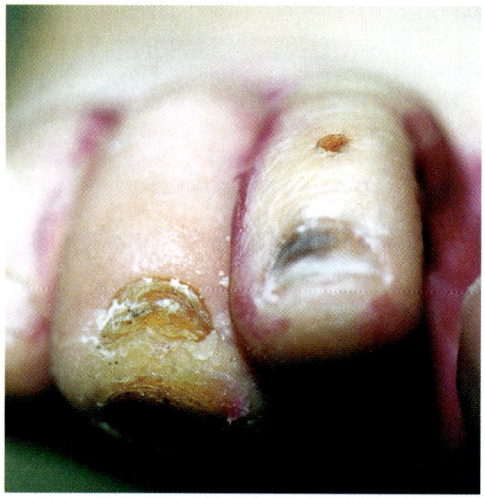

Abb. 273: Mechanisch akrale Schädigung mit Verdickung des gesamten Nagels

Chronisch mechanische Schäden

Chronisch mechanische Schädigungen führen in der Regel zur Aufsplitterung des freien Randes, Schädigung des Falzes, aber auch zur sogenannten *Leptonychie*, das ist die generalisierte Verdünnung der Nagelplatte.
Der wohl bekannteste mechanische Nagelschaden wird durch *Nägelbeißen (Onychophagie)* verursacht. In der Podologie, am Zehennagel, ist das wohl selten. Erwähnt sei es jedoch, weil Nägelbeißen ein Ausdruck notorischer Ersatzreaktion

ist, wenn Menschen unter psychischen Spannungen stehen oder gewohnheitsmäßig sich diese Untugend angewöhnen. Dies ist nicht zuletzt ein Hinweis darauf, daß der Nagel bei manchem Menschen eine zentrale unbewußt mentale Rolle spielt. Eine Abhilfe außer Aufklärung gibt es praktisch nicht. Manche Nagelbeißer sind so gründlich, daß neben der Nagelplatte auch die Matrix geschädigt wird.

Die Zehennägel werden in der Regel mechanisch durch enges Schuhwerk malträtiert, wobei der vordere Rand aufsplittert (**Abb. 272**). Subunguale Blutungen entstehen und der vorgeschädigte Nagel fällt zuletzt einem Nagelpilz zum Opfer. Subunguale Nagelblutungen treten in der Regel dann auf, wenn die Kapillargefäße im Nagelbett unter Druck aufplatzen oder direkt geschädigt werden.

Kommt es durch mechanische Nageltraumen zu einer Verletzung der Matrix, können Nagelwachstumsstörungen resultieren. In der Regel wachsen lokale Verletzungen im Nagelbett aus. Im ungünstigsten Falle betreffen die Störungen auch den Bereich des Eponychiums. Es kommt dann zur Ausbildung eines Pterygiums. In solchen Fällen sieht man oft Längsleisten, die von der verletzten Nagelstelle ausgehen. Nicht selten sieht man dabei sogar kanaliforme Dauerschäden und eine Verdickung des gesamten Nagels (**Abb. 273**). Auch sei der Hinweis erlaubt, daß occasionelle Nagelschäden sich nicht nur durch Blutungen, Störungen der Nagelform oder des Wachstums äußern, sondern gelegentlich in Form eines weißen Flecks, der sich gegen den freien Nagelrand hin ausschiebt.

Zu den chronischen mechanischen Schädigungen gehört auch eine übertriebene Nagelpflege mit forciertem Einsatz von Pediküreinstrumenten. Gewalttätige Manipulationen an der Kuticula sind insofern leicht erkennbar, als daß sie zumeist weiße Querstreifen auf dem Nagel hinterlassen.

Chemische Schäden und Nagelveränderungen

Hier ist in erster Linie die Einwirkung von Chemikalien ursächlich, die berufsbedingt an die Nägel gelangen. Beispiele sind Teerarbeiter oder Chemiearbeiter. Auslöser sind auch Lösungsdämpfe, die an manchen Arbeitsplätzen über dem Boden schweben.

Eine nicht unbedeutende Rolle spielen bei chemischen Ursachen Nagellacke und Reinigungslösungen. Es kommt dabei nicht nur zu direkten chemischen Schädigungen der Nageloberfläche. Auch indirekte Schäden sind möglich: Auslöser sind allergische Reaktionen des Nagelbettes mit Befall der Matrix und des Nagelfalzes.

Aktinische Schäden

Lichtschäden sind bei Nagelveränderungen nicht die Regel. Berufliche Expositionen werden von Röntgenologen gemeldet, die ungeschützt hohe Strahlendosen auf die Nägel erhalten haben. Nicht zu vergessen ist auch, daß noch vor einigen Jahrzehnten in vielen Kaufhäusern Durchleuchtungsgeräte standen, mit denen man das Fußskelett selber (ohne Anleitung und Kontrolle, mit starker Selbstgefährdung durch Strahlenschäden) durchleuchten konnte.

Radiologische Berufsonychosen sieht man vor allen bei älteren Chirurgen und Orthopäden sowie bei Zahnarzthelferinnen. Der Ort der Störung bei radiologischen Schäden liegt vor allen Dingen in der Matrix, die als Wachstumszentrum sehr strahlenempfindlich ist. Der obere Teil der Matrix ist erheblich strahlenanfälliger, wodurch die typischen Veränderungen an der Nagelplatte entstehen. Sie sind in leichteren Fällen als weiße, längliche Bänder oder Streifen erkennbar. In schweren Fällen wird der Nagel trüb, brüchig; es bilden sich kleine Hämatome und letztendlich kommt es zum Nagelverlust. Begleitet werden die Nagelveränderungen in der Regel durch eine chronische Radiodermatitis; sie äußert sich in einer fleckigen, rötlichen Entzündung der Haut an den Fingern.

Biologische Nagelschäden

Man kann diese Schäden auch den chemischen Einwirkungen zuordnen. Betroffen sind vor allen Dingen Arbeiter im feuchtkalten Milieu und vermehrte Schweißbildner. Nicht zuletzt zählen zu den biologischen Ursachen auch Noxen (Gifte), die bei Infektionskrankheiten, zum Beispiel Mykosen und Eiterungen gebildet werden. Freigesetzte Noxen, Allergene und Enzyme greifen die Nagelsubstanz, das periunguale sowie das subunguale Gewebe an.

Schweißbildung

Die vermehrte Schweißbildung führt durch Überfeuchtung der Nagelsubstanz zu einer Zunahme des Wassergehaltes um bis zu 30 Prozent durch das Keratin. Diese Überfeuchtung und Übersäuerung des Nagels durch Fußschweiß führt zum Erweichen der Substanz, zur Schädigung und Resistenzminderung gegenüber Bakterien und Pilzen.

Nikotin

Nikotin führt an den Fingernägeln nicht nur zur Verfärbung, sondern auch zur Schädigung der Nagelplatte.

Nicht vollständig abgebaute subunguale Hämatome

Subunguale Hämatome verursachen oft eine Onycholyse. In der Regel resultiert eine Schädigung der Nagelplatte oder des Nagelbettes durch Blutfarbstoffreste (Hämosiderin). Eine bleibende und störende Verfärbung des Nagels ist selten.

Pseudomonasinfektionen

Eine weitere Ursache von Nagelwachstumsstörungen ist die bakterielle Infektion. Der Befall mit Pseudomonas führt zur lästigen Grünverfärbung der Nagelplatte.

Tumorbedingte Nagelveränderungen

Wie in der allgemeinen medizinischen Einteilung üblich, unterscheiden wir gutartige Tumoren von bösartigen Tumoren.

Gutartige Tumoren im Nagelbereich

Warze

Es sind die häufigsten Tumoren, die im Nagelbereich auftreten. Man findet sie in der Regel im Nagelfalz, weniger subungual. Sollten sie unter dem Nagel sitzen, melden sie sich frühzeitig durch stechende Schmerzen bei Druck auf den Nagel. Zudem besteht die Möglichkeit, daß Warzen die Nagelplatte aus ihrem Bett hebeln **(siehe Abb. 91)**.

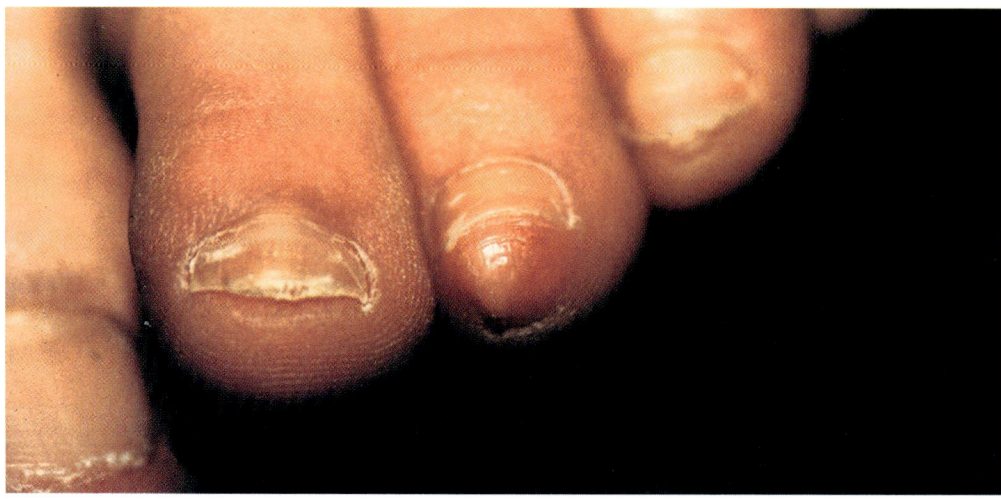

Abb. 274: Subunguale Exostose an der dritten Zehe. Der Nagel wird am freien Rand hochgedrängt.

Warzen im Falz, am freien Rand oder im parungualen Gewebe des Nagelwalles sind der üblichen Behandlung zu unterziehen. Schwierig ist die Therapie und der Verlauf im Nagelfalz. Bei Befall der Matrix stehen schwere Wachstumsstörungen der Nagelplatte bevor.

Nachdem Warzen durch Tumorviren übertragen werden, also eine infektiöse Ursache haben, ist ihre Entstehung durch Übertragung bei der Fußpflege mittels unhygienischer und nicht sterilisierter Instrumente möglich.

Fibrom

Nicht selten finden wir perunguale und subunguale Fibrome. Sie führen letztendlich zu Verformungen der Nagelplatte durch Rillenbildung oder Verdrängung und Abweichung im Wachstum. Krankheitsbedingt treten Fibrome beim BOURNEVILLE-PRINGLE-Syndrom (KOENEN-Tumore) auf.

Therapeutisch sollte hier nicht die Nagelextraktion im Vordergrund stehen, sondern die vorsichtige operative Entfernung der Fibrome ohne Schädigung der Matrix oder des Nagelbettes. Dieses muß im Bedarfsfalle wieder durch feinste chirurgische Fäden vernäht werden.

Subunguale Exostose

Es handelt sich dabei in der Regel um ein Osteochondrom, das aus dem Knochen des Endgliedes herauswächst, zunächst nur Druckbe-

schwerden macht aber letztendlich die Nagelplatte abhebt. Manche Autoren diskutieren beim Auftreten von Beschwerden ein zusätzliches Trauma mit posttraumatischer kallöser Reaktion als Ursache. Die Natur der Exostose ist jedoch auf einem Röntgenbild zweifelsfrei erkennbar **(Abb. 274)**. Therapie: operative Entfernung.

Glomustumor

Glomusorgane sind Eigenheiten in der Gefäßversorgung der Endphalangen. Bevorzugt am Fingerendglied, weniger am Zehenendglied, sitzt dieser Tumor im Nagelbett und scheint als dunkles, blau-rötlich gefärbtes Knötchen durch die Nagelplatte **(Abb. 275)**.

Die Ursache dieser Gefäßtumore ist wohl Veran-

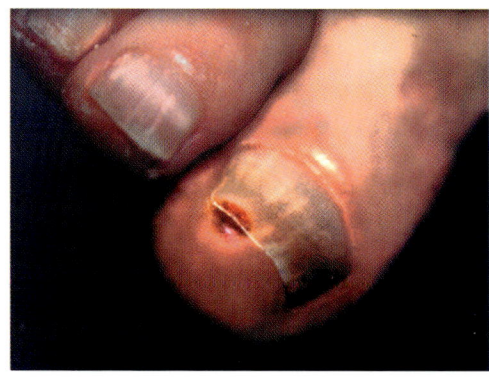

Abb. 275: Glomustumor am freien Rand des Nagels

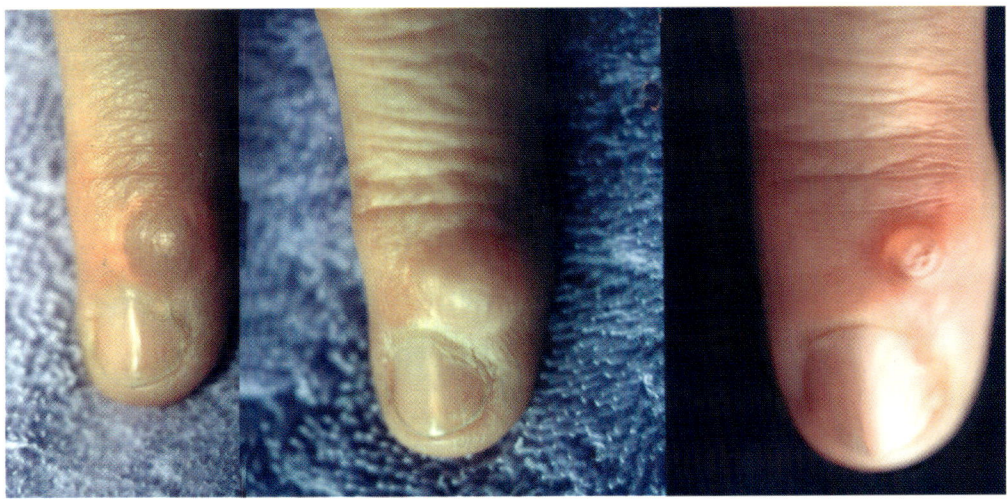

Abb. 276: Mucinöse Schleimzyste.
I Beinflussung der Matrix führt zur Nagelwachstumsstörung und Verdrängung des Eponychium
II Vergrößerung und Zunahme der Beschwerden
III Rezidiv nach operativer Entfernung

lagung. Bei Druck auf den Nagel kommt es zur Abblassung und starker Schmerzempfindung. Eine weitere Eigenschaft ist die enorme Kälteempfindlichkeit. Therapie: operative Entfernung.

Pseudozysten

Neben den Warzen, den Fibromen und den subungualen Exostosen sind Pseudozysten tumoröse Veränderungen an den Endgliedern. Sie sind jedoch im Bereich der Finger weitaus häufiger als an den Zehen. Es handelt sich dabei um mucinöse Zysten (Schleimzysten) **(Abb. 276)**, die keine eigentliche Wandauskleidung haben. Bei Betrachtung scheinen sie zunächst vom Nagelfalz auszugehen. Die Ursache ist jedoch eine Degeneration der kollagenen Faserausläufer der Strecksehnen. Die Tumore sind zunächst leicht rötlich gefärbt, enthalten jedoch gelblich-zähen Schleim, der nach Verletzungen hervortreten kann. Bei Größenzunahme der bis linsengroßen mucinösen Zysten treten gelegentlich Schmerzen auf. Durch Druck auf die Matrix wird auch dort das Nagelwachstums gestört. Therapie: Steroidinstillation nach Punktion oder operative Entfernung.

Granuloma pyogenicum

Im Volksmund wird dieser entzündliche, meist im Gefolge von Verletzungen entstehende Tumor im Epinychium, auch im Hyponychium und auch im seitlichen Falz als „wildes Fleisch" bezeichnet **(Abb. 277)**. Es entwickelt sich bei chronischen posttraumatischen Entzündungen innerhalb weniger Wochen, schmerzt bei Berührung und blutet leicht.

Auch das Granuloma pyogenicum kann zu Wachstumsstörungen im seitlichen Nagelbereich führen. In der Regel heilt es nach Abheilung des Traumas aus. Bereitet es Beschwerden, ist eine

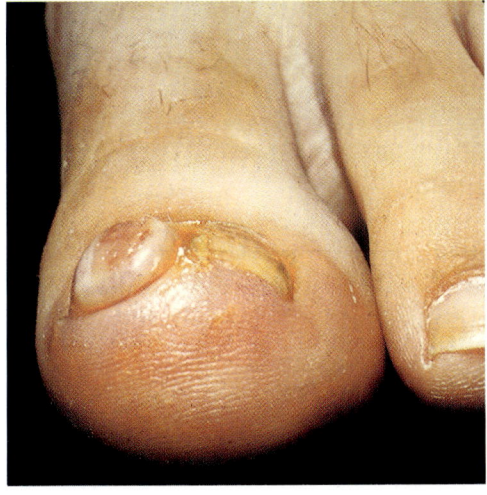

Abb. 277: Granuloma Pyogenum (Foto: Greppmayr)

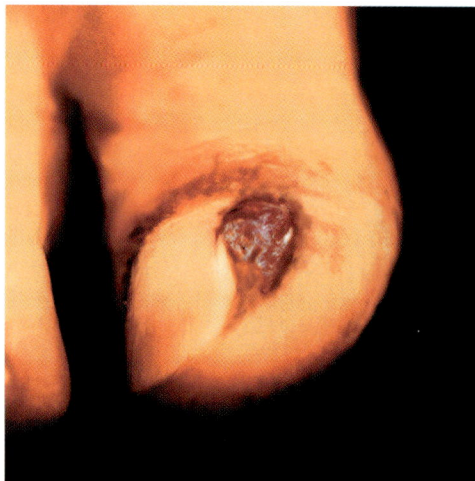

Abb. 278: Malignes Nagelfalzmelanom

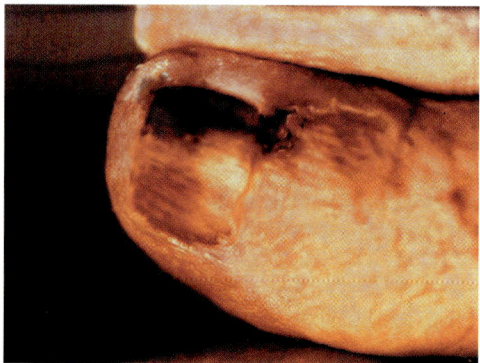

Abb. 279: Malignes Melanom der Matrix und des Nagelbettes

operative Entfernung angezeigt, sofern Maßnahmen abschwellender, entzündungshemmender Art oder auch eine Verätzung keinen Erfolg zeigen (siehe auch Paronychie).

Andere Tumoren

Keratoakanthome, Epidermoidzysten, Pigmentnaevi, Cornu cutaneum, Angiome, Lipome, Xanthome und Koenen-Tumoren sind selten und zum Teil Gegenstand der systematischen Beschreibung.

Bösartige Tumoren im Nagelbereich

Malignes Melanom

Jede Dunkelverfärbung im Nagelbett ist verdächtig auf ein malignes Melanom (**Abb. 278**). Der Entartung zum malignen Melanom geht in der Regel die Existenz eines Naevus voraus. Naevi haben oft die Form von länglichen braunen Streifen, sind meist schon lebenslang vorhanden und beginnen plötzlich bösartig zu werden. Ein malignes Melanom erscheint uns also unter dem Nagel nicht nur als brauner oder braun-rötlicher Fleck.

Auch im *Nagelwall* ist die Entstehung von malignen Melanomen möglich. Der Tumor zeigt keine besondere Größe, ist oft nur eine leichte Erhebung mit geringer Verfärbung.

Tritt das Melanom unter der Nagelplatte auf, führt dies zunächst zu einer umschriebenen Verdickung, erst mit Zunahme des Tumors zum Abheben der Nagelplatte. Die Pigmente des malignen Melanoms erscheinen durch das Wachstum nach distal oft zuerst in der Haut an der Zehenkuppe (**Abb. 279**). Die Verbreiterung von braunen Streifen im Nagel kann ein Hinweis auf eine Melanombildung sein.

Spinaliom (spinozelluläres Karzinom)

Dieses zwar seltene, aber bösartige Karzinom zerstört Nagelbett, Nagelplatte und wuchert in der Regel weiter in den Knochen. Durch sein Eindringen in die peripheren Nervenausläufer kann es zu heftigen Schmerzen führen. Im Anfangsstadium ist es oft mit einer chronischen Entzündung zu verwechseln, weswegen therapieresistente Nagelbettentzündungen unbedingt einer ärztlichen Diagnostik unterzogen werden müssen. Nach Sicherung der Diagnose empfiehlt sich die schnellstmögliche Amputation des Endgliedes oder auch gar der ganzen Zehe, je nach Ausbreitung oder Metastasenbildung (siehe auch Kapitel VIII, Tumoröse Dermatosen).

Morbus Bowen

Dabei handelt es sich um eine Dermatose, die zunächst nur chronisch-entzündlich als psoriasisähnlicher Fleck erscheint. An Fingern und Zehen ist das Vorkommen zwar selten, aber möglich (**Abb. 280a**). Chronische, schuppige, kleine einzelne oder mehrere zusammenfließende Haut-

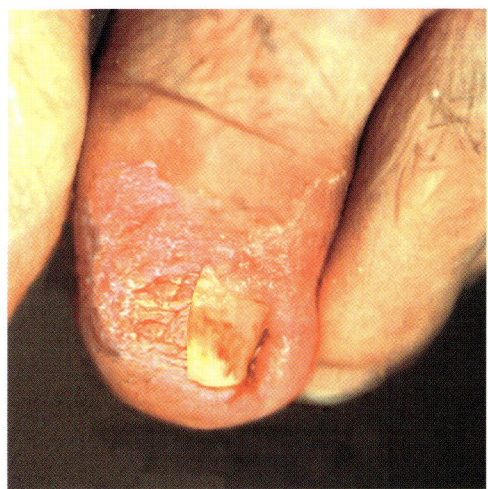

Abb. 280a: Fortgeschrittener Morbus Bowen

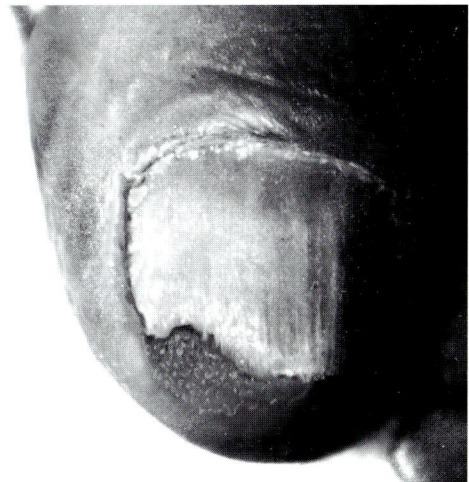

Abb. 280b: Morbus Bowen unter dem freien Rand des Nagels

erosionen, die nicht abheilen, sollten einer näheren Diagnostik unterzogen werden. Die Hautveränderung liegt zunächst als lokale Dyskeratose in der Epidermis. Kommen chronische, karzinogene Reize dazu, kann die zunächst umschriebene Dermatose entarten und durch die Basalmembran infiltrieren. Für den grob klinischen Gebrauch ist die Identifizierung als nässende, nicht heilende, eher warzenartig, schuppig aussehende lokale Hauterosion kennzeichnend. Gelegentlich ist im Anfangsstadium der Befund gering und wird nicht beachtet **(Abb. 280b)**. Bei chronischem, unbehandeltem Verlauf kommt es in den meisten

Fällen zur malignen Entartung. Therapie: Exzision, CO_2-LASER, 5-Fluorouracil topisch.

Andere bösartige Geschwülste im Nagelbereich

Metastasen von Karzinomen, Sarkomen etc. sind an den Zehen selten, wurden jedoch in Einzelfällen beschrieben. Des weiteren wird auf Kapitel XIII und die Abhandlungen über Keratosen und Präkanzerosen verwiesen.

Keratosen mit Nagelveränderungen

Zu den allgemeinen Keratosen werden gezählt:
Keratosis aktinica (= Lichtkeratose)
Röntgenkeratose
Arsenkeratose
Xerodermie-Keratose
Teerkeratose
Cornu cutaneum
Morbus Bowen
Erythroplasie
Leukoplakien

Einige davon sind Präkanzerosen.

Nagelbettkeratosen

Neben den allgemeinen Keratosen finden wir auch spezielle Keratosen des Nagelepithels. Dabei kommt es an Stelle einer normalen Verhornung zur Störung des Nagelplattenaufbaus, woraus der Aufbau minderwertigen Nagelmaterials resultiert. Von einigen Autoren werden die Nagelbettkeratosen deswegen in eine eigene Gruppe eingeordnet:

Keratosis cristarum

Es handelt sich um eine Verhornungsstörung im distalen Anteil des Nagelbettes, wobei vorzugsweise die Nagelleisten betroffen sind. Bei der klinischen Betrachtung ist diese Erkrankung nicht von einer subungualen Warzenbildung (*Acrokeratosis verruciformis*) oder einem Pilzbefall des Nagels zu unterscheiden.

Skleronychia acquisita

Auch diese Verhornungsstörung ist leicht mit anderen Nagelerkrankungen zu verwechseln. Sie betrifft jedoch in der Regel <u>alle</u> Nägel (nicht nur einzelne wie bei der Mykose) und führt zu einer Verdickung des Nagels, der sich letztendlich vom Nagelbett löst. Charakteristisch ist eine starke Querwölbung des Nagels und die schmutziggelbe Farbe, bei der die Lunula nicht mehr in Erscheinung tritt. Auch in Längsrichtung ist der Nagel leicht gebogen, wobei im distalen Anteil eine bogenförmige Querrillung für das typische Aussehen sorgt.

Skleronychia hereditaria

Diese mit verstärkter Verhornung der Nagelplatte einhergehende, erbliche Erkrankung zeigt das übliche Erscheinungsbild von Nagelsklerosen: Vermehrte Querwölbung, Trübung und Verfärbung der Nagelplatte, leichte Krümmung des Nagels in Längsrichtung.

Skleronychie-Syndrom

Vereinzelt wird in der Literatur unter diesem Namen noch das Yellow-Nail-Syndrom geführt. Wie vorbeschrieben tritt es bei Lymphödemen der unteren Extremitäten auf und auch bei Atemwegserkrankungen wie der asthmoiden Bronchitis.

Infektionen mit Nagelbeteiligung

Zoonosen

Milben (Skabies)

In seltenen Fällen beobachten wir bei Erkrankung durch Skabies (Milbe) auch Läsionen des Nagels. Hier ist das Hyponychium prädestiniert, wo die Milben ihre Gänge bohren. Bei ausgedehntem Befall kommt es zum Abheben der Nagelplatte. Klinische Symptome sind ausgeprägter Juckreiz, zum Teil auch ein Dauerschmerz. Durch die Reizung des Nagelbettes kommt es in der Regel zur Hyperkeratose, Verdickung des Nagelbettes und des distalen Nagelanteiles.

Mikroben

Unter dem Begriff mikrobielle Nagelbettentzündungen werden Infektionen zusammengefaßt, die hauptsächlich durch Pseudomonas aeruginosa ausgelöst werden. In der Regel wird zunächst der Nagelfalz oder der Nagel im Bereich des Epony-

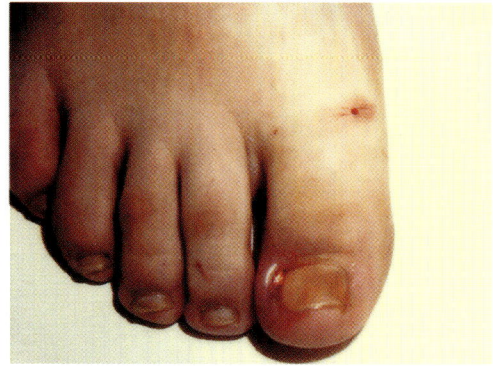
Abb. 281: Nagelwallentzündung (Paronychie). In den Nagelfalz ist ein Antibiotikumkegel eingelegt.

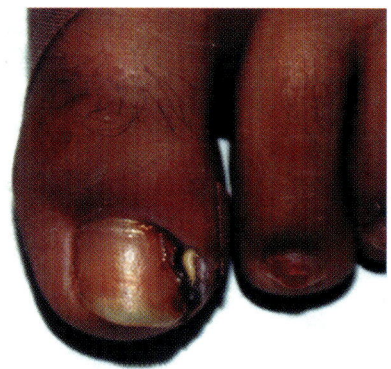
Abb. 282: Nagelwalleiterung (Peronychitis purulenta). Zur Falzentlastung ist ein Plasterstreifen angelegt.

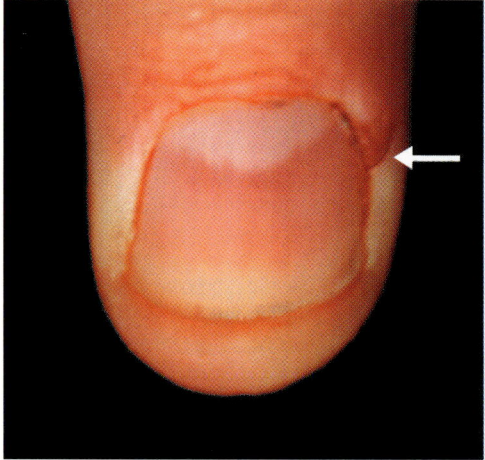
Abb. 283: Niednagel am Daumen. Der Nagelwall ist eingerissen.

chiums befallen, erst bei chronischer oder fort-schreitender Infektion das Nagelbett. Dort ist die Infektion dann schwer anzugehen, da lokal einge-setzte Antibiotika den Sitz der Infektion schwer erreichen.

Nagelwallentzündung (Paronychie)

Darunter versteht man die periunguale Entzün-dung der Zehen- oder Fingerbeere, die sich ent-lang des Nagelfalzes ausbreitet. Sie ist sehr schmerzhaft und führt zum Teil zu starken Schwellungen des perungualen Gewebes **(Abb. 281)** (Siehe auch Bulla repens, Umlauf).

Nagelwalleiterung (Perionychitis purulenta)

Diese Entzündung des Nagelwalls geht mit star-ker Eiterbildung einher. Sie kann nach chroni-schem Verlauf, insbesondere auch bei Superin-fektionen, in ein Panaritium ausarten. Die Erreger sind meistens Staphylokokken, zum Teil auch Streptokokken **(Abb. 282)**.

Niednagel (Neidnagel, Perionychitis exfoliativa)

Diese chronische Entzündung ist gekennzeichnet durch spitz zulaufende Hornschuppen, die zum Teil vom Eponychium, zum Teil auch von einem Pterygium oder auch dem seitlichen Nagelwall stammen. Diese Hautausläufer verhornen zum Teil, reißen ein und führen immer wieder zu chronischen, lokalen Entzündungen **(Abb. 283)**.

Eingewachsener Nagel (lateinisch = Unguis in-carnatus, griechisch = Onychocryptosis)

Dieses Fußübel ist im Anfangsstadium oft reiz-los. Durch zunehmende Irritation und Druck des Großzehennagels im Nagelfalz kommt es zur ty-pischen und schmerzhaften Entzündung **(Abb. 284)** im seitlichen Nagelfalz.
Verursacht werden eingewachsene Zehennägel zumeist durch falsches Schneiden, chronische Traumatisierung mittels falschem Schuhwerk und anlagebedingter vermehrter Krümmung oder Ver-dickung der Nagelplatte. Dabei dringen die seit-lichen Nagelränder in den Nagelfalz ein und führen zunächst zur traumatischen Schädigung der Haut, anschließend zur zusätzlich entzündli-chen Veränderung. Dies wiederum hat in der Regel die Ausbildung von Granulationsgewebe (Granulum pyogenum, wildes Fleisch) zur Folge,

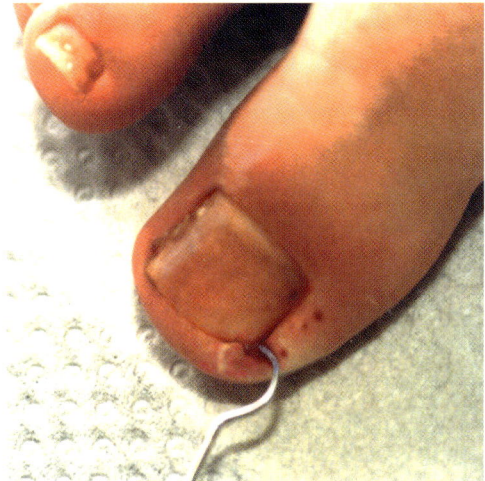

Abb. 284: Eingewachsener Nagel (Onychokryptosis) mit Entzündung

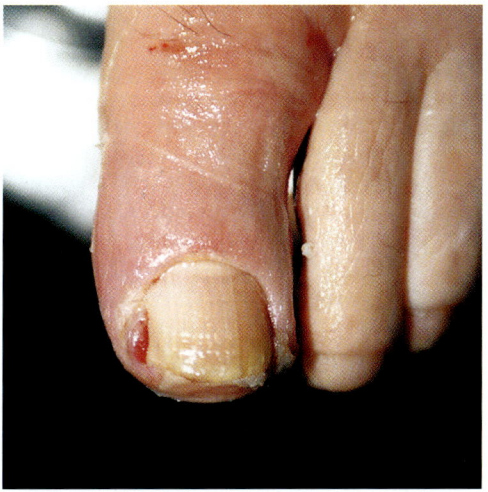

Abb. 285: Granuloma pyogenum (Caro luxurians) mit phlegmonöser Schwellung der Großzehe nach Pyoceanusinfektion

auch *Caro luxurians* genannt **(Abb. 285)**. Der chronische Verlauf führt zu schweren Destruk-tionen.

Nachdem eingewachsene Nägel in verschiedenen Familien vermehrt vorkommen, spricht man auch von familiärer Konstitution. Statistisch ist ein Bezug zu folgenden Faktoren erkennbar:

- vermehrter Fußschweiß
- Diabetes mellitus
- große Füße

259

- Bevorzugung des männlichen Geschlechts
- jugendliches Alter
- Neigung zu Infektionen des Nagels
- Viruserkrankungen

Therapie beim „Eingewachsenen Nagel" (Unguis incarnatus)

Wie bei vielen Nagelveränderungen, gibt es auch beim eingewachsenen Nagel spezielle Therapiemöglichkeiten, die nach Schema durchgeführt werden können. Trotzdem sind Grundregeln zu beachten, an die man sich bei allen Arbeiten am Nagel halten muß.

So sollte die im Fachgebiet Podologie übliche beschriebene Stufentherapie beachtet werden, mit der Beteiligung von Patient, Podologe (medizinischer Fußpfleger) und Arzt.

Zunächst ist das konservative Vorgehen der häuslichen Therapiestufe mit hygienischer Fußpflege durch den Patienten selbst ausreichend:

Die Pflege des gesamten Fußes. Regelmäßiges Fußbad, saubere Strümpfe und bequeme Schuhe sollten selbstverständlich sein. Enge Schuhe verursachen Druck auf die Nagelränder. Lokale Reizungen und Entzündungen sind die Folge. Ergänzt werden können vorgenannte Mindestforderungen an die Pflege unserer Füße durch Massage, Salbeneinreibung, Bewegungsübungen, Kneipptherapie etc.

Auch *die Pflege der Fußnägel* sollte in den persönlichen Hygieneplan mit einbezogen werden. Damit wären die meisten Komplikationen (Entzündungen) beim eingewachsenen Nagel zu vermeiden.

Dazu gehört das *richtige Schneiden* des Nagels; er darf an den Ecken nicht zu weit zurückgeschnitten werden, da sich sonst dort der Nagelwall verformt oder abflacht und sich beim Nachwachsen die seitlichen Nagelränder erneut in die Haut bohren. Ziel ist es, die seitlichen Nagelränder so weit nach vorne wachsen zu lassen, wie der natürliche Nagelfalz erkennbar ist. Selbstverständlich können die scharfen Ecken abgerundet und „entschärft" werden. Auch dürfen die Nagelränder nicht so weit vorstehen, daß eine Hebelwirkung auf die Nagelplatte von den Ecken her entsteht. Beim Schneiden sollte man möglichst eine Verletzung des Nagelwalls vermeiden. Wer

schlecht sieht oder ungelenke Hände hat (wegen Rheuma, Gicht etc.), sollte einen Angehörigen zuziehen oder den Fußpfleger. Auch das Instrumentarium muß sauber und geeignet sein. Eine schwache Nagelschere biegt sich und der Schnitt ist nicht steuerbar. Ist sie nicht geschliffen, klemmt sie oder der Nagel wird nicht exakt geschnitten, sondern am freien Rand gebrochen. Dann entstehen unscharfe Kanten und Spitzen, die sich erneut in die Haut bohren und Angriffspunkte für Bakterien und Pilze darstellen. Dicke Nägel erfordern spezielle, stabile Scheren oder Nagelzangen. Man sollte sich hier vom Fachmann (Podologe) beraten lassen und nicht am falschen Ort sparen.

Ist es bereits zu einer Entzündung gekommen, muß man als Ursache eine Schädigung der Haut im Nagelfalz annehmen, an der sich Bakterien oder Pilze angesiedelt haben.

Als **häusliche Therapie** empfiehlt sich zunächst die Anwendung von desinfizierenden Präparaten, kühlenden, entzündungshemmenden Umschlägen, Bädern und Tinkturen. Auch handelsübliche Puder, Pasten, Gele und Salben sind erlaubt, sofern die Anwendungsvorschriften genau eingehalten werden. Keine Medikamente mit abgelaufenem Verfallsdatum verwenden! Wichtig ist, zu wissen, daß sich bei vielen chronischen Nagelwallinfektionen allergische Entzündungen (Ekzeme) aufpfropfen, die durch lokal anzuwendende Medikamente verursacht werden (antibiotische Salben, aggressive Tinkturen etc). Daher ist die Einschaltung eines Arztes beim chronischen oder immer wieder auftretenden entzündlich eingewachsenen Nagel auf jeden Fall erforderlich.

Kommt der Patient technisch nicht zu Rande oder stellt sich auf seine Eigenbehandlung kein Therapieerfolg ein, ist die Zuziehung eines Spezialisten erforderlich.

Ein Arzt ist einzuschalten bei jedem chronischen Fall oder Übergreifen der Entzündung auf den Nagelwall, bei Eiterung oder Entzündung der ganzen Zehe mit starken, pochenden Schmerzen. Vorsicht: Diabetiker spüren wegen einer Neuropathie oft nichts.

Auf ärztliche Anordnung oder bei leichteren Fällen hilft der **Podologe** weiter. Zur Beseitigung der Falzentzündung mittels Hygienika und Anti-

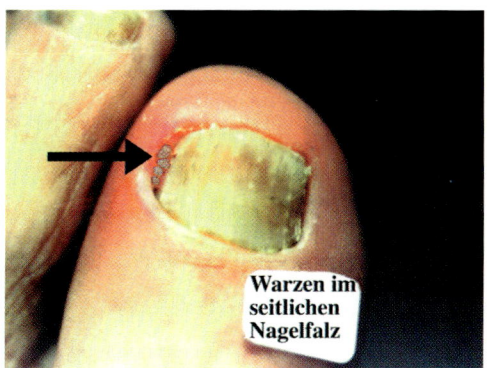

Warzen im seitlichen Nagelfalz

Abb. 286: Warzen im Nagelfalz

septika ist zur Unterstützung des lokalen Ödems auch die Anwendung von Gerbstoffen oder Kombinationsmitteln (Fokalex etc.) hilfreich, die nicht nur antiseptisch sondern auch wundheilend wirken. Bei ausgeprägten Befunden mit Granulationen (sogenanntem wilden Fleisch) sollten diese zunächst abheilen. Bei vorsichtigem Vorgehen ist dabei sogar eine Falztamponierung gerechtfertigt. Stark gebogene Nägel erfordern die prophylaktische Spangenbehandlung auf der Nagelrückenseite. Das Anbringen von Spangen aus Metall sollte wegen der Fremdkörperreizung im Falz bei Infektionen nicht bevorzugt werden.

Erst wenn das zu keinem Erfolg führt, sind **ärztlich operative Maßnahmen** wie die Entfernung des Granulationsgewebes (sofern eine Ätzbehandlung erfolglos war) gerechtfertigt. Bei starker Nagelkrümmung muß davon ausgegangen werden, daß die Infektion bereits unterhalb des Nagels in das Bett sowie in die Matrix vorgedrungen ist. Hier ist eine Emmert-Plastik mit seitlicher Keilexzision gerechtfertigt. Die totale Nagelextraktion ist insofern problematisch, als daß nach Entfernung des Nagels der Anpreßdruck fehlt und der seitliche und distale Nagelwall verformt wird. Dadurch entsteht ein neues mechanisches Hindernis beim Nachwachsen des Nagels.

Viren

Periunguale Warzen

Selten, aber wenn, dann mit zum Teil starken Beschwerden im Bereich des Nagelwalles (**Abb. 286**) und auch der Zehenbeere, tritt eine Infektion mit Warzenbildung auf. Bei ausgeprägtem Bild dieser tumorösen Infektion kann es zu Nagelwachstumsstörungen kommen und auch zur Superinfektion, insbesondere bei Befall mit Dornwarzen. Im jugendlichen Alter sehen wir typischerweise die Verruca juvenilis. Die Verteilung im Erwachsenenalter ist unterschiedlich.

Periungualer Herpes

Der Befall mit Herpesviren ist äußerst schmerzhaft. Wir finden die typischen Herpesbläschen am Nagelwall, oft seitlich an der Zehenbeere. Insgesamt sind jedoch die Finger bevorzugt.

Nagelpilzerkrankung (Onychomykose)
Vorbemerkung

Die Pilzerkrankung der Nägel ist eine weltweite Crux. Zivilisierte Völker sind davon weitaus stärker betroffen. Die Mykose der Fußnägel ist etwa viermal so häufig wie die an den Händen und bei Frauen, insbesonders im Alter, erheblich häufiger als bei Männern. Im übrigen wird auf das Literaturverzeichnis und Band II Seite 155 des Kompendiums verwiesen.

Erreger

In der Regel ist ein **_Dermatophyt_** der Erreger einer Nagelpilzinfektion. Man findet überwiegend **_Trychophyton rubrum_** und **_Trychophyton mentagrophytes_**. Aber auch **_Epidermophyton floccosum, Trichophyton violaceum, Trichophyton schoenleini_** und **_Trichophyton verrucosum_** sind vertreten. **_Candida albicans_** ist am Fuß selten. Die Pilze befallen bevorzugt die Großzehe, in der Häufigkeit folgt die Kleinzehe.
Der Schimmelpilz **_Scopulariopsis brevicaulis_** ist eine Ausnahme. Er befällt in der Regel nur die Großzehe.

Pathogenese

Ein gesunder Nagel ist gegenüber Pilzinfektionen nahezu immun. Dies ändert sich sofort, wenn der Nagel Basisläsionen erleidet. Solche Schäden können mechanischer, chemischer, auch thermischer Natur sein, aber auch Folge von Ernährungsstörungen, Durchblutungsstörungen, Infekten, neurologischen Erkrankungen oder Immunschwächen.

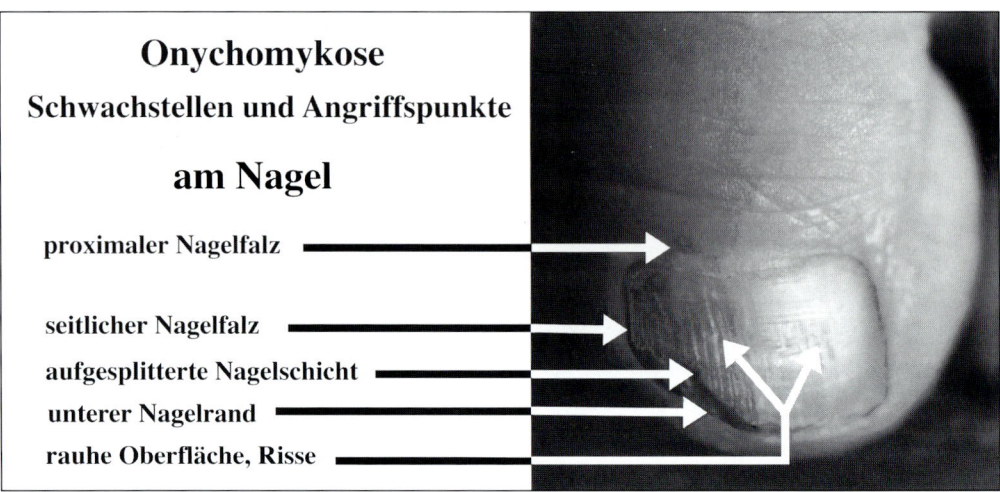

Onychomykose

Schwachstellen und Angriffspunkte

am Nagel

proximaler Nagelfalz

seitlicher Nagelfalz

aufgesplitterte Nagelschicht

unterer Nagelrand

rauhe Oberfläche, Risse

Abb. 287: Onychomykose: Schwachstellen des Nagels und Hauptangriffstellen des Pilzes

Infektionsstellen

Es gibt typische Schwachstellen, an denen der Pilz den Nagel angreift (**Abb. 287**).

In der Regel erfolgt die Infektion vom freien Rand her oder von der seitlichen Nagelkante aus. Auch beim seitlichen Befall verbreitet sich der Pilz netzartig und zwar eher quer zur Wachstumsrichtung. Auch hier gibt es die typisch gelbliche Verfärbung. Vereinzelt sieht man sogar ein weißes Netzwerk innerhalb der Nagelplatte, eingelagert in gelb-weiße Flecken, die nichts anderes sind als Hohlräume, in denen sich ein von dem Pilz gebildetes Gas befindet.

Neben den zwei vorgenannten typischen Infektionsmustern der Nagelpilzerkrankung geschieht es auch, daß Pilze von oben in die Nagelplatte eindringen. Man sieht dann gelb-weiße, auffällige Flecke an der Nageloberfläche, die unregelmäßige Defekte aufweist. Nachdem die flächenförmige, aber auch fleckförmige, weißlich-gelbe Verfärbung der vom Pilz befallenen Nägel ein Hauptsymptom ist, spricht man von einer Leukonychie. Gut sichtbar werden die Veränderungen, auch die netzwerkartigen Erscheinungen bei Befall der oberen Schichten, wenn man auf die Nagelplatte einen Tropfen Öl aufbringt.

Histologisches Bild

Gemäß den Vorgängen in der Haut, verändert sich auch das mikroskopische Erscheinungsbild des Na-

gels beim Pilzbefall: Im Hyponychium sieht man eine unterschiedlich stark ausgeprägte Parakeratose, selten eine Hyperkeratose. Diese Differenzierungsstörungen der Nagelzellen sind zunächst am freien Rand erkennbar und wechseln sich ab mit Pilzansammlungen, deren Dichte und Häufigkeit zur Matrix hin unterschiedlich stark ist. Dazu kommen Spaltbildungen in der Nagelplatte, gasgefüllte Hohlräume, Mikroabszesse und degenerative Herde in den Ungualfacetten. Im Bereich des Nagelbettes sowie des Hyponychiums tritt ein Ödem der Papillen auf, eine Gefäßerweiterung mit Ödem des Koriums. Die Untersuchung der Nagelplatte zeigt verschiedene Infektionsgrade nebeneinander: Man findet in den gewundenen, oberflächenparallelen Tunnelgängen längere Pilzhyphen, aber auch Stellen, in denen der Pilz sich im Ruhe- oder Endstadium befindet, nämlich Sporen. Analog dem Obengenannten ist im Anfangsstadium nur der untere Nagelabschnitt des Ventralnagels befallen, erst später der Intermediärnagel, wobei die Grenze zum harten Dorsalnagel relativ gut abgegrenzt ist. Der Pilz wächst im weichen Keratin des Ventralnagels, das angereichert ist mit Nährstoffen wie Kohlenhydrate und Protein, relativ schnell. Mit zunehmender Infektionsdauer erfolgt das Wachstum nicht nur in Richtung Matrix, sondern auch zur Nageloberfläche hin. Man erkennt im histologischen Schnitt auch senkrechte, quere und parallele Lager von Hyphen und Sporen. Relativ scharf ist die Grenze zu den harten oberflächlichen Keratinschichten des Dorsalnagels (**Abb. 288**).

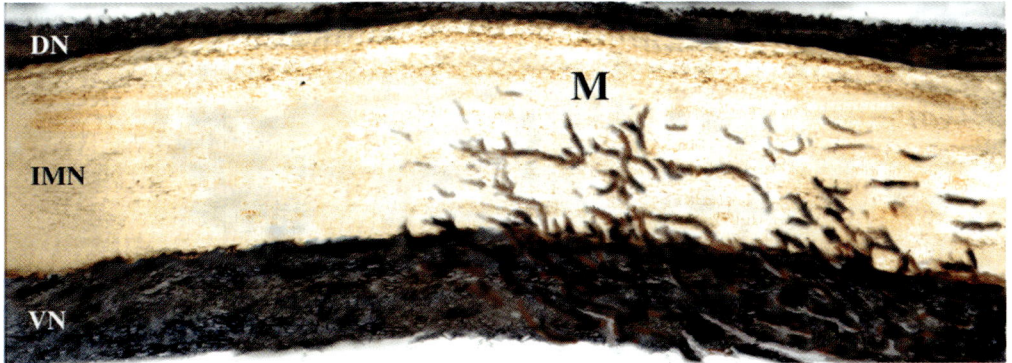

Abb. 288: Onychomykose (Mikrodarstellung). Vordringen des Pilzes von der unteren Nagelschicht aus: VN = Ventralnagel, IMN = Intermediärnagel, DN = Dorsalnagel, M = Mykosefäden, die in den Intermediärnagel vordringen

Klinische Hauptmerkmale

Dermatophyten

Bei der klinischen Betrachtung sind folgende drei wesentliche Symptome Anhaltspunkte für einen Pilzbefall mit **Dermatophyten**:

1. Weißfärbung (Leukonychie), mit der Lupe zum Teil als Netzwerk sichtbar

2. Verhornung des Nagelbettes mit zunehmender Nagellösung (Onycholyse)

3. Zerstörung der Nagelplatte durch Spalten, tunnelartige Durchsetzung mit Pilzfäden und Sporen, Brüchigkeit und abgestorbenes Hornzellenmaterial

Candidainfektionen

Candidainfektionen sind von der Systematik her definiert als Nagelinfektionen, die vom körpernahen Teil her und am seitlichen Nagelrand auftreten **(Abb. 289)**. Daher sehen wir auch im klinischen Bild typische Hauptmerkmale. Sie sind je nach Ausprägung und Stadium unterschiedlich:

1. Die Nagelwallentzündung der Candidainfektion (Paronychia candidosa)

2. Die typisch grauschwarze seitliche Nagelverfärbung der Candidainfektion (Onychia candidosa)

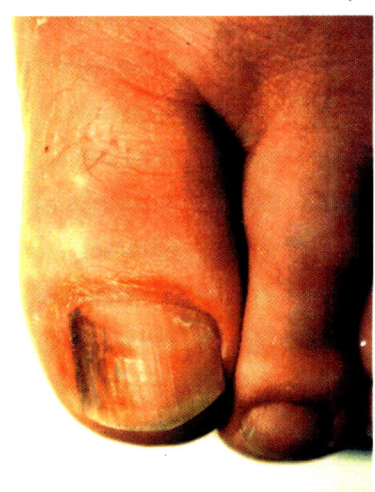

Abb. 289: Candidainfektion des Großzehennagels

3. Der Krallennagel bei der Candidosis granulomatosa

Typisch für die Candidainfektion eines Nagels ist die Schwellung und Rötung des Eponychiums im akuten Stadium. Der Nagelwall ist druckempfindlich, gelegentlich ist Eiter sichtbar oder kann herausgepreßt werden.
Die Onychia candidosa als Leitsymptom der Candida-Nagelinfektion ist eine grauschwarze Verfärbung der seitlichen Nagelplatte entlang des Nagelfalzes. Diese entsteht infolge der Einwirkung des Farbstoffes, den die Erreger produzieren.

Die Candida-Hefepilze dringen meist von der Seite her in die weichen Nagelränder ein, ohne die Nagelplatte selbst zu zerstören. Die Entzündung folgt dem Teil der Nagelwurzel, der noch nicht ausdifferenziert ist und erzeugt Spalten in der Nagelplatte, ohne selbst die Hornzellen der Nagelplatte anzugreifen. Die Spalten wiederum begünstigen den Pilz, sich in den Nagel auszubreiten. So ergänzen sich die perunguale Entzündung und ihre Wachstumsstörungen und begünstigt die Ausbreitung der Pilzerkrankung im Nagel.

Bei *Candidosen*, das sind systemische Infektionen der Candida, die den Gesamtorganismus oder Organsysteme des Menschen betreffen, kommt es zur Begleiterkrankung an den Nägeln. Sie werden zunächst nicht durch lokale Irritationen des Pilzes ausgelöst; im Gefolge einer Candidose tritt eine Abwehrschwäche auf, die auch das Nagelwachstum beeinflußt und dort zu vorzeitigem Pilzbefall führt. Die Folge ist ein Krallennagel mit Verdickung und Vermehrung der Hornmassen, in denen der Hefepilz nachweisbar ist.

Schimmelpilze

Die Erkrankung mit Schimmelpilzen, insbesondere dem Scopulariopsis brevicaulis, ist vom Behandler her gesehen, frustierend, da meistens Rezidive auftreten. Die Schimmelpilzinfektionen betreffen fast nur die Großzehen älterer Menschen. Die Nester des Schimmelpilzes, insbesondere der Sporen, liegen im Nagelbettepithel, was in der Regel zur Zerstörung der Nagelbettleisten führt und durch das Erscheinen von weiß-gelben Streifen erkennbar ist. Die Nageloberfläche bleibt dabei intakt. Antimyzetika (Pilzmedikamente) sind am Nagelbett schwer einzusetzen. Zudem sind herkömmliche Medikamente wie Griseofulvin leider unwirksam. Bei der radikalen Therapie mit Nagelextraktion und Nagelbettausschabung verbleiben Narben mit darauffolgenden Wachstumsstörungen.

Die Typologie der Onychomykosen

Nach Zaias (1985) unterscheidet man generell zwischen vier verschiedenen Formen oder Typen der Onychomykosen:

1. die distal subunguale Onychomykose (DSO)

2. die proximal subunguale Onychomykose (PSO)

3. die weiße oberflächliche Onychomykose (WSO)

4. die Candida-Onychomykose (CO)

Zaias differenziert also die ersten drei genannten Onychomykose-Formen nach dem Eindringmodus des Erregers in das Nagelorgan:

Bei der am häufigsten und überwiegend am Zehennagel vorkommenden *distal subungualen Onychomykose* dringt der Erreger unterhalb des freien Randes der distalen Nagelplatte über das Hyponychium in das Nagelorgan ein.

Voraussetzung dafür ist das Vorhandensein eines entsprechenden Erregerreservoirs (beispielsweise aus einer bestehenden Tinea pedis interdigitalis) und das Vorliegen einer Mikroläsion, die es den Pilzen ermöglicht, die schützende Hautbarriere unterhalb der Nagelplatte von deren freiem Rand her zu überwinden.

Die *proximal subunguale Onychomykose* ist von den vier schematisierten Formen die am seltensten anzutreffende.
Bei ihr dringt der Erreger an der Unterseite des proximalen Nagelwalles zwischen Nagelhäutchen und Nageloberfläche ein und wandert dann durch den kuticularen Spalt entlang des Eponychiums zur Matrix weiter.

Bei der *weißen oberflächlichen Onychomykose* befallen keratinophile Pilze die vorgeschädigte Oberfläche der Nagelplatte. Da die Nagelplatte aber aus sehr festem Keratin besteht, findet nur eine geringgradige Penetration der Pilze in die Nagelplatte hinein statt.
Die Invasionsherde stellen sich als kleine weiße Flecken von noch nicht einmal Stecknadelkopfgröße dar. Diese punktförmigen, weißen Eindellungen der Nagelplatte können demzufolge – bei entsprechender Vorschädigung der Nagelplatte – ein sich über die ganze Nagelplatte erstreckendes weißes Schlierenmuster ausprägen.

Die *Candida-Onychomykose* nimmt insofern einen Sonderstatus ein, als sie sich primär auf dem Boden einer chronischen Candidose oder einer chronisch rezidivierenden Paronychie entwickeln kann. Ein Befall des Nagels kann sowohl distal subungual als auch proximal subungual erfolgen. Ist letzteres der Fall, setzt ihr Entstehen eine beschädigte Cuticula voraus. Aus dem Paronychium können die Hefen unter den proximalen Nagelfalz eindringen und dort eine subakute bis chronische Entzündung verursachen.

Die auftretende Nagelplattendeformation ist auf die Entzündung des lateralen Matrixanteiles unter dem proximalen Nagelfalz zurückzuführen.

Im folgenden werden die vier verschiedenen Formen der Onychomykose ausführlicher und anhand von verschiedenen klinischen Bildern vorgestellt:

Die distal subunguale Onychomykose (DSO)

Die Pilze breiten sich vom Hyponychium zwischen Nagelbettepithel und Nagelplatte aus. Bei diesem Befallstyp richten sich die Pilze parallel zur Wachstumsrichtung des Nagels aus.

Die Erreger der distal subungualen Onychomykose dringen zunächst über die Hornschichten des Hyponychiums in das Nagelorgan ein. Voraussetzung dafür ist neben dem Erregerkontakt das Bestehen einer Eintrittspforte in Form einer Mikroläsion (Mimimalschädigung) am hyponychialen Horn. Mit dem Fortschreiten der Infektion wird in einem weiteren Schritt die Unterseite der Nagelplatte befallen.
Während der späteren Phasen der distal subungualen Onychomykose kommt es dann im allgemeinen zu einer *Farbveränderung* der Nagelplatte und zu anatomischen Veränderungen in Form von Dystrophien.
Beides führt letztlich zu einer vollständigen Veränderung im Aussehen des Nagels und schließlich zur Destruktion **(Abb. 290)**.
Durch das Fortschreiten der Pilzinvasion entstehen sowohl im Stratum corneum als auch im Nagelbett subunguale Trümmerbruchstücke, die ihrerseits hervorragende ökologische Nischen mit ausgezeichneten Entwicklungsmöglichkeiten für Pilze und Bakterien darstellen.

Durch die permanente Reizung der Meristemzellen (Bildungszellen) infolge des Pilzbefalls kommt es zu einer vermehrten Zellproliferation, die sich schließlich gut sichtbar als Hyperkeratose der Nagelplatte darstellt.
Im Zuge der weiteren Abwehrreaktion des Nagelorgans gegen das ständige Vordringen der Pilze kommt es zu einer Abhebung der Nagelplatte vom Nagelbett.

Histopathologisch lassen sich Pilze im Nagelbett

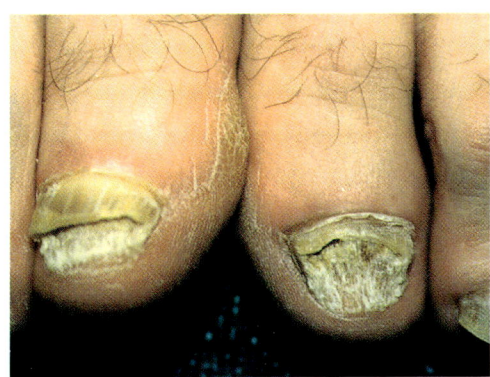

Abb. 290: Distale subunguale Onychomykose (DSO). Pilzbefall seit Jahren, Stiefelträger; Therapieversuche bislang gescheitert

(insbesonders Stratum corneum) nachweisen. Infolge der entzündlichen Reaktionen der oberen Dermis weist die Epidermis zuweilen eine fokale (örtliche) Spongiose mit einer aufgelagerten Parakeratose auf.

An den Fingernägeln wird die distal subunguale Onychomykose meist durch Trichophyton rubrum und weniger häufig durch Trichophyton mentagrophytes hervorgerufen.
Dabei durchsetzen diese Organismen die Unterseite der Nagelplatte oft dergestalt, daß sie eine gut sichtbare, fein milchigweiß schimmernde Änderung der Nagelplatte hervorrufen können. Dieses wird als „transversales Netzwerk" bezeichnet **(Abb. 291)**.

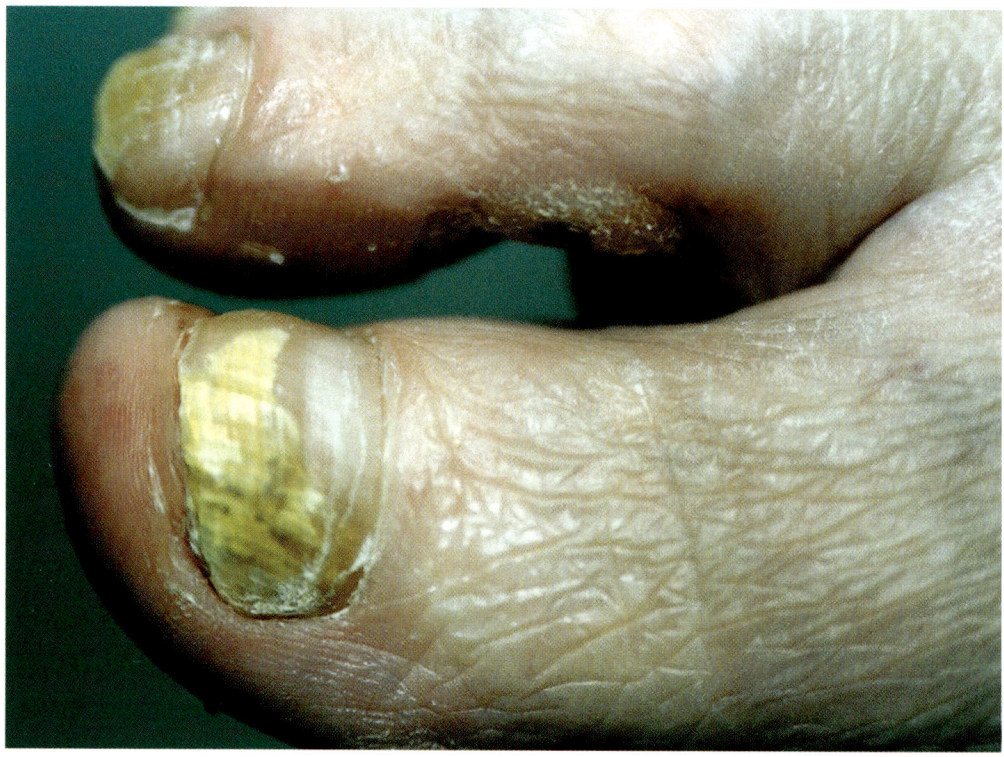

Abb. 291: Onychomykose. Die befallenen Stellen erscheinen trübe und weißgelblich. Querer transversaler Grenzverlauf zum gesunden Nagelteil.
Nebenbefund: Heloma molle an DII

Proximal subunguale Onychomykose (PSO)

Die proximal subunguale Onychomykose ist mit großem Abstand die am seltensten vorkommende Onychomykose-Art (**Abb. 292**).

Hier dringt der Pilz über den proximalen Nagelfalz in das Nagelbett ein, wo er dann im Zuge seiner Ausbreitung auch die Nagelplatte befällt und sich nach distal ausbreitet.

Die sichtbaren Veränderungen einer proximal subungualen Onychomykose stellen sich optisch zunächst als kleine weiße Flecken in der Gegend der Kuticula dar. Bei der oberflächlichen Betrachtung ist man geneigt anzunehmen, es könne sich bei diesen weißen Flecken um eine Schädigung handeln, die auf eine unsachgemäße Nagelpflege durch Beschädigung der Kuticula hervorgerufen wurde.

Mit dem Fortschreiten der Erkrankung treten ausgeprägte Hyperkeratosen und Nagelchromasien

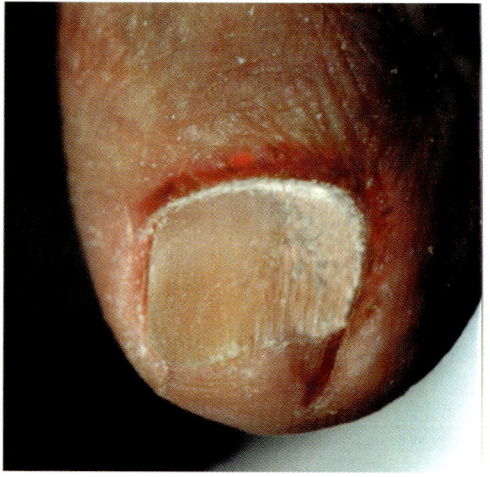

Abb. 292: Proximale subunguale Onychomykose (PSO)

auf. Wie bei der distal subungualen Onychomykose kommt es im Finalstadium des Krankheitsbildes zu einer Dystrophie der Nagelplatte.

Verursacher der proximal subungualen Mykose können neben **Trychophyton rubrum** auch **Trychophyton megninii** und **Epidermophyton floccosum** sein.

Die weiße oberflächliche Onychomykose (WSO)

Diese Form der Onychomykose wurde erstmalig von Jessner im Jahre 1892 beschrieben.

Da dieser davon ausging, daß nur Trichophyton-Arten diese Erscheinungsform hervorzurufen vermögen, bezeichnete er die Form der Onychomykose nach ihrem Aussehen und dem auslösenden Agens (Verursacher) als **Leukonychia trichophytica**.

Bislang geht man davon aus, daß die weiße superfizielle (oberflächliche) Onychomykose nur an den Fußnägeln auftritt **(Abb. 293)**.

Nach Ansicht einiger Autoren (u.a. Zaias, 1988) ist sie sehr häufig anzutreffen, wird aber wegen ihrer oft äußerst geringgradigen Symptomatik selbst von den Betroffenen kaum wahrgenommen.

Voraussetzung für das Entstehen einer WSO ist eine Beschädigung der Nagelplatte.

Selbst unter diesen Umständen wird das feste und widerstandsfähige Keratin der Nagelplatte durch

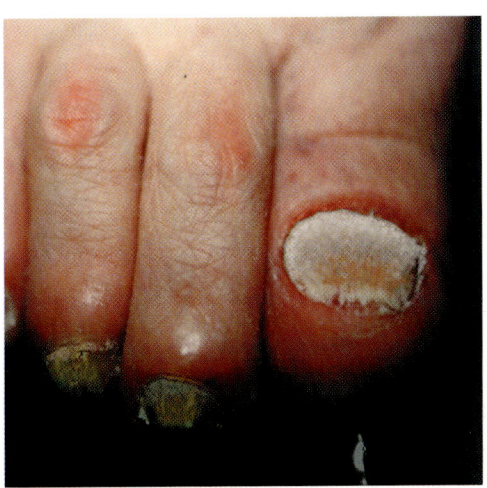

Abb. 293: Weiße oberflächliche Onychomykose (WSO)

die eindringenden Pilze nur minimal zersetzt. In keinem Fall sind die Erreger in der Lage, alle Schichten der Nagelplatte zu durchdringen und sich im Nagelbett zu etablieren.

Im histologischen Bild scheinen die Pilze eingelassene Inseln auf dem „Nagelplattenmeer" zu bilden.

Diese „Inseln" haben selten einen Durchmesser von mehr als einem Millimeter, können aber bei Vorliegen einer ausgedehnten Nagelplattenschädigung in ungünstigen Fällen konfluieren und dann eine ausgeprägte Weißfärbung der Nagelplatte hervorrufen.

Die weiße oberflächliche Onychomykose wird neben **Trichophyton mentagrophytes** (mehr als 90 Prozent) auch durch **Fusarium oxysporum**, **Cephalosporium-Spezies** und diverse Vertreter der **Aspergillaceen** ausgelöst.

Candida-Onychomykose (CO)

Die Candida-Onychomykose tritt de facto nur bei Patienten auf, die entweder an einer chronischen mukokutanen (Schleimhaut) Candidose leiden (deren Immunstatus also erheblich gestört ist), oder bei Patienten, die eine chronische Paronychie aufweisen. Die durch diese Erkrankungen hervorgerufenen Schädigungen ermöglichen es den Candida-Spezies, die unterhalb der Nagelplatte befindlichen Zellbildungsmeristeme zu befallen.

In letzter Zeit wird immer häufiger darüber berichtet, daß AIDS-Patienten eine derartige Onychomykose-Form aufweisen.

Bei der Candida-Onychomykose dringen die Pilze zunächst zum Beispiel über das hyponychiale Horn ein, um dann sehr rasch die gesamte Nagelplatte zu befallen und sich nach proximal über den gesamten Bereich der Nagelplatte zu erstrecken. Der Falz ist grauschwarz verfärbt **(Abb. 294)**.

Damit entspricht die Candida-Onychomykose vom Typ her am ehesten der distal subungualen Onychomykose, befällt aber im Gegensatz zu dieser die gesamte Dicke der Nagelplatte. Durch die meist aufgeschwollenen Nagelwälle um den Nagelfalz hat der stark verdickte Nagel fast ein keulenartiges Aussehen. Die Nagelplatte selbst wird im Spätstadium des Krankheitsbildes weitestgehend zerstört **(Abb. 295)**.

Das Nativpräparat weist in aller Regel neben den

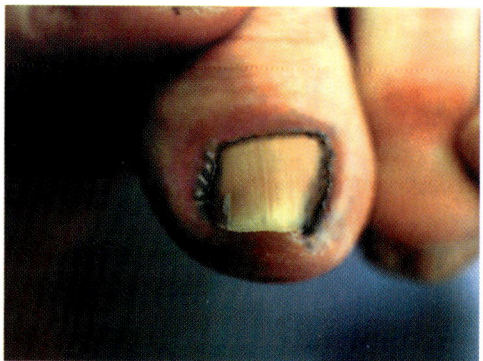

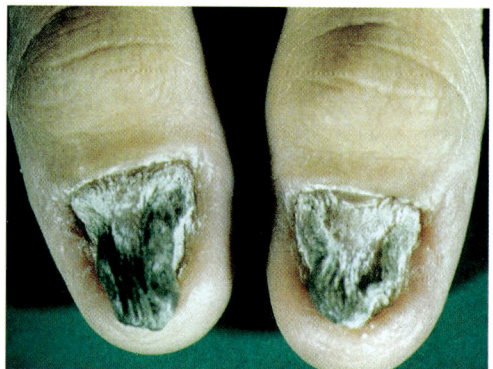

Abb. 294: Candidaonychomykose

Abb. 295: Destruktion des gesamten Nagels bei Candidamykose (Foto: Cassella-Riedel-Pharma)

für das Krankheitsbild typische Blastosporen viele Pseudohyphen auf.

Therapiegrundzüge

Die Behandlung erfolgt im wesentlichen nach jener Strategie, wie sie schon für die Therapie der Dermatomykosen in Kapitel VIII vorgestellt wurde.

Sie gliedert sich wieder in Maßnahmen durch mehrere Beteiligte:

- den Patienten und seine Angehörigen
- den Podologen (medizinischen Fußpfleger)
- den Arzt

Podologische Therapie

- Antimykotisches Fußbad
- Mykotische Nagelsubstanz abtragen (mechanisch oder per Lyse mit Harnstoff oder ähnlichem)

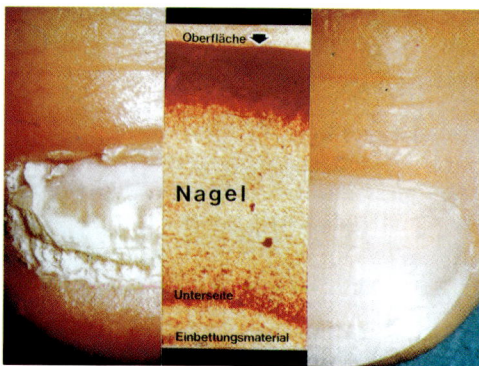

Abb. 296: Therapie mit antimykotischem Nagellack (Foto: Cassella-Riedel-Pharma)

- Nagelbett säubern (H_2O_2, $AgNO_3$ 3 Prozent)
- Nagelbettbehandlung
- Lokalmykotika auftragen (**Abb. 296**)
- Allgemeine Fußhygiene
- Zusatztherapie (systemische Mykotika usw.)
- Aufklärung über Krankheit und Vorbeugung

Ursachen für Therapieversager

- Mangelnde Patientencompliance
- Falsche Methodik
- Falsche Medikation
- Resistenz der Erreger
- Allgemeinerkrankungen
- Ungünstige Hygiene, Milieu, Schuhe

Nagelveränderungen im Alter

Nicht selten sind Patienten beunruhigt, wenn sich das Aussehen und die Form der Nägel mit zunehmendem Alter verändert. Dahinter steckt nicht in jedem Falle eine Erkrankung, die behandelt werden muß. Zudem sind Altersveränderungen des Nagels sehr vielfältig.

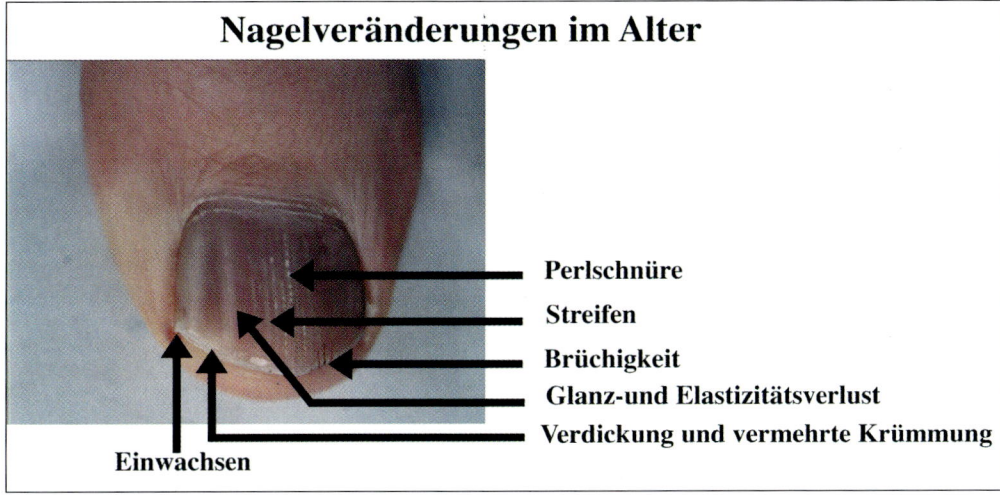

Nagelveränderungen im Alter

Perlschnüre

Streifen

Brüchigkeit

Glanz-und Elastizitätsverlust

Verdickung und vermehrte Krümmung

Einwachsen

Abb. 297: Nagelveränderungen im Alter

Die häufigsten Nagelveränderungen sind *Längs-streifen*, die durch Degeneration der Nagelleisten im Nagelbett auftreten. Die Längszeichnung im Nagelbett wird durch die Nagelleisten verursacht und durch die spezifische Transparenz der Nagelplatte. Sie ist schon beim Neugeborenen erkennbar. Insofern hat diese Veränderung zunächst keinen Krankheitswert. Im späteren Lebensalter kann es durch Wachstumsverlangsamung auch zu einer Unterbrechung der Nagelleisten kommen. Dann ist der Kontakt der Nagelplatte an verschiedenen Stellen nicht mehr ausreichend gegeben und es kommt zu kleinen Erhöhungen im Nagelwachstum. Diese Veränderungen imponieren bei Betrachtung als *Perlschnüre*, aber auch als tropfenförmige Veränderungen der Nageloberfläche. Im Verlaufe des Lebens wird das Wachstum der Nägel langsamer. Das führt am freien Rand oft zur *Aufsplitterung* durch die spröden, unelastisch werdenden Keratinozyten. Durch *Elastizitäts-und Transparenzverlust* wird die Nagelplatte trübe und die Nageloberfläche verliert ihren *Glanz*. Zudem führt die Verlangsamung des Nagelwachstums gelegentlich zu einer Ausdünnung des Nagels. Durch die Ausdünnung der Nagelplatte wiederum werden die Nägel brüchig.

Das Phänomen des *brüchigen Nagels* beobachtet man jedoch auch bei jenen Nägeln, die im Alter nicht nur hart, sondern auch *zu dick auswachsen*. Schrumpft das Nagelbett im Sinne einer allge-meinen Altersatrophie, kommt es zur vermehrten Krümmung der Nageloberfläche in Quer- und Längsrichtung. Diese allgemeinen Alterssymptome des Nagels sind jedem Podologen bekannt. Für den Patienten wird die *Verdickung, Verhärtung* und vermehrte *Krümmung* zu einem Problem, da mit den meisten Nagelscheren der Nagel nicht mehr zu bewältigen ist.

Es resultiert daraus eine mangelnde Nagelpflege und es entwickeln sich die

Folgen des Altersnagels **(Abb. 297):**

- Streifen und Perlschnüre
- Verlängerung
- Verdickung
- Aufsplitterung am freien Rand, Pilzbefall
- Einwachsen der Nägel in die Haut
- Mechanische Verformung (Verdickung und vermehrte Krümmung) im Sinne einer Grypose
- Glanz- und Elastizitätsverlust

Unspezifische Nagelveränderungen (Onychodystrophie)

Jeder berufserfahrene Podologe kennt die vielfältigen Erscheinungsbilder des Nagels und seiner Umgebung. Nicht alle Nagelveränderungen können als krankhaft bezeichnet werden. Manche kann man einer speziellen Krankheit zuordnen, andere wiederum nicht. Deswegen nennt man diese Veränderungen unspezifisch.

Trotzdem sollte man während der täglichen Arbeit bestimmte Veränderungen des Nagels in ihrer speziellen Eigenart erkennen und überlegen, ob sie nicht zu einer bestimmten Erkrankung gehören. Das würde nämlich bedeuten, daß der Patient über mögliche Ursachen aufzuklären ist und den Arzt aufsuchen sollte. Dabei ist jedoch behutsam vorzugehen, damit man den Patienten nicht unnötig in Panik versetzt.

Bei der groben Einordnung von Nagelveränderungen muß man bedenken, daß die Form des normalen Nagels unterschiedlich ist. Bei hochgewachsenen Menschen (Athleten, Leptosomen) ist die normale Nagelform in der Regel ebenso schlank, im Gegensatz zu gedrungen gewachsenen Zeitgenossen (Pyknikern), bei denen der Nagel im Vergleich relativ kurz ist. Auch die Krümmung des Nagels ist unterschiedlich, wachstumsbedingt natürlich auch von der Zehenform abhängig.

Nicht selten sind Veränderungen des Nagels berufsbedingt, ohne daß man gleich von einer Berufskrankheit spricht. Fest steht jedoch, daß sich je nach Beruf (chemische Einflüsse, mechanische Einflüsse) die Art der Nagelbildung ändert. Nicht zuletzt muß man berücksichtigen, daß auch im Verlaufe des Lebens die Form und das Aussehen des Nagels wechselt. Was sich im Alter von über 60 Jahren als normaler Befund äußert, beispielsweise die ausgeprägte Längsriffelung, Tüpfelbildung, Perlschnurbildung und Verdickung, ist im Alter unter 40 Jahren als verdächtig auf eine Veranlagungsstörung anzusehen.

Um die Beurteilung des Nagels bei der Einordnung oder Zuordnung zu erleichtern, empfiehlt sich die systematische Aufteilung der unspezifischen Nagelveränderungen (Onychodystrophien) in folgendes Schema:

UNSPEZIFISCHE NAGELVERÄNDERUNGEN (ONYCHODYSTROPHIEN)
- **Größenveränderung**
- **Formveränderung**
- **Oberflächenveränderung**
- **Farbänderung**
- **Substanzveränderung**
- **Nagelverlust**

Größenveränderung

Nagelvergrößerung (Makroonychie)

Eine absolute Nagelgröße, deren Meßdaten festliegen, gibt es nicht. Der vergrößerte Nagel tritt in der Regel mit einer Begleiterkrankung auf, zum Beispiel bei Trommelschlegelfingern oder zusammengewachsenen Zehen, die als Digitus supranumeralis angelegt sind, aber nur als eine einzige Endphalanx erscheinen. Eindeutig ist die Diagnose zu stellen, wenn die Nagelvergrößerung

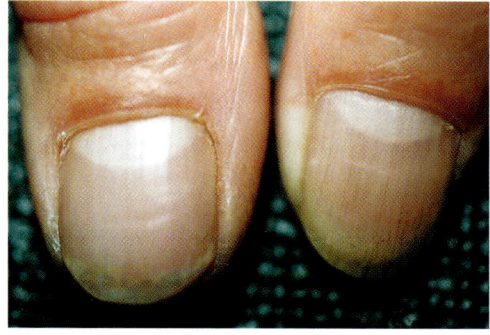

Abb. 298: Unterschiedliche Nagelgröße. Zustand nach Morbus Sudeck der linken Hand. Der Nagel am linken Daumen ist kleiner.

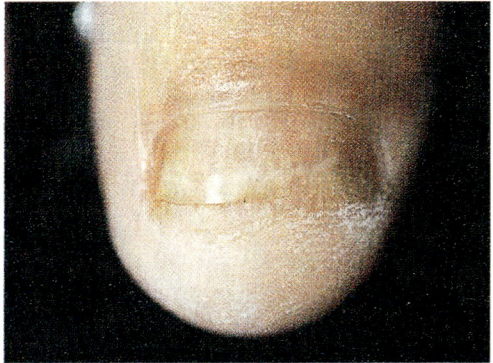

Abb. 299: Kurznagel: Der Nagelquotient Länge/Breite liegt deutlich unter 0,9.

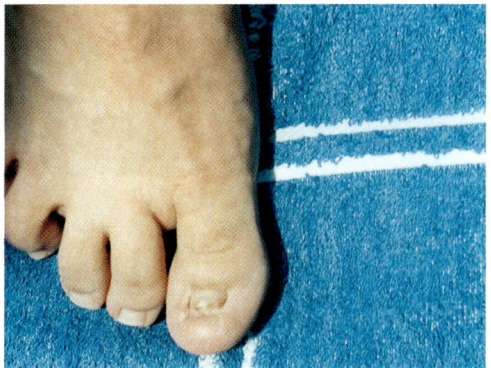

Abb. 300: Mikroonychie der Großzehe

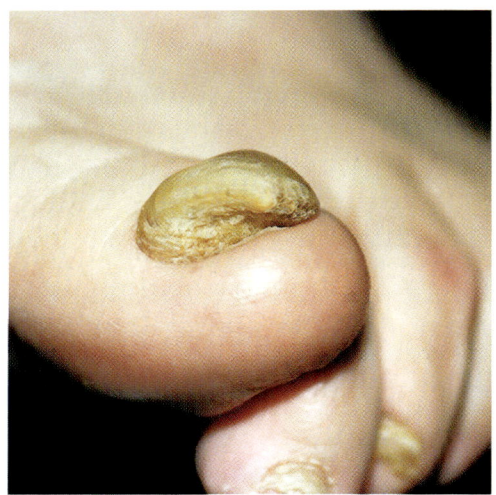

Abb. 301: Krallennagel (Onychogrypose)

einseitig ist **(Abb. 298)** und somit ein meßbarer Vergleich mit der anderen Seite durchgeführt werden kann.

Kurznagelbildung (Brachyonychie)

Bei der Kurznagelbildung ist das Verhältnis Nagellänge zur Nagelbreite verändert. Hier gibt es meßbare Anhaltspunkte, nämlich den **Nagelquotienten**. Im Normalfall ist dieser zumindestens bei den Großzehennägeln zirka 0,9. Teilt man die gemessene Länge gegen die gemessene Breite und ist das Ergebnis deutlich unter 0,9, spricht man von einer Brachyonychie **(Abb. 299)**.
Die Ursache sind vorwiegend mechanische Schädigungen. Daneben werden ursächlich Entwicklungsstörungen, Schilddrüsenerkrankungen oder auch die Polyvinylchloridkrankheit genannt.

Nagelverschmächtigung (Mikroonychie)

Sie stellt eine starke Verkleinerung der Nagelplatte dar. Das Urteil darüber kann im Seitenvergleich gestellt werden. Sind alle Nägel relativ klein geraten, gibt nur die Größe der Fingerbeere in Relation zur Nagelgröße einen Anhaltspunkt zur Einschätzung **(Abb. 300)**.

Formveränderungen

Krallennagel (Onychogrypose)
Es ist die nahezu häufigste Veränderung der Nagelplatte. Die vermehrte Krümmung in der Längsrichtung geht oft mit einer Nagelverdickung einher. Die Ursachen sind mannigfaltig und unter den einzelnen Krankheitssyndromen beschrieben. Der onychogrypotische Nagel ist charakterisiert durch Veränderung von Dicke, Breite und Länge, wobei sein Wachstum zur Verdrehung in alle Richtungen führen kann **(Abb. 301)**. Er wächst nicht achsengerecht und bevorzugt die Großzehe. Die Verdickung führt zur Verhornung der Nagelunterfläche, was auch die Pflege erschwert und den Befall mit Infektionen, insbesondere Pilzen begünstigt.
Die verschiedenen Formvarianten werden je nach speziellem Erscheinungsbild auch wie folgt bezeichnet:

Klauennagel
Papageiennagel und Hakennagel

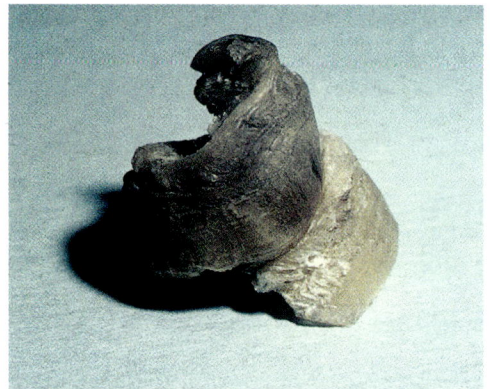

Abb. 302: Knäuelnagel

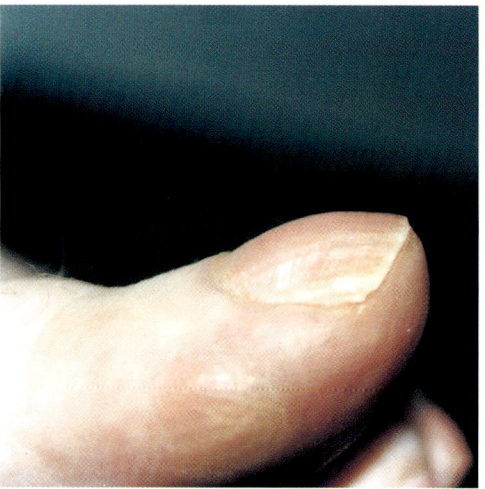

Abb. 303: Uhrglasnagel

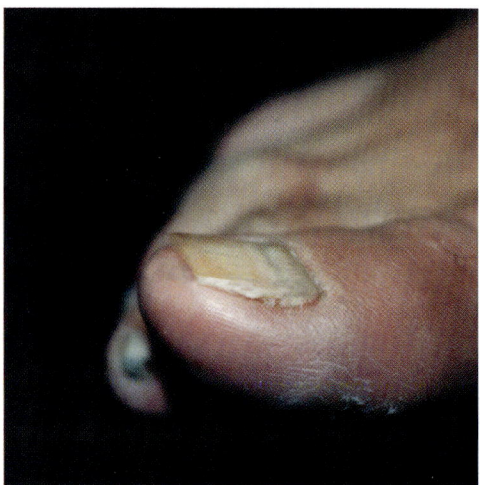

Abb. 304: Plattnagel

Knäuelnagel (Unguis convolutus)

Diese extreme Verformung des Nagels tritt in der Regel nur als Endstadium des Krallennagels auf und betrifft Menschen, die hygienisch vollkommen vernachlässigt sind **(Abb. 302)**.

Uhrglasnagel (Unguis hippocratici)

Die Wölbung der Nägel mit vermehrter Krümmung in seitlicher und länglicher Richtung ist Ausdruck eines Sauerstoffmangels, der meist durch Lungen- und Herzerkrankungen ausgelöst wird. Uhrglasnägel sind oft das Vorstadium weiterer Veränderungen, insbesondere an den Fingern, deren Endglieder sich bei spezifischer Grunderkrankung stark vergrößern und als Trommelschlegelfinger bekannt sind. Die Trommelschlegeldeformierung bevorzugt die Finger **(Abb. 303)**.

Die Ursachen von Uhrglasnägeln sind im wesentlichen:
- Herz- und Lungenerkrankungen mit Sauerstoffverarmung
- Leberzirrhose
- Leberkarzinom
- Myxödem
- Atemwegserkrankungen
- Dysplasien (FRIEDRICH-ERB-ARNOLD-Syndrom, TOURAINE-SOLENTE-GOLE-Syndrom)
- Pulmonalarteriensklerose
- AYERZA-Syndrom
- FALLOT-Syndrom

Uhrglasnägel, beziehungsweise Trommelschlegelveränderungen treten beidseitig auf. Kommen sie einseitig vor, sind sie ein klassisches Symptom eines Aortenaneurysmas, manchmal auch eines Aneurysmas der Arteria subclavia oder einer einseitigen Nervenplexuslähmung.
Die kolbenförmige Auftreibung der Endglieder ist wissenschaftlich nicht eindeutig geklärt. Theoretisch führt man die Vergrößerung auf eine Vermehrung des subcutanen Gewebes und der feinen Kapillargefäße zurück. Wahrscheinlich kommt es wegen der Sauerstoffarmut im Endstrombereich der Kapillare zur vermehrten Ausbildung von Kurzschlußverbindungen und chronischer Ödembildung wegen Übersäuerung. Diese führt zur Ausschüttung gefäßaktiver Substanzen (Peptide, Kinine), die die arteriovenösen Verbindungen (Anastomosen) chronisch geöffnet halten.

Plattnagel (Platonychie)

Die ausgesprochen flache Form des Nagels **(Abb. 304)** kommt in der Regel durch eine zentrale Verhornungsstörung zustande. In der Literatur sind weitere Ursachen beschrieben. Neben chronischer Magenschleimhautentzündung, Eisenmangel, Ernährungsstörungen und Vitamin-C-Mangelerkrankungen, wird die Platonychie als Vorstufe der Koilonychie angesehen. Beim TURNER-KIESER-Syndrom ist die Platonychie mit einer großen dreieckigen Lunula vergesellschaftet.

Löffelnagel (Koilonychie)

Nach dem griechischen Wort Koilos (= Löffel) benannt, hat diese Nagelform eine zentrale Delle **(Abb. 305)**. Die Vorstufe ist meist der Plattnagel. Die Ursache des Löffelnagels ist verschieden. In der Regel sind es dieselben Gründe, die zur Ausbildung eines Plattnagels führen. Man nimmt an, daß im zentralen Nagelbereich ein schlechter Ernährungszustand herrscht, der entweder mit der Blutgefäßversorgung, der Sauerstoffversorgung oder auch der Nahrungszufuhr zusammenhängt. Eine Störung des Aminosäurenstoffwechsels, die Deregulierung des Insulins, auch des Wachstumshormons oder auch Eisenmangel beeinflussen das Nagelwachstum dort, wo die Blutgefäßversorgung durch Verzweigung in Endgefäße abnimmt. Das ist im zentralen Nagelbereich. Das erklärt auch das gelegentliche Vorliegen von Löffelnägeln bei Durchblutungsstörungen an den Extremitäten. Nach einer anderen Meinung kommt eine Löffelnagelbildung dadurch zustande, daß der distale Anteil der Matrix tiefer liegt als der proximale. Auch familiäre Ursachen sind bekannt, so zum Beispiel ein Mangel an Wachstumshormon im Kleinkindalter. Insofern sollten Kinder, bei denen eine auffällige Löffelnagelbildung vorliegt, einer systematischen Untersuchung unterzogen werden. Zusammenfassend sind als wesentliche Ursachen der Koilonychie zu nennen:

- Eisenmangel
- Mangel an schwefelhaltigen Aminosäuren
- chronischer Diabetes mellitus
- periphere Durchblutungsstörungen
- Anlageanomalien

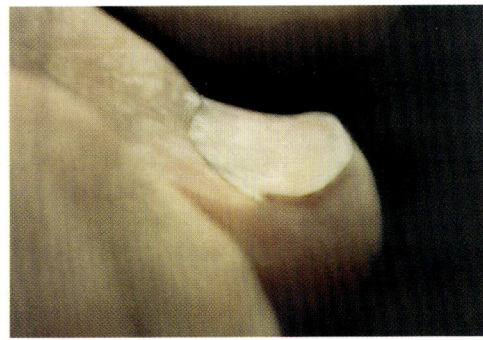

Abb. 305: Löffelnagel

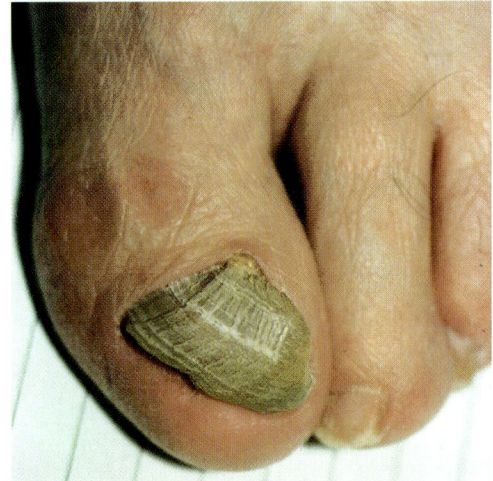

Abb. 306: Kantennagel mit Querrillenbildung

Kantennagel

Man sieht mehrere Längskanten innerhalb der Nagelplatte, wobei eine erhebliche Seitabweichung oft nicht vorhanden ist. Die Kanten können in der Mitte liegen, wie eine Dachkante, aber auch seitlich angelegt sein **(Abb. 306)**. Die häufigste Variante ist die Ausbildung von zwei Längskanten, womit die Nagelfläche in eine mittlere große und zwei seitliche kleinere Flächen aufgeteilt wird.

Röhrennagel

Die Röhrenveränderung des Nagels betrifft die gesamte Nagelplatte in der Längsrichtung, also von der Matrix aus bis zum freien Nagelrand. In der Regel nimmt die Deformierung kurz hinter der Matrix stark zu. Im Querschnitt kommt es zur

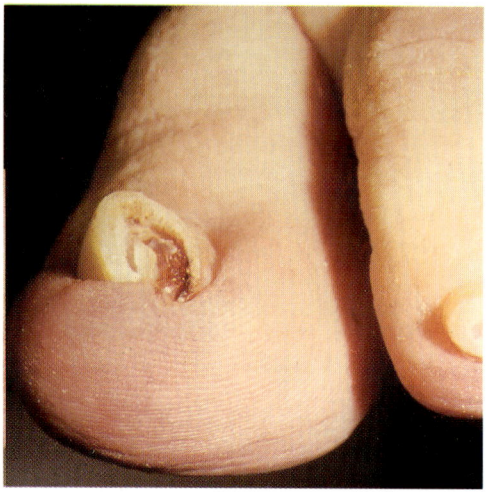

Abb. 307: Röhrennägel: Die Röhren liegen seitlich

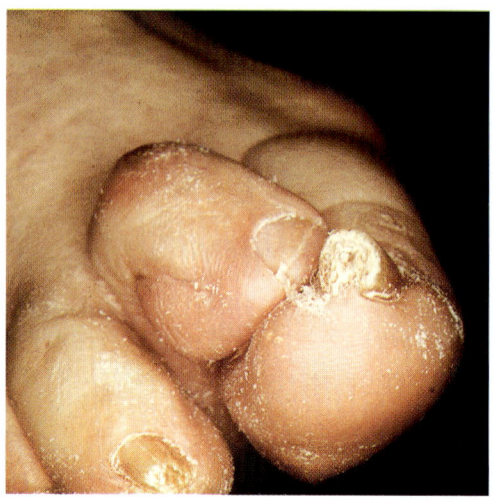

Abb. 309: Zangen- oder Pinzettennnagel (Pincer-Nail)

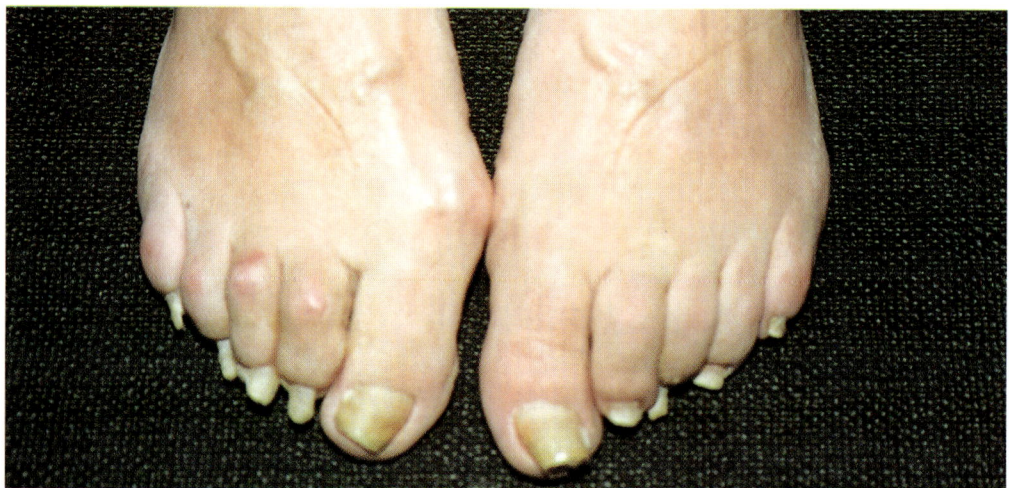

Abb. 308: Turmnägel an den Zehen II–V beidseits

Ausbildung einer kompletten Röhre an einem der Ränder. Der Nagel ist, von vorne gesehen, schneckenförmig eingerollt **(Abb. 307)**.
Die Ursache ist spontan, kann jedoch nach Verletzungen, insbesondere der Nagelmatrix, auftreten. In der Nomenklatur werden verschiedene andere Begriffe, beispielsweise auch Rollnagel gebraucht.

Turmnagel (Unguis in turricolo)

Die generalisierte Verdickung des Nagels und Verformung zu einer einhornartigen Deformation wird auch als Turmnagel bezeichnet.

Eine zuzuordnende Ursache ist nicht vorhanden. Die Veränderung tritt generalisiert, aber auch nur an einem Nagel auf **(Abb. 308 und Abb. 316)**. Der Nagelsporn wird als extreme Variante des kreisrunden Turmnagels diskutiert.

Zangennagel (Pincer-Nail)

Diese Nagelveränderung ist charakterisiert durch ein zangen- oder pinzettenförmiges Aussehen des Nagels von vorn **(Abb. 309)**. Er umfaßt das subunguale Weichteilgewebe mit den seitlichen Nagelrändern. Den Pinzettennagel sehen wir isoliert

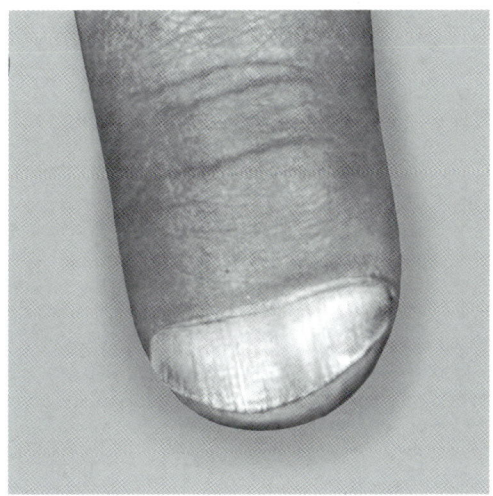

Abb. 310: Racket-Nagel

um einen typischen Kurznagel, weil das Endglied erblich verkürzt und meist verbreitert ist. Die Veränderung betrifft bevorzugt den Daumen und selten die Großzehe (**Abb. 310**).

Oberflächenveränderungen

Mittelrohrnagel (Onychodystrophia canaliformis mediana)

Bei ausgeprägten Formen verläuft eine längliche Grube oder Kerbe von der Matrix bis an den freien Nagelrand. Bei manchen Varianten ähnelt die Einbuchtung auf der Nageloberfläche einem Rohr. In der Regel liegt eine Störung der Matrix im mittleren Teil zugrunde. Andere Ursachen werden diskutiert, sind jedoch nicht beweisbar. Auffällig ist, daß die grubenförmige Vertiefung

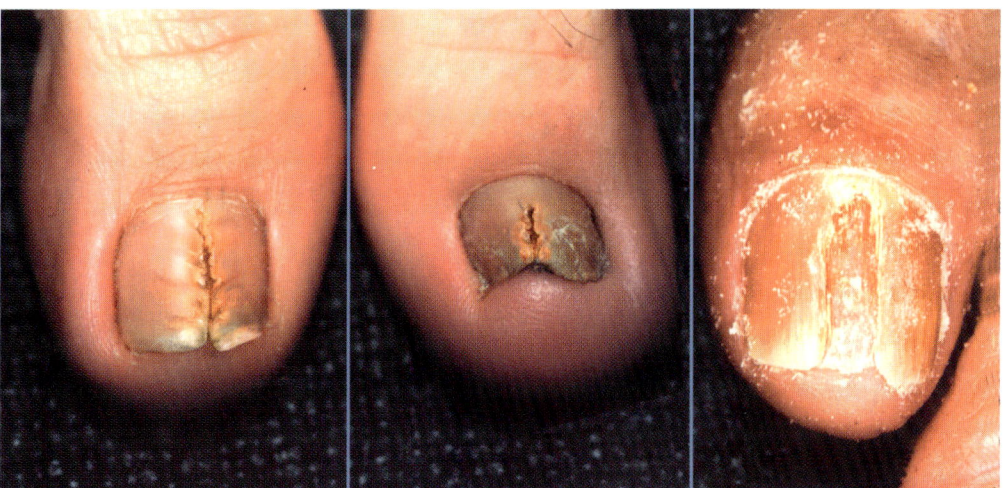

Abb. 311: Mittelrohrnagel (Dystrophia mediana canaliformis). Varianten mit verschiedener Ausprägung. Rechts Zustand nach Ausfräsen bei sekundärem Pilzbefall

an der Großzehe und am Daumen. Im Gegensatz dazu sind Röhrennägel bei den betroffenen Patienten an allen Zehennägeln ausgebildet. Der Zangennagel verursacht im ausgeprägten Zustand starke Schmerzen, manchmal auch Begleitentzündungen und Reizzustände an der Knochenhaut des Endgliedes. Dort strahlen nämlich die bindegewebigen Anheftungen der Nagelränder ein.

Racket-Nägel (Tennisschlägernägel)

Bei dieser Nagelform ist der Nagelquotient verändert, unter 0,9. Trotzdem handelt es sich nicht

in der Nagelmitte bei den meisten Fällen durch Querrinnen gebildet wird und diese als eine leicht wellige Vertiefung im mittleren Anteil des Nagels erscheinen. Daher nehmen einzelne Autoren an, es handle sich dabei um Formvarianten von BEAU-REIL-Linien durch schubweise gestörtem Wachstum des Nagels.

Nach Ansicht anderer Autoren ist die Ursache der kanaliformen Dystrophien auch Mangel an Vitamin C oder Vitamin B_2. Familiäres, also anlagebedingtes Auftreten ist selten.

Die kanaliformen Veränderungen sind unterschiedlich (**Abb. 311**). Neben vorwiegend dista-

Nageltüpfel: Varianten

Wellen   **Bogen**   **Längsstreifen**

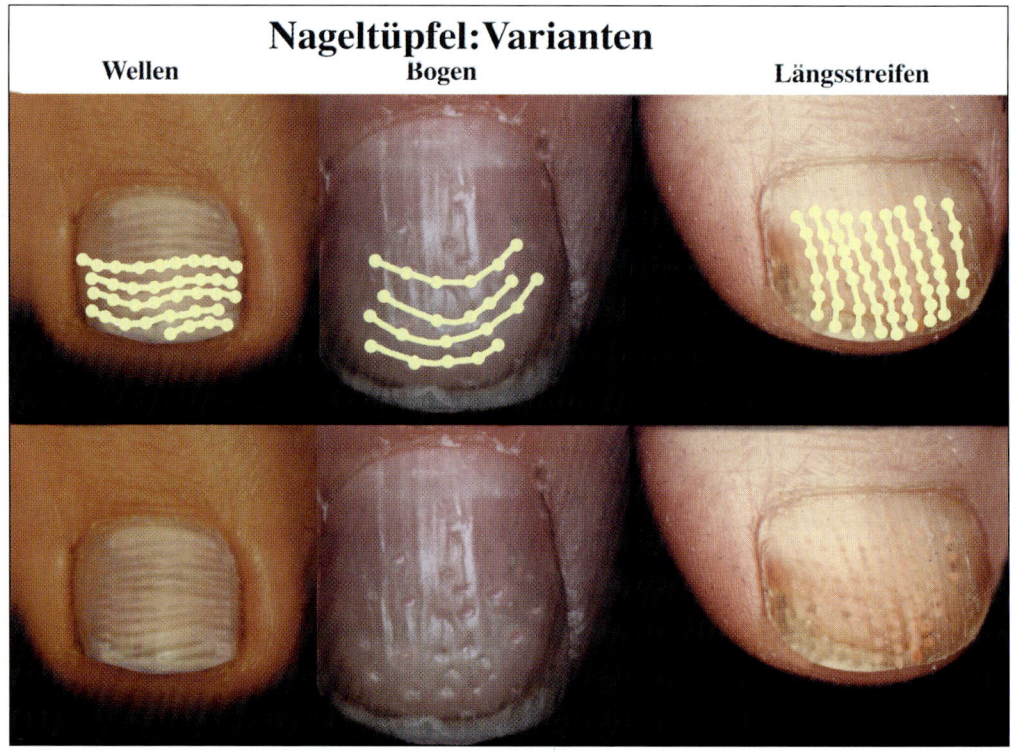

Abb. 312: Tüpfelnägel. Varianten.
Unterschiedliche Ausprägung bis hin zur Querrillenbildung

len Formen, in denen der Nagel nur bis etwa zur Hälfte betroffen ist, sind auch Querlinien im Zickzackmuster zu beobachten (LECLERQUE-Typ). Andere kanaliformen Veränderungen haben keine längsverlaufende Senke, sondern die entgegengesetzte Variante. Es entsteht eine gratförmige Erhöhung im mittleren Anteil, die ebenfalls durch Querlinien unterbrochen ist (HELLER-Typ).

Tüpfelnagel

Die Grübchen entstehen durch Hornsubstanzdefekte an der Oberfläche. Bei genauer Betrachtung ist die Anordnung nicht immer gleich **(Abb. 312)** und von den verschiedenen Ursachen abhängig. In der Regel sind die Tüpfel quergestellt, da ihre Ursache eine Wachstumsstörung ist. Spezielle Anordnungen, beispielsweise in Querreihen (**Fingerhutnagel**), sind Anlaß von Eigennamen. Auch die Tiefe der Grübchen oder Tüpfel ist unterschiedlich ausgeprägt, je nach Störung in der Matrix.

Hauptursachen sind:

Schuppenflechte (Psoriasis), tiefe Grübchen
Alopezia areata, flache Grübchen
Ekzem
Traumen (chemisch und mechanisch)
Parakeratosen

Sandpapiernagel (Trachyonychie)

Die Nageloberfläche ist rauh und schuppig verändert **(Abb. 313)**. In der Regel sind alle Nägel (Zehen- und Fußnägel) betroffen.
Die Ursache der Trachyonychie ist nicht einheitlich. Man sieht sie bei der Psoriasis, bei Alopecia areata, bei ekzematösen Erkrankungen sowie beim Lichen ruber planus. Nachdem ursächlich eine Verhornungsstörung der auslösende Faktor ist, kann sie auch bei allen Keratosen vorkommen.

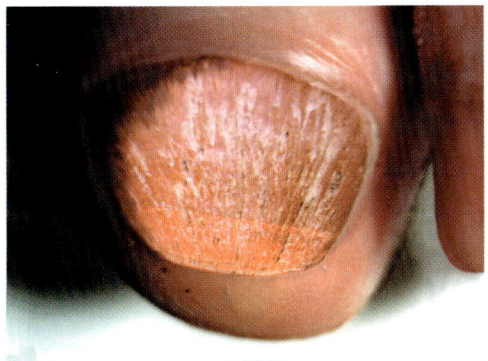

Abb. 313: Sandpapiernagel

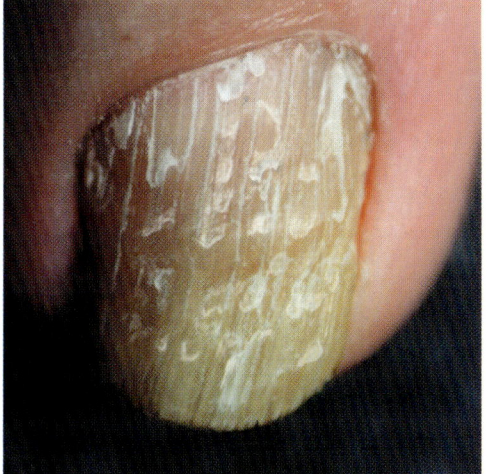

Abb. 314: Schindelnagel

Schindelnagel (Onychodystrophia schindelamoidis Stühmer)

Relativ selten ist auch diese Veränderung mit schindelförmiger Oberflächenstruktur der Nagelplatte. Einige Autoren sehen im Schindelnagel eine schindelförmige Variante des Sandpapiernagels **(Abb. 314)**.

Glanznägel

Diese auch als Poliernägel genannte Erscheinung der Nageloberfläche entsteht mechanisch, in der Regel durch chronisches Reiben, Tragen von Handschuhen, und Arbeiten mit Material, welches den Poliereffekt erzeugt (Gries, Feinsand). Die häufigste Entstehungsursache ist das gewohnheitsmäßige Polieren der Nägel an der Kleidung bei juckenden perungualen Nagelerkrankungen. Ein spezieller Krankheitswert kommt dem Glanznagel nicht zu, es sei denn, der Poliereffekt dünnt die Nagelplatte pathologisch aus.

Nagelsporn

Im Gegensatz zum Nagel*dorn*, der den berühmten eingewachsenen Zehennagel (Unguis incarnatus) verursacht, entsteht der Nagel*sporn* durch eine lokale Verdickung, meist an der mittleren Unterseite der Nagelplatte. Die Störung wächst in der Regel aus der Matrix heraus und bildet am freien Rand einem spornartigen Auswuchs **(Abb. 315)**.

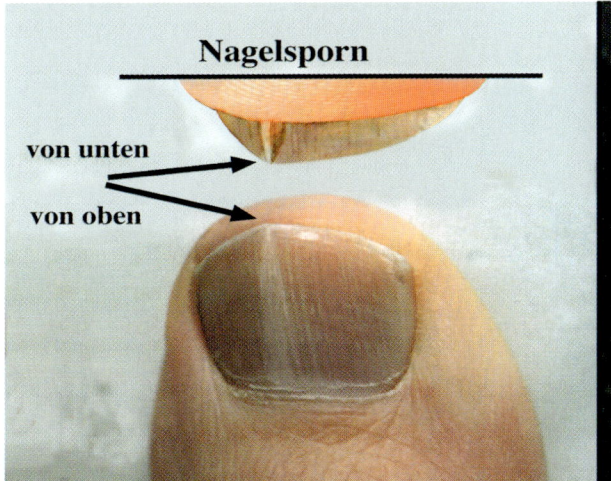
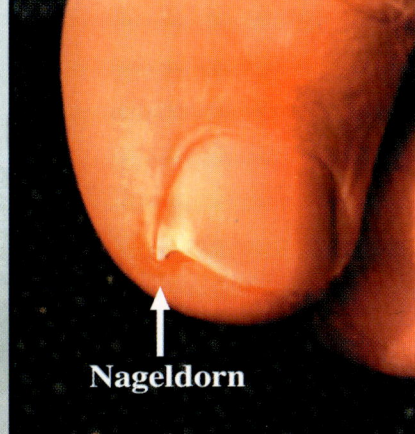

Abb. 315: Nageldorn und Nagelsporn

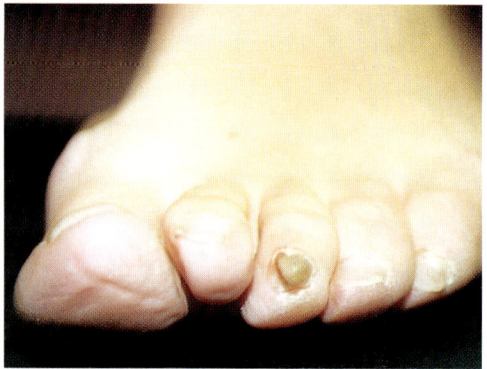

Abb. 316: Einhornnagel

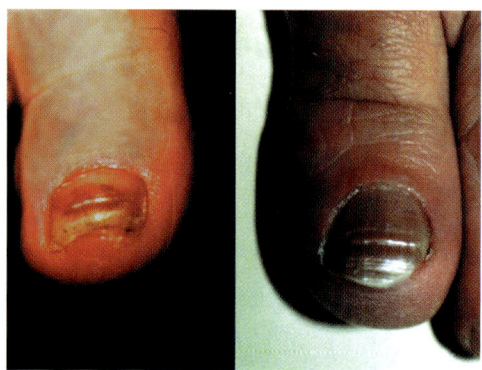

Abb. 317: Beau-Reil-Linien

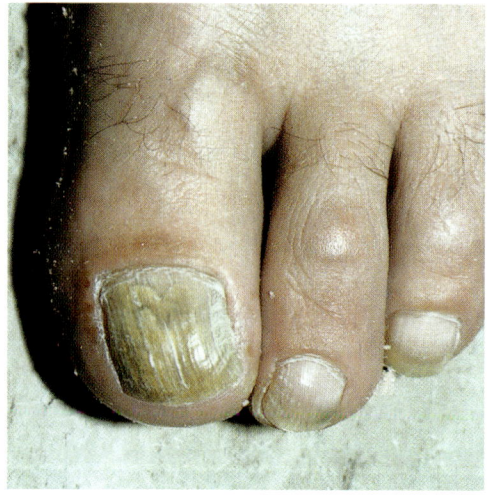

Abb. 318: Leistennagel mit ausgeprägten Längsrillen bei Mykose

Die Ursache ist eine lokale Störung in der Nagelmatrix, weniger des hinteren Teil des Nagelbettes. Verbindungen mit anderen Erkrankungen ließen sich bisher nicht nachweisen. Die Maximalvariante des Nagelsporns wird auch als Einhornnagel bezeichnet **(Abb. 316)**. Die nicht einheitliche Nomenklatur verwendet auch den Namen Turmnagel, wenn der Nagel nach oben ragt.

BEAU-REIL-Querlinien

Quer über den Nagel verlaufende, rillenförmige Eindellungen sind Ausdruck einer vorübergehenden Nagelwachstumsstörung **(Abb. 317)**. Diese Querrillen wachsen zum freien Nagelrand hin aus und sind somit ein Anhaltspunkt, wann wachstums- oder stoffwechselmindernde Krankheiten vorausgegangen sind. Krankheitsabhängige, schubweise Nagelveränderungen kennt man schon seit REIL (1792). BEAU beschrieb 1846 diese Veränderungen erneut, wobei beide Nagelforscher auch bereits MEES-Streifen erwähnten. Man sieht BEAU-REIL-Querrillen, auch ihre Varianten, nämlich Furchen und Kerben im Gefolge von Ernährungsstörungen, Infektionen, jedoch auch bei Anwendung von Medikamenten (vor allem Zytostatika) und chemischen Stoffen.

Perlschnurbildung

Diese vorwiegend beim Altersnagel entstehende Veränderung ist in der Regel nicht als krankhaft zu bezeichnen, fällt jedoch im schrägen Licht bei manchem Patienten ins Auge. Die Erscheinung ist charakterisiert durch Ausbildung von feinen Längsrillen, zwischen denen sich perlschnurartige Erhebungen bilden (siehe Altersnagel).

Leistennagel

Leisten auf der Nagelplatte, insbesondere Längsleisten, sind eine häufige Variante. Durch Störungen in der Nagelmatrix, aber auch in dem proximalen Anteil des Nagelbettes kommt es zu Längsverdickungen und Leistenbildung. Es ist jedoch zu beachten, daß auch der normale Nagel eine leichte Leistenbildung in Längsrichtung aufweist. Die Abgrenzung der normalen Längsrillenbildung vom krankhaften Ausmaß ist oft schwierig. Leichter fällt die Abgrenzung vom Normalbefund, wenn die Rille verfärbt oder pigmentiert ist oder gar Längsrisse erscheinen **(Abb. 318)**.

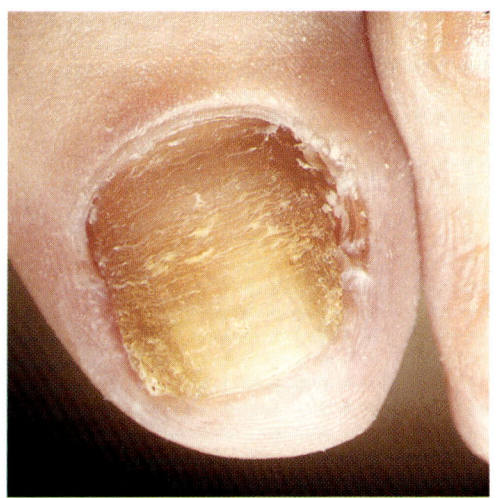

Abb. 319: Waschbrettnagel bei Psoriasis

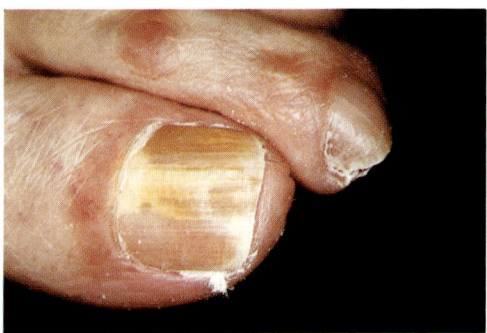

Abb. 320: Pseudoleukonychie bei Mykose

Querrillenbildung

Neben den Längsrillen sehen wir auch Querrillen, allerdings weniger. Sie haben nicht immer Krankheitswert und geben keine diagnostischen Hinweise wie zum Beispiel die BEAU-REIL-Querrillen. Häufig sieht man leichte Querrillen bei Abweichungen des Nagelwachstums nach der Seite, so beim grypotischen Nagel und beim Waschbrettnagel **(Abb. 319)**.

Farbveränderungen des Nagels (Chromonychie oder Dyschromie)

Bei den Farbveränderungen des Nagels unterscheiden wir nicht nur die einzelnen Farben, sondern auch in *exogene* und in *endogene* Dyschromien. Exogen heißt, die Farbveränderung kommt von außen und endogen bedeutet eine

innere Ursache. Endogene Farbveränderungen entstehen im Nagelbett oder auch in der Nagelplatte und haben verschiedene Gründe. Exogene Dyschromien entstehen durch Einwirkung einer farbgebenden Substanz auf die Nagelplatte.

Die Nagelfarbe

Die Färbung der Nagelplatte und das gesamte Aussehen des Nagels wird durch eine Reihe von Faktoren bestimmt:

- Einwirkungen auf den Nagel von außen
- Dicke der Nagelplatte und ihre Transparenz
- Glanz
- Oberflächenbeschaffenheit
- Durchblutung (nicht nur abhängig von der Sauerstoffsättigung der Blutkörperchen, sondern auch dem Zustand der Blutgefäße)

Die normale Nagelfarbe

Die normale Nagelfarbe ist rosig. Demgegenüber ist die Lunula abgeblaßt und am Rande der Lunula eine geringe rötliche Verschattung sichtbar.

Weiße Nägel (Leukonychie)

Bei den Weißfärbungen der Nägel unterscheidet man die weiße Farbgebung in oder an der Nagelplatte von einer subungualen Weißfärbung, die in der Regel durch Veränderungen im Nagelbett verursacht wird.
Die Weißfärbung des Nagels entsteht nicht allein durch Lufteinschlüsse, wie früher angenommen wurde, sondern auch durch eine Abweichung der Lichtreflexion in den nicht normal vernagelten Hornzellen. Man nimmt heutzutage an, daß die Lichtreflexion durch Keratohyalinkörner geschieht, die im Protoplasma der Nagelzellen vorhanden sind.

Weißfärbung des Nagelbettes (Leukopathie)

Weißfärbungen, die nicht von einer Nagelzellverhornung ausgehen, sondern von einer Veränderung des Subungualgewebes, bezeichnet man als Leukopathie. Als Ursachen werden vor allen Dingen toxische Vorgänge genannt, die zu Querbändern oder Querstreifung führen. Auch Pilze verursachen eine Weißfärbung (*Pseudoleukonychie*) des Nagels (auch mykotische Leukopathie genannt) **(Abb. 320)**.

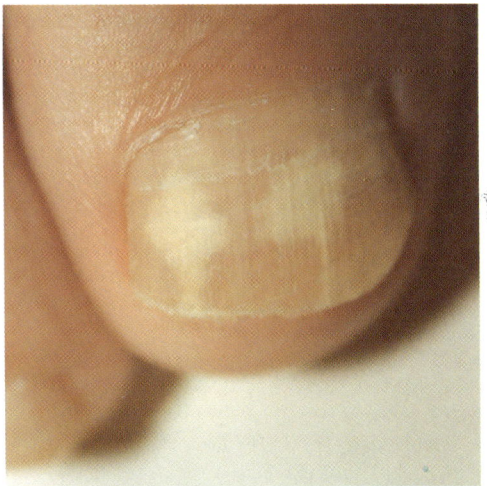

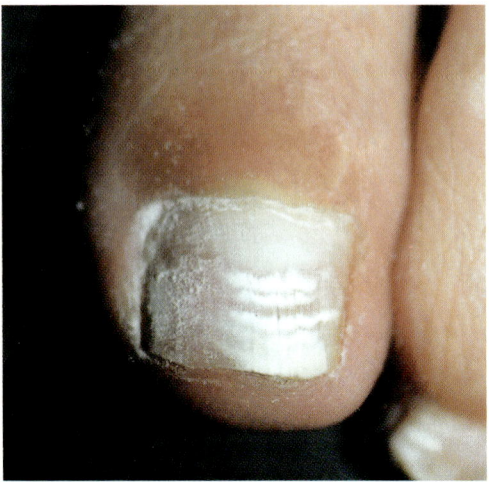

Abb. 321: Fleckförmige Weißfärbung (Leukonychia maculosa). Der Matrixnahe Teil ist neu. Zustand bei Onycholysis periodica. Der Nagel löst sich in periodischen Abständen und wächst dann wieder neu nach.

Abb. 322: Streifenförmige Weißfärbung (Leukonychia striata)

Einige Autoren ordnen „**subunguale Leukonychien**" unter dem Begriff **Leukopathien** ein. Dazu zählt man:

- Weißnägel nach TERRY
- Halb-und-halb-Nägel nach TERRY
- MUEHRKES weiße Bänder
- MEES-Streifen
- weiße Psoriasis-Nägel

Weißfärbung der Nagelplatte (Leukonychie)

Diese Variante der Weißfärbung sehen wir zumeist an den Fingernägeln, weniger an den Zehennägeln. Weiße Nagelflecken sind die häufigsten Nagelveränderungen überhaupt.

Die gewöhnliche Weißeinfärbung des Nagels (*Leukonychia vulgaris*) tritt als

Fleck (*Leukonychia maculosa*) **(Abb. 321)**,

Streifen (*Leukonychia striatia*) **(Abb. 322)**,

Punkt (*Leukonychia punktata*) oder als

völlige Verfärbung (*Leukonychia totalis*) auf.

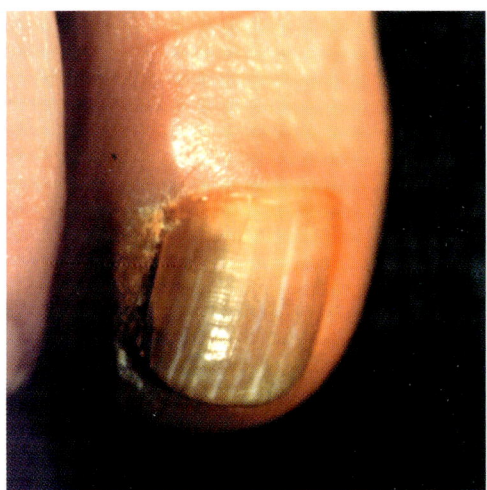

Abb. 323: Weiße Längsstreifen (Leukonychia longitudinalis). Zustand nach Keilresektion

Die Weißfärbung des Nagels kann angeboren (*congenitale Leukonychie*) aber auch erworben sein (*Leukonychia traumatica*). Die erworbene Leukonychie ist zum Beispiel durch Mikrotraumen auszulösen, wobei Maniküre und Pediküre eine große Rolle spielen. Nicht nur die Beschädigung der Nageloberfläche durch forcierte Manipulation ist hier Auslöser, sondern auch die Irritation des Eponychiums, was zu Querstreifen führt. Eine weiße Oberflächenverfärbung kann unter anderem durch eine oberflächliche Onycho-

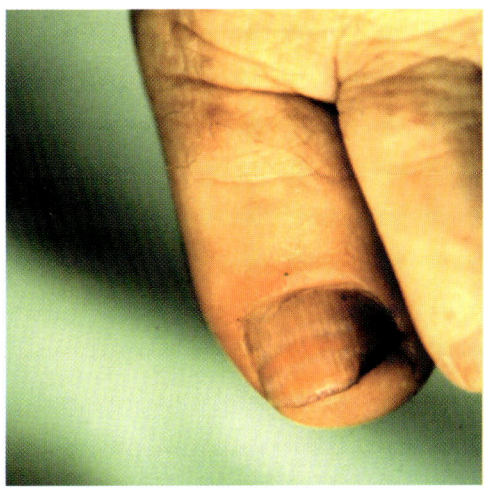

Abb. 324: MUEHRKE-Bänder mit Lunulaverlust

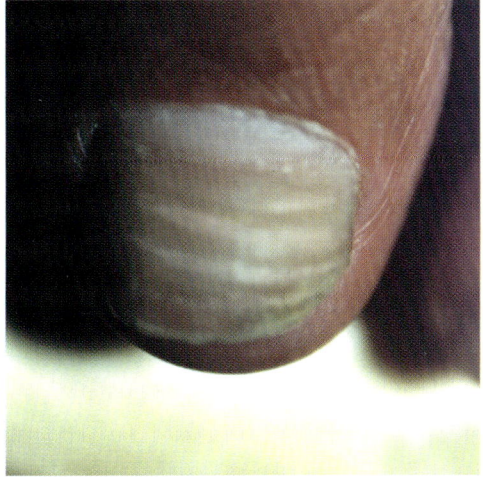

Abb. 325: MEES-Querstreifen

mykose vorgetäuscht werden. Auch eine chemische Veränderung des Oberflächenkeratins durch Nagellack erzeugt eine Weißfärbung.

Weiße Längsstreifen des Nagels (Leukonychia longitudinalis)

Weiße Längsstreifen gehen in der Regel von der Matrix aus, wo sie durch Wachstumsstörungen und Verhornungsstörungen hervorgerufen werden (**Abb. 323**).
Weißfärbungen können auch vorgetäuscht sein, zum Beispiel durch Anämie, Zytostatika, Leberzirrhose, Austrocknung. Auch die teilweise Ablösung des Nagels täuscht im distalen Bereich eine Weißfärbung vor.
Ursache für echte Leukonychien sind mannigfaltig. Die wichtigsten Ursachen sind Herzinsuffizienz, Hauterkrankungen, Fastenperioden, Traumen, Gicht, Hypokalzämien, Infektionskrankheiten, Nierenerkrankungen, Menstruationszyklus, Neuropathien, Vergiftungen, Proteinmangel etc.

MUEHRKES weiße Bänder

Muehrke beschrieb 1956 weiße Bänder, die meist bei chronischer Hypalbuminämie (Mangel an Bluteiweiß) auftreten. MUEHRKE-Bänder verlaufen charakteristisch paarweise, weisen in der Regel ein rosa Zwischenband auf. Die Lunula fehlt meist (**Abb. 324**). Man sieht die Bänder gelegentlich auch als Nebenwirkung medikamentöser Therapie (Zytostatika).

MEES-Querstreifen

MEES-Querbänder verlaufen bogenförmig über den Nagel. Sie sind nicht weiß, sondern lunulafarben (**Abb. 325**). Im Unterschied zur strichförmigen Leukonychie verlaufen MEES-Querstreifen aber nicht konvex über den ganzen Nagel, sondern schieben sich allmählich vor, bis sie eines Tages durch das Wachstum über den freien Rand verschwinden. MEES-Streifen, eine Leukopathie, sind Folgen einer plötzlichen Schädigung der Nagelmatrix durch Infektionen wie Scharlach, Masern, Typhus oder auch durch Vergiftungen, insbesondere Arsen (nach letzterer kann man innerhalb der Nägel einen erhöhten Arsengehalt nachweisen). Bei stärkeren Hemmnissen des Nagelwachstums bleibt es nicht bei MEES-Streifen; es bilden sich ihre rillenförmigen Varianten, die BEAU-REIL-Linien.

Onychodermalband nach TERRY

Das Onychodermalband ist eine weitere Variante der Leukopathie des Nagels; ein schmales weißes Band in der Nähe des freien Nagelrandes.
Das oft imponierende onychodermale Band beim TERRY-Nagel entsteht, weil das vergrößerte Hyponychium bis unter den freien Nagelrand hinaufreicht und das eigentliche Nagelbett schon weiter proximal endet.

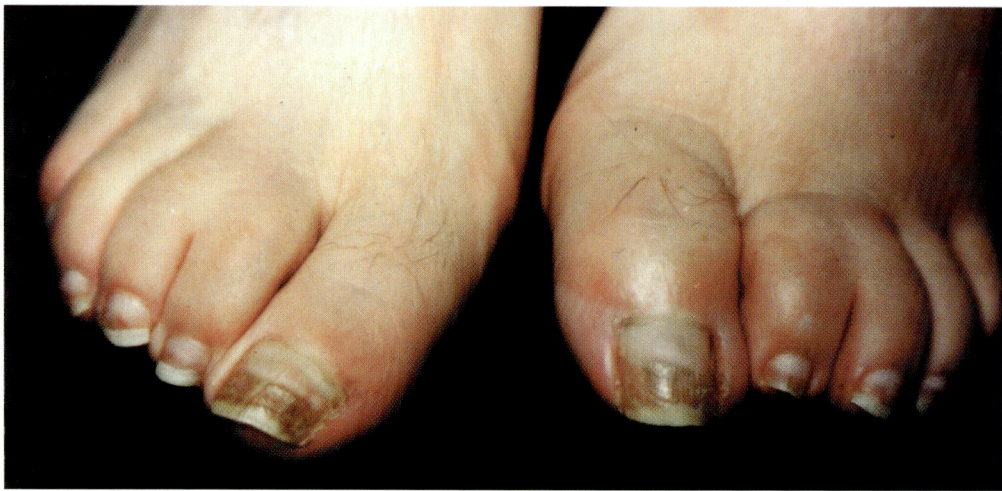

Abb. 326: Halb-und-halb-Nägel nach Terry

Halb-und-halb-Nägel nach TERRY

Diese Nägel, bei denen zumeist der proximale Anteil weiß, der distale Anteil dunkel verfärbt ist **(Abb. 326)**, sehen wir bei Patienten mit niedrigem Serumalbumin und bei schweren Nierenerkrankungen (Niereninsuffizienz). Nierenerkrankungen zeigen im übrigen charakteristische Befunde: Weißverfärbung des Nagels mit einer schmalen dunkelbraunen Linie oberhalb des freien Nagelrandes, einschließlich dem Verlust der Lunula, die den ganzen proximalen Nagel weiß erscheinen läßt.

Manche Autoren unterscheiden den Halb-und-halb-Nagel von TERRY von dem urämischen Halb-und-halb-Nagel von LINDSAY. Die Verfärbung im distalen Anteil des Nagels beruht entweder auf einer Verfärbung durch Vermehrung und Erweiterung der Blutkapillaren oder einer Einlagerung von Pigmenten wie Melanin. Insider bezeichnen Nagelveränderungen wie Halb-und-halb-Nägel, distale braune Bänder und auch MUEHRKE-Bänder als *neapolitanische Nägel* **(Abb. 327)**.

Milchglasnagel

Dabei ist die gesamte Nagelplatte weißlich verfärbt **(Abb. 328)**. Eine totale Leukonychie kann unter anderem durch längere Einwirkungen von Chemikalien und Behinderung des Nagelwachstums entstehen. Der Prototyp des Milchglasnagels entsteht bei Leberzirrhose.

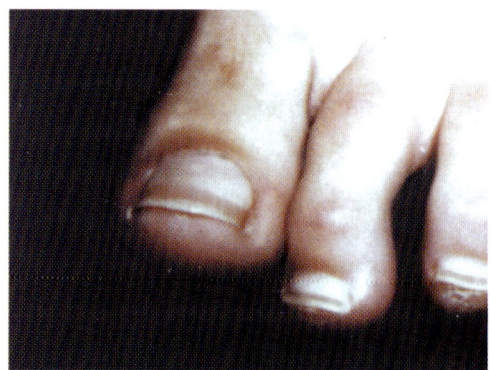

Abb. 327: Neapolitanische Nägel

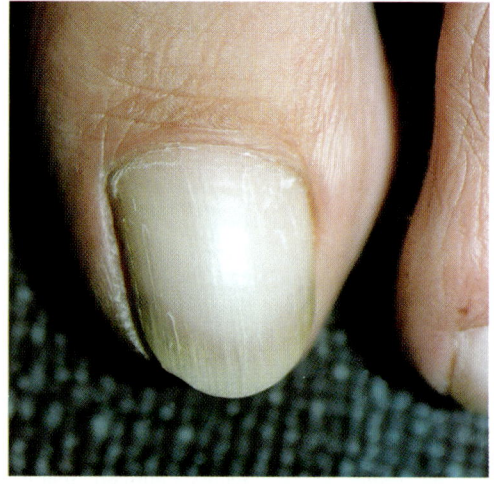

Abb. 328: Milchglasnagel

Dunkelverfärbungen des Nagels

Gelbfärbung

Die Klassifizierung zur Farbe Gelb geschieht hier in der Absicht, eine strenge Trennung von der Weißfärbung durchzuführen. Die Gelbverfärbung des Nagels hat zudem eine Menge Farbabstufungen.

Syndrom gelber Nägel (Yellow-Nail-Syndrom)

Die Nagelplatten sind verdickt, gelblich, aber auch gelb-grünlich verfärbt, oft in Begleitung von chronischen Lungenerkrankungen (chest symptom) oder Lymphgefäßerkrankungen.
Weitere Gelbfärbungen des Nagels sehen wir durch mißbräuchliche Anwendung von Nagellack, bei Nagelpilz, aber auch bei Anwendung von Medikamenten wie Tetracyclin und Penicillin. Auch bei Gelbsucht und Immunerkrankungen sind Gelbverfärbungen der Nägel beschrieben.

Charakteristisch ist:

Vorkommen an Hand <u>und</u> Fuß
Wachstumsverlangsamung des Nagels
fehlende Kutikula
vermehrte Krümmung
periunguales Ödem
Ödem am Sprunggelenk (swollen ankle)

Braun- und Schwarzfärbungen des Nagels
(Melanonychie)

Diese Nagelverfärbungen sind am auffälligsten. Die schwarze Variante tritt auf beim malignen Melanom, bei subungualen Blutungen, bei harmlosen Naevi, auch bei Pilzinfektionen an der Oberfläche (Candida) und nach äußerlicher Behandlung mit Silbernitrat. Medikamente wie Cyclophosphamid und Adriamycin sind nicht selten Ursache einer schwärzlichen Verfärbung. Schwarzverfärbungen am Rand sind oft ein Hinweis auf eine Oberflächeninfektion durch Candida.
Eine mildere Art der Melanonychie ist die Braunfärbung. Die häufigste Form sind pigmentierte Längsstreifen. Sie entstehen durch eine lokal vermehrte, nicht unbedingt krankhafte Ansammlung von Melanozyten an einer Stelle der Matrix. Die Längsstreifung ist bei Dunkelhäutigen relativ häufig, bei der weißen Rasse ein Alarmzeichen

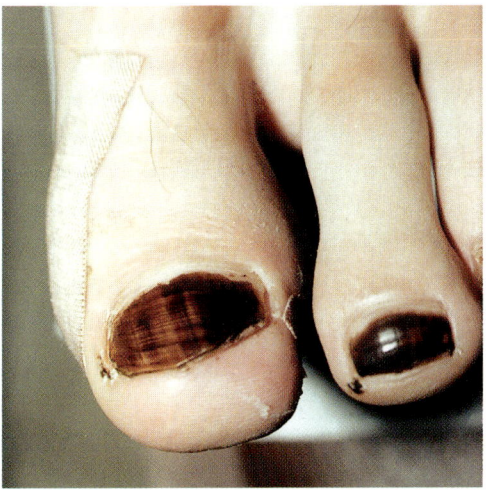

Abb. 329: Melanonychie mit Braunfärbung

für die Ausbildung eines malignen Melanoms, sofern nur ein Nagel betroffen ist.
Die Braunfärbung kann exogen (bei Rauchern), aber auch durch aufgebrachte Farbstoffe (Kaliumpermanganat, Nagellack) verursacht sein **(Abb. 329)**.
Aber auch eine endogene Verfärbung des Nagels oder des subungualen Nagelgewebes ist möglich. Hier kommen als Ursache in Frage: Nebennierenrindeninsuffizienz, Medikamente wie Tetracyclin, Sulfonamide, Zytostatika, Erkrankungen wie Hämochromatose, Mangelernährung, Schilddrüsenerkrankungen, aber auch hormonelle Einflüsse (Schwangerschaft). Seltenere Ursachen sind das fetale Hydantoin-Syndrom, das BARAN-Syndrom, das TOURAINE-Syndrom, der Morbus ADDISON, Vitamin-B_{12}-Mangel, Lichen ruber planus, Porphyria cutanea, Onychomykose und Traumen.

Rotverfärbungen des Nagels

Rote Flecken, Knötchen und Streifen stammen meistens nicht aus der Nagelplatte selbst. Blutungen erscheinen zumeist nicht rot, sondern blau. Rote Flecken entstehen durch die Psoriasis (GOTTRON-Ölfleck oder papula subunguinalis GOTTRON genannt). Rote Streifen, vorzugsweise in der Lunula, entstehen bei Lichen ruber planus und auch gelegentlich bei Erythema exsudativum multiforme. Rot erscheinen auch Glomustumore und andere benigne Tumore (Enchondrom, Angiom). Auch Dermatosen (Dyskeratosis folli-

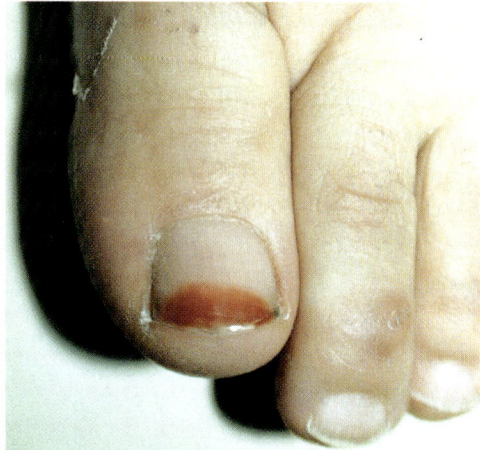

Abb. 330: Rotfärbung des Großzehennagels durch Nagellackrest

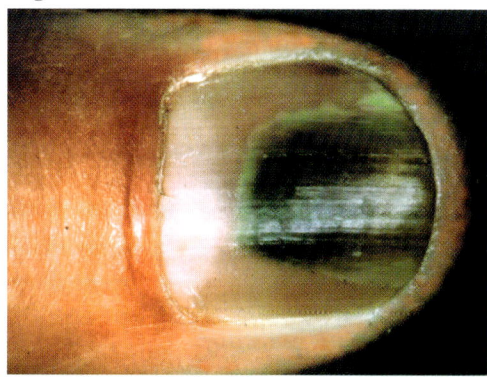

Abb. 331: Grünfärbung bei Infektion durch Pseudomonas (Foto: Cassella-Riedel-Pharma)

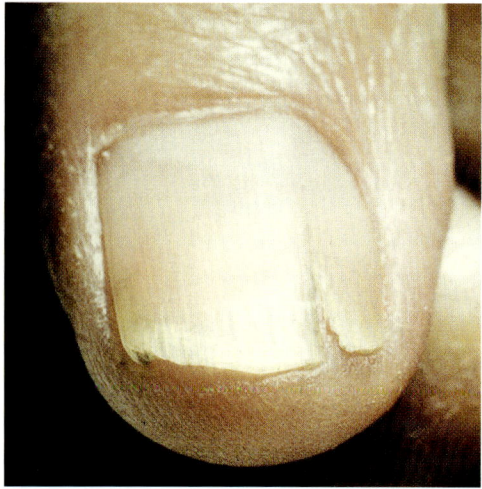

**Abb. 332: Spaltnagel
(Längsvariante = Onychorrhexis)**

kularis DARIER), rheumatische Erkrankungen, Medikamente (Heparin) sowie Zysten verursachen gelegentlich rote Farbveränderungen. Nagellacke, die nicht fachgerecht entfernt wurden, täuschen gelegentlich einen auffälligen Befund vor (**Abb. 330**).

Grünverfärbungen des Nagels

Die bekannteste Grünverfärbung des Nagels entsteht durch die Infektion mit Pseudomonas aeruginosa (**Abb. 331**). Jedoch auch andere Infektionen lassen den Nagel grün erscheinen (Aspergillusbefall). Abgebaute Hämatome erscheinen nicht nur in der Haut grünlich, sondern auch subungual. Je nach Abbauzustand der Blutfarbstoffe entsteht zunächst eine blaue, dann eine grüne, anschließend eine gelbliche Farbe. Leicht grüngelbliche Verfärbungen verursachen auch die Gelbsucht (Ikterus) und bullöse (blasenbildende) Hauterkrankungen.

Blauverfärbungen des Nagels

Blauverfärbungen, beziehungsweise blaugraue Töne des Nagels werden nicht nur durch Hämatome, sondern auch durch Krankheiten und Medikamente verursacht.
Beispiele für solche Medikamente sind: Minocyclin, Bleomycin, Malariamittel, auch lokal angewandte Mittel wie Phenolphthalin und Phenothiazine.
Als Krankheitsursachen für Blau-, bzw. Grauverfärbungen der Nägel werden genannt: Morbus WILSON, die angeborene perniziöse Anämie, Argyrie; Silbernitrat-haltige Medikamente für Magenrollkuren und Nasentropfen ergeben *Silver-Blue-Nails*.

Nagelveränderungen in der Substanz

Darunter verstehen wir Veränderungen an der Nagelplatte selbst, sei es durch Fehlwachstum, Mangelernährung oder auch Formveränderung.

Spaltnagel

Längsspaltung (Onychorrhexis)

Onychorrhexis bedeutet eine Längsspaltung des Nagels, die bis zur Matrix reichen kann

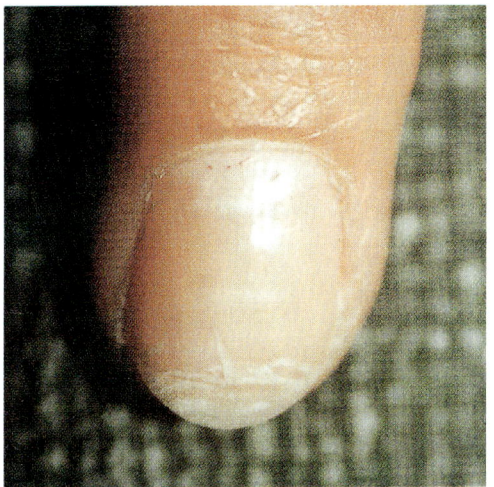

**Abb. 333: Spaltnagel
(Schichtenvariante = Onychoschisis)**

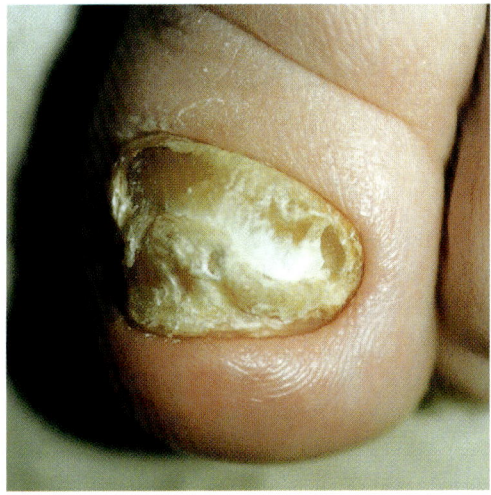

Abb. 334: Dicknagel (Onychoauxis)

(**Abb. 332**). Die Ursache ist eine Matrix-Schädigung, zum Beispiel eine Verletzung. Bei schweren Verhornungsstörungen in der Matrix entstehen nicht selten viele, mehr oder weniger nebeneinander parallel verlaufende Längsspalten. Verletzungsbedingt wachsen einzelne Spalten aus. Besteht die Matrix-Störung aufgrund einer Gicht, Vitamin-Mangels oder Lichen ruber planus, können viele solcher Spalten nebeneinander auftreten. Mikroskopisch sind es longitudinale Verhor-

nungsstörungen, die zur Ausbildung von Hornkanälen führen. Diese brechen auf und es entstehen Längsspalten.

Schichtenspaltung (Onychoschisis)

Darunter versteht man eine Aufsplitterung des Nagels in querer Richtung, eigentlich eine lamelläre, schichtweise Lösung, die in der Regel am freien Rand beginnt (**Abb. 333**).
Ursache ist mangelnde Schichthaftung der Nagelplatte, zum Teil chemisch verursacht durch Aceton, Säuren, Laugen, auch Waschmittel. Auch steter Wechsel zwischen Feuchtigkeit und Trockenheit führt zur Lockerung der Zellhaftung und letztendlich zur Onychoschisis. Besteht eine komplette schichtweise Aufspaltung des Nagels, muß von einer Matrixstörung ausgegangen werden.

Dicknagel (Onychoauxis)

Es ist eine Verdickung des Nagels insgesamt, ohne daß zusätzlich eine Verkrümmung oder Seitabweichung (Kennzeichen einer Onychogrypose) des Nagels besteht (**Abb. 334**).

Pachyonychie

Prototyp dieser Erkrankung ist die angeborene *Pachyonychia congenita* mit Befall fast aller Nägel. Die Nägel sind an den Fingern und an den Zehen von der Matrix bis zum freien Rand verdickt. Vergesellschaftet ist diese Erkrankung mit plantaren Hyperkeratosen, auch starken Verhornungen an den Knien, Ellenbogen, Knöcheln etc.

Krummnagel (Onychogrypose)

Diese Nageldeformation wird auch als Krallennagel bezeichnet und fällt in der Regel sehr ins Auge. Bevorzugt sieht man ihn an der Großzehe, insbesonders im Alter. Der Krummnagel ist verdickt, verhärtet, die Farbe meist gräulich verändert, der ganze Nagel vermehrt quer aufgebogen, längsgekrümmt und von der Längsachse abgewichen.
Man diskutiert als Ursache eine Veränderung des Nagelwachstums bereits in der Matrix, in dem er nicht mehr seinen Längsleisten folgt, sondern zu stark nach oben, also „himmelwärts" wächst. Als Folge entsteht im Nagelbett eine Hyperkeratose, die die Haftung und die geordnete Wachstums-

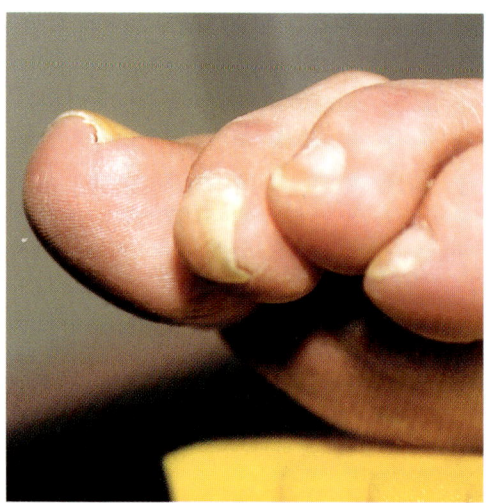

Abb. 335: Krummnagel (Onychogrypose). Variante Papageienschnabelnagel

lenkung des Nagels entlang der Christae (Längsleisten) vermindert.

Eine Variante der bogenförmigen Veränderungen ist der *Papageienschnabelnagel* (**Abb. 335**). Dieser biegt sich erst beim Erreichen des freien Randes und ist im wesentlichen nicht pathologisch verdickt. Einige hyperkeratotische Längsstreifen sind in der Regel vorhanden.

Kongenitale ektodermale Dysplasie

Auch bei dieser Erkrankung ist die Nagelplatte verdickt, das Wachstum verlangsamt. Die Platte ist oft deformiert und erreicht selten das Ende des Endgliedes. Die Nagelveränderung ist nur ein Nebenbefund und an den Fingern stärker ausgeprägt. Hauptkennzeichen dieser angeborenen Erkrankung sind das Fehlen der Schweißdrüsen und der Kümmerwuchs von Haaren und Talgdrüsen.

Dyskeratosis congenita

Hier kommt es zu einer ausgedehnten Aufsplitterung der Nägel, wobei im Gegensatz zur ektodermalen Dysplasie eine Hyperhydrosis der Fußsohlen als Begleitsymptom festzustellen ist. Auch eine vermehrte Pigmentierung am Hals und den Extremitäten ist als zusätzliches Erkennungszeichen vorhanden.

Nagel-Patella-Syndrom

Erhebliche, verschiedenartige Veränderungen im Bereich der Nagelplatte sind das Hauptsymptom. Begleiterkrankungen des Nail-Patella-Syndroms (Osteoonychodysplasia heriditaria) ist unter anderem die Mitbeteiligung der Kniescheibe. Sie ist meist verkleinert, verformt oder fehlt zum Teil ganz.

Onychoatrophie

Dieser Begriff bedeutet keine spezielle Nagelveränderung. Er dient lediglich als Sammelbegriff für Veränderungen der Nagelplatte. Atrophie ist definiert als Verschmächtigung oder Minderwachstum, wobei die Ursache verschieden sein kann.

Onychodysplasie

Auch dieser Begriff ist ein Sammelname für verschiedene Formveränderungen des Nagels, wobei angeborene und auch erworbene Störungen zugrunde liegen können. Beispiel ist die Synonychie, bei der zwei Nägel zusammengewachsen sind und als Einzelnagel erscheinen.

Onychodystrophie

Auch dieser Name ist ein Sammelbegriff, wobei die Nagelveränderungen vielfältige Ursachen haben können. So ist es möglich, daß zwei Patienten mit der ärztlichen Diagnose Onychodystrophie die gleichen Nagelveränderungen haben, aber die Nagelveränderungen selbst von unterschiedlicher Ursache sind.

Nagelhypertrophie

Darunter versteht man wissenschaftlich exakt Nagelverdickungen, die durch Veränderungen in der Matrix ausgelöst werden.

Die Nagelhypertrophie hat viele Ursachen. Neben hohem Alter und erblicher Veranlagung sind als Ursachengruppen aufzuzählen:

Durchblutungs- und Zirkulationsstörungen
Neuropathien
Traumen
Hautkrankheiten wie Psoriasis
Mykosen

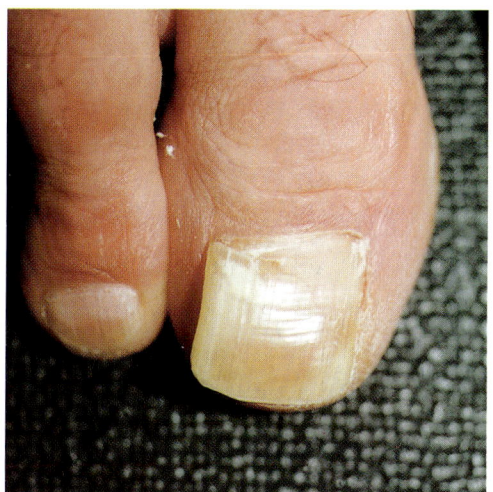

Abb. 336: Onycholyse mit Leukonychia maculosa und Beau-Reil-Linien

Nagelverdickungen, die durch andere Ursachen wie Hyperkeratosen des Nagelbettes entstehen, zählen nicht zu den Nagelhypertrophien. Deswegen ist diese wissenschaftliche Diagnose weniger durch Inspektion feststellbar, sondern eigentlich nur durch histologische Untersuchungen und Abklärung der Ursache. Jede Verdickung des Nagels über 0,5 Millimeter wäre an den wissenschaftlichen Kriterien gemessen, bereits eine Nagelhypertrophie.

Nagelverdickung mit subungualen Hyperkeratosen

Auch Hyperkeratosen im Nagelbett verursachen eine Nagelverdickung. Vorkommen: bei Psoriasis, Pachyonychia congenita, Morbus REITER, Lichen ruber planus, Morbus DARIER, Onychomykosen und chronisch ekzematösen Erkrankungen.

Nagellösung (Onycholyse und Onychomadose)

Hier unterscheidet man die *vollständige Nagellösung* (Onychomadose) von der *teilweisen Lösung* (Onycholyse) **(Abb. 336)**.

Nagelausfall (Onychomadose, Synonym: Onychomadesis)

Zur totalen Nagellösung kommt es im Gefolge von akuten Erkrankungen, zum Beispiel nach Infektionen wie Scharlach, Sepsis, Influenza, Lungenentzündung und Leberentzündung, nach eitrigen Nagelbettentzündungen, jedoch auch nach Traumen mit einem ausgedehnten Hämatom. Hauterkrankungen sind ebenfalls eine auslösende Ursache, beispielsweise der umschriebene Haarausfall, Lichen ruber planus, phototoxische Reaktionen durch Tetracycline oder die Erythrodermie.

Dem *entzündlichen* Nagelausfall geht meist eine eitrige Entzündung des Nagelbettes mit starker Sekretbildung voraus. Die Onychomadose beginnt schon im Bereich der Matrix. In der Regel wächst nach dem Ausfall ein normaler Nagel nach. Bei Hauterkrankungen kommt es oft durch die entzündlichen Veränderungen zu Matrixstörungen und es bleiben Narben.

Teilweise Nagellösung (Onycholyse)

Während man bei einem regelrechten Abfall der Nagelplatte von Onychomadose spricht, handelt es sich bei der Onycholyse um eine teilweise Lösung aus dem Nagelbett, die langsam fortschreitet und letztendlich zur kompletten Onycholyse führt.

Die Nagelteilablösung ist häufig. Sie entwickelt sich im Gegensatz zur Onychomadose vom freien Rand her. Als Ursachen werden genannt: Psoriasis, Mykose, bakterielle Infektionen, Tumoren, Traumen und Allgemeinerkrankungen. Erwähnenswert ist insbesondere auch die Photoonycholysis, ausgelöst durch Lichtsensibilisierung bei Tetracyclingabe.

Typisch bei der Onycholyse ist eine halbmondförmige Nagelablösung vom freien Rand her **(Onycholysis semilunaris) (Abb. 337)**. Durch

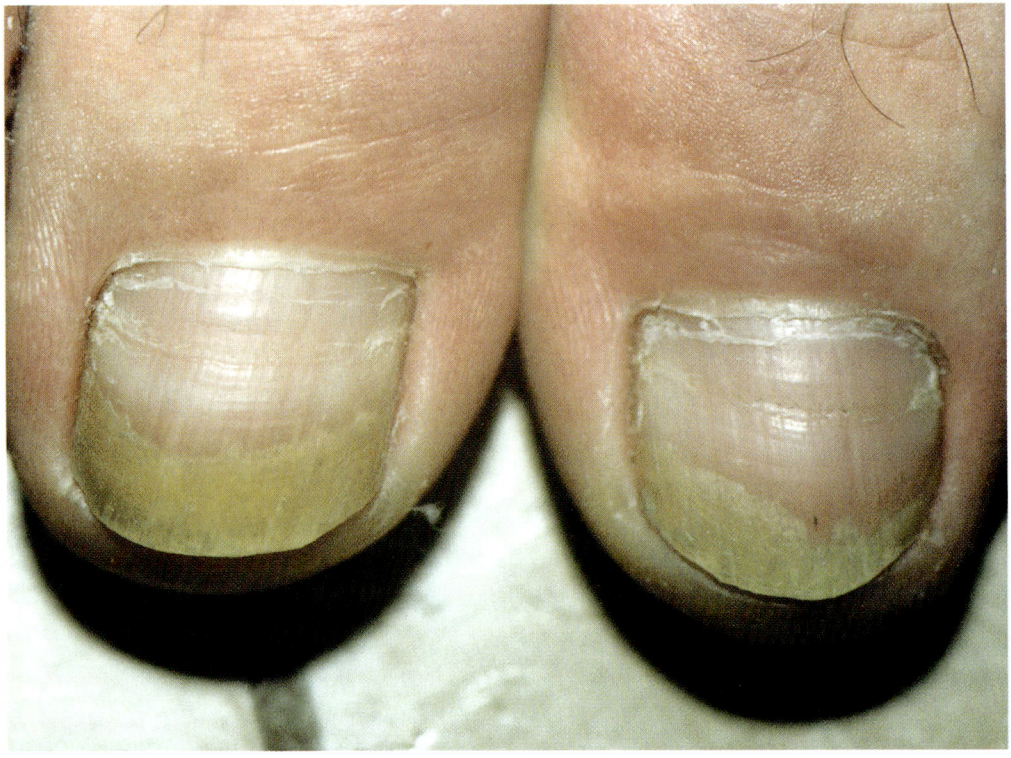

Abb. 337: Onycholysis semilunaris mit distalem Dermalband nach Terry. Im proximalen Nagelteil angedeutete Beau-Reil-Linie mit wachstumsbedingter Schichtenstufe

berufliche Beanspruchung, auch durch Wechsel zwischen Nässe und Austrocknung, kommt es zur Veränderung des Nagelbettes im distalen Anteil. Es folgen Verhornungsstörungen. Letztendlich löst sich der distale Nagelteil.

An den Zehen hat die Onycholyse überwiegend eine andere Genese als am Fingernagel. Der Fuß ist vermehrt mechanisch-beruflichen Einwirkungen ausgesetzt. Kosmetika, Chemikalien scheiden in der Regel als Ursache aus. An deren Stelle treten Gebrauchsschäden als Folge zu kleiner Schuhe, Feuchtigkeitsansammlungen, Pilzinfektionen und andere Hauterkrankungen. Dazu gehören Psoriasis, Lichen ruber planus, Alopecia areata, Ekzeme. Auch Allgemeinerkrankungen wie Kreislaufschäden, Schilddrüsenstörungen, Schwangerschaft, Anämien und Karzinome werden als Auslöser angeschuldigt. Angeborene Arten der Onycholyse sind ebenfalls bekannt:

die *partielle hereditäre Onycholyse*, die *Onycholysis periodica* und die *Pachyonychia congenita*.

Nagelhäutchen (Pterygium)

Das Nagelhäutchen unterliegt denselben Krankheitseinflüssen wie die Haut und letztendlich wegen seiner Lage auch denen des Nagels.

Bei Hyperkeratosen ist es verdickt, verhornt stark und wird rissig. Sein Schutzmechanismus als Deckblatt für den oberen Nagelfalz und den Vorderrand der Matrix fällt damit weg.

Es wächst von Natur aus langsamer als der Nagel, auf dessen Oberfläche es haftet und deswegen in Spannung geraten kann. Dann reißt es ein und es kommt zu Verletzungen des Nagelwalles (**Abb. 338**). Nicht selten sind hartnäckige Entzündungen die Folge. Letztendlich beeinflussen diese das Nagelwachstum in der Matrix.

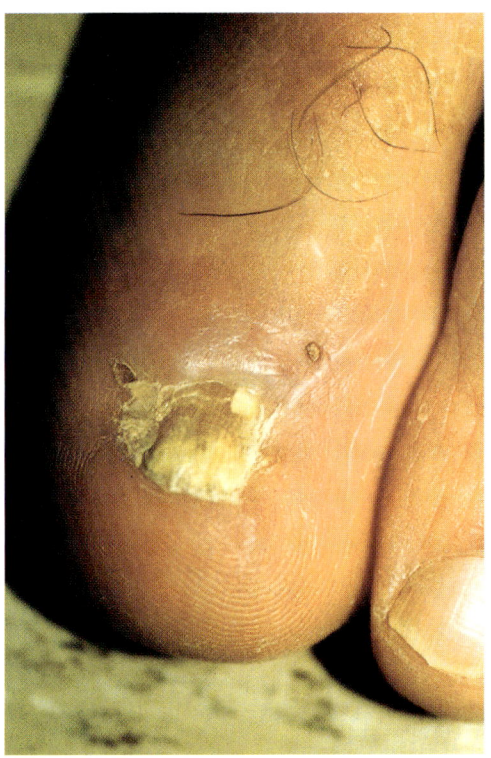

Abb. 338: Pterygium. Hypertrophisches Wachstum nach Keilresektion an beiden Nagelrändern. Im proximalen medialen Narbenbereich Hautperforation durch Nagelsporn wegen ungenügender Resektion der Matrix.

In der Kosmetik wird das Nagelhäutchen deswegen vorsichtig zurückgeschoben, um ein Einreißen zu verhindern. Stark überschießende Häutchen kann man vorsichtig abschneiden. Die Nageloberfäche wird bei gefährdeten Patienten anschließend mit fettenden Salben behandelt. Nagellacke und Keratolytika erzeugen nicht selten eine rauhe Oberfäche und sind deswegen nicht indiziert.

Pterygium inversus

Es ist eine Hypertrophie der Haut unter dem freien Nagelrand. Sie wird auch als Sohlenhornhypertrophie bezeichnet (**Abb. 339**). Die Veränderung ist selten an der Zehe. Durch familiäre Veranlagung kommt es zum überschießenden Wachstum des Hyponychiums, das sich unter den Nagel schiebt.

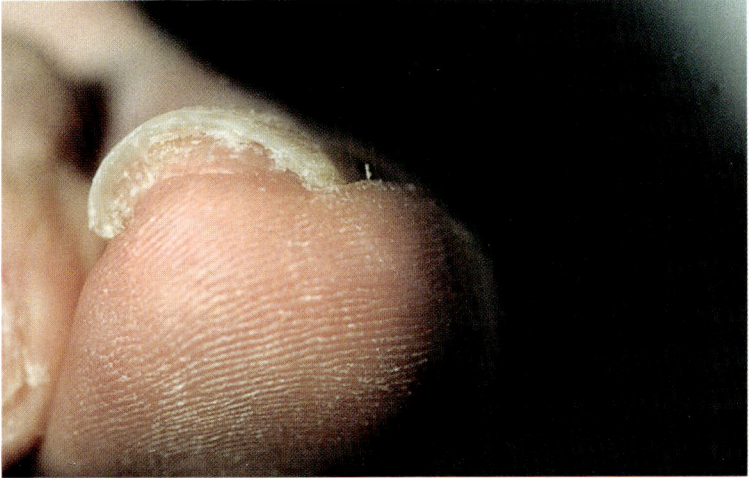

Abb. 339: Pterygium inversus

XII. Behandlungsgrundsätze bei Nagelveränderungen und Nagelerkrankungen

Die Stufentherapie

Sie besteht in einer abgestuften Zusammenarbeit mehrerer Beteiligter auf unterschiedlichem medizinischem Level. Darunter versteht man:

- **Maßnahmen durch den Patienten selbst Allgemeine Nagelhygiene**

- **Kosmetische Fußpflege**

- **Podologie bzw. medizinische Fußpflege**

- **Ärztliche Therapie**

Maßnahmen durch den Patienten selbst

Die Therapie durch den Patienten selbst umfaßt auch die Mithilfe seiner Angehörigen, im weiteren Sinn auch kosmetische Maßnahmen, die nicht nur zur Verschönerung dienen, sondern auch der allgemeinen Nagelhygiene.

Allgemeine Nagelhygiene

Zur allgemeinen Nagelhygiene gehören nicht nur das Schneiden und die Reinigung, sondern auch der Schutz des Nagels vor schädlichen Einflüssen wie Chemikalien, Nässe und mechanischen Traumen.

Das richtige Schneiden des Nagels

Dies ist für den Patienten oft schwierig, weil er über die sinnvolle Länge des freien Rands, den notwendigen Abweichungen bei Veränderungen und Krankheiten nicht aufgeklärt ist. Manche Grundsätze sind auch bei Experten umstritten. Es gibt mehrere Ansichten. Doch aus der Erfahrung lassen sich Folgen und Rückschlüsse ziehen, wel-

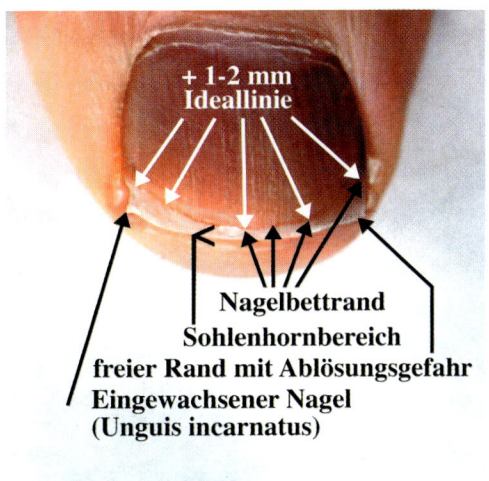

Abb. 340: Nagelrandschnitt

che grundsätzlichen negativen Ergebnisse bestimmte Schnittvarianten haben.

Wir sind der Ansicht, daß im Normalfall der näherungsweise Schnittrand des Nagels der Grenze des Nagelbetts folgen sollte. Dazu ist noch ein Überstand von ein bis zwei Millimeter erforderlich, um den Vorderrand des Nagelbetts schützend zu überdecken oder, sofern ausreichend angelegt, das Sohlenhorn als vorderen Dichtungsring einzubinden (**Abb. 340**). Die Ecken sind, der Nagelbettkontur folgend, leicht abzurunden, um Anspießungen und Spaltbildungen zu vermeiden. Das verhindert auch das Einwachsen am seitlichen Falzende und die Überwölbung der Zehenkuppe, die zum mechanischen Hindernis werden kann. Werden bestimmte Regeln nicht eingehalten, sehen wir eine Reihe spezifischer Folgen, die zusätzliche Komplikationen nach sich ziehen können (**Abb. 341a und Abb. 341b**).

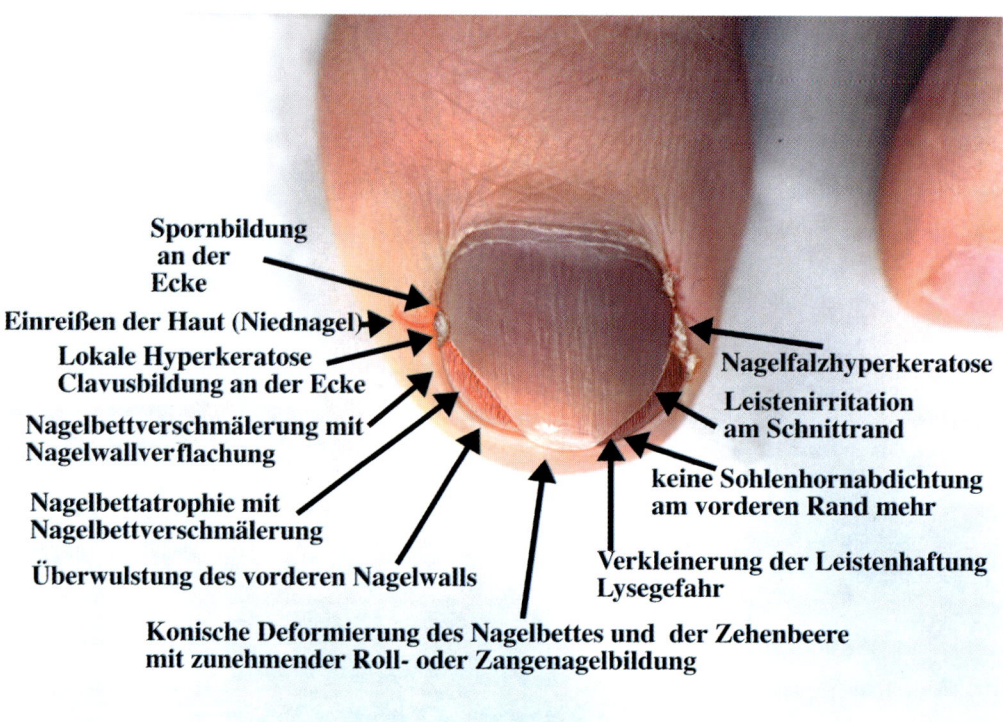

Spornbildung an der Ecke

Einreißen der Haut (Niednagel)

Lokale Hyperkeratose Clavusbildung an der Ecke

Nagelbettverschmälerung mit Nagelwallverflachung

Nagelbettatrophie mit Nagelbettverschmälerung

Überwulstung des vorderen Nagelwalls

Nagelfalzhyperkeratose

Leistenirritation am Schnittrand

keine Sohlenhornabdichtung am vorderen Rand mehr

Verkleinerung der Leistenhaftung Lysegefahr

Konische Deformierung des Nagelbettes und der Zehenbeere mit zunehmender Roll- oder Zangenagelbildung

Abb:341a: Falsches Nagelschneiden. Folgen

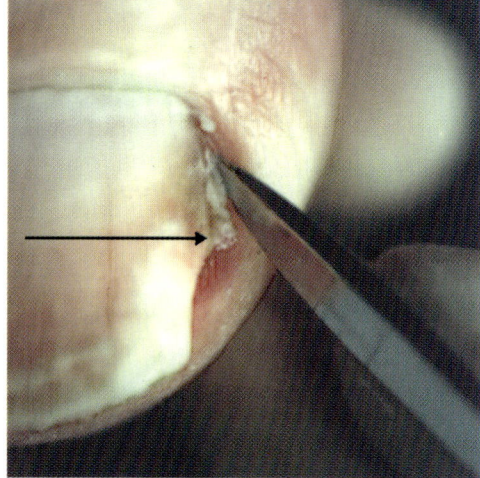

Abb. 341b: Nagelecke nach falschem Schneiden. An der Ecke (Pfeil) entsteht eine lokale Hyperkeratose (Hühnerauge). Im Nagelbett manifestiert sich eine Falzhyperkeratose (Pinzette).

Auch bei der Behandlung bestimmter Erkrankungen, beispielsweise einer Nagelmykose, hat der Patient eine wesentliche Mitverantwortung – auch schon deshalb, um seine Mitmenschen nicht zu infizieren. Doch nicht selten benötigt er, insbesondere wenn er älter ist und nicht mehr mobil, die Mithilfe seiner Angehörigen. Diese sind unter anderen gefordert, um die Anwendung der verschriebenen und auch der frei gekauften Medikamente zu gewährleisten. Das gilt insbesondere für das Auftragen der neuen therapeutischen Nagellacke, wie sie jetzt entwickelt wurden (Loceryl und Batrafen). Auch die konsequente Einnahme ärztlich verordneter Medikamente ist Aufgabe des Patienten. Von den vielen Pilzmedikamenten (über 80), die zur Verfügung stehen, setzen sich zunehmend zwei neu entwickelte Präparate durch, die erfolgversprechend sind und gegen ein breites Erregerspektrum wirken (Sempera, Lamisil).

So ist der Patient angewiesen, die Grundlagen der Fußhygiene zu beachten, insbesondere auf Sau-

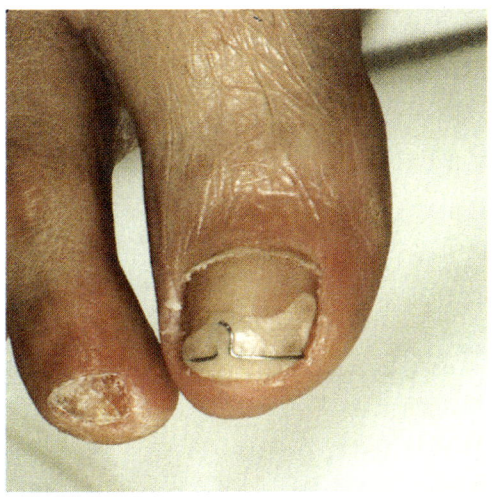

Abb. 342: Nagelteilprothese mit Metallspange nach Fraser

Anwendung von Medikamenten). Des weiteren ist Gegenstand der Kosmetik am Nagel:

Arbeiten mit Nagellack, Cremes, Ölen etc.

Aufbringen von Nagelverbänden

Ansetzen vorgeformter, künstlicher Nägel

Auch die Behandlung von Nageldystrophien wird in der Kosmetik durchgeführt, sofern sie zur Verschönerung dient und hygienische und nicht überwiegend medizinische Aspekte hat.

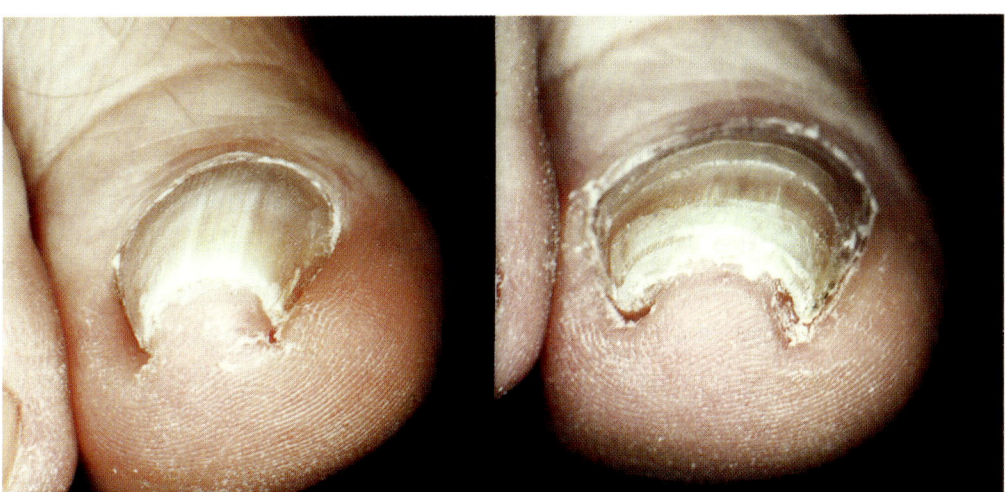

Abb. 343: Empfindlich eingewachsener Nagel vor und nach BS-Spangenbehandlung. Es kam zur deutlichen Verbreiterung der Nagelplatte mit Korrektur der Nagelwurzel.

berkeit, tägliche Fußwaschungen, Tragen von geeignetem Strumpf- und Schuhmaterial einschließlich vorhandener, oft teurer orthopädischer Hilfsmittel.

Kosmetische Fußpflege

Zur kosmetischen Fußpflege (*Pediküre*) zählt man insbesondere auch die Palette jener Maßnahmen, die an der Hand bei der *Maniküre* durchgeführt werden. Speziell handelt es sich dabei um die Nagelreinigung und die kosmetische Falzbehandlung (ohne invasive Maßnahmen und ohne

Podologie (medizinische Fußpflege)

In diesem Fachgebiet wird die ganze Palette von Maßnahmen angewendet, welche medizinische Grundlagenkenntnisse erfordern.

Es kommen unter anderen zur Anwendung:

- per Abruck vorgeformte, künstliche Nägel, Teilersatz
- Spangen aus Metall bei schweren Nageldeformierungen **(Abb. 342)**,
- Spangen aus Kunststoff **(Abb. 343)**

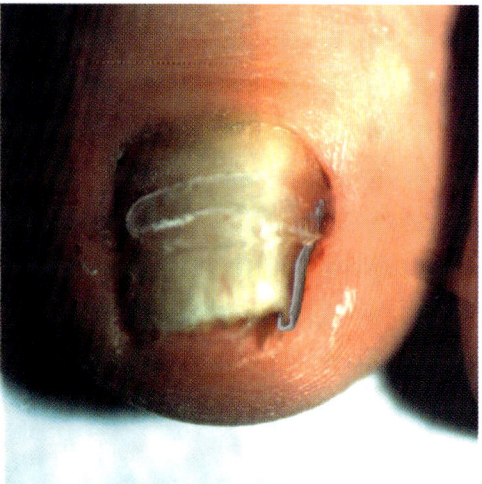

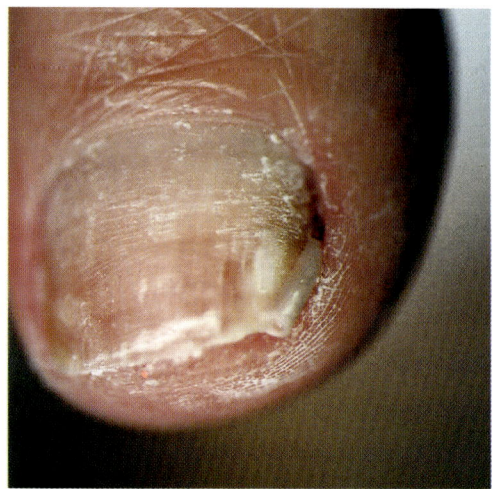

Abb. 344: Spangenbehandlung mit Unterstützung durch Sulkusprotektor. Zustand nach fachärztlicher Keilexzision wegen Mykose, 2 Monate nach OP.

Abb. 345: Silikonprotektor als Platzhalter bei zu weit zurückgeschnittenem Nagel.

- Tamponaden, Sulkusprotektoren (**Abb. 344 und Abb. 345**)
- Nagelverbände
- die Nagelabrasion, unter der man Nagelschleifen, Fräsen etc. versteht, auch die Säuberung und Freilegung des Falzes
- die Lysebehandlung der Nagelplatte
- die Ätzbehandlung des Nagelbettes und des Falzes

Eine Domäne in der podologischen Therapie ist das Abfräsen der mykotischen Nagelteile. Voraussetzung ist eine fundierte persönliche Ausbildung und die apparative Ausrüstung der Fußpflegepraxis, einschließlich der Hygieneausstattung. Die Behandlung selbst umfaßt nicht nur das Auftragen oder die lokale Behandlung der vom Arzt verordneten Medikamente sondern auch das Ausfräsen der Nagelplatte sowie die Behandlung der eventuell befallenen Matrix und des Falzes. Auch die spezielle und kunstgerechte Behandlung der übrigen Nagelteile, des Nagelhäutchens, des Hyponychium bzw. Sohlenhornes sowie des Nagelbettes sind lege artis gemäß den medizinischen Behandlungsregeln in der Podologie durchzuführen. Letztendlich sind die therapeutischen Richtlinien zur Behandlung der Nagelplatte zu beachten. Für den Podologen ist es auch nicht unwichtig, kosmetische Erfordernisse zu berücksichtigen und auf die allgemeine Nagelpflege zu achten. Letztendlich ist eine wichtige Aufgabe

der Podologie, die ärztlichen Maßnahmen durch Unterweisung und prophylaktische Beratung des Patienten zu unterstützen. Auch die Wiedereinbestellung des Patienten durch den Podologen ist gelegentlich notwendig, um bei schlechter Compliance das Behandlungsergebnis zu sichern.

Ärztliche Therapie

Ärztliche Aufgabe ist es zunächst, die Diagnose zu sichern und den Therapieplan zu erstellen, dem der Patient und auch der Podologe zu folgen hat.

Die Streubreite ärzlicher Maßnahmen ist groß, wobei hausärztliche Betreuung gegebenenfalls durch fachärztlich dermatologische Abklärung ergänzt werden muß. Letztendlich sind auch chirurgisch-orthopädische Eingriffe zu überlegen (siehe auch Band II).

Spezielle Therapie der Nagelveränderungen

Es gibt für viele Nagelveränderungen gezielte Therapiemöglichkeiten, die nach Schema durchgeführt werden können. Bei einigen Veränderungen ist jedoch mit besonderer Vorsicht und Technik vorzugehen. Für bestimmte Krankheitsbilder ergeben sich dabei folgende Behandlungsrichtlinien:

Eingewachsener Nagel
(siehe oben)

Nageltherapie bei Psoriasis

Hier ist zunächst die Grundkrankheit anzugehen. Sie wird heutzutage vorwiegend mit Photochemotherapie durchgeführt. Auch eine lokale Anwendung von UV-A-Bestrahlung an den betroffenen Nägeln wird bereits propagiert, da die Strahlendosis am Nagel im Gegensatz zur Haut fünfmal höher dosiert werden kann. Man beobachtet jedoch dabei gelegentlich Nebenwirkungen wie subunguale Hämatome, Onycholysen und Pigmentierungen, die kosmetisch störend wirken.

Die ärztliche Therapie besteht bei Psoriasis-Nägeln vorwiegend in der Verordnung von Retinoiden (Etretinat). In hohen Dosen verursacht dies allerdings einen spröden Nagel, sofern dieser nachgewachsen ist. Versuche mit Cyclosporin A sind ebenfalls gemacht worden, waren jedoch langfristig nicht hoffnungsvoll. Eine zytostatische Behandlung, wie man sie bei der Tumortherapie anwendet, ist bei Veränderungen am Nagel, wenn sie nur dort auffällig sind, nicht gerechtfertigt.

Die äußere Nagelbehandlung, die unter Mithilfe des Podologen durchgeführt wird, besteht in der Anwendung von Fluorouracil (1%ig direkt auf den Nagel gebracht). Dieser Therapieversuch ist jedoch nur indiziert, wenn es sich um Tüpfelnägel oder hypertrophische Nägel handelt, nicht bei Nägeln, die bereits im Ablösestadium sind.

Bei der Psoriasistherapie wird auch Kortison eingesetzt. Hier sind mit Dermoxin Okklusionsbehandlungen versucht worden. Diese sind jedoch beim Patienten nicht sehr beliebt, weswegen man die Wirksamkeit der Kortisonderivate mit Kombinationen zu verbessern trachtet (fünf Prozent Benzoylperoxid, 0,1 Prozent Vitamin-A-Säure und fünf Prozent Salicylsäure). Im Verlaufe der Jahre wurden insbesondere im Bereich der Fingernägel viele Therapieversuche durchgeführt, die jedoch alle keinen durchschlagenden Erfolg hatten. Dazu gehört die Unterspritzung des Nagels in die hyperkeratotischen Räume mit Kortison. Zusätzlich arbeitet man mit Vitamin-D-Anwendungen in systemischer Verabreichung sowie mit lokaler Therapie unter Einsatz von Medikamenten, die den Stoffwechsel verlangsamen und die Entzündung hemmen.

Eine Röntgenbestrahlung ist aus heutiger Sicht nicht mehr gerechtfertigt.

Die podologische Therapie besteht aus Ausdünnen der Nägel, Zurückschneiden der Nägel bis zum Ablösepunkt, um ein mechanisches Abreißen oder Abbrechen zu verhindern. Es gibt Autoren, die eine chemische Nagelablösung mit Harnstoff empfehlen und anschließend die causale medikamentöse Behandlung des Nagelbettes durchführen.

Lichen ruber planus

Diese Dermatose, die zum Mitbefall der Nägel führt, ist schwer zu therapieren. Deswegen sind Maßnahmen an den Nägeln eigentlich nur rein symptomatisch und nicht kausal.

Bei Ausdünnung von spröden Nägeln werden von verschiedenen Autoren Versuche mit Kortison (Steroiden) empfohlen. Eine Dosis von 60 Milligramm (mg) Prednisolon täglich über vier bis sechs Wochen und danach eine Reduktion auf 20 mg über weitere neun bis zwölf Monate ist nur gerechtfertigt, wenn es der Allgemeinzustand des Patienten durch die Grunderkrankung fordert. Sind nur die Nägel betroffen, sollte man hier die Gegenindikationen beachten. Offensichtlich schon erfolgreich waren Injektionen von Triamcinolon. Nach unseren Erfahrungen haben sich lokale Triamcinolon-(Volon A) oder Hydrocortisoninjektionen in kleinen Dosen zumindestens am Anfang bewährt. Bei höheren Dosen besteht Dystrophiegefahr. Langzeiterfolge konnten wir mangels Compliance der meisten Patienten nicht sehen. Ungefährlicher ist jedoch eine lokale Retinoidbehandlung.

Periunguale Warzen und subunguale Warzen

Nicht nur periunguale Warzen, sondern auch subunguale Warzen sind kosmetisch erheblich störender als normale Warzen, logischerweise zum Teil auch schmerzhaft. An der Hand werden sie wegen der kosmetischen Auffälligkeiten eher einer Behandlung zugeführt; am Fuß sehen wir sie erheblich später, meist nur dann, wenn sie als subunguale Warzen Schmerzen verursachen.
Die periungualen Warzen sind der üblichen Warzentherapie zugänglich, wie sie an anderer Stelle ausführlich beschrieben ist.

Schwieriger wird die Situation bei subungualen Warzen, wo es sich empfiehlt, den Nagel über der Warze vorsichtig aufzufräsen und dann nach den Grundlagen der medizinischen Warzenbehandlung vorzugehen (siehe Kapitel VIII).

Allgemeine Therapie von Nageldystrophien

Von der Natur her sind Veränderungen des Nagels für den Patienten eine langwierige Angelegenheit. Während die Heilungsdauer einer Hautverletzung bis zum Verschwinden auffälliger Oberflächenveränderungen zirka vier Wochen dauert, ist der Heilungsverlauf bei einem Zehennagel erheblich länger. Er wächst ja nur $1/10$ Millimeter pro Tag, so daß ein Befund am Nagel frühestens in einem halben Jahr verschwindet.

Deswegen sollte die erste Therapiemaßnahme sein, das Wachstum des Nagels zu fördern, damit Wachstumsstörungen eher auswachsen. Die Wachstumsförderung kann angeregt werden durch eine lokale Massage der Zehen und des Fußrückens von mindestens zehn Minuten Dauer pro Tag, auch durch durchblutungsfördernde Bäder und Gabe von Medikamenten. Bei letzteren ist die Verordnung von Vitamin A in hohen Dosen für die Wachstumsbeschleunigung beschrieben. Natürlich können diese Vitamin-A-Derivate in Form von Lösungen und Cremes auch lokal zur Anwendung kommen. Dies geschieht durch Einreibung im Bereich der Zehenhaut, im Bereich der Matrix und des perungualen Gewebe. Auch mit Röntgenbestrahlungen der Matrix in viertägigen Abständen (3 x 50 R, Stufe IV) sind schon Versuche unternommen worden.

Bei spröden, brüchigen Nägeln, insbesondere Nagelspaltung (Onychoschisis) haben sich abendliche Bäder in angewärmtem Olivenöl nützlich erwiesen. Alternativ wird von einigen Autoren das nächtliche Abdecken mit Lanolin empfohlen, was unserer Erfahrung nach jedoch chemische Reize setzt.

Zudem ist beschrieben, daß eine mehrmalige Entfernung des Nagels das Nagelwachstum anregt, weil es die Matrix entscheidend reizt. Diese Methode erscheint uns jedoch nicht verantwortbar, da beim Nachwachsen entfernter Nägel meist Deformitäten auftreten. Die Patienten erscheinen zudem oft nicht regelmäßig zur Kontrolle und man hat kaum eine Interventionsmöglichkeit, bevor der Nagel nachgewachsen ist. Fragwürdig bezeichnen manche Autoren auch das Einbringen von Medikamenten über Bohrlöcher, sofern dazu eine Indikation besteht. Das ist zwar besser als den gesamten Nagel zu entfernen, setzt aber meist umschriebene Leistenschäden.

Das vorübergehende Anbringen von Nagelprothesen, Kunstnägeln oder sogenannter medizinischer Nagellacke ist durchaus probat. Man sollte jedoch berücksichtigen, daß die Kunstnagelmasse möglicherweise das Nagelbett irritiert. Bei kranken Nägeln sollte man bei der Entfernung von Lacken milde Lösungsmittel benutzen; wenn möglich Zubereitungen auf öliger Grundlage.

Bei vielen Nagelerkrankungen gibt es keine grundlegende spezielle Therapie. Die von der kosmetischen und auch der pharmazeutischen Industrie angebotenen Nagelmedikamente enthalten oft schwefelhaltige Aminosäuren, denen man eine gewisse Wirkung bei der Behandlung spröder und brüchiger Nägel unterstellt. Das gilt natürlich speziell auch für Vitamine. Deren Wirkung bei klassischen Vitaminmangelerkrankungen wie Skorbut ist gesichert.

Theoretische Überlegungen, über die Nahrung Nagelaufbaustoffe vermehrt zuzuführen, um deren Einbau zu begünstigen und somit das Nagelwachstum zu fördern, haben die Verwendung von Cystin und Methionin gefördert. In der Tat konnte durch Stoffwechseluntersuchungen nachgewiesen werden, daß die Zufuhr dieser Substanzen die Stimulation, bzw. Proliferation der Nagelmatrixzellen anregt. Ein beliebtes Präparat ist auch Kieselsäure.

Spezielle Therapie beim Nagelpilz

Allgemeine therapeutische Überlegungen zur Behandlung des Nagelpilzes liegen im Band II des Kompendiums und zum Teil auch im ersten Teil dieses Buches vor. Für die tägliche Praxis des medizinischen Fußpflegers stellen sich jedoch folgende Probleme:

1. Die Vorbehandlung und die Mithilfe des Patienten

Der Patient kommt nicht selten mit bereits vorgegebener Diagnose durch den Dermatologen, dessen Therapieanweisungen und auch mit verordneten Medikamenten in die Praxis. Er vertraut auf die kompetente Mithilfe des Podologen. Ein Teil der Patienten ist jedoch noch unerfahren und in der Konsequenz bei der Durchführung ärztlicher Ratschläge großzügig, wenn nicht oft schlampig. Man spricht dann von mangelnder Compliance.

So gilt es, dem Patienten die Grundlage der Fußhygiene, insbesondere Sauberkeit, tägliche Fußwaschungen, präzise Anwendung der Pilzmedikamente, geeignetes Strumpf- und Schuhmaterial, auch Umsicht und Rücksicht (Infektionsgefährdung!) auf andere, immer wieder geduldig nahezubringen. Dazu ist erforderlich, daß der Podologe Mindestkenntnisse der Mikrobiologie vorweisen kann und die medizinischen Zusammenhänge kennt.

2. Vorbereitung der Behandlung, Voraussetzungen

Selbstverständlich sollte sein, daß in der Praxis des Podologen für die Behandlung von pilzbefallenen Nägeln die apparative und instrumentelle Mindestausstattung vorhanden ist:

Fußbadewanne, leicht austauschbare oder zur Einmalverwendung geeignete Fußmatten, Handschuhe, Absauggeräte, Mundschutz und Desinfektionsmaterial, einschließlich Autoklav. Die zunächst aufwendig erscheinende Ausstattung für die Behandlung mykotischer Nägel soll den Zweck haben, die Arbeit zu erleichtern, die Weiterverbreitung des Pilzes verhindern und den Behandler selbst zu schützen. Bei Pilzbefall ist die Arbeit mit Handschuhen Pflicht.

Die derzeitig gültigen gesetzlichen Vorlagen genügen den Anforderungen für die Podologie beziehungsweise medizinische Fußpflege nicht mehr, sind sie doch für gewerblich-kosmetische Belange festgelegt.

Der Behandlung sollte ein Fußbad, am besten mit einem Zusatz eines Antimykotikums vorausgehen. Der Patient steht und geht nicht einfach auf dem Fußboden und steckt dadurch wieder den nächsten Patienten an, sondern bewegt sich auf einer Vorlage oder Matte, die desinfiziert werden kann. Das Mindeste ist, den Fußboden nach der Behandlung pilzfrei beziehungsweise sporenfrei zu machen.

Es versteht sich von selbst, daß die gebrauchten Instrumente (Keimträger) nicht nur abgewischt und beim nächsten Patienten wieder verwendet werden. Sie sind zuvor im Desinfektionsbad unter Beachtung der notwendigen Konzentration und Einwirkzeit zu reinigen und anschließend im Autoklaven zu sterilisieren.

Pilzsporen sind sehr widerstandsfähig und überleben manche oberflächliche Prozedur. Unsaubere Instrumente gefährden nicht nur Patient und Behandler, sondern auch den Ruf des Berufstandes der Podologen.

Der nächste Schritt kann, so Zeit und finanzieller Spielraum gegeben, die Vorbehandlung des Nagels im warmen Wasserbad mit einer weichen Bürste sein, mit Ausstreichungen zum freien Rand hin, die loses Hornmaterial und Schmutz entfernen. Danach wird leicht abgetrocknet (Wegwerfhandtücher) und ein Nagelerweicher aufgetragen. Die Desinfektion vor der eigentlichen Fußbehandlung ist nicht ungünstig, kann aber zu Reizungen des oft entzündeten perungualen Gewebes führen.

3. Matrix und Falzbehandlung

Um infektiöses Material nicht in den seitlichen Falz und in die Matrix zu verschleppen, sollte man zuerst die Matrixumgebung und dann den Falz behandeln. Bei Infektionen mit Candida, die in der Regel die Nagelplatte vom oberen Nagelrand oder dem seitlichen Falz her befallen, muß auf die Gefahr der Keimverschleppung besonders geachtet werden.

Löffel, Schaber, Sonde, auch ein stumpfes Zahnarzthäkchen sind dabei erlaubt, auch der Fissurenfräser, wenn die Technik beherrscht wird. Diese Instrumente dürfen jedoch keine Verletzungen der Falzhaut setzen. Wiederholtes Einbringen von Antimykotika und milden Desinfektionsmitteln in den Falz unter Zuhilfenahme des Instrumentariums ist nicht negativ zu bewerten, da im Falz ein günstiges Milieu für die Pilze herrscht. Größte Vorsicht ist bei der Bearbeitung des Nagels in der Gegend der Matrix geboten, da dort eingebrachte Pilzerreger das Nagelwachstum und somit den Nagel insgesamt gefährden können. Man sollte sich dabei das Arbeiten mit Streich- oder Schabbewegungen von der Matrix nach distal hin angewöhnen. In Ergänzung der manuellen Therapie mit dem Instrumentarium ist oft der Einsatz von Spülmitteln, beispielsweise Physiologische Kochsalzlösung und auch Wasserstoffsuperoxyd (H_2O_2) mit Hilfe einer Knopfkanüle sinnvoll.

4. Eponychium (Nagelhäutchen)

Das obere Nagelhäutchen ist in der Kosmetik oft Objekt sinnlosen Tuns. In der Podologie sollten wir den Sinn und Zweck des Nagelhäutchens beachten und es bei Pilzbefall nicht radikal entfernen, es sei denn, der Pilz ist bereits in Nähe der Matrix vorgedrungen oder breitet sich im Schutz des Nagelhäutchens aus. Die Beschneidung des Eponychium führt zum einen zur zusätzlichen Eröffnung einer Epidermisschicht mit schutzlosen Schnitträndern, zum anderen verliert die Matrix ihren lippenartigen Schutz. Grundsätzlich sollte das Nagelhäutchen nur entfernt werden, wenn es mechanisch stört, einreißen kann, ein Verhalten von Sekret, Hornmassen oder Eiter verursacht. Dem Arbeiten mit dem Skalpell am Nagelhäutchen sollte die Hautzange vorgezogen werden, da das scharfe Skalpell die Oberfläche der Nagelplatte einritzt und so noch ein weiterer Angriffspunkt für den Pilz entsteht.

Man spricht in der Podologie auch von der eponychialen Form der Pilzinfektion und meint damit in der Regel den Befall mit Candida am proximalen (körpernahen) Nagelrand. Oft ist diese Infektionsform auch vergesellschaftet mit einer Super- oder Mischinfektion durch Bakterien, die sich unter dem Nagelhäutchen ausbreitet. Daher ist es sinnvoll, das Eponychium mit einem Myzetikum zu unterspülen, sofern Anhaltspunkte für eine Infektion vorliegen. Ist die seitliche Nagelplatte bereits angegriffen, darf das Eponychium auch entfernt werden.

5. Hyponychium und Sohlenhorn

Im Bereich dieser beiden Nagelregionen finden wir schon zu Beginn der Pilzinfektion die größten Herde von Hyphen und Sporen, aber auch schon die beachtliche Mengen an Abraummaterial, zerstörten und infizierten Nagelzellen sowie vermehrten Hornzellen, die im Sinne einer Hyperkeratose zu werten sind.

Sehen wir zu Beginn einer Pilzinfektion vom freien Rand her noch intakte Teile des Sohlenhorns und des (hyponychialen) Ventralnagels, eröffnen wir diese Stellen nicht einfach mit gewaltsamen Manipulationen. Wir beschränken die Entfernung von hyperkeratotischem und mykotischem Material auf die befallenen Stellen, selbstverständlich unter Berücksichtigung einer entsprechenden Sicherheitszone von mindestens einem Millimeter Ausdehnung. Auch das Hyponychium, speziell das Sohlenhorn hat eine Schutzfunktion und dort, wo es bei einer Pilzinfektion noch intakt ist, kann man von einer besonderen (günstigen) Widerstandslage ausgehen. Bei instrumentellem Vorgehen ist auch zu bedenken, daß das Vordringen des Pilzes zu den seitlichen Nagelrändern hin eher fortschreitet als in Richtung Matrix. Hebelung oder penetrierendes Vorgehen muß dabei vermieden werden, da der Pilz zunächst bei seiner Ausbreitung in vorgegebene Wege, Interzellularspalten, Risse und andere offene Lücken vordringt. Trotzdem sollte unser therapeutisches Streben sein, pilzbefallenes Nagelmaterial vom unteren Rand her zu entfernen, soweit uns das vom kurzgeschnittenen Nagel aus gelingt. Zweckmäßigerweise benutzen wir dabei einen scharfen Löffel, den Fissurenfräser oder eine Eckenfeile, wobei die behaute Seite nach oben schauen muß. Das Ausräumen hat den Zweck, Lagerstellen der Pilze und Sporen in den Nagelspalten zu eröffnen, damit wir anschließend die vom Arzt verordneten Myzetika einbringen können. Zudem haben wir dadurch die Möglichkeit geschaffen, daß die vom Pilz gebildeten Enzyme, Toxine (Gifte), teilweise auch Gase, entsorgt werden können. Auch hier ist das Einspülen von H_2O_2 mit anschließendem Einbringen eines dünnflüssigen Pilzmedikaments angezeigt. Die zusätzliche Therapie des Nagels durch neue, oberflächenwirksame und von der Nagelplatte her einwirkende Nagelpräparate, insbesondere Lacke, stellt keinen Grund dar, von der subungualen Therapie abzuweichen. Die Kompatibilität der Medikamente sollte jedoch beachtet werden. Ist der Pilzbefall bereits fortgeschritten, muß man erheblich radikaler vorgehen. Die befallenen Nagelteile sind abzufräsen, um das Einbringen von Medikamenten zu erleichtern. Die Entfernung der Pilzhyphen und der Sporen erleichtern die Pilzbekämpfung und die Arbeit der Selbstheilungskräfte des Nagels. Längsbefall des Nagels ist problematisch, da beim Ausfräsen von Längsrinnen im Bereich der Lunula Nagelbrüche auftreten können. Nach dem Ausräumen des Abraummaterials kann man in die schwer zugänglichen Ecken Kely-Paste einstreichen (mit einem feinen Spatel oder einem stumpfen Zahnarzthäkchen), da diese erfahrungsgemäß nur pilzbefallene Nagelteile angreift. Nach Einbringen eines Antimykotikums sollte man die eröffneten Hohlräume vorübergehend verschließen, um die eingebrachten Medikamente ähnlich einem Okklusionsverband einwirken zu lassen. Das heißt, das Verschlußmaterial muß weich sein und auswaschbar, wofür sich (vom Arzt verordnete) hydrophile Gels eignen.

6. Nagelbett

Die Behandlung des Nagelbetts ist in der Regel

nur möglich, wenn der Nagel oder Teile schon entfernt sind. Dies ist oft erforderlich, um dem Nagelbett eine Pause zur Regeneration zu schaffen. Das Nagelbett ist durch Einwirkung der Pilze entzündet; es ist geschwollen. Im Epithel sind die Zellenzwischenräume ödematos verändert und die Papillen verdickt. Die Stoffwechselprodukte der Pilze, vereinzelt auch Mikroabszesse, reizen auch die übrigen Teile des Nagelbettes: die Blutgefäße der Lederhaut und die Keimschicht. Letztere induziert die Parakeratose mit ihrem gestörten Ablauf der Hornbildung und die Hyperkeratose mit vermehrter Hornzellenbildung in der Körnerzellschicht. Somit entlastet die teilweise Entfernung des Nagels das Nagelbett im befallenen Bereich im Hinblick auf eine Regeneration und Normalisierung der Hornbildung. Das freigelegte Nagelbett ist von Pilzmaterial zu befreien, die Hyperkeratose vorsichtig abzutragen (Lupe!), um nicht das Bett noch zusätzlich durch therapeutische Manipulation zu schädigen. Liegen größere Areale frei, wäre die beste, aber in der Praxis kaum durchführbare Therapie, das Nagelbett mit einem milden Keratolytikum oder Podogel zu säubern und anschließend eine neutrale Schutzschicht oder einen Nagelersatz aufzutragen. Dieser ist jedoch regelmäßig zu wechseln, um keine Verhaltungen zu produzieren. Ist ein Nagelersatz aus kosmetischen Gründen nicht erwünscht, empfiehlt es sich, das Nagelbett bei Pilzbefall so offen wie möglich zu lassen, um die Selbsttherapie des Patienten mit Medikamenten, Salben und Bädern etc. nicht zu behindern.

7. Nagelplatte

Ist der Pilz bereits in Matrixnähe vorgedrungen, ist der wertlose Teil des Nagels zu entfernen, wobei unter Zuhilfenahme von Eckenzangen oder Kopfschneidern großzügig vorgegangen werden kann. Dabei sollte aber nicht mit Gewalt gearbeitet werden, da sonst die für das Pilzauswachstum günstigen Spalten entstehen, möglicherweise der noch intakte Teil des Nagels aus seinem Bett gelöst wird und eine Nagelwachstumsstörung die Folge ist. An den Rändern, wo oft noch gesunder Nagel vorhanden ist, empfiehlt sich die Therapie mit spitzen, glatten Schleifsteinen, die die Nageloberfläche nicht so aufreißen.

Die Entfernung der ganzen Nagelplatte ist bei chronischen Fällen und dann erforderlich, wenn die Matrix befallen ist oder eine chronische Paronychie mit Gefahr der fokalen Streuung besteht.

Das ist glücklicherweise nicht immer der Fall. Die unblutige Entfernung des Nagels oder seiner Teile sollte die Domäne des geschulten Podologen bleiben, wobei die Grundregeln der Technik dabei streng zu beachten sind. Bei Ablösung mit Medikamenten ist daran zu denken, daß längeres Einwirken von Harnstoff oder anderen Nagellösern das Bett zusätzlich reizt und Sekretstaus diese „Nagelschälbehandlung" begleiten.

Ist mit der unblutigen Nagelentfernung kein Erfolg zu erzielen oder steht man unter Zeitdruck, ist die ärztlich-chirurgische Nagelextraktion durchzuführen. Die Technik dafür ist Lehrbuchinhalt, wird aber leider immer wieder zu salopp angewandt und wir sehen dann die bekannten Mißergebnisse.

Da neuerdings Nageltherapielacke zur Verfügung stehen und diese auf eine gute Penetration des Wirkstoffs angewiesen sind, gewinnt die Aufrauhung und Erweichung der harten Nageloberfläche zunehmend an Bedeutung. Dabei sind Nagelerweicher einzusetzen, die allerdings die Haftfähigkeit des Therapielacks nicht herabsetzen sollten und zudem kein Penetrationshindernis sein dürfen. Die Herstellerfirmen empfehlen vor Aufstreichen des Lacks die Aufrauhung der Nageloberfläche. Ohne nachträgliche Versiegelung ist die Aufrauhung der Nagelplatte ein Kunstfehler, da der natürliche Schichtaufbau und somit der Schutz zerstört wird. Auch die Versiegelung des freien Nagelrandes nach dem Schneiden oder Ausfräsen des Nagels ist zu empfehlen. Dies geschieht in der Regel mangelhaft, soweit es durch den Patienten selbst durchgeführt wird. Er arbeitet mit seinen Hilfsmitteln Feile, Sandpapier usw. oft nur in der Nagelmitte, was letztlich die Nageloberfläche nicht nur lokal aufrauht, sondern die Nagelplatte ausdünnt. Die härteste Schicht des Nagels an der Oberfläche wird dadurch eher geschädigt, als daß ein Nutzen entstehen würde. Es ist daher Aufgabe des Podologen, dem Patienten hier die richtige Methode zu zeigen, nämlich auch die seitlichen Nagelteile bis zum Falz hin aufzurauhen. Beim eponychialen Befallmuster, wo der Pilz im Schutze des Nagelfalzes die seitliche Nageloberfläche angreift, sollte der Falz daher vor dem Lackieren gesäubert, geliftet und das Nagelhäutchen (wie in der Kosmetik üblich) zurückgeschoben werden. Der seitliche Nagelrand, auch dessen Oberfläche, ist gerade bei Candidabefall gefährdet und eben dort sollte der antimykotische Wirkstoff des Nagellacks eindringen können.

Bei allen Arbeiten am pilzbefallenen Nagel ist zu berücksichtigen, daß die oberste Schicht der Nagelplatte der am wenigsten vom Pilz angreifbare Teil des Nagels bleibt und daher am erhaltungswürdigsten ist. Auch die Versiegelung des freien Nagelrandes wird von manchen Podologen vorgenommen, – in der Absicht, das Eindringen von neuen Pilzerregern zu verhindern.

Sind am Nagel große Teile abgegrenzter Areale erkennbar, wo Einschlüsse und Netzwerke auf Pilzbefall hinweisen, ist es manchmal ratsam, mit einem geeigneten Fräser eine „Punch-Öffnung" zu schaffen. Über diese kann dann therapiert werden, ermöglicht aber auch eine Teilausräumung oder eine diagnostische Materialentnahme. Diese zum Teil umstrittene Therapie erfolgt oft nur wegen kosmetischer Wünsche vorwiegend von Patientinnen. Das entstandene Loch wird durch Nagelersatz überdeckt. Der „Deckel" ist jeweils in regelmäßigen Abständen abzunehmen. Der „Herd" wird über die Öffnung regelmäßig ausgeräumt, teilweise manuell mechanisch, aber auch chemisch (H_2O_2, Podogel) und Antimykotika eingebracht. Es ist die gleiche Methode, wie man sie zur Eröffnung von subungualen Nagelhämatomen anwendet.

Bei der Anwendung von Medikamenten am Nagel sollte man bedenken, daß deren Eindringtiefe begrenzt und vorher eine Säuberung des Therapieareals notwendig ist. Auch ist die erforderliche Konzentration und Einwirkdauer zu beachten, was die Abstände in der Behandlungshäufigkeit beeinflußt. Die Wirkstoffabgabe einer Salbe ist oft schon nach wenigen Stunden nicht mehr im therapeutischen Bereich, was bedeutet, daß sie mehrmals am Tag angewandt werden muß. Salbenrückstände wiederum können als Barriere für weitere Lokalantimykotika wirken, wobei im Fußbad wasserlösliche Salben, Cremes und Gels erheblich leichter zu entfernen sind als fetthaltige. So ist gelegentlich der Einsatz von Fettlösern zu überlegen. Eine Kontraindikation besteht hierfür jedoch bei Hyperkeratosen und Rhagaden.

8. Kosmetik

Einen nicht geringen Aspekt in der Nagelbehandlung bei Pilzbefall nehmen kosmetische Überlegungen ein. So wird mancher pilzbefallene Nagel unter einem Nagellack versteckt und ist damit keiner Therapie zugängig. Neuere Produkte mit antimykotischen Zusätzen, die ärztlich verordnet werden müssen, versprechen hier Abhilfe, gehören nicht mehr in die Kosmetik und sind Teil der medizinischen Fußpflege (Podologie). In un-

serer kritischen Gesellschaft ist der Nagelpilzträger nicht willkommen. Er versteckt daher seinen mykotischen Nagel im Socken oder im Pantoffel, insbesonders wenn der Nagel durch fußpflegerische Maßnahmen stark verunstaltet ist. Dies ist manchmal nicht zu vermeiden, kann jedoch durch Nagelersatz, Nagellacke, Pflaster und dergleichen kaschiert werden. Der Einsatz von kosmetischen Nagelpflegemitteln bedeutet in der Regel die Anwendung von Lacken mit den Grundstoffen Nitrozellulose, Harze, Acrylsäureester, Butylacetat, Toluol und einer ganzen Reihe anderer Stoffe, (meist chemische Substanzen) am vorgeschädigten Nagel. Naturgemäß folgt dann der Einsatz weiterer Mittel wie Nagellacklöser mit den Grundmixstoffen Aceton, Ethylacetat, Diisopropyladipat, Parfümöl, nicht selten auch der Einsatz von Nagelhautentfernern, die neben Wasser Glycerin, Kaliumhydroxid und Lanolinalkohol enthalten. Das gereizte und vorgeschädigte Nagelbett wird dadurch zusätzlich irritiert. Daher soll man nur notwendige Mittel aufbringen.

9. Nagelschutz

Man bemüht sich seit Jahren, therapeutische Verfahren, seien es Nagelersatz, Kosmetika oder orthopädisch-dermatologische Hilfsmittel in den Nagelschutz zu integrieren. Der beste Nagelschutz ist, die unbeschädigte, gesunde Nageloberfläche nicht durch Schleifen zu eröffnen und damit Spaltung und Rißbildung zu fördern, die den Pilzbefall begünstigen. Der einfachste Nagelschutz nach Nageleingriffen, sei es die Teil- oder Totalentfernung, ist der sterile und schonende, mit einem Fettgazestreifen versehene Verband. Nach resektiven Maßnahmen bietet sich der Ersatznagel als Schutz an, allerdings unter der Vorgabe, keinen Sekretstau und kein für das Pilzwachstum günstiges Milieu unter dem Schutzteil zu provozieren. Das gilt auch für angegossene Nagelteile, die man regelmäßig austauschen muß. Die verwendeten Materialien sollten in der Fußpflege erprobt sein, da beispielsweise kosmetische Nagellacke nicht geeignet sind. Die meisten dieser Produkte sind unter dem Gesichtspunkt hergestellt, daß im Vordergrund Eigenschaften wie Haltbarkeit am Nagel, Aussehen, Streichfähigkeit und die Viskosität, also Anwendbarkeit, stehen. Auch Nagelhärter sollte man bezüglich der Chemie und Grundrezeptur kritisch anwenden: Toluol 28 %, Butylacetat 26 %, Nitrocellulose 14 %, Ethylacetat 12 %, Harz 7,8 %, Dibutylphthalat 4,5 %, Isopropyl-

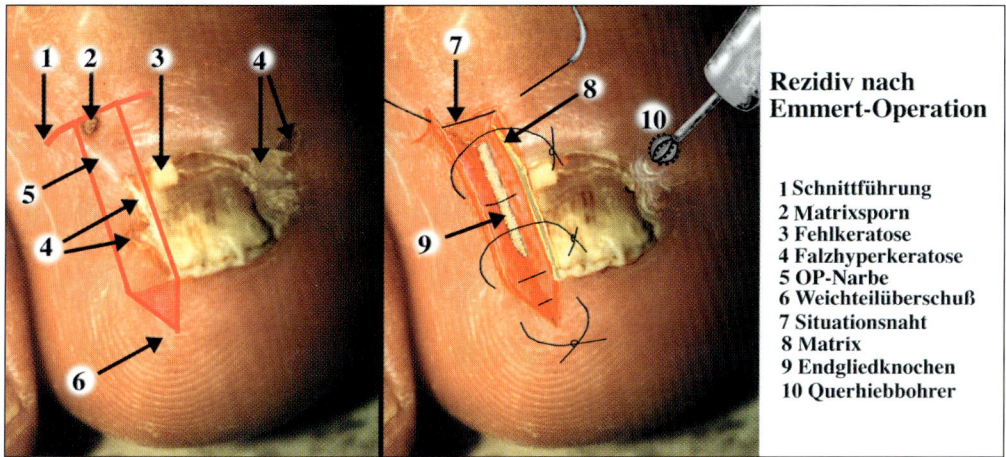

Rezidiv nach Emmert-Operation

1 Schnittführung
2 Matrixsporn
3 Fehlkeratose
4 Falzhyperkeratose
5 OP-Narbe
6 Weichteilüberschuß
7 Situationsnaht
8 Matrix
9 Endgliedknochen
10 Querhiebbohrer

Abb. 346: Zustand nach Emmert-Keilexzision. Mißergebnis durch Spornbildung aus einem Matrixrest. Medial Falzhyperkeratose bei Zustand nach Teil-OP nach Haneke. Rechts OP-Vorschlag für Rezidiv-Eingriff. Der mediale Rand ist nach podologischer Enthornung des Nagelfalz zur chemischen Obliterierung vorgesehen.

alkohol 6 %, Formaldehyd 1,5 %, Dihydroxybenzophenon 0,2 %.

10. Anweisungen für den Patienten

Auch der beste Podologe sieht schlechte Ergebnisse, wenn es ihm nicht gelingt, den Patienten von einer konsequenten Einhaltung der Regeln zu überzeugen, die eine Pilzbehandlung erfordert. So muß der Patient wissen, daß der Erfolg bei einer Therapie nur langfristig zu erzielen ist. Die Anwendung von Medikamenten, auch von Hilfsmitteln, sollte nicht nur erklärt, sondern auch gezeigt werden. Viele Patienten sind nicht in der Lage, „Waschzettel" (Beschreibungen und Therapieanweisungen, die den Medikamentenpackungen beigegeben sind), umzusetzen. Auch sind es nicht wenige, denen man die täglichen Portionen, Verbandteile, aber auch Anwendungszeiten genau vorgeben muß. Hat man Patienten Okklusionsverbände angelegt oder Nagelersatz appliziert, muß darauf hingewiesen werden, mit welchen Komplikationen eventuell zu rechnen ist. Auch sollte der Patient wissen, daß beispielsweise ein versäumter Termin zwecks Wechseln eines Ersatznagels bei einem Pilzbefall die gesamte Therapie in Frage stellen kann.

Operative Maßnahmen am Nagel

Operative Maßnahmen in der Podologie sind ärztliche Maßnahmen. Ungeachtet dessen werden in einigen Ländern operative Maßnahmen von Podologen durchgeführt. Zentrales Problem ist dabei die Ausbildung in Anaesthesie, die apparativen und hygienischen Voraussetzungen sowie die gesetzlichen Bestimmungen.

Unblutige Minimaleingriffe ohne Anaesthesie sind heute bereits in vielen Podologenpraxen üblich, was den Nachweis einer eigenen Qualifikation erfordert und die Berücksichtigung gesetzlicher Vorschriften.

Aus der Vielzahl der operativen Maßnahmen sind die bekanntesten Eingriffe am Nagel:

Die Emmertsche Operation

Ihre Hauptindikation ist der Unguis incarnatus. Dabei wird der seitliche Nagelrand, das zusätzlich meist bestehende Granulationsgewebe und der seitliche Nagelwall in Lokalanaesthesie und Blutleere entfernt. Notwendig ist dabei, die zuständige Nagelmatrix mit zu entfernen. Oft wird das proximale, seitliche Matrixhorn übersehen. Insofern muß der Hautschnitt tief genug und bis über den proximalen Nagelrand hinaus geführt werden. Im Normalfall empfiehlt es sich, am proximalen Längsschnitt eine Inzision nach medial in Querrichtung durchzuführen, um eine bessere Übersicht über die Matrixverhältnisse zu haben. Bei unvollständiger Entfernung der Matrix wächst der Nagel meist nach und imponiert dann als einzelner störender Dorn am oberen Nagelrand **(Abb. 346 und Abb. 347))**. Der Längs-

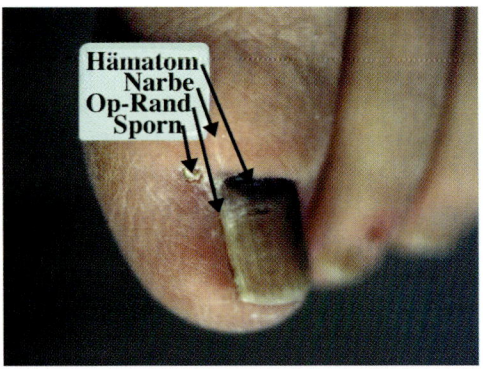

Abb. 347: Leistenparallele richtige Resektionslinie bei OP nach Emmert. OP-Ziel aber durch mangelhafte Matrixresektion (Sporn) nicht erreicht. Auswachsendes subunguales Op-Hämatom

schnitt ist parallel zu den Nagelleisten zu legen **(Abb. 347)**. Verläuft die Inzision im Nagelbett schräg zu den Leisten, wird die Leistenhaftung des Restnagels vermindert. In der Regel führt das zu Irritationen am schrägen Nagelvorderrand und zu Hyperkeratosen **(Abb. 348)**.

Falzresektion

Wird das Beschwerdebild durch Granulationsgewebe geprägt, das nicht durch einen Nageldorn verursacht ist (beim chronischen Niednagel oder einer Fehlbildung im Falz oder am Wall), ist die Falzresektion ausreichend. Man entfernt das Granulationsgewebe und den Falz, auch einen Teil des Walls, läßt aber das Nagelbett intakt **(Abb. 349)**. Gute Dienste leistet dabei der chirurgische CO_2-Laser. Der Laserstrahl ist dünn (0,1 bis 0,2

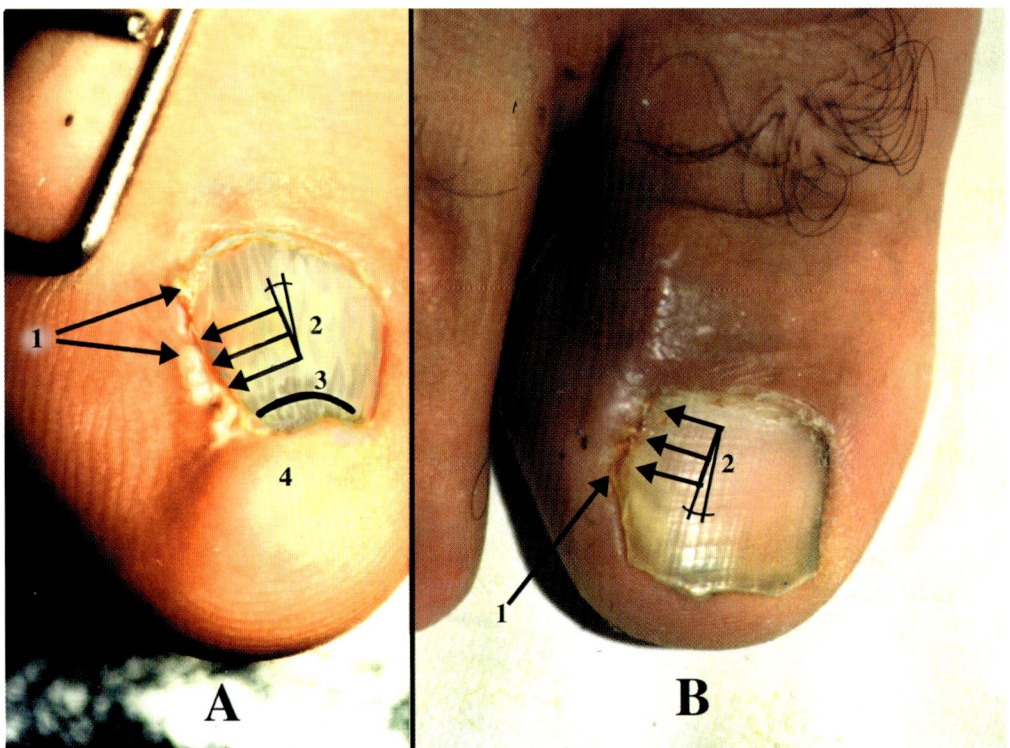

Abb. 348: Operationsfolge Nagelfalzhyperkeratose: Die Nagelbettresektion erfolgte nicht parallel der Leisten.
A: 1: Falzhyperkeratose
2: Nagelrand nach OP nicht leistenparallel (mediale Abweichung)
3: Überwölbung des vorderen Nagelrandes bei konisch zulaufendem distalem Nagelrand
4: Aufwerfung der Zehenkuppe durch Weichteilüberschuß

B: 1: Lokale Falzhyperkeratose mit Bildung eines Falzhühnerauges
2: Nagelrandverlauf nicht parallel zu dem Leisten (laterale Abweichung)

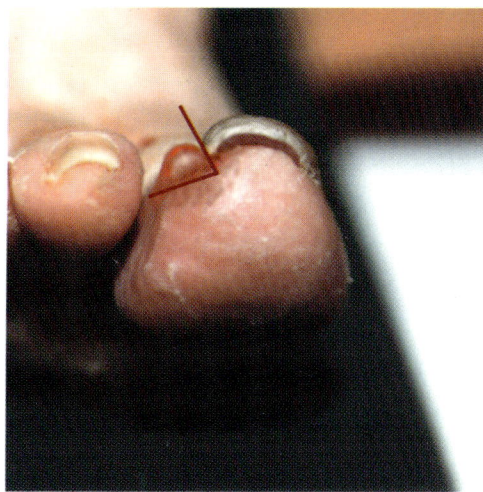

Abb. 349: Falzresektion

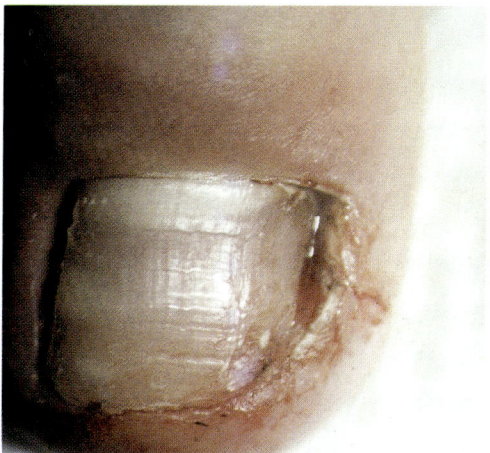

Abb. 350: OP nach Haneke. Der Nagelrand ist beidseits entfernt. Das seitliche Matrixhorn wurde jeweils subepinychial gespalten und herausgezogen.

wenn man subepinychial das Matrixhorn komplett herausziehen kann **(Abb. 350)**. Auch die Operation nach Haneke erfordert Lokalanaesthesie. Bei ausgedehnter Begleitentzündung ist sogar Allgemeinanaesthesie notwendig, um keine Keimverschleppung zu begünstigen.

Verödung

Hier werden mehrere Methoden angewandt:

Bei der *Injektionsmethode* wird ein Verödungsmittel, zum Beispiel Phenolum liquefaktum in die proximale seitliche Matrix gespritzt. Im Gefolge sistiert auf dieser Seite das Nagelwachstum und ein Unguis incarnatus heilt aus. Auch ein Pinzetten- oder Rollnagel kann damit deutlich verbessert werden. Kompliziert wird das Verfahren oft

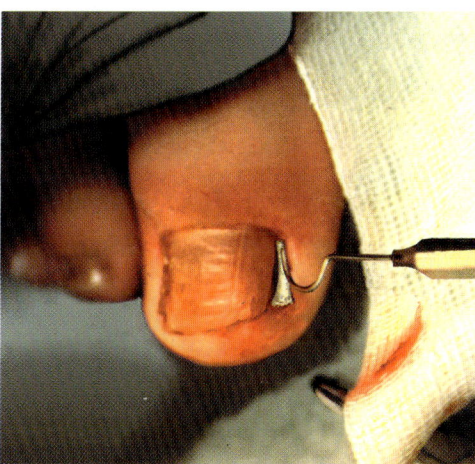

Abb. 351: Matrixverödung nach Nagelrandexzision. Mit dem Tamponierhaken wird ein Gazestreifen bis in die Matrix unter dem proximalen Nagelfalz geschoben und anschließend mit Phenolum liquefaktum getränkt.

Millimeter), zerstört wenig Gewebe in der Umgebung, ist antiseptisch und blutungsarm. Der postoperative Wundschmerz ist gering und die Gewebsränder heilen gut ab.

Operation nach Haneke

Man entfernt nur den Nagelrand im äußeren Viertel. Zusätzlich wird das seitliche Matrixhorn extirpiert, um das Nachwachsen des seitlichen Nagels zu verhindern. Je nach Operationssitus kann man auf die Spaltung des Epinychium verzichten,

durch eine Nekrose des Eponychiums, hervorgerufen durch das injizierte Zellgift.

Bei der *Streifenmethode* wird, ebenfalls in Lokalanaesthesie, der seitliche Nagelrand bis hoch in die Matrixtasche hinauf entfernt und in die offene Wunde ein Baumwollstreifen tamponiert. Auf diesen wird dann ein Verödungsmittel, vorzugsweise Phenolum liquefaktum getropft, das einige Minuten einwirken muß. Die Prozedur wird, je nach Lokalbefund oder Ausdünnung durch Blut oder Serum wiederholt **(Abb. 351)**.

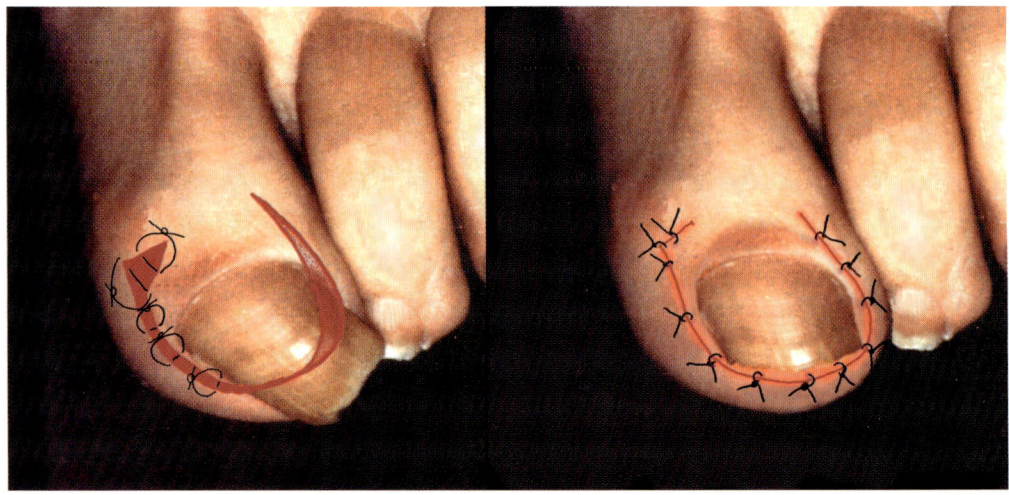

Abb. 352: Operative Achsenkorrektur bei Nageldeviation (nach Samman).
Das periphere Nagelbett wird gelöst und gedreht, der Matrixteil als Stiel und Verbindung nach proximal erhalten.

Nageldeviation

Weicht der Nagel seitlich ab, kann das ganze Nagelbett operativ gehoben und versetzt werden **(Abb. 352).** Diese Methode wird bevorzugt bei angeborenen Abweichungen im Kleinkindesalter angewendet. Spätere Eingriffe sind risikoreich und beinhalten die Gefahr, daß das gestielte Präparat nekrotisch wird. Die Operation erfordert gute Durchblutungsverhältnisse und operative Erfahrung.

Onychorrhexis

Große Längsspalten im Nagel, insbesonders wenn sie durch Verletzungen der Matrix hervorgerufen worden sind, kann man durch Excision eines Nagelstreifens, einschließlich des darunterliegenden Nagelbettes mit seinen zerstörten Leisten, beheben. Wichtig dabei ist, den Defekt bis in die Matrix hinauf zu verfolgen und gegebenenfalls dort den Ursprungsort der Wachstumsstörung (Narbe, Keratoseherd etc.) präparativ und begrenzt zu entfernen.

Akute Paronychie

Die akute Paronychie ist in der Regel durch Anwendung von Antiseptika, den üblichen Salbenpackungen und Bädern lokal anzugehen. Gelegentlich ist es erforderlich, mittels Nagelwallson-

dierung oder Drainage die örtlichen Verhältnisse zu verbessern.

Die eitrige (purulente) Variante sollte man inzidieren, damit der Eiter abläuft. Ziel ist zunächst, ein Panaritium zu vermeiden. Sorgt man für hygienische und antiseptische Verhältnisse und beseitigt die mechanischen Irritationen durch den rauhen oder scharfen Nagelrand, heilen die meisten Paronychien aus. Bei chronischen Fällen muß nach Begleiterkrankungen, zum Beispiel Diabetes gesucht werden.

Chronische Paronychie

Für chronische Fälle werden zwei Methoden beschrieben.

Die Kryochirurgie:
Dabei wird Kühlspray (Nitrogenspray) für 10 bis 20 Sekunden auf den proximalen und seitlichen Matrixfalz aufgesprüht. Die Entzündung heilt meist aus, ist jedoch nur um den Preis einer temporären Leukonychie oder sogar eines vorübergehenden Nagelverlustes (Onychomadese) zu erkaufen.

Proximale Matrixresektion:
Die radikale Excision des proximalen Matrixfalzes (Eponychium) über dem Nagel ist eine Therapie nach dem Prinzip der offenen sekundären Wundheilung. Schonend ausgeführt und mit einer

Exzision ausreichend weit in den seitlichen Falz, heilt die chronische Paronychie unter lokaler Anwendung von geeigneten Externa aus. Es dauert etwa zwei Monate, bis sich das Eponychium und der seitliche Falz wieder regeneriert haben. Man muß bei dieser Methode allerdings bedenken, daß möglicherweise die Matrixoberlippe zerstört und dadurch die Neubildung des Nagels behindert wird.

Nagelextirpation

Die Entfernung eines Nagels sollte der letzte Schritt bei der Therapie eines Nagels ein. Hier hat in letzter Zeit ein Sinneswandel stattgefunden. Nicht nur aus kosmetischen Gründen bevorzugt man immer mehr die konservative Therapie. Auch die medizinischen Indikationsgrenzen für operative Eingriffe werden enger gezogen und beispielsweise durch Teilresektionen ersetzt.

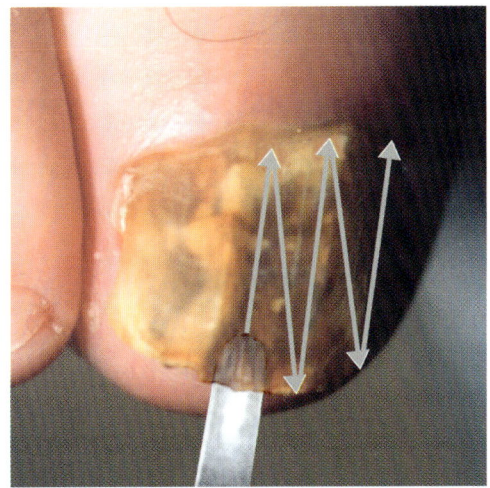

Abb. 353: Nagelextraktion. Der Elevator wird leistenschonend geführt.

Die Resektion des Nagels sollte nur bei ausgedehntem Pilzbefall und wenn die Matrix stark mitbetroffen ist, durchgeführt werden:

- Bei ausgedehnter Nagelbettinfektion ist es notwendig, die Nagelplatte wegen der Eiterverhaltung zu entfernen.
- Zur Entlastung und Schmerzbeseitigung bei starken Pinzettennägeln oder bei Pachyonychie ist die völlige Nagelentfernung gelegentlich gerechtfertigt.
- Bei älteren Menschen, die keine besonderen Ansprüche mehr an kosmetische oder berufliche Bedürfnisse stellen, ist manchmal eine Nagelentfernung mit anschließender Verödung des Nagelbettes indiziert.

In der Regel sollte die Entfernung der Nagelplatte nur eine vorübergehende Maßnahme sein. Mit nachteiligen Folgen ist stets zurechnen, so daß Vor- und Nachteile sorgsam abgewogen werden müssen. Nagelextirpationen begünstigen eine Hyperkeratose des Nagelbettes, eine Insuffizienz der Leisten mit mangelnder Haftung und Verformung des Nagelbettes mit anschließender Überwölbung oder Achsenabweichung.

Techniken:
Es gibt vom Ausgangspunkt her zwei Methoden, den Nagel zu entfernen. Die Lockerung von distal oder von proximal her.
Gewöhnlich wird vom freien Rand her eingegan-

gen. Meist ist der Nagel schon gelockert, so daß der flache Nagelheber leicht unter der Platte nach proximal und seitlich vorgeschoben werden kann. Oft gelingt die Extraktion dann ohne große Kraftanstrengung und ohne Lokalanaesthesie mit dem zackenbewehrten Nagelextrakteur oder einer scharfen Klemme.

Ist der Nagel noch fest, wird in Lokalanaesthesie eine Blutleere hergestellt, um einen übersichtlichen Operationssitus zu haben. Danach erfolgen zwei Schnitte in Verlängerung der beiden seitlichen Nagelfalze, weit genug in die seitlichen Matrixhörner. Es folgt die Mobilisierung der Nagelplatte mit einem Elevatorium vom freien Nagelrand her. Die Mobilisierung ist mit Penetrationsbewegungen durchzuführen, die sich am Leistenverlauf orientieren (**Abb. 353**). Um bei fest haftenden Nägeln die Traumatisierung der Nagelleisten und der Matrix so niedrig wie möglich zu halten, empfiehlt es sich, den Nagel in der Mitte vorsichtig zu spalten und den Nagel auch im seitlichen Falz zu lösen. Es ist obsolet, den Nagel einfach herauszureißen. Nagelwachstumstörungen sind zumeist die Folge.

Die Methode von proximal her kann man bevorzugen, wenn der Nagel im Matrixbereich bereits gelockert ist:
Nach CORDERO führt man einen Elevator in den oberen Nagelfalz und hebelt den Nagel bis zu seinen Rändern ab. So lockert man den Nagel schrittweise bis zum freien Nagelrand.

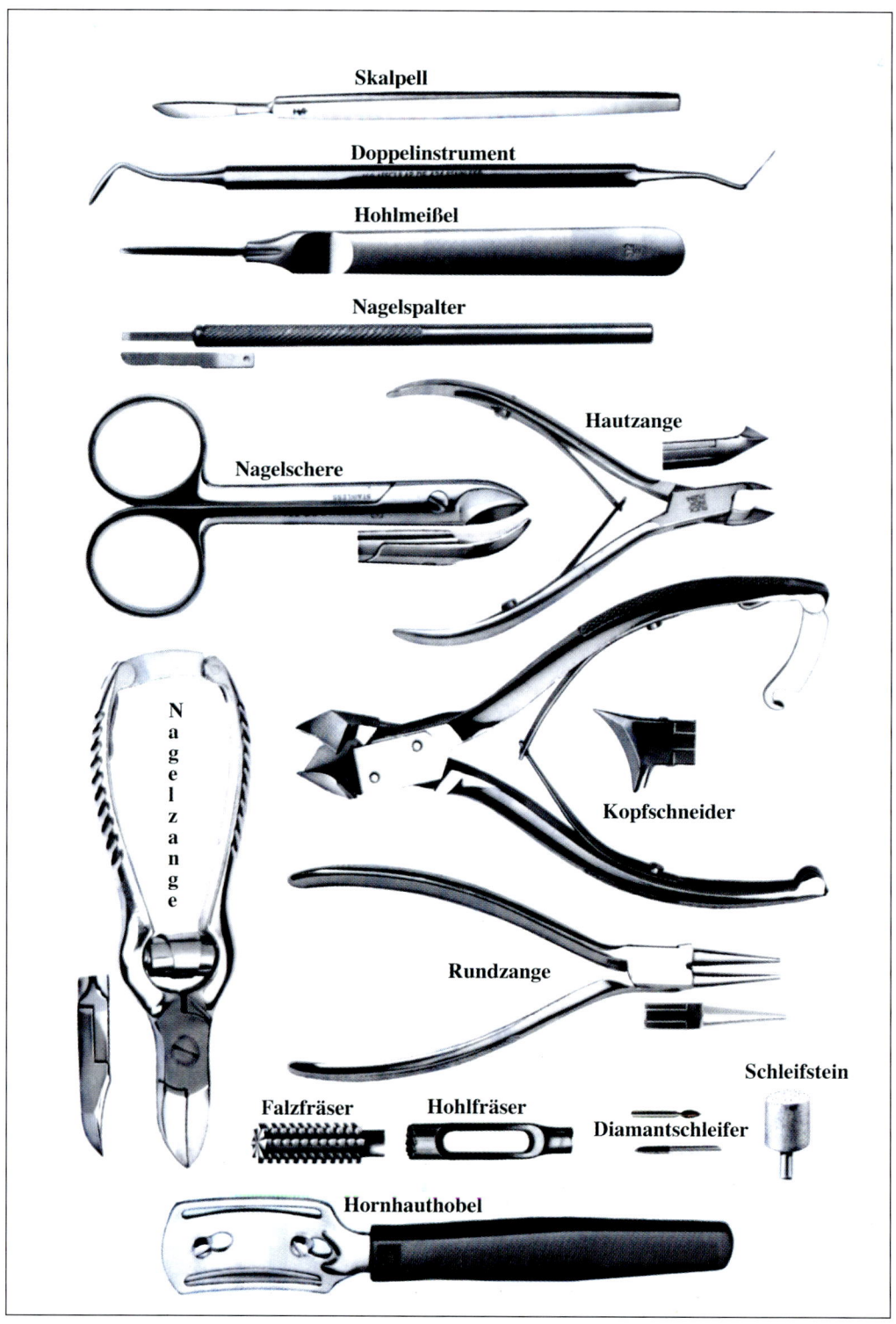

Skalpell

Doppelinstrument

Hohlmeißel

Nagelspalter

Hautzange

Nagelschere

Nagelzange

Kopfschneider

Rundzange

Schleifstein

Falzfräser

Hohlfräser

Diamantschleifer

Hornhauthobel

Nach der Entfernung des Nagels ist eine Blutstillung im Nagelbett durchzuführen. Bei Infektion sind geeignete Medikamente aufzutragen und ein nicht adhäsiver Verband anzulegen. Bäder mit Zusätzen, beispielsweise Kaliumpermanganat oder Kamille sind erlaubt. Liegt keine Infektion vor, ist das Nagelbatt mit Fettgaze oder einer anderen Auflage, die nicht mit den Leisten verkleben soll, zu schützen. Das Nagelbett wird innerhalb kurzer Zeit mit einer dünnen Hornschicht des Ventralnagels überdeckt, die ausreichend Schutz gibt, bis der Nagel aus der Matrix nachgewachsen ist.

In der Nachsorge sollte die mechanische Traumatisierung vermieden werden. Der Podologe hat die Aufgabe, ein einwandfreies Nachwachsen des Nagels zu überwachen und im Bedarfsfall Korrekturen durchzuführen.

Abb. 354: Typische podologische Instrumente.
Skalpell: Indikation: Hornhaut, Hühneraugen, Warzen. Als Nagelmesserchen auch zu Arbeiten im Falz, beim Tamponieren, auch zum Entfernen von Hornresten
Doppelseitiges Nagelspezialinstrument: Indikation: Falz, Mazerationen, Nagelunterfläche, auch zum Sondieren und Tamponieren.
Hohlmeißel: Indikation: Falz, Nagelrand, Nagelspalten, subunguale Keratosen
Nagelspalter: Indikation: Teilresektionen, Nagelkanten und Spitzen
Nagelschere: Indikation: härtere Nägel, spezielle Zugänge, ältere Personen
Hautzange: Indikation: Lokale Verhornungen, Mazerationen, Hautecken am Nagel,
Epinychium, Indikation: Kutikula, auch dünne Nägel
Kopfschneider: Indikation: freie Ränder dicker Nägel
Nagelzange: Indikation: harte, dicke Nägel, Keratosen
Kleine Rundzange: Indikation: zur Prothetik (Spangen)
Falz- Fissurenfräser: Indikation: Nagelfalz, Hohlkehlen, Hühneraugen, Hyperkeratosen
Hohlfräser: Indikation: Hornhaut, Hühneraugen, Nagel
Diamantschleifer: Indikation: meist für hochtourige Handstücke, Naßtechnik, Nägel, Hornhaut, Hühneraugen, Falz, Unguis incarnatus, mykotische Nägel
Schleifstein: Indikation: Hornhaut, Nageloberfläche, Nagelkante und Rand
Hornhauthobel: Indikation: Schwielen, Hornhaut
Die Abbildungen stellen nur eine Auswahl dar: Es fehlen u.a. Unterscheidungen: gerade, gebogene Hautzange, Eckenzangen, stärkere Nagelzangen, Nagel- und Hautfräser, Polierer, Schleifkappen, Pinzetten, Laborspateln, Einmalskalpelle, Feilen, Seitenschneider, Verbandschere, Wattehaken und Löffelinstrumente etc.

XIII. Podologisch-dermatologische Therapie

Im Rahmen der Podologischen Dermatologie kann nur das grundsätzliche therapeutische Vorgehen vorgestellt werden. Der überwiegende Teil der speziellen Therapie ist zudem bei den einzelnen Krankheitsbildern erwähnt und in der Fachliteratur nachzulesen.

In der täglichen Praxis unterscheidet man medizinische Maßnahmen von jenen, die im Rahmen der allgemeinen Körperpflege und der Kosmetik üblich sind.

Medizinische Maßnahmen:

In der dermatologischen Therapie überwiegt die **lokale externe Therapie**.

Dieser **externen Therapie** steht die **interne Therapie** gegenüber.

Allgemeine dermatologische Therapie

Interne Therapie

> **Infektionstherapie**
> **systemische Therapie**

Externe Therapie

> **physikalische Therapie**
> **pharmakologische Therapie**

Das Leitthema dieses Bandes ist nicht die klassische ärztliche Therapie. Im Vordergrund steht das therapeutische Vorgehen des Podologen und die Mitarbeit des Patienten oder seiner Angehörigen. Sämtliche Behandlungsmethoden sollten nach Maßgaben ärztlicher Vorschriften angewandt werden.

Interne Therapie
Pharmakologische Grundlagen

Die interne Therapie in der Dermatologie unterscheidet zwischen einer *oralen Form* und einer *parenteralen Form.*

Die *orale Form* beinhaltet die Einnahme von festen und flüssigen Stoffen, zum Teil auch per Inhalation.

Die *parenterale Form* besteht im wesentlichen aus der Verabreichung von Infusionen, Injektionen und Zäpfchen (Suppositorien). Exakt betrachtet gehören dazu auch alle Formen von äußerlicher Therapie, bei der Medikamente über die Resorption der Haut oder direkt als Implantate eingebracht werden.

In der Regel sind parenterale Arzneimittel apothekenpflichtig, auch Aersole, soweit letztere aus Teilchen bestehen, die kleiner sind als fünf Mikrometer. Insofern spielt die parenterale Therapie in der Podologie und der medizinischen Fußpflege keine Rolle.

Antiinfektiöse Therapie

Man unterscheidet grob zwischen:

Chemotherapeutika **und** *Antibiotika*

Auch wenn sich diese Unterteilung durch die Weiterentwicklung in der Pharmakologie heutzutage nicht mehr aufrecht erhalten läßt, erscheint sie aus historischen und dem besseren Verständnis wegen, noch nützlich:

Chemotherapeutika

Chemotherapeutika sind im klassischem Sinne chemisch hergestellte, antimikrobiell wirkende Substanzen, wobei der wichtigste Hauptvertreter die Sulfonamide sind. Man rechnet auch verschiedene Tuberkulostatika (INH) dazu. Im Bereich der Podologie werden hauptsächlich Pilzmedikamente angewandt.

Antibiotika

In diese Stoffgruppe gehören nach der klassischen Definition Naturstoffe, die biosynthetisch gewonnen werden und antibakteriell wirken. Der klassische Vertreter ist das Penicillin. Dieses wird gezielt bei Pyodermien oder auch in Kombinationen mit anderen Antibiotika eingesetzt.

Die gezielte Anwendung von Penicillin wird nicht selten ersetzt durch eine sogenannte Breitbandtherapie. Dazu verwendet man

Breitbandantibiotika

Die wichtigsten Vertreter sind in der Dermatologie Tetracycline und Cephalosporine.

Antimykotika

Als antibiotische Stoffe werden in der Podologie die Antimykotika (Handelsname in Klammern) eingesetzt (nach ärztlicher Maßgabe):

Amphotericin B (Ampho-Moronal)
Griseofulvin, bei Fadenpilzen (Likuden M)
Nystatin, bei Hefepilzen – Soor (Candida Lokalicid)
Pimaricin (lokal gegen Hefepilze, weniger gegen Dermatophyten)

Antimykotische Chemotherapeutika sind:
Flucytosin (Ancotil)
Tolnaftat (lokal, auch bei Mikrosporie)
Haloprogin (lokal)
Imidazolderivate (lokal)
Sulbentin (lokal)
Phenylmercuriborat (lokal und als Tabletten)
Chinolinderivate (lokal)
Triphenylmethanfarbstoffe (lokal)
Ciclopirox (Batrafen lokal)
Itraconacol (Sempera)
Terbinafin (Lamisil)

Ketoconazol (Nizoral)
Miconazol (Daktar)
Bifonazol (Mycospor)
Clotrimazol (Canesten)

Nagellacke:
Amorolfin (Loceryl)
Ciclopirox (Nagel Batrafen)

Mischungen:
Undecylensäure (Gehwohl Nagelpilztinktur)
Jod (Focalex)
Resorcin (Mycatox)

Die Liste erhebt keinen Anspruch auf Vollständigkeit. Weitere Präparate sind in Kapitel XIV (spezielle podologische Therapie) aufgeführt.

Viele der zunächst aus Naturstoffen gewonnenen Antibiotika sind heute chemisch verändert worden, so daß eine genaue Abgrenzung zwischen Antibiotika und Chemotherapeutika oft nicht mehr durchführbar ist. So bürgert sich für die antibakterielle Pharmakotherapie immer mehr die Gesamtbezeichnung Antibiotika ein. Die Einteilung der antiinfektiösen Mittel wird heute von der Praxis her nach den mikrobiellen Zielgruppen durchgeführt:

* Gram-positive Bakterien
* Gram-negative Stäbchen
* Breitspektrumantibiotika
* spezifische Antibiotika
* Antimykotika

Systemische Therapie

Darunter verstehen wir eine Therapie, die nicht auf die Behandlung von Infektionen gerichtet ist, sondern andere, sogenannte systemische Erkrankungen beeinflußt. Solche Erkrankungen sind zum Beispiel Psoriasis, Pemphigus, Kollagenosen und allgemeine Entzündungen wie chronisches Rheuma.

Hier unterscheidet man im wesentlichen *mesenchymbremsende Substanzen,* also Stoffe, die in das Wachstum, bzw. in den Entzündungsmechanismus der Zellen eingreifen und die *klassischen Zellwachstumshemmer,* die bei malignen Tumoren eingesetzt werden, die *Zytostatika.* Diese werden zunehmend noch durch Therapeutika aus der Immunologie ergänzt.

Die wichtigsten eingesetzten Substanzen sind:

a) *Antimalariamittel und deren Derivate (Resochin etc.)*

b) *Kortisonderivate, insbesondere Glukokorticoide*

Zu diesen Substanzen gehören insbesondere das Dehydrokortison (Prednison), außerdem methylierte oder fluorierte, also chemisch veränderte Prednisolonderivate wie das Urbason, Dexamethason, Betamethason, Triamcinolon. Letzteres wird insbesondere zur Unterspritzung von Narben, lokalen entzündungshemmenden Injektionen und natürlich auch zur intravenösen Therapie angewandt.

c) *Zytostatika und Immunsuppressiva*

Die klassischen Vertreter sind hier Folsäureantagonisten wie Methothrexat, auch Abkömmlinge des Stickstofflost (ehemals ein chemischer Kampfstoff) und seine Derivate wie Urethan, Endoxan etc.

Weitere Wirkgruppen sind Vinca-Alkoloide (Vincristin).

Die Entwicklung schreitet auch hier flott voran, so daß das Studium der Fachliteratur zur weitergehenden Information notwendig ist.

d) *Retinoide*

Das sind Derivate der Vitamin-A-Säuren. Gebräuchlich werden eingesetzt:

Das aromatische Retinoid (Tigason) und D-13-Cis-Retinsäure (Roaccutan).

e) *Antihistaminika*

Sie werden vor allen Dingen bei juckenden Dermatosen eingesetzt, auch bei Heuschnupfen und allergischem Asthma.

f) *Nichtsteroidale Antirheumatika*

Es handelt sich hier um entzündungshemmende, abschwellende und auch schmerzlindernde Medikamente, die nicht von Steroiden (Kortison-Derivaten) abgeleitet sind. Die geläufigsten Präparate sind:

Acetylsalicylsäure (Aspirin)
Indometacin (Amuno)
Phenylbutazon (Butazolidin)
Ibuprofen
Diclofenac (Voltaren)

g) *Psychopharmaka*

Sie haben die Aufgabe, psychotisch und neurotisch überlagerte Krankheitsbilder günstig zu beeinflussen. Die Hauptgruppen der eingesetzten Medikamente sind:

Tranquilizer
Neuroleptika
Antidepressiva

Lokale Therapie (Externe Therapie)
Physikalische Behandlung

Das Gesamtgebiet der physikalischen Therapie in der Dermatologie umfaßt ein weites Feld, das in spezieller Fachliteratur dargestellt ist. Die Kenntnisse über Wirkungsart und über das therapeutische Vorgehen muß jedoch dem Fußtherapeuten bekannt sein. Die Durchführung sollte Spezialisten vorbehalten werden und bedarf einer eigenen Schulung.

Im großen und ganzen umfaßt die physikalische Therapie folgende Methoden:

1. Mechanische Therapie
2. Thermische Maßnahmen
3. Elektrische Therapie
4. Aktinische Therapie

1. Mechanische Therapie

Zu ihr gehören:

a) Podologische Maßnahmen wie Schleifen, Fräsen und Bohren

b) invasive Maßnahmen wie Exzision von Tumoren oder Hühneraugen mit dem Skalpell und auch blutige, operative Eingriffe zur Entfernung von Hautveränderungen

c) Physiotherapeutische Maßnahmen wie Massagen, Krankengymnastik und andere lokalmechanische Anwendungen. Im weiteren Sinne gehört dazu auch die Reflexzonentherapie, die Einreibung und die Ultraschalltherapie

2. Thermische Therapie

Es kommen hier zwei grundsätzliche Methoden zur Anwendung. Die Verwendung von Kälte und die Verwendung von Wärme.

a) Kälte

Im Vordergrund stehen hier physikalische Maßnahmen mit Kaltbädern, jedoch auch eine umschriebene lokale Therapie durch Vereisung mit CO_2 und flüssigem N_2 (Stickstoff).

Kohlensäure CO_2

Die Vereisung mit Kohlensäureschnee oder Kohlensäureacetonschnee ist nicht mehr sehr verbreitet. Bevorzugt wird heute die Kältebehandlung mit

flüssigem Stickstoff (N_2).

Es gibt dabei grundsätzlich zwei Anwendungsformen:

Die eine ist die offene Anwendung, wobei der flüssige Stickstoff in einem Dewar-Gefäß verwendet wird. In dieses Gefäß wird ein Wattestäbchen eingetaucht und zwei bis fünf Sekunden auf die Haut, bzw. die befallene Stelle (zum Beispiel Warze) gedrückt. Je nach Ausdehnung und Tiefe kann die Prozedur mehrmals wiederholt werden. Danach entsteht in etwa zwei Tagen eine Blase auf der Basis einer Nekrose. Die Hauttemperatur muß zirka minus 25 Grad an der behandelten Stelle erreicht haben, um eine solche nekrotische Abstoßungsreaktion hervorzurufen. Die Methode, den flüssigen Stickstoff mittels eines Wattestäbchens aufzutragen, ist heute von Punktsprühverfahren abgelöst worden.

Die praktischere und zunehmend angewandte Methode ist die indirekte Übertragung der Kälte auf die Haut durch sogenannte geschlossene Systeme. Dabei kommt es nicht mehr direkt zum Kontakt des Stickstoffs mit der Haut. Die Kälte wird über meist metallische Applikatoren übertragen, die verschiedene Formen haben, zum Beispiel Spitze, Scheibe, Fingerhut. Diese Applikatoren sind in unterschiedlicher Größe gearbeitet.

Sie werden durch Stickstoff gekühlt, der aus einem Behälter in den jeweiligen Applikator strömt und herabkühlt. Auch bei dieser Methode gilt der Grundsatz, daß die Haut auf minus 25 Grad bis minus 35 Grad abgekühlt wird, um einen Erfolg zu erreichen.

Die einfachste Therapie mit Kälte sind allerdings Umschläge mit Alkohol, kaltem Leitungswasser, Eisspray und Eisbeuteln.

b) Wärme

Bei dieser klassischen Maßnahme benutzt man warme Kompressen, auch mehr oder weniger mit Medikamenten angereicherte Flüssigkeiten, Bäder, auch Kataplasmen wie Peloide (Fango, Moorpackungen).

Ein großer Teil der Wärmetherapie wird heute mit Infrarotbestrahlungen durchgeführt, auch durch Kurz- oder Mikrowellen. Die Industrie bietet hier ein großes Spektrum von Geräten an.

Die Lichttherapie wird zur Einbringung von Energie (Wärme) benutzt.

Verwendet wird natürliches Licht, künstliche Lichtquellen wie Quecksilberdampflampen und Laser. In der Podologie steht die Therapie von Dermatitiden und Furunkolosen sowie schlecht heilender Wunden (Ulcera) im Vordergrund.

Balneotherapie und Hydrotherapie

Ein klassisches Anwendungsgebiet der thermischen Therapie ist die Hydrotherapie und die Balneotherapie.

Die Balneotherapie

Die Balneotherapie ist nicht allein eine thermische Therapie, sondern umfaßt vor allen Dingen eine Ganzbehandlung durch Heilquellen. Die Quelle dient nicht nur zum Baden, sondern auch zum Trinken und Inhalieren. Die Heilbäder sind in der Regel ortsgebunden. Ihre Wirkung beruht hauptsächlich auf Ionenresorption. Die perkutane Resorption stimuliert die Bildung von Eiweiß, die Funktion der Nebennierenrinde und beeinflußt immunologische Reaktionen. Die wichtigsten Quellen sind Schwefel, Solequellen und Meerwasser sowie kohlensäurehaltige Quellen.

Schwefelquellen wirken günstig auf pathologisch veränderte Kapillaren, insbesondere an den unteren Extremitäten und werden meist in einer Temperatur von 35 Grad bis 36 Grad angewandt. Die Therapiewirkung ist auf Entstauung der unteren Extremitäten ausgerichtet und auch bei Furunkulose, Arthritis psoriatica sowie progressiver Sklerodermie angezeigt.

Nicht zu vergessen sind Kohlensäuren(CO_2)-Bäder, wo es zur Resorption des physikalischen CO_2 durch die Haut kommt. Der badephysiologische Vorgang ist zunächst die Lähmung von Thermorezeptoren der Haut, wodurch auch kaltes Wasser warm erscheint. Dadurch kommt es reaktiv zu einer erheblichen Erweiterung der Kapillaren und Arteriolen, wobei man zum Teil fünfzigmal höhere Zirkulationsverhältnisse in den Hautkapillaren beobachtet. Wichtig ist bei CO_2-Bädern die Beobachtung des Kreislaufs. Die Indikationen sind jedoch gerade im Bereich der Podologie sehr vielfältig: Eine günstige Beeinflussung ergibt sich bei chronischen Geschwüren, Erfrierungen, Phlegmonen, diabetischer Arteriosklerose, beginnender Gangrän, ferner bei Endangitis, Morbus Raynaud und allen anderen Erkrankungen, bei denen die Durchblutung herabgesetzt ist.

Solequellen und Meerwasser verursachen in der Haut eine Transmineralisation, je nach Quelle mit Magnesium, Kalzium und Kalium. Auch das Meerwasser hat einen enormen Heileffekt, da durch seinen Salzgehalt die perkutane Mineralisation mit Natrium erfolgt.

Die Hydrotherapie

Die Hydrotherapie beruht auf der Anwendung von Wasser mit seinen Temperaturreizen auf den menschlichen Körper zu Heilzwecken. Hinzu kommt in der Regel noch der mechanische Reiz des Wassers (durch den Auftrieb), die Strömung, den Druck (Wasserstrahl) und die verschiedenen Badezusätze mit indifferenten und differenten Stoffen.

Die Hydrotherapie ist nicht an Örtlichkeiten gebunden, sondern kann überall durchgeführt werden. Für dermatologische Probleme in der Podologie werden hauptsächlich folgende Badezusätze verwendet:

Reizmildernde Zusätze: Kleie-, Stärke-, Gelatinebäder

Adstringierende Zusätze: Tannin etc.

Desinfizierende Zusätze: Kaliumpermanganat, bakteriostatisch wirkender Schwefel

Juckreizstillende Bäder: Teerbäder

Schwefelbäder, welche keratolytisch, bakteriostatisch, antiparasitär sowie hyperämisierend wirken.

Die Anwendung von Bädern mit ätherischen Ölen und Pflanzenextrakten ist seltsamerweise immer noch umstritten, steht aber im krassen Gegensatz zu den in der medizinischen Fußpflege angewandten Wirkgruppen. Nicht wenige Dermatologen sind der Ansicht, daß ätherische Öle und Pflanzenextrakte zu einer allergischen Sensibilisierung der Haut führen und insbesondere bei der lokalen Anwendung an Wunden allergische Entzündungen (Ekzeme) verursachen.

Des weiteren werden als Arzneibäder noch sogenannte Tenside angewandt. Sie dienen zunächst der Reinigung und Entfettung, was ihren Einsatz bei akuten, erosiven und fettenden Hautentzündungen rechtfertigt.

Reinigungsbäder in der medizinischen Fußpflege dienen vor allen Dingen dem Lösen von Schuppen, Krusten, auch Salben- und Puderrückständen. Leicht adstringierende Zusätze setzen die Blutungsgefahr bei brüchigen Blutgefäßen und kleineren Verletzungen herab. Antiseptische Zusätze mildern die Gefahr einer Selbstinfektion durch den Therapeuten, Übertragung von Erkrankungen im Behandlungsraum und verbessern die Hygiene in einer Podologenpraxis.

Spezielle Bäder bedürfen der Beschreibung bei den einzelnen Krankheitsbildern (siehe Fußschweiß, Kapitel IX).

3. Elektrotherapie

Darunter versteht man zum Teil chirurgisch zerstörende Maßnahmen, bis hin zur Anwendung von elektrischem Strom zum Einbringen von Medikamenten. Speziell auf dem podologischen Gebiet ist hier die Jontophorese gebräuchlich, entweder mit angefeuchteten Schwämmen, unter die ein Medikament aufgebracht werden kann, oder auch als Gleichstromjontophorese im Wannenbad, das ebenfalls mit Zusätzen versehen werden kann.

Desweiteren finden die Elektrolyse und die Elektrokoagulation Anwendung. Mit nur einer Elektrode wird bei der Elektrodesikkation gearbeitet.

Eine weitere, eher chirurgische Maßnahme ist die Kaltkaustik (kalte Nadel) sowie die Elektrotomie, bei der mit elektrischen Schlingen und Sonden Gewebsteile entfernt werden können.

4. Aktinische Therapie

Hier sind im wesentlichen folgende Möglichkeiten gegeben:

a) UV-Strahlen

In der allgemeinen Dermatologie werden hauptsächlich UV-Strahlen eingesetzt. Neben natürlichen Strahlen aus dem Sonnenlicht, was bei Lichtkuren am Toten Meer Anwendung findet, erzeugt man künstliches UV-Licht.
Prototyp ist die Quecksilberdampflampe. Dabei wird ein elektrisch angeregter Quecksilberdampf, der ein Lichtspektrum erzeugt, als Strahlenquelle benutzt. Prototyp ist der Quecksilber(Hg)-Hochdruckbrenner und seine Weiterentwicklung, die Kromayer-Lampe. Ultraviolette Mischlichtlampen strahlen neben UV-Licht auch Infrarotlicht aus. Weitere Abwandlungen sind Halogen-Metalldampflampen, die das Strahlenspektrum erweitern und neben UV-B- auch UV-A-Strahlen erzeugen. Die moderne Abwandlung der UV-Lampen sind Leuchtstoffröhren, bei denen die Leuchtstoffschicht an der Innenseite der Lampe die kurzwelligen Strahlen eines Quecksilberniederdruckbrenners (185 bis 245 Nanometer [nm]) in längerwelliges Licht (von 280 bis 360 nm) umwandelt.

Therapeutisch eingesetzt werden UV-Strahlen bei der sogenannten PUVA-Therapie mit Methoxypsoralen, was hauptsächlich bei Psoriasis und weniger oft bei Vitiligo eingesetzt wird. Dieses Medikament erhöht die Lichtempfindlichkeit der Haut und führt zur schnelleren Abheilung der Psoriasis-Effloreszenzen. Früher wurde dazu auch Bergamott-Öl und Steinkohlenteer verwendet.

In der Fußpflege wird heute noch die Solux-Lampe eingesetzt, bei der ebenfalls die Gasentladung im Quecksilberdampf die Lichtquelle ist. Die Indikation im Bereich der Podologie besteht

eigentlich nur bei Abszessen oder Furunkolosen, die selten sind. Der Einsatz von UV-Licht bei Hauterkrankungen, die mit Nagelveränderungen einhergehen, ist in der Podologie nicht probat. Die Bestrahlung mit UV-Licht bleibt an den Nägeln und an der Fußsohle ohne Einfluß.
Bei sämtlichen Bestrahlungstherapien ist die Gefahr des Sonnenbrandes zu beachten. Man spricht daher von einer *Erythemschwellendosis*, die durch mehrmalige Bestrahlung herabgesetzt werden kann. Die Erythemschwellendosis ist von Mensch zu Mensch verschieden, je nach Hauttyp und Hauterkrankung. Als Faustregel kann jedoch gelten, daß die Bestrahlungsdauer von Bestrahlung zu Bestrahlung um jeweils 32 Prozent gesteigert werden kann. Dies betrifft vor allen Dingen die erythemerzeugende UV-B-Strahlung.

b) Ionisierende Strahlen

Dabei wird das ganze Spektrum ionisierender Strahlen, insbesonders Röntgenstrahlen eingesetzt. Ionisierende Strahlen dringen je nach Filterung in verschiedene Gewebstiefen ein (Grenzstrahlen bis 12 Kilovolt, Weichstrahlung mit 30 bis 60 Kilovolt und Halbtiefstrahlung von 60 bis 100 Kilovolt).
Die Bestrahlungstherapie wird durch sogenannte Teilchenbeschleuniger (Betadron) ergänzt, wo eine parallele aber homogene Betastrahlung mit zirka 10 Kilovolt auf einen Tumor einwirkt.
Eine weitere Therapieart mit ionisierenden Strahlen ist die Behandlung mit Thorium X, einer radioaktiven Substanz, die als Lösung auf die Haut gebracht wird. Neuerdings nimmt die Behandlung mit Einsatz von künstlichen radioaktiven Isotopen zu.
Im weiteren zählt zur Strahlentherapie auch die Einbringung von radioaktiven Substanzen durch Injektionen.

c) LASER-Therapie

Der LASER wird in der Podologie zunehmend eingesetzt (LASER = **L**ight **A**mplification by **S**timulated **E**mission of **R**adiation).

LASER-Therapie ist in der Podologie eine Strahlentherapie. Die angewandte Energie ist relativ schwach und vor allen ein Energisierungseffekt.
In der klassischen Chirurgie und Dermatologie hingegen werden erheblich stärkere LASER eingesetzt. Dort muß man sie wegen ihrer gewebe-

zerstörenden Wirkung zur mechanischen Therapie rechnen.

Das Grundprinzip des LASER ist die Verstärkung eines Lichtstrahles in einem Medium. Dieses Medium kann CO_2 sein, Argon, Helium, Neon (Gase), Krypton und Rubin (Festkörper) sowie Rhodamin (Flüssigkeit).

Das LASER-Licht ist ein monochromatisches Licht, wobei die ausgesandten Lichtquanten in etwa parallel verlaufen und im gleichen Takt schwingen. Dieses Licht kann man durch Linsen bündeln, wodurch an der Spitze des Fokus eine enorme Energiedichte entsteht. Sie schneidet wie ein Skalpell durch das Gewebe.

Der LASER als Lichtskalpell wird vornehmlich in der Chirurgie eingesetzt, auch in der Dermatologie, speziell in der Oberflächenchirurgie bei Naevi, Angiomen, Condylomata und Warzen.

In der Podologie kann der Einsatz eines LASER nicht unter chirurgischen Bedingungen erfolgen. Zudem sind die meisten Anwender unerfahren und nicht ausgebildet. Daher wird für diesen Personenkreis ein LASER von der Industrie angeboten, der sehr schwach ist und eigentlich nur dem Einbringen von Energie in schlecht heilende Wunden oder andere Effloreszenzen dient.

Wellenlängen von LASER-Typen:

CO_2-LASER	10600 nm
Nd-YAG-LASER	1060 nm
Rubin-LASER	694 nm
Argon-LASER	488 nm
HE- und NE-LASER	633 nm
Krypton-LASER	647 nm

Lokale Behandlung

(externe Therapie)

Grundlagen der pharmakologischen-chemischen, medikamentösen Lokalbehandlung

Bei der medikamentösen Lokalbehandlung unterscheiden wir die Therapie mit **indifferenten** (neutralen) **Mitteln** von der Therapie mit (speziell wirksamen) **differenten Mitteln.**

Indifferente Mittel sind sogenannte Trägersubstanzen (Vehikel), die allgemein wirksam sind und deswegen als Grundstoffe bevorzugt werden.

Indifferente Therapie

Bei der indifferenten Therapie werden im wesentlichen drei Grundsubstanzen eingesetzt. *Feste Stoffe, flüssige* und *fettende Substanzen*:

Feste Stoffe

Zincum oxydatum
Talkum
Amylum (Stärke)
synthetische Stoffe

Flüssige Substanzen

Aqua destillata
Glycerin, Sorbitol, Cetylalkohol, Cholesterin
Spiritus
Äther
Stearinsäure und Palmitinsäure

Fettende Substanzen

mineralische Fettstoffe:
    Vaseline, Paraffin

tierische Fettstoffe:
    z.B. Adeps lanae als Lanolin (Wollfett),
    Suillus (Schweinefett) und Hirschfett

pflanzliche Fettstoffe:
    z.B. Olivenöl, Arachidöl, Mandelöl und
    Rhizinusöl

synthetische Fettstoffe:
    Polyethylenglykol

Zum therapeutischen Einsatz werden diese drei Grundsubstanzen häufig gemischt. Es entstehen

Zubereitungen:

Das sind zum Beispiel:
Puder, Schüttelmixturen, Pasten (Öl), Salben, Emulsionen, aber auch Lösungen für Umschläge und reine Öle.

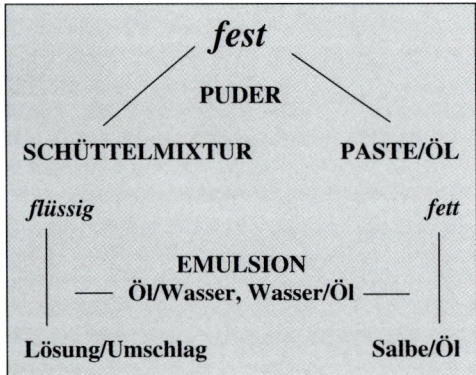

Abb. 355: Schema der Zubereitungen

Mischt man die Grundsubstanzen und ordnet sie nach ihrer Tiefenwirkung, ergibt sich folgende Übersicht:

1. Puder

Puder bestehen aus Arzneistoffen, aber auch aus Trägern oder Grundstoffen, die feinst verteilt sind. Die Grundsubstanz beeinflußt Haftvermögen, Gleitfähigkeit, Hautverträglichkeit und Saugvermögen.
In der Podologie verwendet man Puder vorwiegend wegen ihrer Saugfähigkeit und zum Abdecken offener, meist sekundär heilender Wunden und offener Hautflächen. Nachteil der Puder ist der Sekretstau, der meist granulationszerstörend wirkt.
Geläufige Grundstoffe sind:

pflanzliche Puder:

Weizenstärke (Amylum triticum)
Reisstärke (Amylum oryzae)
Kieselgur (Skelette der Kieselalgen)

mineralische Puder:

Kieselsaure Magnesia (Talcum venetum)
Zinkoxid (Zincum oxydatum)
Weißer Ton (Kaolin)

Als differente Wirkstoffe werden dem Puder vorwiegend zugesetzt:

Antibiotika
Antimykotika: zum Beispiel
    Clotrimazol (Canesten)
    Miconazol (Daktar)
    Natamycin (Pimafucin)
    Nystatin (Moronal)
    Tolnoftat (Tonoftal)
    Desodorantien
    Adstringentien
    Duftstoffe

Selbstauflösende Puder werden auf Milchzuckerbasis hergestellt. Sie lösen sich in feuchten Sekreten selbst auf, was einen Sekretstau verhindert.

2. Umschläge

Dunstverbände mit

Wasser
Alkohol
Wasser/Alkohol-Gemisch
Borsäure 3 Prozent
Hydrogel

3. Lösung

Lösungen sind homogene Mischungen verschiedener, molekular feinst dispers verteilter Stoffe.

Lösungsmittel sind anorganische (z.B. Wasser) oder organische Flüssigkeiten, die ohne chemische Umsetzung Feststoffe, aber auch Gase und andere Flüssigkeiten aufnehmen. Gelegentlich werden *Lösungsvermittler* (meist aromatische Alkohole) verwendet, die wasserunlösliche Stoffe bedingt wasserlöslich machen.

Gelöst wird in Lösungsmitteln wie:

Aqua destillata (destilliertes Wasser)
Aqua destillata gemischt mit Spiritus
Spiritus gemischt mit Äther

4. Tinkturen

Darunter versteht man Flüssigkeiten, die meist gefärbt sind (tinktura = färben) und in der Regel Auszüge sind etwa einer Droge (Heilpflanze) mit Hilfe von Alkohol. Die Alkoholkonzentration ist gesetzlich vorgeschrieben. Die beiden Formen des alkoholischen Auszugs sind das *Perkolat* und die *Mazeration*.

Mazeration

Durch Mazeration entsteht Arnika-Tinktur, Baldrian-Tinktur und Myrrhen-Tinktur, auch Enzian-Tinktur.
Man übergießt zum Beispiel Arnika mit Alkohol, läßt das Gemisch zehn Tage stehen und schüttelt täglich. Danach wird das entstandene Mazerat abgepreßt.

Perkolation

Perkolation nennt man den Vorgang, wenn man einer Heilpflanze ständig frisches Lösungsmittel (zum Beispiel Alkohol) zuführt und zwar solange, bis die löslichen Inhaltsstoffe der Droge ausgezogen sind. Der dadurch entstandene Auszug mit niedriger Konzentration wird durch Verdampfen wieder eingedickt. Wird bis zur Zähflüssigkeit eingedampft, entsteht ein *Extrakt*.

Trockenextrakt

Verdampft die gesamte Auszugsflüssigkeit, also etwa der Alkohol oder der Tee, bleibt als Endprodukt ein trockener Rückstand, der *Trockenextrakt*. Er wird als Rohwirkstoff für Pflanzenpillen (Dragees, Tabletten und Kapseln) verwendet.

Destillate

Destillate gewinnt man durch Erhitzen von einem Wasser/Alkoholgemisch mit Drogen, aus denen ätherische Öle gewonnen werden können. Der Dampf aus ätherischen Ölen und Alkohol/Wasser schlägt sich an einem Kühler als Flüssigkeitsmischung nieder. Diese enthält dann die flüchtigen ätherischen Öle, die in Alkohol (meist über 40 Prozent) gelöst sind.

Essenz

Essenz nennt man einen konzentrierten Auszug von pflanzlichen oder anderen Stoffen. In der Regel wird eine Essenz verdünnt und zur Produktion irgendwelcher Darreichungsformen verwendet.

5. Schüttelmixtur (suspensio siccans)

Als echte Suspension enthält die Schüttelmixtur feine unlösliche Feststoffteilchen in einer Flüssigkeit. Gewöhnlich ist eine Schüttelmixtur zur Hälfte fest, zur Hälfte flüssig. Abweichend davon kann die Schüttelmixtur eingedickt werden, wenn man den Anteil der festen Substanzen erhöht. Umgekehrt wird sie flüssiger, wenn man mehr flüssige Substanzen verwendet.
Schaum oder Schaumspray wird ebenfalls zu den Schüttelmixturen gerechnet.
Eine Lotio ist eine industriell hergestellte Schüttelmixtur mit sehr fein verteilten Anteilen.

Prototyp: **Lotio alba**

zur Trockenpinselung
$1/2$ Anteil fest und $1/2$ Anteil flüssig,
bei Bedarf Verschiebung der Anteile, je nach notwendiger Konsistenz

Rezeptur:
    Zincum oxydatum
    Talcum venetum
    Glycerin
    Aqua dest., aufgefüllt auf 100 Anteile.

6. Öle

Man unterscheidet *fette* und *ätherische* Öle.

Ein *fettes Öl* hinterläßt in der Regel einen Fettfleck. Fette Öle werden meist durch Auspressen von ölreichen Samen oder anderen Rohstoffen gewonnen. Ihre Bedeutung in der Medizin ist gegenüber den ätherischen Ölen gering, meist nur als Zusatzstoff oder diätetisch. Geläufig in der externen Therapie ist jedoch die Anwendung mit öliger Grundsubstanz, vermischt mit festen Substanzen.

Prototyp: **Zinköl**

Rezeptur:
    Zincum oxydatum
    Olivenöl, auf 100 Anteile aufgefüllt.

Ein *ätherisches Öl* hingegen ist flüchtig, weswegen der Fleck mit der Zeit verschwindet. Ätherische Öle haben daher einen aromatischen Duft. Sie werden durch Auspressen, Extraktion oder Wasserdampfdestillation gewonnen.

Eine andere Einteilung ist in:

> *mineralische Öle*
> *pflanzliche Öle*
> *tierische Öle*

Mineralische Öle:

Paraffinum subliquidum
Paraffinum perliquidum
Es handelt sich dabei nicht um echte Öle, sondern um Kohlenwasserstoffe aus Erdöl.

Pflanzliche Öle:

Olivenöl (Oleum olivarum)
Erdnußöl (Oleum arachidis)
Klettenwurzelöl (Oleum bardanae)
Rapsöl (Oleum rapae)
Rhinzinusöl (Oleum ricini)
Sojabohnenöl

Tierische Öle:

Lebertran (Oleum jecoris aselli)

7. Pasten

Hier ist die Grundrezeptur eine Salbe mit einem hohem Anteil fester (in der Regel eine Hälfte) Substanz und einer Hälfte mit fetter Substanz. Die Fettsubstanz kann auch ein Öl sein oder eine Salbe mit den üblichen Grundstoffen. Feste Stoffe sind zum Beispiel Zinkoxid, Schwefel oder pflanzliche Stoffe (Beinwellwurzelpulver).

Prototyp: **Zinkpaste**

Rezeptur:
> Zincum oxydatum
> Talcum venetume a 25
> Vaseline flavum aufgefüllt auf 100 Anteile.

8. Emulsion

Grundcharakteristikum der Emulsion ist die feinste Vermischung von Öl mit Wasser.

Die Stabilität dieser Mischungen wird durch Emulgatoren erzeugt.
Emulgatoren vermitteln zwischen Fett und Wasser und verhindern das Auftrennen in ölige und wäßrige Anteile.
Emulgator ist beispielsweise das *Glycerinmonostearat*. Es ist in pflanzlicher Margarine enthalten. Der *Glycerinanteil* ist der fettfreundliche und der *Stearatanteil* der wasserfreundliche Teil.

Glycolstearat ist ein Emulgator für die Kosmetik und die Pharmaindustrie.

Stearinsäure wird mit Lauge zum Emulgator und kommt zur Verwendung als Seifebasis und für Lippenstifte.

Bei Emulsionen gibt es zwei verschiedene Zubereitungen:

- **Öl in Wasser**

und

- **Wasser in Öl**

Für eine **Öl-in-Wasser**-Emulsion ist das klassische Beispiel die **Milch**. Der medizinische Prototyp ist Unguentum emulsificans.

Für eine **Wasser-in-Öl**-Zubereitung ist das klassische Beispiel die **Butter**. Der medizinische Prototyp ist Unguentum leniens, welche wegen der Wasserverdunstung als Kühlsalbe eingesetzt wird.

Cremes sind Öl-in-Wasser-Emulsionen. Sie enthalten einen hohen Wasseranteil und sind daher von weicher Konsistenz. Durch den hohen Wasseranteil haben sie einen Kühleffekt.

Gele

Gele sind Zubereitungen auf meist reiner wäßriger Basis, bei denen durchsichtige Quellstoffe oder Geliermittel die eigentümliche Konsistenz verursachen.

9. Salben

Salben sind Mischungen von Grundsubstanzen und wirksamen Substanzen, meist zum Auftragen vorgesehen. Grundlage für Salben sind Vaseline,

Lanolin, fette Öle, Wachse, auch Polyethylenglykole und Schweineschmalz.

In der Dermatologie wird häufig die Vaseline mit ihren zwei Arten *Flavum* und *Album* verwendet.

Eine weitere, beliebte Salbengrundlage ist getrocknetes Wollfett (Adeps lanae anhydricum = Lanolin).

Die dritte, ebenfalls sehr oft verwendete Salbengrundsubstanz ist Eucerinum anhydricum (Paraffin).

Diese drei Grundsubstanzen können auch untereinander vermischt werden, so zum Beispiel bei Unguentum molle, wo Lanolin und gelbe Vaseline gemischt werden. Es gibt auch Salben, bei denen Eucerin mit Wasser gemischt wird (neun Anteile Eucerinum anhydricum und ein Anteil Wasser).

10. Pflaster

Von Naturmitteln, speziell Kautschuk-Derivaten bis zu synthetischen Stoffen gibt es hier viele Variationen. Bei den *Wirkpflastern* werden auf der Kontakt- oder Klebeseite dem Pflaster noch differente Mittel zugesetzt, die dann therapeutisch wirksam sind (zum Beispiel das ABC-Pflaster mit hyperämisierenden Zusatz).

11. Okklusiv-Verbände

Sie werden als wasserdichte Verbände eingesetzt. Man verwendet oft zusätzlich Folien, unter denen differente Wirkstoffe und Substanzen in die Haut „eingedampft" werden sollen. In der Podologie ist für Okklusiv-Verbände auch der Einsatz von Flüssigkeiten (Kollodium) und Sprühverbänden beliebt, die den Verband nach dem Austrocknen wasserdicht abschließen.

Differente Therapie

Den sogenannten Trägersubstanzen (Vehikeln), die als indifferente Mittel verwendet werden, werden Wirksubstanzen zugesetzt, die man differente Mittel nennt. Die Wirkungen dieser **differenten Mittel** ermöglichen eine gezielte Therapie, je nach vorliegendem Befund.
Sie werden auch nach diesem Schema in die Fertigpräparate der Pharmaindustrie eingebaut und so

eingesetzt. (Siehe auch anhängende Präparateliste)

1. Abschwellende und entzündungshemmende (antiphlogistische) Therapie

Vor Einsatz solcher Mittel ist zu entscheiden, ob es sich um feuchte oder trockene Anwendungen handeln soll.

Bei nässenden, meist entzündlichen Dermatosen sind *feuchte* Verbände zu bevorzugen. Ihre differenten Substanzen sind in der Regel:

- 0,9prozentige NACL/Ringerlösung

- 3prozentige Borsäurelösung

- Ichthyolwasser etc.

- Arnika (Hyzum)

Bei trockenen, also nicht nässenden lokalen Hauterkrankungen verwenden wir auch *trockene* Verbände. Diese haben als indifferente Grundlage Salben, Pasten, Öle und Schüttelmixturen und werden versetzt mit differenten Mitteln:

- 5 bis 10 Prozent Ichthyol
  als Zugsalbe mit bis zu 50 Prozent Ichthyol

- 2 bis 5 Prozent Tumenol

- 5 bis 20 Prozent Steinkohlenteer
  (Pix lithanthracis)

- auch als Liquor carbonis detergens

- 5 Prozent Birkenholzteer (Pix betulinae)

Außerdem werden in Salben (gelegentlich auch in Sprays) Kortisonabkömmlinge verwendet, zum Teil auch in Schüttelmixturen. Neuerdings kommen immer mehr Gele zur Verwendung. Sie werden als Hydrogele von der Industrie zur Wundbehandlung angeboten.

2. Desinfizierende und antiinfektiöse lokale Therapie

Hier werden in der Regel verwendet:

- Lösungen (angewendet in Form von Bädern, Kompressen)

- Kaliumpermanganat verdünnt 1 : 10000

- Rivanol, auch Chloramin verdünnt 1 : 1000

- Alkoholumschläge

Nicht mehr sehr verbreitet, aber durchaus wirkungsvoll sind auch Pinselungen mit desinfizierenden und antiinfektiösen Farbstoffen wie

Pyoktanin
Gentianaviolett
Brillantgrün
Fuchsinrot

Schüttelmixturen und Puder mit Zusatz von desinfizierenden und antiinfektiösen Substanzen werden in der Dermatologie auch noch heute angewendet. Die Zusätze sind hauptsächlich:

- Oxychinoline, z. B. 0,5 bis 1 Prozent Vioform

- Sulfonamide, z. B. Furacin-Puder

- Antibiotika, z. B. Teramycin, Leukomycin, Nebacetin-Puder, auch als Spray

3. Adstringierende differente Therapie

Hier kommen hauptsächlich zur Anwendung:

- Argentum nitricum 2 %, zum Teil bis zu 20 %

- Acidum tannicum 2 %

- Chromsäure 10 % (ätzend!)

4. Antipruriginöse schmerzlindernde, differente Therapie

Hier kommen hauptsächlich zur Anwendung:

- Lösungen:
  z.B. 0,5 bis 1 % Mentholspiritus, 5 % Thesit

- Gelees (Gele):
  z.B. Soventol- und Calcistin-Gel
  Anaesthesin-Gel

- Salben:
  z.B Atosil, Avil-Salbe

5. Durchblutungsfördernde differente Therapie (hyperämisierend)

Man verwendet unter anderen Nikotinsäureesther (in Rubriment) auch Fluvenaminsäure, Ameisensäureesther sowie Spirituslösungen. Auch einige ätherische Öle werden hier eingesetzt (z.B. Rosmarinöl).

6. Keratolytische differente Therapie

Man verwendet dazu höhere Konzentrationen von

- Acidum salicylicum, in Form von Salben (5 bis 10 %), Öl (2 %) und Tinkturen (bis 20 %)
- Resorcin: Schälpasten (5 bis 10 bis 20 %), auch Zubereitungen in Salben
- Schwefelpräparate (Sulfur praecipitatum): Schüttelmixturen mit einer Konzentration von 2 bis 10 %
- Harnstoff

Höhere Konzentrationen der oben genannten differenten Substanzen wirken keratolytisch, niedrigere Konzentrationen der vorgenannten Stoffe werden als keratoplastische Substanzen eingesetzt.

7. Keratoplastische (gewebsaufbauende) Therapie

Niedrige Konzentrationen von

Acidum salicylicum (2 %), Paste oder Salbe, jedoch auch Lösungen
Resorcin (1 bis 2 %), Paste oder Salbe
Sulfur praecipitatum (1 bis 2 %), Schüttelmixtur
Ichthyol/Teer (1 bis 4 %), Paste

8. Antiproliferativ, gegen Bildung von neuem Gewebe gerichtete Therapie

Antiproliferativ wirkt:

Cignolin (1 bis 2%) als Schälpaste
Tumenol (4 %)
Teer (5 bis 10 %)

Antiproliferative Salben werden unter anderem beim Granulationsgewebe des Unguis incarnatus angewendet.

XIV. Spezielle podologische pharmakologische Therapie

Grundbegriffe in der Pharmakologie

Pharmakologie bedeutet die Wissenschaft über Wechselwirkungen bzw. Wirkungen von körperfremden, aber auch körpereigenen Stoffen auf den Organismus. Die daraus abgeleiteten Erkenntnisse werden in der Therapie des kranken Organismus eingesetzt (Pharmakotherapie), aber auch zur Verhinderung schädlicher Wirkungen, zum Beispiel von Vergiftungen (Wissenschaft der **Toxikologie**).

Die **Pharmazie** hingegen beschäftigt sich nicht mit der Wirkung, sondern vor allem mit der Aufarbeitung (z.B. Abfüllung, Herstellung von Pillen, Darreichungsformen, Lagerung und Vertrieb durch die Apotheken) der Arzneimittel.

Wir unterscheiden vom Gesetz her in nützliche (**Arzneimittel**) und schädliche Stoffe (**Gifte**).
Über Nutzen und Schaden entscheidet oft die **Dosis.** Das heißt, daß niedrig dosierte Stoffe oft als heilende Arznei wirken, in hohen Dosen zum Gift werden können. Deswegen ist bei der Dosierung eines Medikaments auch das Körpergewicht entscheidend, da sich bei der Verteilung im Organismus die **Konzentration** ändert.
Im Gegensatz zu der **systemischen Wirkung** im Organismus unterscheiden wir speziell für die Podologie davon die **lokale (topische) Wirkung** auf der Körperoberfläche. Bei vielen Arzneimitteln beobachten wir nicht nur die gewünschte Wirkung, sondern auch **Nebenwirkungen.**

Nur wenige Arzneien werden heute noch auf Rezeptur zubereitet oder vom Apotheker hergestellt. Sie kommen in der Regel als **Fertigarzneimittel** mit bestimmten **Marken- oder Handelsnamen** in den Gebrauch. Diese sind durch ein ® gekennzeichnet. Die darin enthaltenen Wirkstoffe (**Generika**) werden jedoch zur besseren Übersicht mit einem Freinamen bezeichnet, wie zum Beispiel Indometacin, Salicylsäure, Diclofenac.

Arzneimittel wirken auf Ältere und Kinder **individuell unterschiedlich.** Altersstufen weisen große Differenzen in der **Toleranz** hinsichtlich Verträglichkeit und Wirkung auf. Auch **zeitliche Schwankungen** beeinflussen die Arzneimittelwirkung. Unterschiedlich ist auch die **Aufnahme über die Haut** und die **Resorption** im Magen-Darm-Trakt. Eine Rolle bezüglich der Wirkung spielt auch die **Verteilung im Körper.** Für die Wirkungsweise der Arzneimittel am Erfolgsorgan hat man zum besseren Verständnis die sogenannte **Rezeptortheorie** entwickelt. Letztendlich ist bei Medikamenten auch mit einer **Sekundärwirkung** zu rechnen. Die Zeit bis zum Wirkeintritt nennt man die **Latenzzeit.** Die Wirksamkeit ist nicht zuletzt auch von der **Halbwertszeit** bestimmt.
Schließlich unterliegen auch Arzneimittel der **Elimination** durch **Abbau** und **Exkretion.**

Arzneimittel

Begriffsbestimmung

Im Gesetzesbereich der BRD werden in der Podologie Stoffe und Mittel sowie Gegenstände verwendet, die zum Teil frei zugängig sind, aber auch jene, die als Arzneimittel gelten. Letztere unterliegen den gesetzlichen Bestimmungen des Arzneimittelgesetzes.

§ 2 des Arzneimittelgesetzes definiert den Begriff:

Podologische Arzneisachkunde

Klassifizierung der angewandten Mittel

1. Hausmittel

Alle Mittel, die zur Vorbeugung, Linderung und Heilung vom Patienten selbst ohne Verstoß gegen einschlägige Gesetze selbst beschafft und angewandt werden können, zum Beispiel Tee oder Pflanzen aus dem Garten, sind Hausmittel.

2. Kosmetika

Auszug aus dem Arzneimittelgesetz § 2

Arzneimittel sind Stoffe und Zubereitungen aus Stoffen, die dazu bestimmt sind, durch Anwendung am oder im menschlichen und tierischen Körper

1. Krankheiten, Leiden, Körperschäden oder krankhafte Beschwerden zu heilen, zu lindern, zu verhüten oder zu erkennen,

2. die Beschaffenheit, den Zustand oder die Funktionen des Körpers oder seelische Zustände erkennen zu lassen,

3. vom menschlichen oder tierischen Körper erzeugte Wirkstoffe oder Körperflüssigkeiten zu ersetzen,

4. Krankheitserreger, Parasiten oder körperfremde Stoffe abzuwehren, zu beseitigen oder unschädlich zu machen oder

5. die Beschaffenheit, den Zustand oder die Funktionen des Körpers oder seelische Zustände zu beeinflussen.

Ebenfalls als Arzneimittel gelten:

Gegenstände, die ein Arzneimittel enthalten oder auf die ein Arzneimittel aufgebracht ist, oder die dazu bestimmt sind, mit dem menschlichen oder tierischen Körper in Berührung gebracht zu werden.

Auszug aus dem Lebensmittel- und Bedarfsgegenständegesetz (LMBG) §4

Kosmetika sind definiert als *Stoffe und Zubereitungen aus Stoffen,* die nach dem LMBG §4 (Lebensmittel- und Bedarfsgegenständegesetz) *dazu bestimmt sind, äußerlich am Menschen oder seiner Mundhöhle zur Reinigung, zur Pflege oder zur Beeinflussung des Aussehens oder des Körpergeruchs oder zur Vermittlung von Geruchseindrücken angewendet werden, es sei denn, daß sie überwiegend dazu bestimmt sind, Krankheiten, Leiden, Körperschäden oder krankhafte Beschwerden zu lindern oder zu beseitigen.*

Danach sind Kosmetika Mittel der täglichen Körperhygiene wie Seife, Shampoo, Zahncreme, schützende oder pflegende Cremes, Lotiones, Make-up, Haarfärbe- und Enthaarungsmittel, aber auch Antiperspirantien und Sonnenschutzmittel.
In der medizinischen Fußpflege werden heute eine Reihe Mittel angewendet, die auch therapeutische, beispielsweise entzündungshemmende Wirkungen haben. Diese Stoffe gelten solange als Kosmetika, als die medizinische Eigenschaft nicht im Vordergrund steht und die pflegende Komponente überwiegt.

Kosmetika dürfen keine verschreibungspflichtigen Stoffe enthalten. Sie dürfen nicht mit irreführenden Angaben oder einer täuschenden Werbung in den Handel gebracht werden, insbesondere, was nicht beweisbare Wirkungen anbelangt. Die Kennzeichnung von Kosmetika ist gesetzlich geregelt, speziell die Angabe des Herstellers und die Produktionsadresse gefordert.

Die Kosmetik-Verordnung als gesetzliche Grundlage enthält in Anlage 1 eine Liste von 380 Stoffen, die zur Herstellung kosmetischer Stoffe nicht verwendet werden dürfen. Kosmetische Produkte müssen mindestens 30 Monate haltbar sein oder andernfalls ein Mindesthaltbarkeitsdatum tragen.

Darüber hinaus sieht der Gesetzgeber auch Warnhinweise vor, wenn das Kosmetikum zum Beispiel eine Allergie auslösen oder empfindliche Haut reizen kann.

Die Kosmetikverordnung gestattet die Verwendung von zirka 180 in einer Anlage festgelegten Färbemitteln und schreibt in Anlage 6 vor, daß nur 55 Stoffe zur Konservierung von Kosmetika erlaubt sind.
Ebenso werden derzeit (in Anlage 7) 37 Stoffe aufgeführt, die als UV-Filter für Sonnenschutzmittel zugelassen sind.

Um die Verordnung, bzw. die gesetzlichen Vorschriften übersichtlich zu gestalten, sind die verwendbaren Stoffe in Anlagen aufgeführt und in einer Negativliste sowie einer Positivliste festgelegt.

In der Fußpflege im allgemeinen werden aus der Reihe der Kosmetika folgende Mittel bevorzugt eingesetzt:

Depilationsmittel
Epilationsmittel

Antitranspirantien

Aerosole

Repellents

Desodorantien

Bäder

Hornhauterweicher

Nagelpflegemittel

Seifen und Syndets

3. Frei verkäufliche Arzneimittel in der Podologie

In der Podologie werden üblicherweise ohne ärztliche Verschreibung nur Mittel und Drogen eingesetzt, die als Kosmetika deklariert sind oder die nach dem Arzneimittelgesetz nach Paragraph 50 den freiverkäuflichen Arzeimitteln zuzurechnen sind. Letztere dürfen nur von Personen abgegeben werden, die den Nachweis einer erforderlichen **Sachkenntnis** erbracht haben.

Sachkenntnis

Die „**Sachkenntnis**" ist insbesonders über folgende Gebiete zu erbringen:

Sortimente und Klassifizierung frei verkäuflicher Arzneimittel

Planzen und Planzenteile sowie Chemikalien, die üblicherweise in frei verkäuflichen Arzneimitteln vorkommen, einschließlich ihrer Darreichungsformen

Verwechslung, Verfälschung und verdorbene Arzneimittel

Lagerung und Verfallsdatum

Abfüllen, Abpacken und Abgabe

Gefahren durch Arzneimittel

Vorschriften des Arzneimittelrechtes einschließlich Werbung im Heilwesen

Für die allgemeine Sachkunde im Sinne des Gesetzes ist die Kenntnis folgender Wirkgruppen erforderlich:

Abführmittel (Leinsamen etc.)
Beruhigungsmittel (Baldrian etc.)
Erkältungsmittel und Adjuvantien
Herz-Kreislaufmittel
Kräftigungsmittel (Ginseng)
Magen-Leber-Galle-Mittel (Fenchel, Kamille)
Nieren- und Blasenmittel

Sortimente und Klassifizierung frei verkäuflicher Arzneimittel

Interna und Externa aus pflanzlichen Stoffen

Pflanzen und Pflanzenteile
Ätherische Öle
Bitterstoffe
Anthranoide
Schleimstoffe
Gerbstoffe
Flavonoide
Saponine

Wichtige frei verkäufliche Drogen aus Pflanzen, die in der Podologie und deren Randgebieten eine Rolle spielen:

Kreislaufwirksame Mittel

Weißdorn
Rosmarin
Melissenblätter

Gefäßwirksame Mittel

Mistelkraut
Gingkoblätter
Roßkastanien
Rosmarin (periphere Durchblutung)

Desinfizierende Drogen

im Harn:
Bärentraubenblätter
Preiselbeerblätter
Heidekraut
Birnenblätter

auf Haut und Schleimhaut:
Thymian (als Thymol im ätherischen Öl)
Nelkenöl (als Eugenol im Nelkenöl)

Wundbehandlung

Ringelblumen (Umschlag/Salbe)
Arnikablüten (Tee/Tinktur/Umschlag bei frischen Traumen und chronischen Wunden)
Beinwell (pulverisiertes Pulver im Aufguß bei Paronychie, Prellungen)

Vitamine (zum Teil mit Dosisbegrenzung)

fettlösliche:
A (Retinol, Höchstmenge 6000 internationale Einheiten [IE]/Tag)
D_2 (Ergocalciferol, Höchstmenge/Tag 400 IE)
D_3 (Cholecalciferol, Höchstmenge/Tag 400 IE)
E (Tocopherol)
K

wasserlösliche:
B_1 (Thiamin)
B_2 (Lactoflavin bzw Riboflavin)
B_3 (Pyridoxin)
B_{12} (Cyanocobalamin)
C (Ascorbinsäure)
H (Biotin, bzw. Nicotinamid)

Nagel- und Haartherapeutika

Ackerschachtelhalmkraut: Inhaltsstoffe: Kieselsäure, Gerbstoff, Bitterstoff, Glykoside
Wirkung: Adstringierend und bei leicht verletzbarer Haut blutungsmindernd, mineralisierend
Indikation: nagelkräftigend, bei starker Narbenbildung, Fußschweiß

Fußschweiß:

Eichenrinde
Salbei (Nachtschweiß)
Roßkastanie
Heublume
Kamille

Schmerzlinderung

Pfefferminzöl (Burning feet-Einreibung, bei Nervenschmerzen, stumpfen Sportverletzungen, Migräne)
Weidenrinde (Tabletten)
Menthol (Migränestift)
Menthol (Paste oder alkalische Lösung, Indikation: Juckreiz)

Entzündungshemmung

Kamillenblüten (Umschlag/Salben/Tropfen/Bäder)
Wacholderbeeröl (Indikation: Urtikaria, Nesselsucht)

Weitere in der Podologie eingesetzte pflanzliche Wirkstoffe und Pflanzen:

alphabetisch:

Aloe-Vera: Inhaltstoffe: Harze, Anthraglykoside, Bitterstoffe.
Indikation: als Gel aus Fasern der Aloe-Vera-Blätter, feuchtigkeitsspendend bei trockener Haut, UV-Schutz. Wurde früher wegen seinem bitteren Geschmack den Kindern auf die Nägel gestrichen, um das Nagelkauen zu unterbinden.

Arnika: Inhaltstoffe: ätherisches Öl, Bitterstoff, Gerbstoff, Harz, Wachs, Kieselsäure, Farbstoffe
Indikation: Entzündungen, Schwellungen

Artischocke (Stengelblätter): Inhaltstoffe: Bitterstoffe etc.
Indikation: juckende Entzündungen, Nesselsucht (Urtikaria) und Ekzeme

Aubergine: Inhaltstoffe: Salonine etc.
Indikation: galletreibend, in China gebräuchlich für lokale Umschläge bei Pernionen

Beinwell: Inhaltstoffe: ätherisches Öl, Alkaloide, Gerbstoff, Harz, Allantoin
Indikation: Wundheilung durch Allantoin

Quecke: Inhaltstoffe: ätherisches Öl (Agropyren), Polysaccharid (Triticin), Vanilinglucosid et al
Indikation: wegen Triticin bei Diabetikern. Die Wurzel ist harntreibend, das ätherische Öl ist stark antibiotisch.

Chinarinde: Inhaltstoffe: alkoholische Auszüge, Wirkstoff: Chinin
Indikation/Wirkung: tonisierend, antiseptisch, allgemein fiebersenkend

Heildolde: Sanikel: Indikation/Wirkung: direkt angewandt adstringierend, zur Wundheilung nach Fisteln und Eiterungen

Johanniskraut: Inhaltstoffe: ätherisches Öl, Gerbstoffe, Harze, Flavonoide, Hypericin (phototoxisch)
Indikation: Wundheilung, Schmerzlinderung bei Prellungen etc.

Kampherbaum: Inhaltstoffe: ätherische Öle z.B. im Japankampfer als Keton

Indikation: Durchblutungsförderung, entkrampfend

Kamille: Inhaltstoffe: ätherisches Öl (davon 50 % Bisabolol und Chamazulen), Fettsäuren, Kalium
Indikation: Geschwüre, Entzündungen, innerlich und äußerlich als Bäder!

Karite-Butter: pflanzliches Fett aus dem Karite-Baum der Elfenbeinküste
Inhaltstoffe: Fettsäuren (Palmitin, Stearin, Olein), Vitamin A, E, D, Triterpenalkohol, Phytosterin
Indikation/Wirkung: zur Rückfettung, bei Schwielen und Schrunden, zur besseren Narbenbildung

Klette: Inhaltstoffe: Speicherzucker Inulin zirka 50 %, ätherisches Öl, Bitterstoff
Indikation/Wirkung: durch die Polyacetylene bakteriostatisch und fungizid bei Furunkulose

Lavendel: Inhaltstoffe: ätherisches Öl, Gerbstoff, Bitterstoff, Cumarin
Indikation/Wirkung: Krampflösung, leicht antiseptisch in Bädern, schweißtreibend!, Narbenbehandlung

Lorbeer: Inhaltstoffe: ätherische Öle, Bitterstoffe, Gerbsäure, Früchte für Lorbeeröl (Lorbeerbutter)
Indikation: Salbe gegen Rheuma, Gicht

Löwenzahnwurzel: Bitterstoffe u.a.
Indikation/Wirkung: äußerlich bei Ekzemen, Geschwüren, adstringierend

Myrrhe: Inhaltstoffe: harzartiger Milchsaft von Commiphora
Indikation/Wirkung: antiseptisch, adstringierend, bei Entzündungen

Myrte: Inhaltstoffe: ätherische Öle (Terpene wie Myrtenol) Gerbstoffe, Harz
Indikation: Verwendung als Geruchsstoff

Nelkenwurz: Inhaltsstoffe: ätherisches Öl, Gerbstoff, Bitterstoff, Vitamin C,
Indikation/Wirkung: schweißtreibend! fiebersenkend, adstringierend, Wundheilung

Pfefferminze: Inhaltstoffe: ätherische Öle z.B. Menthol (= Monoterpen), Geruchsstoffe, Indikation/Wirkung: Durchblutungsförderung, desinfizierend, kühlend

Ringelblume: Inhaltsstoffe: ätherisches Öl, 20 % Bitterstoffe, 3 % Carotinoide, Flavonoide, Saponine
Indikation: Geschwüre, schlecht heilende Wunden

Rosmarin: Inhaltsstoffe: ätherisches Öl, Bitterstoffe, Harze, Gummi, Gerbstoff, Rosmarinsäure, Flavonoide
Indikation: Durchblutungsförderung, krampflösend, vegetativ stimulierend

Ruprechtskraut: Inhaltsstoffe: ätherische Öle, Gerbstoff, Bitterstoff, phenolisches Virustatikum.
Indikation: Warzen, Herpes, Furunkel

Roßkastanie: Inhaltsstoffe: Saponine, Gerbstoffe, Cumarin-Glykoside (z.B. Aescin), Stärke, Zucker, fettes Öl
Indikation/Wirkung: adstringierend, blutstillend, gefäßverengend und kapillarabdichtend, ödemausschwemmend

Salbei: Inhaltsstoffe: ätherisches Öl, Gerbstoff, Bitterstoffe, Flavonoide
Indikation/Wirkung: Schweißhemmung, leicht antiseptisch als Bad

Sojaöl: Inhaltstoffe: Öl aus Sojabohne
Indikation/Wirkung: Vehikelsubstanz für pflanzliche Wirkstoffe und Vitamine

Ölbaum: Inhaltsstoffe: fettes Öl, Bitterglykosid, Vitamine
Indikation: als Grundlage für Salben, Seifen Einreibungen etc.

Schafgarbe: Inhaltsstoffe: 20 % ätherisches Öl, u.a. Chamazulen, Achillein (blutstillend), Aspigenein, Gerbstoffe
Indikation/Wirkung: heilend, hautreinigend

Schöllkraut: Inhaltsstoffe: Alkaloide wie Chelidonin (gegen Koliken) und Chelerythin (starkes Reizgift gegen Warzen) sowie alpha-Allokryptin (Krampfgift, auch Lokalanaesthetikum)

Teebaumöl: Inhaltstoffe: ätherische Öle, Terpene etc.
Indikation/Wirkung: antiseptisch, heilend, bei Entzündungen

Thymian: Inhaltsstoffe: Phenole, ätherisches Öl (1–2,5 % Thymianöl) 10 % Gerbstoff, Bitterstoff, Harz
Indikation/Wirkung: antiseptisch durch Thymol,

geruchsbindend, krampflösend, Narbenbehandlung

Tigergras: aus Indien und Madagaskar Inhaltstoffe: Asiaticoside, Aziatinsäure, Madecassinsäure
Indikation: zur Heilung und Vernarbung

Wacholder: Inhaltsstoffe: ätherisches Öl (z.B. alpha-Pinen = Monoterpen), Gerbstoff, organische Säuren, Kohlehydrate
Indikation: Einreibung bei Akne, bei Rheuma und Ödemen

Waldkiefer: Inhaltsstoffe: ätherische Öle (z.B. alpha-Pinen = Monoterpen), Harz, Gerbstoffe, Bitterstoffe
Indikation/Wirkung: Durchblutungsförderung, antiseptisch, zum Einreiben

Weiselfuttersaft: Bienenköniginfuttersaft, als Gelee Royal bekannt
Inhaltstoffe: hochwertige Nährstoffe, Enzyme, Eiweiß, Vitamine
Indikation: Regeneration

Weißdorn: Inhaltsstoffe: ätherisches Öl, Gerbstoff, Vitamin C, Farbstoffe, Flavonoide
Indikation/Wirkung: Abwehrfördernd, adstringierend, krampflösend

Walnußbaumblätter: Inhaltsstoffe: Gerbstoffe, ätherisches Öl
Indikation/Wirkung: adstringierend und abführend wegen Juglon (wirkt oberflächlich gegen Pusteln, Ekzeme, auch fungizid und keratolytisch)

Zaubernuß: Hamamelis: Inhaltsstoffe: ätherische Öle, Gerbstoffe, Cholin
Indikation/Wirkung: venentonisierend, gefäßabdichtend, adstringierend, entzündungshemmend

Hinweis:

Allantoin: Eiweißstoffwechselprodukt aus Roßkastanie, Beinwell, Weizenkeim
Indikation: Keratolyse, Rhagaden, Wundheilung

Giftigkeit:

Pflanzen beziehungsweise deren Zubereitungen können giftig sein. Die Giftstoffe lassen sich in mehrere Hauptgruppen einteilen:

Alkaloide: z.B. Strychnin, Spartein, Colchicin

Glykoside: z.B. Digitalis, Strophantin

Toxische Aminosäuren: alpha-Oxalylaminopropionsäure

Toxische Proteine: z.B. Ricin

Ätherische Öle: z.B. Monoterpene wie Menthol und Kampfer, Keton

Saponine: z.B. Glycyrrhizin, Aescin

Furonocumarine: z.B. Psoralen, Bergapten, Hypericin

Sechs bis neun Gramm Menthol sind bereits toxisch. Maßgeblich dafür sind unter anderen Monoterpene, die in den ätherischen Ölen vorkommen. Tödlich sind 20 Gramm Eukalyptusöl! Daher ist klar, daß der Gesetzgeber den Umgang mit pflanzlichen Arzneimitteln begrenzt hat.

Die Roßkastanie enthält Saponin. Es ist ein Glykosid, das oberflächenaktiv ist und dadurch an der Zelle membranschädigend wirkt. Über die Haut wird es allerdings wenig aufgenommen.

Cumarine, (Furanocumarine im Wiesenbärenklau, Roßkastanie) wirken phototoxisch. Sie steigern die Empfindlichkeit gegen Sonnenlicht, was auch bei der Psoriasis-Therapie mit Psoralen ausgenützt wird.

Darreichungsformen frei verkäuflicher Arzneimittel

* nicht rezeptpflichtig; ** frei verkäuflich

Die geläufigsten Darreichungsformen sind:

Frischpflanzenpreßsäfte
Medizinalweine
Tees
Tonika
Sirup
Ganzdrogen oder Teile von Drogen
(Grobschnitt, Feinschnitt)
Emulsionen
Bonbons
Pastillen
Kapseln
Dragees
Tabletten
Tinktur

Heilmittel gegen Hühneraugen und Hornhaut

Sie sind in den gesetzlichen Grundlagen in einer Anlage 2c aufgeführt: Danach dürfen für die Anwendung und zwar ausschließlich bei Hühneraugen und an Hornhaut nur die nachfolgend aufgeführten Stoffe als Bestandteile der frei verkäuflichen Arzneimittel verwendet werden. Diese Arzneimittel müssen Fertigarzneimittel und vom Bundesgesundheitsamt zugelassen sein.

Die Anlage 2c beinhaltet folgende Stoffe:
2-Aminoethanol
Benzalkoniumchlorid
Benzocain
Benzylbenzoat
2,4-Dihydrobenzoesäure
2,6-Dihydrobenzoesäure
3,5-Dihydrobenzoesäure
Alpha-Dodecyl-w-hydroxypoly(oxethylen)
Essigsäure
Lärchenterpentin
Menthol
Milchsäure bis 10%ig
Salicylsäure bis 40%ig

Nageltherapeutika

Nagelerweicher (Keratolytika etc.)
Schachtelhalmkraut bei Nagelbrüchigkeit (auch harntreibend)
Kytta-Nagelsalbe * Inhaltstoffe: Undecylensäure, Benzoesäure, Salicylsäure, Ausz. Radix Symphiti, Vit A, Vit D_3)

Interna
Pantovigar Kapseln* Inhaltstoffe: Thiaminnitrat, Calciumpanthothenat, Medizinische Hefe, Cystin, Keratin, Aminobenzoesäure

Einreibemittel

Franzbranntwein

Ätherische Öle

Kampfer

Menthol

4. Apothekenpflichtige Arzneimittel

Allgemein

Arzneimittel, die nicht durch gesetzliche Vorschriften von der Abgabe durch Apotheken freigegeben sind, dürfen im Einzelhandel nur von Apotheken abgegeben werden (siehe § 43 AMG). Arzneimittel, die der Verschreibungspflicht unterliegen, dürfen grundsätzlich nur in Apotheken abgegeben werden.

Pflanzliche Stoffe

Pflanzliche Stoffe werden in den Apotheken vorwiegend in nachfolgenden Zubereitugen abgegeben:

Injektionen
Infusionen
Zäpfchen (rectal)
Implantate
Aerosole mit Teilchengröße unter
fünf Mikrometer

5. Verschreibungspflichtige Arzneimittel

Anaesthetika und Analgetika

Benzocain (Anaesthesin) Indikation/Anwendung: Schleimhaut, weniger Haut
Phenolum liquefactum (1–2 % in Paste oder Schüttelmixtur) Indikation/Anwendung: Haut
Phenolsulfonsäure (Subcutin) Indikation/Anwendung: Schleimhaut
Lidocain (Dentinox-Gel) Indikation/Anwendung: Schleimhaut
Emla-Gel: Anaesthesiegel Indikation/Anwendung: Haut, Schleimhaut)
Tetracain (Dynexan)
Thesit (Polidocanol 5 %, 2–5 % Thesit-Gel) Indi-

kation/Anwendung: Haut
Anaesthesin N-Puder* (Benzocain)

Hyperämisierende Mittel

Nikotinsäure
Fluvenaminsäure
Ichthyol in hoher Konzentration
ätherische Öle
Tinctura capsici
Tinctura cantharidis

6. Desinfektionsmittel

Desinfektionsmittel dürfen in den Handel gebracht werden, soweit sie ausschließlich zum äußeren Gebrauch bestimmt sind.

Die wichtigsten Mittel sind:

Akohole
Aldehyde
Phenolderivate
Detergentien
Halogene
andere Desinfektionsmittel

7. Unterstützende Therapie

Sonnenhutwurzel: Indikation/Anwendung: zur Abwehrsteigerung
Ginsengwurzel: Indikation/Anwendung: abwehrsteigernd, gegen Streß
Brennesselkraut: Indikation/Anwendung: Körperstoffwechsel anregend, gegen Rheuma
Vitamine
Eleutherokokkuswurzel: Indikation/Anwendung: allgemeine Kräftigung, Streß
Johanniskraut: Indikation/Anwendung: bei depressiven Zuständen
Baldrianwurzel: Indikation/Anwendung: Überreizung, restless legs
Hopfenzapfen: Indikation/Anwendung: Beruhigung
Melissenblätter: Indikation/Anwendung: Nervosität
Passionsblumenkraut: Indikation/Anwendung: Überreizung

Nagelpräparate

Pantovigar* Kapseln: Inhaltsstoffe: Thiaminnitrat, Calciumpantothenat, Medizinalhefe, Cystin, Keratin, Aminobenzoesäure
Gelacet N Kapseln: Inhaltsstoffe: Retinolacetat

Podologische Dermatika (Präparateliste)

Externa

Rezeptpflichtige

nicht rezeptpflichtige*

freiverkäufliche**

Homöopathika und Kosmetika

Inhaltstoffe und Zusammensetzung in Klammern

Die Präparate zur Behandlung der Haut des Fußes sind, soweit möglich, nach Wirkstoffgruppen geordnet.
Von den Indikationen der einzelnen Arzneimitteln sind in der Regel nur diejenigen aufgeführt, die für die Podologie wichtig sind.
In den Klammern sind jeweils die wichtigsten Wirkstoffe, zum Teil verkürzt, angegeben.
Hilfsstoffe sind in der Regel nicht genannt.
Weitere Informationen finden sich auf den Waschzetteln und in der „Roten Liste".

Anaesthetika und Analgetika

Benzocain (Anaesthesin), Indikation/Anwendung: Schleimhaut, weniger Haut
Phenolum liquefactum (1–2% in Paste oder Schüttelmixtur): Indikation/Anwendung: Haut
Phenolsulfonsäure (Subcutin): Indikation/Anwendung: Schleimhaut
Lidocain (Dentinox-Gel):Indikation/Anwendung: Schleimhaut)
Emla-Gel: Indikation/Anwendung: Haut, Schleimhaut
Tetracain (Dynexan)
Thesit (Polidocanol 5 %, 2–5 % Thesit-Gel) Indikation/Anwendung: Haut
Menthol-Spiritus 0,5–1 %
Thesit-Lösung 5 %
Emla-Anaesthesin-Gel
Anaesthesin-Gel

Juckreiz und Sonnenbrand lindernde Präparate

Salistoperm
Optiderm
Soventol
Calcistin
Anaesthesin-Gel
Anaesthecomp N Gel* (Lidocain, Diphenhydramin)
Dermicyl Allerg Salbe* (Aqua calcariae)
Euraxil Creme. Lotio* (Crotamiton)
Ingelan Gel* (Isoprenalinsulfat)
Kattwilon Puder* (Isoprenalinsulfat)
Ingelan Puder* (Isoprenalinsulfat, Salicylsäure)
Paracril Lotio* (Suspension Diphenhydramin, Zinkoxid)
Preasidin*, Creme (Lidocain, Diphenhydraminmetilsulfat, Titandioxid)

Antiallergika, kortisonfrei

Avil* Salbe (Pheniraminhydrogenmaleat)
Azarop * Stift (Tripelennamin)
Fenestil-Gel* (Dimetindenmaleat)
Psilo-Balsam N* (Diphenhydramin)
Sytral Gel* (Chlorphenoxamin)
Tavegil Gel* (Clemastinhydrogenfumarat), ohne und mit Kortison, dann rezeptpflichtig
Ekzevowensalbe* (Acid. arsenicosum D4, Berberis aquifol., Calendula Centella asiat., Litta ves., Semecarpus anacard., Viola tric., Perubalsam, Zinkoxid)

Interna

Phytodolor* zum Einnehmen
(Auszüge aus Zitterpappeln, Goldrutenkraut, Eschenrinde)

Antibiotika und Antiseptika

Antibiotikahaltige Externa

Salben und Gele

Achromycin Salbe (Tetracyclin)
Aureomycin-Dentalpaste (Chlortetracyclin)

Evazol Creme (Dequaliniumchlorid)
Fucidine Gel und Salbe (Fusidinsäure)
Nebacetin
Terramycin-Salbe (Oxytetracyclin, Polymyxin-B)
Iruxol-Salbe (Kollagenase, Chloramphenicol)
Leukase Salbe (Framycetin-Sulfat, Trypsin)
Refobacin-Creme (Gentamycinsulfat)
Flammazine-Creme (Sulfonamid)
Tyrosur Gel (Tyrothricin)

Betaisodona Salbe (Polyvidon-Jod)
(Tyrothricin, Cetylpyridiniumchlorid)
Rivanolsalbe (Ethacridinlactat)

kortisonhaltige

Topsym poyvalent: Salbe (Fluocinoid, Neomy-
cin, Nystatin): Indikation/Anwendung: bei Candi-
da-Infektion
Terracortril Spray (Tetracyclin, Polymyxin B,
Hydrocortison)
Corti-Refobacin: Indikation/Anwendung: Salbe
Jellin-Neomycin: Creme (Fluocinolon, Neomycin)
Diprogenta: Creme und Salbe (Betamethason,
Gentamicin)
Decoderm tri: Creme (Flupredniden, Miconacol)
Indikation/Anwendung: bei Pilz und Ekzem
corticotulle lumiere Wundkompresse (Triamcino-
lon, Neomycin, Polymyxin B)
Aureodelf Salbe (Chlortetracyclin, Triamcinolon)
Locacorten-Vioform Paste/Creme (Flumetason,
Clioquinol)

antibiotische Puder

Nebacetin
Refobacin-Puder (Gentamicinsulfat)
Tyrosur
Leukase-Puder (Framycetinsulfat)
Fucidine-Puder
Medicrucin (Neomycin, Bacitracin)
Cicatrex-Puder (Bacitracin)
Terramycin-Puder (Oxytetracyclin, Polymyxin-B)

Gaze

Sofra-Tüll (Framycetin)
Fucidine-Gaze
Nebacetin-Gaze
Betaisodona-Wundgaze (Polyvidon-Jod)
Sagrosept Tücher (Propanol, Benzoesäure,
Milchsäure)
antibiotulle lumiere Wundkompresse (Neomycin-

sulfat, Polymycin B-Sulfat)
Bactigras Gaze (Chlorhexidin)
corticotulle lumiere Wundkompresse (Triamcinolon, Neomycin, Polymyxin B)

Spray

Nebacetin-Sprühverband
Terramycin-Puderspray
Terracortril-Spray (Tetracyclin, Polymyxin B,
Hydrocortison)

Antiseptika

Virustatika (bei Herpes)

Acic Creme (Aciclovir)
Zovirax (Aciclovir)
Condylox Lösung (Podophyllotoxin)
Lipactin Gel (Heparin-Natrium, Zinksulfat)
Triapten Antiviralcreme (Foscarnet-Na)
Vidaribin Salbe (Vidaribin)
Viru-Merz Creme (Tromantadin)
Virunguent Salbe (Idoxorudin)
Virudermin Gel (Zinksulfat)

Virunguent P Salbe (Idoxorudin, Prednisolon)

pflanzlich*
Lomaherpan Creme (Trockenextrakt Melisse)

Heilsalben

Allgemeine (indifferente) Heilsalben

Asche Basis Creme/Salbe/Lotio/Fettsalbe
(weißes Vaselin, dickflüssiges Paraffin, Stearinalkohol, Poloxylstearat, Acrylsäurepolymerisat,
Editinsäure Dinatriumsalz, Benzylalkohol)

Loca Basis Creme (Palmitoylascorbinsäure,
Cetylalkohol, Cetylpalmitat, Dodecylsäure, Editinsäure, Glycerol, Phenoxyethanol, Propylenglycol, Stearinsäure, Stearinalkohol, weißes Vaselin)

Stadaderm Basiscreme* (Gelatine, Stearinalkohol, Glycerol, Isopropylmyristat, Paraffin, Glyce-
rolmonostearat)

Decoderm Basiscreme* (Sorbinsäure, Silicium-
oxid, Tryglyceride, Paraffin, Propylenglycol, Polysorbat, Cetylstearinalkohol, weißes Vaselin)

Linola* Creme ÖÄ/W (Linolsäure, Ricinolsäure)
Retterspitz Gelee* (Acidum citricum, Acid. tartarikum, Alumen, Rosmarin, Thymol, Allantoin)

Granulationsfördernde Salben

Actyhaemyl (proteinfreies Hämoderivat aus Kälberblut)
Actovegin
Granugenol (Mineralölraffinat)
Peru-Balsam
Unguentacid-Salbe R (Linolsäure, Vit. A, Vit. E)
placentapur* Salbe (Placentaextrakt)

Pflanzliche Heilsalben*

Unguentum Truw (Arnika, Hypericum, Echinacea)
Echinacin Salbe* (Preßsaft aus Purpursonnenhut-Kraut)
Hansana * Salbe (Extr. Cort. Hamamelis)
Hametum Creme* (Hamamelis)
derma-loges N (Wund und Heilsalbe, Perubalsam, Arnika, Hamamelis, Kamille, Sonnenblumenöl)
Ringelblumensalbe von Sixtus und von Doerr
Ucee N Wundsalbe Kytta (öliger Auszug aus Ringelblumen und Johanniskraut
Ilon-Abszeßsalbe* (Lärchenterpentin, Terpentinöl)
Leioderm Creme* (Chinolinolsulfat)
PC 30 N (Kamillenblütentrockenextrakt)
Kamillosan Creme* (Kamille, äth. Öl, Levomenol)
Penaten-medical-Wund und Heilsalbe* (Preßsaft roter Sonnenhut)
Kneipp Johanniskraut-Öl N (öliger Auszug)
Azulon Kamillensalbe
Silvipan Weizenkleie-Extrakt E (Badeextrakt)
Silvipan Eichenrinden-Extrakt E (Badeextrakt)
Bagnisan med. Heilbad (Ethanol, Echinacea, Hamamelis, Chlorophyll, Na-Salz)
Silvapin Kohlensäurebad Fl (CO_2 Fichtennadelöl)
Nachtkerzenöl: (gammalinolensäurehaltig,)
Indikation/Anwendung: bei Neurodermitis, auch gegen Juckreiz, 2 bis 4 Wochen lang, 240 bis 320 mg Gamolensäure (Epogam R)

antibiotikahaltige Heilsalben

Iruxol Salbe (Enzym Kollagenase, Protease, Chloramphenicol)
Ulcurilen N Wundsalbe (Allantoin, Chlorcresol, Neomycinsulfat)
Ichthoseptal Creme (Ichthyol [= Natriumbituminosulfat], Chloramphenicol)

dexpantenolhaltige Heilsalben

Bepanthen-Roche
Hansamed-Balsam
Hermalind (Chlorhexidin)
Kamillosan Heilcreme
PC 30 V* Flüssigkeit (Roßkastaniensamen Tr. Extrakt, Kamille, Dexpanthenol)

zinkhaltige Heilsalben

Zinkoxyd-Salbe
Mirfulan-Salbe (Zinkoxyid, Lebertran)
Desitin-Salbe
Fissan-Schüttelmixtur (Zinkoxid)

aluminiumhaltige Heilsalben

Lenicet Salbe*: Indikation/Anwendung: gegen Rhagaden, Perniones (Aluminiumhydroxid, Aluminiumoxid)
Satina d, alkalifreie Lösung (Eiweißhydrolysat und Fettsäuren, etc.)

Tinkturen, Lösungen

Hamevis Tinktur* (Hamamelisrindentinktur)
Oxoferin
Solutio Cordes (Natriumbituminosulfonat [= Ichthyol])
Combudoron Flüssigkeit* (Arnika, Herb. Urtic.)

Heilpuder*

Debrisorb (Kunststoff-Dextranomer)
Wundzucker
Essasorb (Mikro-Pellets mit Cadexomer-Jod)
Fissan-Silberpuder (Methenamin-Silbernitrat)
Chamo-Bürger (lipophiler Auszug (äth. Öl) aus Kamillenblüten mit 100 % Propanol)
Aktiv Puder* (Siliciumdioxid)

Gaze/Kompressen als Heilauflagen

Branolind-Gittertüll* (Perubalsam)
tulle gras lumiere Wundkompresse (Perubalsam und weiße Vaseline)
Inadine Salbengaze (Polyvidon-Jod)

Lichtschutzpräparate

Azulon Kamillen Puder* (Kamillentrockenextrakt, äth. Öl Levomenol)
Contralum Ultra, Creme (Campher, Propylphenylpropandion, Phenylbenzimidazolsulfonsäure, Natriumsalz)
Spectraban 4 Lichtschutzlösung* (Ethylhexyldimethyl-aminobenzoat)

Wundreinigung

Wasserstoffsuperoxyd H_2O_2
NaCl-Lösung
Rivanol
Wobe-Mugos E Salbe*: (Papain, Trypsin, Chymotrypsin) Indikation/Anwendung: enzymatische Wundreinigung
Iruxol-Salbe
Leukase Kegel/Salbe/Lösung/Gel

Kosmetika mit wirksamen Bestandteilen**

Sixtus-Ringelblumensalbe
Camillen-Eis-Gel

Antiphlogistika
abschwellende und entzündungs-
hemmende Arzneimittel

Grundstoffe

Ichthyol 5–10 %
Tumenol (= Ichthyol) 2–5 %
Steinkohlenteer 5–20 % (Pix lithanthracis)
Birkenholzteer 5 % (Pix betulinae)

NaCl-Lösung (Ringerlösung 0,9%ig)
Borsäure 3%ig
Ichthyolwasser

chemisch definierte Antiphlogistika und Antirheumatika

nach Generika geordnet:

Salicylsäure* (Apernyl Styli, Phlogont Salbe)
Ibuprofen* (Dolgit Salbe)

rezeptpflichtig! sind:

Indometacin (Amuno Gel, Elmetacin Lösung)
Diclofenac (Voltaren-Emulgel)
Butazolidin (Komb. Oxyphenbutazon, Heparin-Creme)
Piroxicam (Felden-top Gel)
Felbinac (Dolinac Gel, Target Gel)
Etofenamat (Rheumon Gel und Lotio)

pflanzliche antiphlogistische Stoffe *

Kamillenextrakte zum Beispiel von Steierl und von Spitzner
Cesrasanol (Kamille, Hamamelis, Calendula, Arnika, Herb. Millefolii, Herb. Centaurii)
Bromelain Dragees (Bromelaine [= Enzym aus Ananasgewächsen])
Arnika-N Salbe (Arnika)
Hyzum Tinktur für Umschläge (Arnika)
Kytta-Salbe und Umschlagpaste (Radix Symphyti Extrakt)
Retterspitz äußerlich Fl. (Acidum citricum, tartaricum, Alumen, Rosmarinöl, Thymol)
Alsol Creme/Einreibelösung (Aluminium-acetat-tartrat)
Aloe vera extrakt (50%iger Äthanol Extrakt, als Puder mit Polysaccharid, auch als Gel)

verschiedene andere Antiphlogistika

Gelum S Gel (Kalium-Eisen Triphosphat, Citronensäureglycerolester)
Ichtholan (Ammoniumbituminosolfonat, Wollwachs)
Dermi-Cyl Allerg Salbe (Aqua calcariae)
Euraxil Lotio und Creme (Cromiton)

kortisonhaltige Antiphlogistika (in der Regel rezeptpflichtig)

Cerson Creme* (Flumetason)
Betnesol V Salbe/Creme/Lotio (Betamethason)
Amciderm Salbe/Creme (Amcinonid)
Topsilon Salbe/Lotio (Desoximethason)
Topsym Creme (Fluocinonid)
Volon A Salbe/Lotio (Triamcinolon)
Volon A Haftsalbe (Indikation/Anwendung: podologische Orthesen)
Tuttozem N Spezial Ekzemsalbe (Dexamethason)
Ficortril Salbe/Lotio (Hydrocortison)
Dermatop Salbe/Creme/Lösung (Prednison)

Ultralan Salbe/Creme/Milch/Fettspray (Fluocortolon)
Triamcinolon Wolff Creme
Syracort Gel/Creme/Salbe (Fluocortolon)
Solutio Cordes Dexa N (Dexamethason)
Celestan-V Salbe/Creme (Betametason)
Decoderm Paste/Salbe/Creme/Tinktur (Flupredniden)
Diprosis Gel/Salbe (Betamethason, Propylenglykol)
Dermoxin Salbe/Creme (Clobetasol)
Diprosone Lösung/Creme/Salbe (Betamethason)
Ecural Fettcreme Lösung (Mometason)
Halcimat Creme (Halcinonid)
Kaban auf Asche Basis (Clocortolon, Basis: weißes Vaselin, dickflüssiges Paraffin, Stearinalkohol, Poloxylstearat, Acrylsäurepolymerisat, Editinsäure Dinatriumsalz, Benzylalkohol)
Lederlon Creme/Lotio/Salbe (Triamcinolon)

Volon A Spray (Triamcinolon)
Arutrin Spray (Triamcinolon)
Ficortril Spray
Ultralan Fettspray

Heilmittel gegen Hühneraugen und Hornhaut*

Sie sind in den gesetzlichen Grundlagen in einer Anlage 2c aufgeführt: Danach dürfen für die Anwendung und zwar ausschließlich bei Hühneraugen und an Hornhaut nur die nachfolgend aufgeführten Stoffe als Bestandteile der frei verkäuflichen Arzneimittel verwendet werden. Die Warzen als infektiöse Neubildungen werden gesetzmäßig mit apothekenpflichtigen und zum Teil mit rezeptpflichtigen Mittel behandelt. Nachgenannte Heilmittel gegen Hühneraugen und Schwielen müssen Fertigarzneimittel und vom Bundesgesundheitsamt zugelassen sein.
Die Anlage 2c beinhaltet folgende Stoffe:

Generica

2-Aminoethanol
Benzalkoniumchlorid
Benzocain
Benzylbenzoat
Alpha-Dodecyl-w-hydroxypoly-(oxethylen)

Lärchenterpentin
Menthol

Säuren:

Milchsäure bis 10%ig
Salicylsäure bis 40%ig
Essigsäure
2,4-Dihydrobenzoesäure
2,6-Dihydrobenzoesäure
3,5-Dihydrobenzoesäure
Lärchenterpentin

Im Handel befindliche Hornhauterweicher (Keratolytika)

Einzelstoffe*

Gehwol Schälpaste* (Salicylsäure)
Albothyl*
Schrundensalbe-Dermi-Cyl* (Salicylsäure)
Resorcin
Nubral Creme* (Harnstoff) Basodexan Soft*
Creme (Harnstoff)
Hyanit N* (Harnstoff)
Balisa Creme* (Harnstoff)
Carbamid Creme Widmer* (Harnstoff)
Elacutan Creme* (Harnstoff)
Ureotop Creme* (Harnstoff)
Laceran Salbe* (Harnstoff)

Schwefelpräparate*

Sulfur praecipitatum

Hornhaut und Hühneraugenpflaster*

Cornina Hühneraugen-Pflaster mit Ring** (Salicylsäure)
Cornina Hühneraugen-Pflaster** (Salicylsäure)
Radikal-Salicylcollodium* (filmbildende Lösung)
Guttaplast* (Salicylsäure)
Urgo N Hühneraugenpflaster* (Salicylsäure)

Kombinationen*

Balisa VAS Creme* (Harnstoff, Tretinoin)
Calmurid* (Harnstoff, Milchsäure)
Collomack*-Lösung (Salicylsäure, Milchsäure, Polidocanol)
Duofilm* (Salicylsäure, Milchsäure)
Nubral Forte* Creme (Harnstoff, Natriumchlorid)
Ureotop und VAS Creme (Harnstoff, Tretinoin)

Warzenmittel

Fluorouracyl (Mitosehemmer!)
Bleomycin (Mitosehemmer!)
Solco-Derman Lösung (Eisessig, Oxalsäure,
Salpetersäure, Milchsäure, Kupfernitrat)
Verrumal Lösung (Fluorouracil, Salicylsäure,
Dimethylsulfoxid)
Verintex spag. intern: Indikation/Anwendung:
Dornwarzen
Thuja oligoplex

Antimykotika

Salben, Lösungen und Cremes

Canesten HC Creme (Clotrimazol, Hydrocorti-
son)
Gehwohl-Nagelpilz-Tinktur*
Durafungol Creme (Clotrimazol)
Mykospor-Nagelset (Bifinazol, Harnstoff)
Mycatox N Salbe (Hexylresorcin, Thymol, Zink-
oxid)
Gehwohl Fungizid Creme N (Undecylensäure,
Chloroxylenol)
Exoderil Creme (Naftifin)
Fungiderm N (Salicylsäure, Undecylensäure)
Nystatin Lederle Salbe (Nystatin)
Ampho-Moronal (Amphotericin B, Triamcino-
lon)
Lamisil Creme (Terbinafin)
Nagel Batrafen Lack (Ciclopirox)
Loceryl Lack (Amorolfin)
Epi-Pevaryl Creme (Econazolnitrat)
Tonoftal Creme (Tolnaftat)

kortisonhaltig

Myco-Jellin-Creme (Fluocinolon, Chlormidazol)
Cutasept Lösung FP
Nerisona C Creme (Diflucortolon, Chlorquinal-
dol)
Moronal V (Nystatin, Triamcinolon)

Bad

Mycatox (Dequaliniumchlorid, Hexylresorcin,
Salvia Extrakt)

Spray

Aru-Sept-Spray (Chlorokresol)
Cutasept farblos (Propanol, Benzalkoniumchlorid)

Kosmetika mit wirksamen Bestandteilen

Mykored**
Fokalex**

Zusatztherapie

Dermofug Lösung (Dodecylbenzolsulfonsäure,
Nitrilotriethanol, Ammoniumdodecylsulfat)
Antihydral M (Methenamin, Schwefel)

Enzyme zur externen Therapie

Fibrolan Salbe (Plasmin, Desoxyribonuklease)
Iruxol-Salbe (Kollagenase, Chloramphenicol)
Leukase Salbe (Framycetin-Sulfat, Trypsin)
Alpha-Chymocutan Emulsion (Chymotrypsin
vom Rind)
Iruxol Salbe (Enzym Kollagenase, Protease,
Chloramphenicol)

Interna

Phlogenzym Dragees zum Einnehmen (Brome-
laine, Trypsin, Rutosid)
Wobenzym Dragees zum Einnehmen (Pankreas,
Ananas comosus, Carica Papaya)
Hewetraumen Tropfen zum Einnehmen
(15 verschiedene Substanzen in D-Potenzen)
Traumeel Tropfen zum Einnehmen

Homöopathika

Echinacea Rö-Plex (Echinacea, Conium, etc.)
Haut (Röwo-52) Injektionslösung (20 verschiedene in Potenzen D verdünnte Stoffe)

Desinfizienta und Antiseptika*

Alkohole

Amphisept Lösung (Ethanol)
Cutasept Lösung (Propanol, Benzalkonium-
chlorid)
AHD 200 Lösung (Ethanol)
Freka-SAN (Propanolol)

Aldehyde

Lysoform (Formaldehyd)
Incidin (Formaldehyd, Glyoxal, Tributylzinn IV-benzoat)

Phenole und Derivate

Manusept Emulsion (Biphenylol)
Manusept Med (Propanolol, Biphenylol)
Kodan Tinktur (Biphenylol, Propanol)

Detergentien

Sagrotan Konzentrat (Benzalkoniumchlorid)
Myxal-S Konzentrat (Dodecyl-triphenyl-phosphonium bromid)
Zephirol (Benzalkoniumchlorid)

halogenhaltige

Jod
Betaisodona (Polyvidon-Jod)
Fokalex
Batticon-S (Polyvidon-Jod)
Braunovidon (Polyvidon-Jod)

Brom
Dibromol
Norabromol N (Dibrom-Benzolsulfonsäure)
Desderman (Ethanol, Tetrabrom-Kresol)

andere Stoffe

Quecksilber
Mercuchrom Lösung (Merbromin)
Farco-Oxicyanid-Tupfer (Hydrargyrum oxycyanatum) Indikation/Anwendung: zur lokalen Hautdesinfektion
Soklinal (Phenylquecksilbernitrat)
Indikation/Anwendung: Aufbewahrungs- und Reinigungslösung

Kaliumpermanaganat (KMnO$_4$)

Organpräparate
Lactisan Lösung (Sauermilchmolkenkonzentrat)

Kombinationen
Fugisept Pilzprophylaxe (Diedecyl-dimethyl-ammoniumchlorid, Glycol)

Andere Desinfektionsmittel

Incidin M Spray Extra (Tributylzinnbenzoat, Propanolol) Indikation/Anwendung: Fuß, Sockenspray
Clorina-Pulver (Tosylchloramid-Na x H$_2$O) Indikation/Anwendung: Händedesinfektion
Chinosol Tabletten (Chinolinsulfat, Kaliumsulfat) Indikation/Anwendung: zum Auflösen
Tego-Spray (Propanolol, Triazahenicosansäure)
Rivanol Tabletten (Ethacridinlactat) Indikation/Anwendung: zum Auflösen
Cutasept Lösung (Propanolol, Benzalkoniumchlorid)
Rapidosept (Benzylalkohol, Propanol, Butylglycol)
Spitacid (Ethanol, Propanol, Benzylalkohol)
Sterillium (Propanol, Mecentronicumetilsulfat)

Reine Instrumenten- und Flächendesinfekionsmittel

Formaldehydlösung
Buraton Konzentrat (Glyoxal, Formaldehyd, Ethylhexanal)
Icidin perfekt und andere (Formaldehyd, Glyoxal, Benzalkoniumchlorid, Hexamethylen)
Melsept (Glyoxal, Formaldehyd, Glutaral)
Sekusept forte (Glyoxal, Formaldehyd, Glutaral, Benzalkoniumchlorid)
Bacillol (Propanol, Ethanol, Dihexan, Mecetroniummethylsulfat)
Meliseptol (Propanol, Glyoxal)
Lysoformin (Formaldehyd, Glutaral)
Tegodoment (Glutaral, Glyoxal, Formaldehyd)
Ultrasol-S (Formaldehyd, Glyoxal, Glutaral, Benzalkoniumchlorid)

Umschläge

Alkohol-Umschläge
Rivanol-Flüssigkeit
Kaliumpermanganat (KmnO$_4$)
Sepso Tinktur
Chloramin 1:1000 verdünnt

Mallebrin (Aluminiumchlorat)

Pflanzliche

Hyzum Lösung
Chamo-Bürger (lipophiler Auszug [äth. Öl] aus Kamillenblüten mit 100% Propanol)

Farbstoffe:

Gentianaviolett
Brillantgrün
Fuchsinrot
Pyoktanin

Überwärmende und zum Teil hyperämisierende Antirheumatika

Grundstoffe

Nikotinsäure (Rubriment)
Fluvenaminsäure

Ichthyol in hoher Konzentration (Ichtholan spezial)

Zusätze und Kombinationen

Heparin
Menthol
Thymol
Rosmarinöl
Terpentinöl
Senföl
Pinienöl
Latschenkiefernöl
Eukalyptusöl
Roßkastanienextrakt
Aescin
Campher
Tinctura capsici
Tinctura cantharidis

Rein pflanzliche Zubereitungen

Grüne Nervensalbe (Rosmarinöl, Campher, Chlorophyll, Latschenkieferöl)
Rosmarinsalbe (Rosmarinöl, Campher, Chlorophyll)
Trauma Salbe Rödler (Campher, Eukalytusöl, Terpentinöl)
Pin Alcol Lösung (Menthol, Fichtennadelöl)
Leukona Rheumasalbe (Campher, Terpentinöl, Rosmarinöl)
Retterspitz Quick Salbe (Campher, Menthol, Thymol, Rosmarin)
Sportupac N Salbe (Roßkastaniensamenextrakt, Aescin, Heparin)
Campher Salbe Rödler

Kombinationen

Caye Balsam (Salicylsäure, Essigsäure, Nikotinsäure, Extr. Capsici, Cumarin)
Camphopin (Salicylsäure, Nicotinsäure, Campher)
Flexocutan Salbe N (Flufenaminsäure, Salicylsäure, Nikotinsäure)
Myalgol (Salicylsäure, Campher, Nikotinsäure, Capsicain)
Rheuma-Salbe Lichtenstein (Campher, Salicylsäure, Nikotinsäure)
Ostochont (Salicylsäure, Heparin, Nikotinsäure)
Makinil (Salicylsäure, Menthol Rosmarinöl)
Bartelin N flüssig (Salicylsäure, Campher, Terpentinöl)
Rheumliment (Salicylsäure, Capsicain, Rosmarinöl, Campher, Allyl-Senföl)
Campher Salbe Rödler

Hormone, Organpräparate etc.

Flexurat Salbe (Nebennierenrindenextrakt, Essigsäure, Na-pentosanpolysulfat)
Mobilat Gel (Nebennierenrindenextrakt, Salicylsäure, Schwefelsäureester)

Arthrodeformat Salbe (Extrakt der Nebenniere, Arnika, Aescin, Macidisöl, Rosmarinöl, Juniperiöl)

Adstringentia und Antihydrotika (Fußschweißpräparate)

Hydonan Rollstift (Propanthelinbromid, Dialuminium-Chlorid)
Pinal-N* (Zinkoxid, Decenamid-Salicylsäure)
Ansudor* (Di-Aluminium, Triclocarban)
Alsol* Lösung (Aluminium acetat-tartrat)
Antihydral* Salbe (Methenamin)
Dermatol* (Wismutgallat)
Tannosynt* Konzentrat und Puder (synthetischer Gerbstoff)
Tannolact Creme (synthetischer Gerbstoff aus Harnstoff-Kresolsulfonsäure)
ZeaSorb Puder (Aldioxa)
Pyoktanin (Methylviolett, Farbstoff) Indikation/ Anwendung: auch antiseptisch
Salvysat Bürger* Dragees (Salbeiextrakt, enthält Rosmarinsäure)
Sweatosan* Dragees
Salus Salbei Tropfen gegen nervösen Schweiß

Ätzmittel

Säuren

Salicylsäure (Acidum salicylicum)
Phenol (Acidum carbolicum)
Phenolum liquefactum
Alaun (Kalium-Aluminiumsulfat)
Salpetersäure (Acidum nitricum)
Chromsäure (Acidum chromicum)
Carbonsäuren (Acidum carbonicum)
Essigsäure (Acidum aceticum)
Monochloressigsäure (Acidum monochloraceticum)
Ameisensäure (Acidum formicicum)
Albothyl
Silbernitrat Stift (Höllensteinstift, Argentum nitricum)
Silbernitrat flüssig
Bleinitrat (Plumbum nitricum)

Laugen

Pyrogallol (Trihydroxybenzol)
Kalilauge

Medikamente gegen Ekzeme

freie Zubereitungen mit indifferenten Grundstoffen (auch sogenannte Vehikelstoffe)

Acidum boricum
Eau de DALIBOUT
Aluminium aceticum tartaricum (Lösung wirkt auch adstringierend bei Konzentrationen von 1:30 bis 1:100)
Argentum nitricum (wirkt auch adstringierend in 0,1 bis 0,5%iger Lösung)
Kaliumpermanganat (1:10 000 bis 1:30 000 in Wasser)
Tinctura carbonis detergens 5–20 % in alkalischer Lösung
Ichthyol 1-10 % in wäßriger Lösung, als Paste, Salbe und Creme
Tumenol (= Ichthyol) in 2–10 %ger Paste
Pix Oxycedri (Oleum Cadini und Pix Juniperi)
Wacholderteer 0,5 bis 10 % als Salbe und Paste
Pix Lithrantis: Steinkohlenteer (1–30 %)

Pix Sacksche Lösung: Rezeptur:

Pix Lithantracis	10,0
Benzol	20,0
Aceton	ad 100,0

Fertigpräparate

(siehe Rote Liste)
Kortisonhaltige und andere

Balneotherapeutika*

Grundstoffe

Ätherische Öle
Pflanzenzubereitungen
Terpene
Salicylsäure
Jod
Oxidcarbonat (Sauerstoff abspaltend)
Nikotinsäure
Hydrogencarbonat (Kohlensäure abspaltend)
Schwefel
Molke
organische: Drüsenextrakte etc.

Hilfstoffe

dickflüssiges Paraffin
Aromastoffe
Farbstoffe
Glycerol
Propanolol
Natriumaurylethersulfat
Zitronensäure
Fichtennadelöl
Polysorbat
Äther
Fettsäure
Siliciumdioxid
Talkum
Aluminium
Sojaölester
Natriumsulfat

Badezusätze mit ätherischen Ölen und anderen Pflanzenzubereitungen

Ätherische Öle

Leukona Stoffwechsel-Bad (Wacholderbeeröl)

Indikation/Anwendung: Urticaria etc.
APS Balneum (Kamillenöl)
Kamillobad (alkalischer Kamillenauszug)
Matmille-Bad (Kamille)
Silvapin Kamillenblüten-Extrakt
Perozon Rosmarin-Ölbad N (Rosmarinöl) Indikation/Anwendung: periphere Durchblutungsstörungen etc.

andere pflanzliche Stoffe

Balneovit E (Eichenrinde) Indikation/Anwendung: Hyperhidrosis
Balneum Hermal (Sojabohnenöl) Indikation/Anwendung: trockene Haut etc.
Ölbad Cordes (Erdnußöl) Indikation/Anwendung: trockene Altershaut, Ekzem
Pela Moorlauge (alkalischer Mooraufguß) Indikation/Anwendung: Rheuma, Durchblutung etc.
Silvapin Weizenkleie Extrakt E Indikation/Anwendung: Urticaria, Ulkus

Chemisch definierte und zum Teil wärmende Präparate:

Humopin N (Huminsäure, Salicylsäure) Indikation/Anwendung: Rheuma
Ichtho-Bad (Ammoniumbituminosulfonat [= Ichthyol]) Indikation/Anwendung: Dermatosen, Hyperhidrosis, Perniosis etc.
Kohlensäurebad Bastian (Natriumhydrogencarbonat) Indikation/Anwendung: Zirkulationsstörung etc.
Silvapin Sauerstoffbad (Dinatriumperoxidicarbonat, Kupfersulfat) Indikation/Anwendung: Kreislaufstörung
Silvapin Kohlesäurebad Fl mit Fichtennadelöl (Natriumhydrogencarbonat, Fichtennadelöl, Farbstoffe) Indikation/Anwendung: Mikrozirkulationsstörungen
Leukona Jodbad Indikation/Anwendung: Atherosklerose, Skrofulose etc.
Oleatum (dünnflüssiges Paraffin) Indikation/Anwendung: Altershaut, Säuglingshaut
Schwefelbad Saar (Kalium sulfuratum) Indikation/Anwendung: Pyodermien, Fußpilz etc.
Intradermi Fluid N (Rutosid, Roßkastanien, Ethanol, Nikotinsäure) Indikation/Anwendung: Durchblutung, alte Hämatome
Pernionin Teil-Bad N (Salicylsäure, Nikotinsäure) Indikation/Anwendung: Myalgien, Rheuma
Rheumabad Lichtenstein N (Salicylsäure) Indikation/Anwendung: Rheuma, Gliederschmerz

Schwefelbad Dr. Klopfer (Schwefel dispers, Natriumthiosulfat) Indikation/Anwendung: Pyodermien, Mykosen, Hyperhidrosis, brennende Füße

Kombinationen

Kytta Rheumabad (Edeltannenöl, Fichtennadelöl, Terpentinöl)
Leukona-Tonikum-Bad (Rosmarinöl, Campher, Eukalytusöl) Indikation/Anwendung: Durchblutung
Salhumin Teilbad N (Salicylsäure, Huminsäuren, Aesculin) Indikation/Anwendung: Durchblutungsstörungen
Bagnisan med. Heilbad (Echinacea, Hamamelis, Chlorophyll-Kupfer-Komplex, Natriumsalz) Indikation/Anwendung: Wundheilung, Desodorans etc.
Balneovit O Oelbad (Weizenkeim-Öl, Avocado-Öl, dünnflüssiges Paraffin, Sojabohnen-Öl) Indikation/Anwendung: trockene Haut
Kneipp Rheuma Bad (Wacholderholz-Öl, Wintergrün-Öl, Salicylsäure)

Kneipp Milch-Molkebad Lactobad (Magermilchpulver, Molkepulver, Milchsäure) Indikation/Anwendung: Sonnenbrand, nach Gipsbehandlung, bei Seifenallergien

Silvapin Baldrianwurzel-Extrakt (Adjuvans zur Sedierung)

Venentherapeutika

Grundstoffe

Heparin und Heparinoide
Pflanzenextrakte
(Aescin, Roßkastanienextrakte etc.)

Einzelstoffe

Ariven Gel (Heparin-Natrium)

pflanzliche Venentherapeutika*

Vasotonin Gel* (Arnica, Hilfstoffe)
Venostasin N Salbe (Trockenextrakt der Roßkastanie)
Venotonic Hamamelis-Gel (Extr. Hamamelis, Gerbstoffe)

Kombinationen von pflanzlichen Venentherapeutika

Aescorin N Salbe* (Roßkastanie, Hamamelis)
Antistax Balsam* (Extr. viniferae spiss., Aesculin)
Bryonia Strath-Salbe* (Hamamelis, Hb. Coni, Hippocastani, Echinacea, Rad. Bryoniae)
Phlebodril N Creme* (Extrakt Mäusedornwurzelstock, Extrakt Steinklee Cumarin, Dextran-Natrium)
Venotrulan* Salbe (Extrakt Hippocast., Extrakt Hamamelis, Collinsonia canad., Paeonia, Ethanol)

Chemisch definierte Venentherapeutika

Heparin:

Ariven Gel 60 000* (Heparin-Natrium)
Hepa-Gel Lichtenstein* Gel/Salbe (Heparin-Na)
Venalitan 150 000 Gel/Salbe (Heparin-Na)

Heparinoide

Hiroduid Salbe* (Mucopolysaccharid polyschwefelsäureester)

verschiedene

Ditaven-Lotio (Digitoxin)
Venuroton Salbe (Rutoside)
Tovene (Diosmin)
Venalot mono (Cumarin)
Opino N gel spezial (Buphenin, Aescin)

Kombinationen von Venentherapeutika mit Heparin oder Heparinoiden

Kombinationsstoffe

Arnika
Hippocast. Extrakt
Aescin
Salicylsäure
Natriumpentosansulfat
Guajazulen
Fettsäuren

Hilfstoffe

ätherische Öle
Propanol
Ethanol

Sorbinsäure
Aromastoffe
Fettsäuren
Benzoesäureester
Paraffin
Glycolstearin
Polyacrylsäure

Exhirud Salbe (organischer Extrakt aus Blutegeln)

Dignowell (Phenylephrin, Mucopolysaccharidpolyschwefelsäureester)
Essaven Salbe (Heparin-Natrium, Allantoin, Dexpantenol)

Kombinationen von Heparinoiden und pflanzlichen Venetherapeutika

Arnica Kneipp Salbe (Arnika, Sonnenblumenöl, Kamille, Heparin)
Arnika plus-ratiopharm Gel (Heparin Na, Arnika, Hippocastan, Aescin)
Venoplant Salbe (Heparin, Hippocastan-Extrakt
Essaven Gel (Aescin, Heparin-NA, Fettsäuren)

andere Kombinationen

Medigel (Bamethansulfat, Polidocanol)

Homöopathika

Rephastasan Salbe (Arnica, Aesculus, Symphytum, Hamamelis)
Varicylum N Tropfen (Potenzen von Aesculus, Arnika, Calcium-Fluor, Hamamelis, Rutinum, Pulsat. prat.)

Narbenbehandlungsmittel*

Ceprovit* (Citronenöl, Kamillenöl, Arnikatinktur)
Contractubex* (Extr. Bulb. Cepae, Heparin, Allantoin)
Kelofibrase* (Harnstoff, Heparin, Campher)
Striatridin* (Fettsäureester, Aminosäuresol, Ethylnicotinat)
Zyderm Collagen*

Interna

Pantovigar* Kapseln (Thiaminnitrat, Calciumpantothenat, Medizinalhefe, Cystin, Keratin,

Aminobenzoesäure)
Gelacet N Kapseln (Retinolacetat)

Homöopathika

Echinacea Rö-Plex (Echinacea, Conium, etc.)
Arnica comp. Gel (Arnika, Calendula)
Haut (Röwo 52)
Atemaron N R 30 (Potenzen von Arnika, Calendula, Dulcamara, Hypericum, Rhus, Hamamelis)
Pesendorfer Salbe (Potenzen von Berberis, Conium, Echinacea, Populuscp Fluid spag., Hamamelis)
Polixan Grün Salbe (ätherische Auszüge von Carex flav. elong., vesic. etc.)
Rhus-Rheuma-Gel N (Rhus toxicotendron, Ledum, Symphytumextrakt)

Einreibemittel

Franzbranntwein
Ätherische Öle
Kampfer
Menthol

Andere Dermatika

Verbandspray

Nobecutan-Verbandspray* (Dithiobis-thiocarboxamid)
Symadal-Spray*(Dimeticon) Indikation/Anwendung: zur Hautabdeckung

Seifen

Teerseife flüssig Blücher-Schering* (Steinkohlenteer)
Waschlotion Akileine

Repellents

Autan S Lösung* (Diethyl-m-toluamid) Indikation/Anwendung: Stechmückenspray,
Akipic Lotion/Spray (auf Zitronenbasis) Indikation/Anwendung: Stechmücken etc.

Nageltherapeutika*

Nagelerweicher (siehe Keratolytika etc.) Schachtelhalmkraut Indikation/Anwendung: Nagelbrüchigkeit, harntreibend
Onychomal* (Harnstoff) Indikation/Anwendung: Nagelablösung bei Pilz
Hexomedin N (Hexamedin) Indikation/Anwendung: Paronychielösung
Kytta-Nagelsalbe* (Undecylensäure, Benzoesäure, Salicylsäure, Ausz. Radix Symphiti, Vit A, Vit D_3)

Literaturverzeichnis

Achten, G., J. J. Wanet-Rouard: Pathologie der Nägel. Springer Berlin 1973

Achten, G.: Normale Histologie und Histochemie des Nagels. Springer, Berlin 68

Albrecht, Jürgen: Haut und Rheuma II. colloquia rheumatologica. Geigy 1987

Alkiewiz, J., R. Pfister: Atlas der Nagelkrankheiten. Schattauer-Verlag, Stuttgart 1976

Baran, R., J. Barth, R. Dawber: Krankheiten der Nägel. Deutscher Ärzte-Verlag, Köln 1993

Beaven, W. D., S. E. Brooks: Der Nagel in der klinischen Diagnostik. Schattauer-Verlag, Stuttgart, New York 1985

Begemann, Herbert: Praktische Hämatologie. Thieme-Verlag Stuttgart

Berkemann, Heinrich Ad.: Fuss-Lexikon. Berkemann, Hamburg 1985

Birkenstock: Fußfibel. Birkenstock-Orthopädie GmbH, Bad Honnef 1985

Brandis, H., H. J. Otte: Lehrbuch der Medizinischen Mikrobiologie. Gustav Fischer Verlag, Stuttgart, New York 1984

Braun-Falco, Plewig, Wolff: Dermatologie und Venerologie. Springer-Verlag Berlin 1984

Braun-Falco, Plewig, Wolff: Dermatologie und Venerologie. Springer-Verlag, Berlin, Heidelberg, New York, Tokyo 1984

Debrunner, Hans Ulrich: Biomechanik des Fußes. Enke-Verlag, Stuttgart 1985

Deicher, H., W. Schoeppe: Klinisch angewandte Immunologie. Springer-Verlag, Berlin, Heidelberg, New York 1988

Deigentesch, N., G. Bender: Der Fuß in der Orthopädie. Schattauer-Verlag, Stuttgart, New York 1987

Deutscher Industrie- und Handelstag: Frei verkäufliche Arzneimittel, Sachkenntnis für den Einzelhandel. DIHT Bonn 1992

Diehm, Curt: Durchblutungsstörungen. Springer-Verlag, Berlin, Heidelberg, London, New York 1996

Eckle, Georg: Theorie und Praxis der medizinischen Fußpflege. Verlag Elmar Baehr Waiblingen 1991

Eßer, Bernhard: Taschenbuch der medizinischen Fußpflege. B&M Haug Schäfer-Druck, Pforzheim 1992

Everts, Bodo: Hilfe bei venösen Beinleiden. Kneipp-Verlag Bad Wörishofen 1992

Fleischner, Gerhard: Der schmerzende Fuß Band II, Verlag Neuer Merkur, München 1991

Fleischner, Gerhard: Spezielle Anatomie des Beines für den medizinischen Fußpfleger Band I. Verlag Neuer Merkur, München 1987

Forth, W., D. Henscher, W. Rummel, K. Strake: Pharmakologie und Toxikologie. BI Wissenschaftsverlag, Mannheim, Leipzig, Wien, Zürich 1992

Franke, Martin: Die rheumatische Hand – der rheumatische Fuß. colloquia rheumatologica Geigy 1985

Fresenius, Niklas, Schilcher: Frei verkäufliche Arzneimittel. Wissenschaftliche Verlagsgesellschaft mbH Stuttgart 1991

Fritsch: Dermatologie. Springer-Lehrbuch, Berlin, Heidelberg, New York, London, Barcelona 1990

Glück, Hermann: Die moderne Fußpflege. Carl Maurersche Buchdruckerei, Geislingen 1950

Grünewald, Klaus: Theorie der medizinischen Fußbehandlung. Verlag Neuer Merkur, München 1994

Hees, H., F. Sinowatz: Allgemeine und Spezielle Pathologie. Deutscher Ärzte-Verlag 1993

Imhäuser, G.: Der Fuß. Praktische Orthopädie Band 9, Vordruckverlag Bruchsal 1979

Klaschka F.: Das Ekzem. Aktuelle Beiträge zu Umwelt- und Berufskrankheiten der Haut 4, Hrsg. von O. P. Hornstein und F. Klaschka: BMV, BERLIN 1995

Korting, G.W.: Dermatologie in Praxis und Klinik. Thieme-Verlag Stuttgart 1979

Male, Otto: Medizinische Mykologie für die Praxis. Thieme-Verlag, Stuttgart, New York 1981

McCarthy, J., Montgomery Royal: Podiatric Dermatology. Williams & Wilkins, Baltimore, London, Los Angeles, Sydney 1986

Merton, L.Root, P. William, O. Weed, H. John: normal and abnormal Funktion of the Foot. Clinical Biomechanics Corporation. Los Angeles 1977

Michailow, P.: Leitfaden der medizinischen Kosmetik. VEB-Thieme-Verlag Leipzig 1987

Miehle Wolfgang, Fehr Kurt, Schattenkirchner Manfred, Tillmann Karl: Rheumatologie in der Praxis und Klinik. Thieme-Verlag Stuttgart, New York 1989

Morton, J. Dudley: The Human Foot. Hafner Publishing Company, New York, London 1964

Müller-Mees, Elke: Pilzerkrankungen. Knaur-Verlag, München 1995

Murri, A.: Der Fuß. Medizinische Literarische Verlagsgesellschaft mbH, Uelzen 1981

Nolting, S., C. Seebacher: Ciclopiroxolamin Wegweiser topischer Mykose-Therapie. Universitätsverlag Jena 1993

Nolting, S.: Mykosen, Dermatosen im Bild 3. Cassella-Riedel-Pharma Frankfurt

Null, Gary, Robins, Howard: Gut zu Fuß ein Leben lang. BLV Verlag, München, Wien, Zürich 1992

Orfanos, C.E.: Haar und Haarkrankheiten. Gustav Fischer-Verlag, Stuttgart, New York 1979

Palme, Eckhard: Der Fuß. Kohlhammer-Verlag Stuttgart, Berlin, Köln 1993

Rhode, Bernward: Dermatologie in Stichworten. Glaxo Pharmazeutika, Bad Oldesloe 1977

Robold, A.: Medizinische Fußpflege. Verlag A. Robold Regensburg 1991

Rote Liste: Arzneimittelverzeichnis. Editio Cantor Aulendorf ab 1995

Ruck, Hellmut: Das Buch der Fußpflege. Hellmut Ruck-Verlag, Schömberg 1990

Samman, Peter D., David A. Fenton: The Nails in Disease. Butterworth-Heinemann-Verlag , Oxford, London, Boston, Munich 1995

Schaefer, Ingrid: Mein Beruf Med. Fusspfleger. Schröder Verlag, Hagen 1988

Schattenkirchner, Manfred: Kollagenosen und Vaskulitiden. colloquia rheumatologica Geigy 1984

Schattenkirchner: Kollagenosen und Vaskulitiden. Colloquia rheumatologica Geigy, Verlag Banaschewski München 1984

Schmeil: Pflanzenkunde. Quelle und Meyer, Heidelberg 1964

Schmid, Hartmeier, Bannert: Arzneimittellehre für Krankenpflegeberufe. Wissenschaftliche Verlagsgesellschaft mbH Stuttgart 1995

Schmid, Hildegard: Gesundheit für Deine Füße. Das Bragg-System. Express Druck München

Schneider, W.: Nagelpilz und die Bedeutung des medizinischen Fußpflegers. systemed Verlag Lünen 1995

Steigleder, Gerd Klaus: Taschenatlas der Dermatologie. Thieme-Verlag, Stuttgart, New York 1987

Teichmann, W.: Über die Physiotherapie nach Kneipp. Sebastian Kneipp-Institut, Bad Wörishofen, Sonderheft IV 1982

Thomas, C.: Grundlagen der klinischen Medizin, Haut. Schattauer-Verlag, Stuttgart, New York 1990

Thomsen, Wilhelm: Die Fuß-Fibel. Schrift der Gesellschaft für Fußgesundheit e.V. München 19

Toppe, E.: G K 3 Dermatologie. Chapmann & Hall, London, Weinheim, New York 1994

Umbach, Wilfried: Kosmetik. Thieme, Stuttgart, New York 1988

Ungeheuer, E., D. Heinrich: Bakterien, Endotoxin, Sepsis-Immunglobulin M. Springer-Verlag Berlin, Heidelberg, New York 1985

Valverde, Evarist Rodriguez: Problemzonen am Fuß. Zeitschrift Podologie 5/96, Verlag Neuer Merkur München

Vogler, Paul: Physiotherapie. Thieme-Verlag, Stuttgart 1975

Waegeli, F.-E.: Theoretischer Fachkurs für Pedicure. Lausanne

Werner, Monika: Sanfte Massage mit ätherischen Ölen. GU Verlag München 1995

Wessinghage, Dieter: Taschenatlas der Rheumatologie. Thieme-Verlag, Stuttgart, New York 1984

Wokalek, H., A. Pister-Wartha: Der Nagel. Elephas-Verlag St. Gallen

Yale, Irving: Podiatric Medicine. The Williams & Wilkins Company, Baltimore 1974

Zatouroff, M., L. E. Bouffler: THE FOOT IN CLINICAL DIAGNOSIS. Wolfe Publishing Ltd, Aylesbury 1992

Zaun, H.: Krankhafte Veränderungen des Nagels. Perimed Erlangen 1980

Zaun, H.: Krankhafte Veränderungen des Nagels. perimed Erlangen 1987

Sachwortverzeichnis

F

G

L

U

V